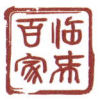 中国医学临床百家·病例精解

解放军总医院
眼科医学部

病例精解

主编 李朝辉 陶 海 金 鑫

科学技术文献出版社
SCIENTIFIC AND TECHNICAL DOCUMENTATION PRESS
·北京·

图书在版编目（CIP）数据

解放军总医院眼科医学部病例精解 / 李朝辉，陶海，金鑫主编. -- 北京：科学技术文献出版社，2025.3（2025.9重印）. ISBN 978-7-5235-2151-9

Ⅰ．R77

中国国家版本馆CIP数据核字第2024WU9628号

解放军总医院眼科医学部病例精解

策划编辑：蔡　霞　责任编辑：蔡　霞　责任校对：张永霞　责任出版：张志平

出　版　者	科学技术文献出版社
地　　　址	北京市复兴路15号　　邮编 100038
编　务　部	（010）58882938，58882087（传真）
发　行　部	（010）58882868，58882870（传真）
邮　购　部	（010）58882873
官 方 网 址	www.stdp.com.cn
发　行　者	科学技术文献出版社发行　全国各地新华书店经销
印　刷　者	北京地大彩印有限公司
版　　　次	2025年3月第1版　2025年9月第2次印刷
开　　　本	787×1092　1/16
字　　　数	847千
印　　　张	34.25
书　　　号	ISBN 978-7-5235-2151-9
定　　　价	298.00元

版权所有　违法必究

购买本社图书，凡字迹不清、缺页、倒页、脱页者，本社发行部负责调换

编委会

主　　编　李朝辉　陶　海　金　鑫
副 主 编　（按姓氏笔画排序）
　　　　　王大江　王丽强　叶　子　杨新吉　侯豹可　徐全刚　黄一飞
　　　　　黄厚斌　魏世辉
编　　委　（按姓氏笔画排序）
　　　　　丁　然　马　瑞　马天驹　王　朋　王　菲　王　雪　王　群
　　　　　王文山　王立华　王宇航　王作为　王雨瑶　方成彦　孔庆丽
　　　　　邓　弥　石圆圆　白　芳　吕小辉　朱志鸿　伍　桐　任书莹
　　　　　刘　伟　刘　桦　刘书钰　刘晓萃　刘煜凡　齐浩岚　许薇薇
　　　　　孙明明　杜金林　李　钊　李　娜　李月月　李雨雨　李炫隆
　　　　　李晓琴　李琳俞　李景兰　杨　柳　杨秀梅　吴　畏　库文静
　　　　　张　奇　张　艳　张红阳　张国禄　陈文倩　陈兰兰　陈泽华
　　　　　陈晓菲　陈碧玥　武博文　罗　昱　周欢粉　周希彬　孟令蕊
　　　　　赵　杰　赵晓丽　郝晓璐　荣丽媛　胡　健　胡至察　胡兴兴
　　　　　柳　川　姜思涛　洪　博　徐　瑱　徐　潇　徐文芹　徐歆桐
　　　　　高　艺　郭晓会　崔　卉　康　欣　韩　毳　谢海南　漆东方
　　　　　潘春艳　潘笑影　薛翠萍
点评专家　（按姓氏笔画排序）
　　　　　王大江　王兆艳　王丽强　尹东芳　叶　子　刘晓萃　刘铁城
　　　　　李月月　李朝辉　杨秀梅　杨新吉　何守志　陈晓菲　金　鑫
　　　　　周欢粉　侯豹可　姚　毅　徐　青　徐全刚　郭晓会　陶　海
　　　　　黄一飞　黄厚斌　魏世辉
学术秘书　杜金林　孔庆丽　胡兴兴　康　欣

前 言

愿积跬步致千里，志汇小流成江海。医学实践以积累临床病例为基石，如同一条条涓涓细流，终将汇聚成为大江大河。解放军总医院眼科医学部自成立以来，每个周会提供3份病例给大家进行讨论，因此积累了众多宝贵的临床病例和经验。在这个过程中，年轻的住院医生、规培生、在读研究生和进修医生们通过病例的梳理、文献的回顾、指南的解读及PPT的制作与演讲，其临床思辨能力得到了全面的磨炼与提升。同时，眼科医学部的各位专家教授在激烈的讨论中，各抒己见，拓展了疾病诊断思路，深化了对疾病的认识，并且营造了一种百花齐放、蒸蒸日上的浓厚学术氛围。

为了让更多的眼科同人受益于这些临床病例，我们从近几年约500份的讨论病例中精选了100份病例，涵盖解放军总医院眼科医学部各个亚专科。本书以病例解析的形式呈现，内容包括病历摘要、诊疗经过、病例分析、专家点评以及参考文献。病例资料翔实，全面展现了临床诊疗的推理过程。每个病例的专家点评，凝聚了各位专家教授宝贵的临床经验，以及国内、国际前沿治疗方法、诊疗理念和个性化的手术方案。本书旨在引导勤奋好学的年轻医生快速拓展诊断思路，凝练临床思维，在眼科临床实践中不断积累经验、提升诊治能力。

本书在解放军总医院眼科医学部统一组织下完成，是集体智慧的结晶，内容丰富、图文并茂，诊疗过程环环相扣，引人入胜，是一本极具实用价值的临床工作参考书。书中难免有不足之处，恳请广大眼科同人不吝指教，批评指正！

谨以此书献给长期默默在临床一线深耕细作的白衣天使们！

目 录

第一章 晶状体病 ······ 1

病例 001 先天性小眼球合并囊膜剥脱综合征并发白内障 ······ 1
病例 002 Fuchs 角膜内皮营养不良合并白内障 ······ 9
病例 003 白内障合并干眼症 ······ 15
病例 004 Fuchs 综合征并发白内障 ······ 22
病例 005 高度近视屈光术后合并白内障 ······ 28
病例 006 色素播散综合征合并白内障 ······ 33
病例 007 囊袋阻滞综合征 ······ 39
病例 008 白内障术后视觉质量异常 ······ 43
病例 009 多焦点人工晶状体植入术后视觉质量异常 ······ 50
病例 010 同型半胱氨酸血症Ⅰ型伴晶状体半脱位 ······ 54
病例 011 后房型人工晶状体植入术后白内障 ······ 59
病例 012 人工晶状体夹持手术技术 ······ 65

第二章 角膜眼表疾病 ······ 70

病例 013 眼部孟乔森综合征 ······ 70
病例 014 真菌感染引起的结膜肉芽肿 ······ 75
病例 015 自制胰岛素滴剂治疗神经营养性角膜炎 ······ 79
病例 016 角膜移植术后病毒性角膜内皮炎 ······ 84
病例 017 难治性虹膜囊肿 ······ 88
病例 018 双眼碱烧伤后角膜穿孔 ······ 93
病例 019 角膜上皮内上皮癌 ······ 97
病例 020 棘阿米巴角膜炎 ······ 101
病例 021 成骨不全眼部表现 ······ 107
病例 022 角膜神经痛 ······ 113

病例 023	良性黏膜类天疱疮眼部表现	118
病例 024	蚕食性角膜溃疡	124
病例 025	药物毒性角膜病变	130
病例 026	LASIK 术后压力相关性板层角膜病变	136
病例 027	PD-1 抑制剂治疗后 Stevens-Johnson 综合征	140
病例 028	穿透性角膜移植术后外伤性创口哆开	146

第三章　青光眼　　151

病例 029	黏多糖贮积症	151
病例 030	自发性脉络膜出血继发青光眼	157
病例 031	人工晶状体偏位继发性青光眼	164
病例 032	双眼抗青光眼术后眼压失控的手术治疗	172
病例 033	色素播散综合征	179
病例 034	GATT 手术治疗激素性青光眼	185

第四章　眼底病　　190

病例 035	猪疱疹病毒相关急性视网膜坏死	190
病例 036	合并闭角型青光眼的先天性视网膜劈裂症	195
病例 037	HELLP 综合征相关眼底病变	201
病例 038	靶向药相关双眼药物性葡萄膜炎	207
病例 039	改良硅油拦截缝线术治疗硅油异位至前房	213
病例 040	折叠式人工玻璃体球囊植入术治疗眼球萎缩	216
病例 041	X 连锁青年型视网膜劈裂症	222
病例 042	涡静脉扩张	226
病例 043	Leber 多发性粟粒状动脉瘤	232
病例 044	白内障术后暴发性脉络膜上腔出血	236
病例 045	内层视网膜移植治疗黄斑裂孔	243
病例 046	单纯疱疹病毒相关性双眼急性视网膜坏死	247
病例 047	外伤性眼内炎	252
病例 048	复杂眼外伤	257

病例 049	免疫球蛋白黄斑病变	263
病例 050	急性特发性生理盲点扩大综合征	269
病例 051	特发性视网膜血管炎、动脉瘤、视神经视网膜炎综合征	275
病例 052	匐行性脉络膜炎	279
病例 053	视网膜母细胞瘤	285
病例 054	早产儿视网膜病变	290
病例 055	Stickler 综合征	294
病例 056	von Hippel-Lindau 综合征	299
病例 057	永存原始玻璃体增生症	304
病例 058	周围型视锥细胞营养不良	310
病例 059	视网膜中央动脉阻塞合并鼻侧睫状后动脉阻塞	316
病例 060	眼弓蛔虫病	323
病例 061	眼弓形虫视网膜病变	328
病例 062	急性视网膜色素上皮炎	332
病例 063	眼动脉阻塞	337

第五章　泪器病　　　　　　　　　　　　　　　　　　　　　　　　344

病例 064	泪囊区巨大恶性肿瘤	344
病例 065	泪道瘘管转位术治疗先天性上泪点上泪小管缺如	348
病例 066	泪囊摘除术后泪囊缺失	352
病例 067	泪囊恶性黑色素瘤	357
病例 068	泪囊区炎性肌纤维母细胞瘤	363
病例 069	急性泪囊泪小管炎	369
病例 070	隐匿性泪囊黏液囊肿	374
病例 071	隐匿性先天性泪道瘘管伴感染	379
病例 072	复发性慢性泪囊炎	384
病例 073	鼻泪管鼻腔肿物	389
病例 074	继发性泪腺瘘	394
病例 075	以急性泪囊炎为首发表现的淋巴瘤	398

第六章　神经眼科疾病······402

- 病例 076　非典型视神经炎······402
- 病例 077　视神经周围炎······407
- 病例 078　甲醇中毒性视神经病变······412
- 病例 079　视盘周围高反射卵圆形肿块样结构······418
- 病例 080　眶颅交通型炎性假瘤······425
- 病例 081　Crouzon 综合征······429
- 病例 082　MOG 抗体相关性疾病······434
- 病例 083　IgG4 相关性疾病······441
- 病例 084　双眼 Leber 遗传性视神经病变······447
- 病例 085　特发性视神经炎······453
- 病例 086　GFAP 相关疾病······459
- 病例 087　乙胺丁醇相关视神经病变······466

第七章　眼眶病······473

- 病例 088　复发性泪腺混合瘤······473
- 病例 089　眼眶内肌间血管瘤······478
- 病例 090　眼眶寄生虫囊肿······483
- 病例 091　眼眶脂肪肉瘤······488
- 病例 092　眼眶转移癌······492
- 病例 093　泪腺血管周上皮样细胞瘤······497
- 病例 094　眼眶结核······502
- 病例 095　眼眶瘘管······507
- 病例 096　激素抵抗型甲状腺相关眼病······512
- 病例 097　眼眶植物性异物······517
- 病例 098　恶性横纹肌样瘤······522
- 病例 099　眼睑基底细胞癌眼眶扩散······528
- 病例 100　眼眶皮样囊肿······535

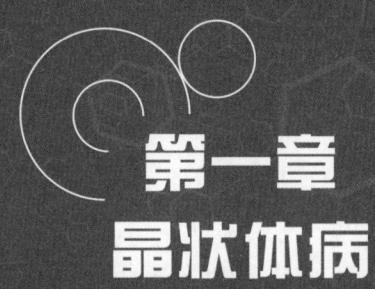

第一章 晶状体病

病例001　先天性小眼球合并囊膜剥脱综合征并发白内障

病历摘要

【基本信息】

患者，女性，62岁。主因双眼视物模糊伴左眼胀痛3年，加重2年入院。

现病史：患者3年前无诱因出现双眼视物模糊伴左眼胀痛，近2年加重。

既往史：双眼远视病史15年，曾戴框架眼镜矫正（具体不详）；14年前因双眼视物不清，在外院诊断为"双眼先天性真性小眼球"，行双眼虹膜激光周切术；无高温环境工作、居住史。

家族史：父亲有青光眼病史。

【眼科检查】

右眼裸眼视力 0.25，矫正视力 +2.75 DS/+1.5 DC×105° → 0.6；左眼裸眼视力 0.2，矫正视力 +1.25 DS → 0.3。眼压：右眼 20.5 mmHg，左眼 27 mmHg。双眼结膜充血，角膜透明；双眼前房极浅，中央前房深 1 CT，周边前房浅，房角关闭，周边虹膜向前膨隆、后粘连；瞳孔缘可见白色物质附着，对光反射迟钝；晶状体表面可见色素颗粒附着，皮质混浊、核Ⅱ级混浊，后囊下混浊（图 1-1）。眼底：右眼视盘色淡红、C/D=0.5，左眼视盘色偏白、C/D=0.8，双眼后极部散在黄白色点状病变，黄斑区色素紊乱（图 1-2）。

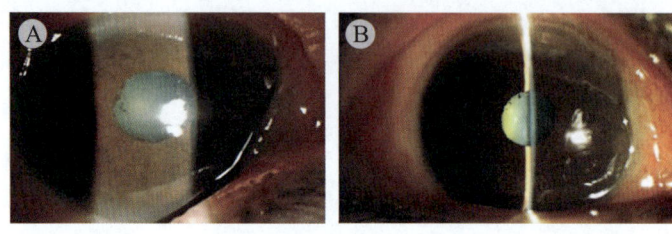

A. 宽裂隙；B. 窄裂隙。瞳孔缘可见白色物质附着，前房极浅。

图 1-1　双眼术前眼前节

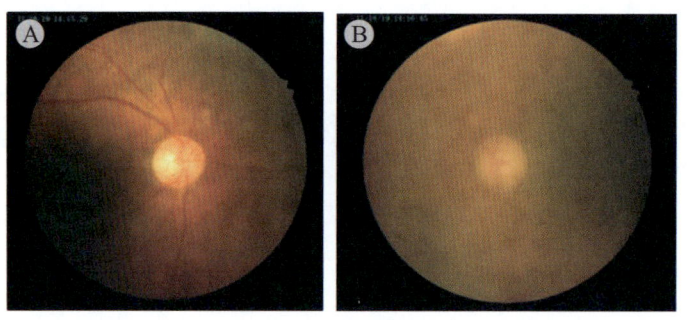

双眼杯盘比扩大且左眼更显著，符合长期青光眼的改变。

图 1-2　彩色眼底照相

【辅助检查】

超声生物显微镜（ultrasound biomicroscopy，UBM）提示双眼前房浅，约 1 mm；虹膜孔欠通透；前房角裂隙状狭窄或关闭；晶状体赤道部与睫状突相接触；悬韧带未见异常（图 1-3）。黄斑光学相干断层扫描（optical coherence tomography，OCT）提示双眼黄斑区视网膜色素上皮（retinal pigment epithelium，RPE）层结构欠规整，局限性浅脱离。视盘 OCT 提示左眼视神经纤维层变薄（图 1-4）。动态视野提示左眼晚期管状视野（图 1-5）。眼生物学测量：双眼眼轴短，右眼眼轴 19.80 mm，左眼眼轴 19.54 mm（图 1-6）。角膜内皮镜提示双眼角膜内皮细胞形态可，但数量较少，右眼 1991 个/mm^2，左眼 1433 个/mm^2（图 1-7）。

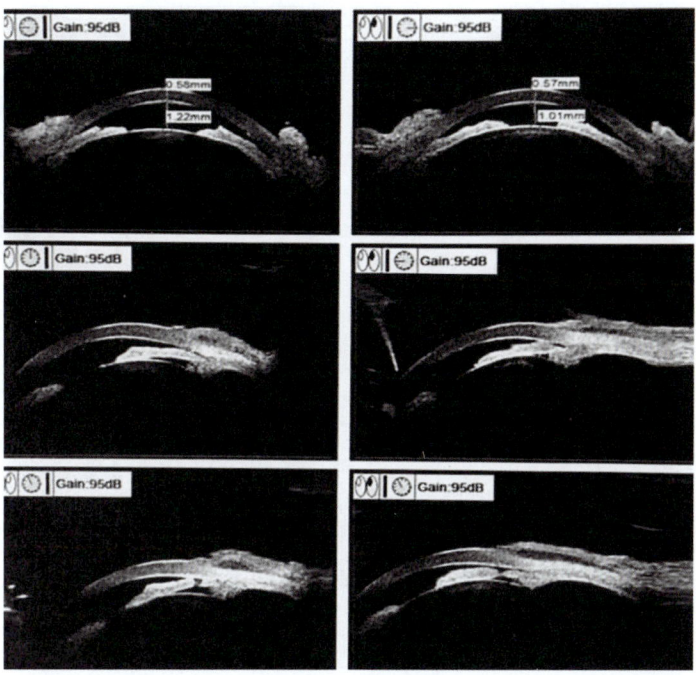

图 1-3 UBM 检查

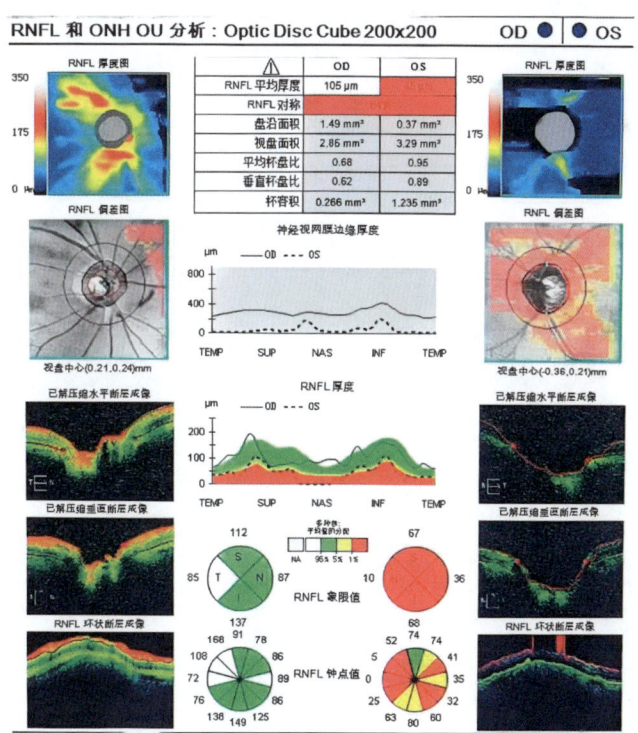

图 1-4 视盘 OCT 检查

图 1-5　动态视野检查

OD right

AL: 19.80 mm (SNR = 138.9)
K1: 47.67 D / 7.08 mm @ 78°
K2: 48.01 D / 7.03 mm @ 168°
R / SE: 7.05 mm (SD = 47.84 mm)
Cyl.: -0.34 D @ 78°
opt. ACD: 2.03 mm

Eye Status: phakic

OS left

AL: 19.54 mm (SNR = 161.3)
K1: 47.20 D / 7.15 mm @ 148°
K2: 48.98 D / 6.89 mm @ 58°
R / SE: 7.02 mm (SD = 48.09 mm)
Cyl.: -1.78 D @ 148°
opt. ACD: 1.84 mm

Eye Status: phakic

OD:

Alcon-118.0		Alcon-118.4	
pACD Const: 4.96		pACD Const: 5.21	
IOL (D)	REF (D)	IOL (D)	REF (D)
31.0	-1.0	32.0	-1.1
30.5	-0.6	31.5	-0.8
30.0	-0.3	31.0	-0.4
29.5	**0.1**	**30.5**	**-0.1**
29.0	0.4	30.0	0.3
28.5	0.8	29.5	0.6
28.0	1.1	29.0	1.0
Alcon-118.7		**Alcon-118.9**	
pACD Const: 5.4		pACD Const: 5.53	
IOL (D)	REF (D)	IOL (D)	REF (D)
32.5	-1.0	33.0	-1.0
32.0	-0.7	32.5	-0.7
31.5	-0.3	32.0	-0.3
31.0	**0.0**	**31.5**	**0.0**
30.5	0.4	31.0	0.3
30.0	0.7	30.5	0.7
29.5	1.1	30.0	1.0

OS:

Alcon-118.0		Alcon-118.4	
pACD Const: 4.96		pACD Const: 5.21	
IOL (D)	REF (D)	IOL (D)	REF (D)
32.0	-1.0	33.0	-1.1
31.5	-0.6	32.5	-0.7
31.0	-0.2	32.0	-0.3
30.5	**0.1**	**31.5**	**0.0**
30.0	0.5	31.0	0.4
29.5	0.8	30.5	0.7
29.0	1.2	30.0	1.1
Alcon-118.7		**Alcon-118.9**	
pACD Const: 5.4		pACD Const: 5.53	
IOL (D)	REF (D)	IOL (D)	REF (D)
33.5	-0.9	34.0	-0.9
33.0	-0.6	33.5	-0.6
32.5	-0.2	33.0	-0.2
32.0	**0.1**	**32.5**	**0.1**
31.5	0.5	32.0	0.4
31.0	0.8	31.5	0.8
30.5	1.1	31.0	1.1

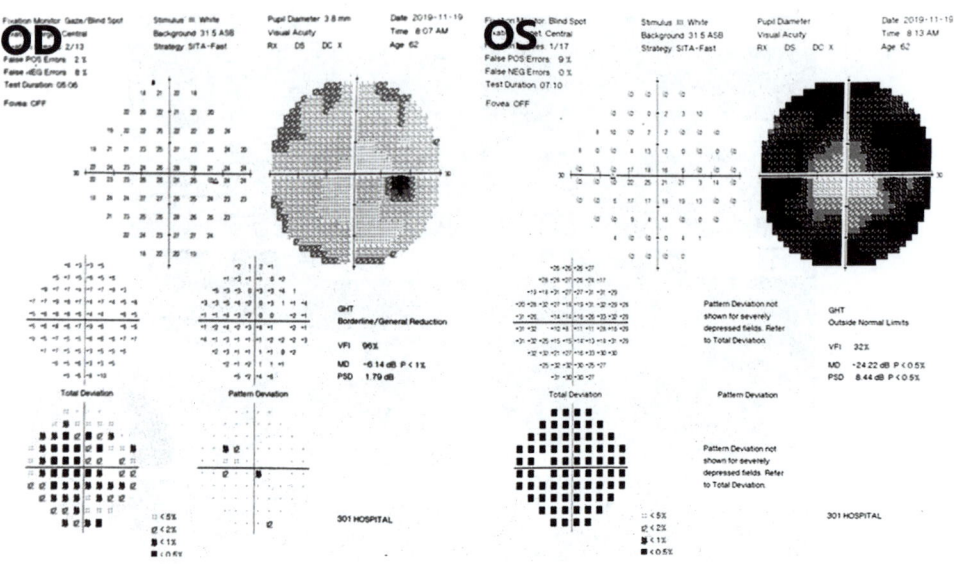

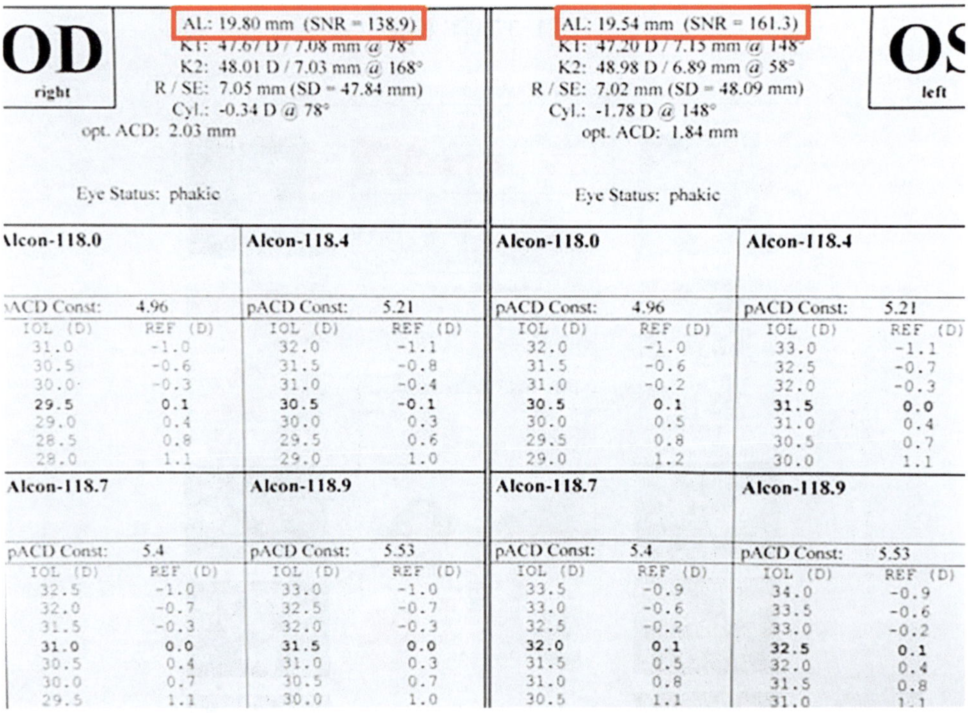

图 1-6　眼生物学测量

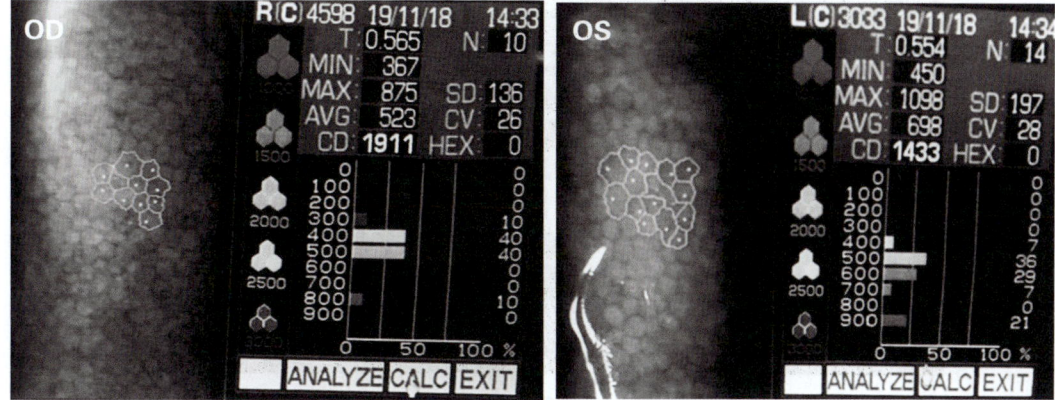

图 1-7 角膜内皮镜

【诊断】

并发性白内障；囊膜剥脱综合征；先天性小眼球。

【治疗经过】

给予布林佐胺滴眼液（双眼 3 次/天）、爱力根滴眼液（双眼 2 次/天）治疗后，眼压降至右眼 19.9 mmHg、左眼 17.7 mmHg。行左眼白内障超声乳化吸除+人工晶状体植入+房角分离+瞳孔成形术。术后第 1 天，左眼裸眼视力 0.12，矫正视力 –2.75 DS → 0.4，角膜轻度水肿，前房常深，人工晶状体在位、透明，眼压 38 mmHg，给予甘露醇 50 g 静脉滴注；术后第 2 天，左眼裸眼视力 0.08，矫正视力 –3.00 DS → 0.15，角膜轻度水肿，中央前房约 2 CT，眼压 36 mmHg，给予甘露醇 50 g 静脉滴注（1 次/天），硫酸阿托品眼膏（2 次/天），Nd：YAG 激光后囊切开；术后第 3 天，左眼裸眼视力 0.06，角膜轻度水肿，中央前房 2 CT，眼压测不出，指测 T+1；术后第 5 天，左眼裸眼视力 0.06，矫正视力 –3.00 DS/–2.50 DC×130° → 0.25，角膜轻度水肿，前房浅，人工晶状体表面有少量色素颗粒附着，眼压 52.3 mmHg，遂行左眼玻璃体切除+虹膜周边切除术，术后左眼裸眼视力 0.08，矫正视力 –3.00 DS → 0.4，角膜透明，前房常深（图 1-8），虹膜周切口通畅，眼压 21 mmHg。左眼情况稳定后行右眼白内障超声乳化吸除+人工晶状体植入+房角分离+后囊膜切开+前段玻璃体切除+周边虹膜切除术，术后第 1 天，右眼裸眼视力 0.4，矫正视力 –1.25 DS → 0.5，眼压 20 mmHg。术后 2 周，右眼裸眼视力 0.5，矫正视力 –0.50 DS/–1.25 DC×90° → 0.6，左眼裸眼视力 0.15，矫正视力 –1.25 DS/–2.25 DC×90° → 0.25，眼压：右眼 12.8 mmHg，左眼 9 mmHg。

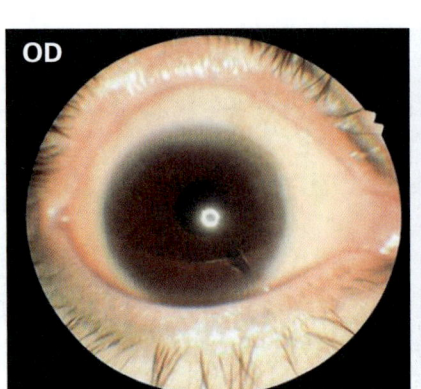
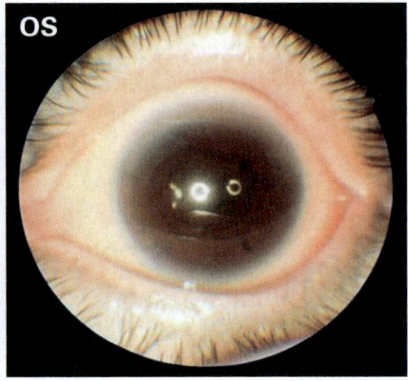

图 1-8　术后 2 周双眼前节

病例分析

先天性小眼球为一种罕见的先天性疾病，主要表现为巩膜胶原排列的异常，眼球的发育受阻，眼轴 < 20.50 mm，且具有特征性的解剖特点包括前房浅、房角窄，晶状体/眼体积比高、晶状体虹膜隔前移、巩膜增厚等。临床特点包括不同程度的远视状态、弱视眼，虹膜萎缩、粘连，脉络膜渗漏、高眼压青光眼等。

小眼球患者白内障手术风险通常较高，其原因有如下几点：①前房拥挤、操作空间狭小，术中玻璃体压力升高，引起瞳孔阻滞；②部分患者合并剥脱综合征和角膜内皮营养不良；③巩膜增厚，导致涡静脉受压严重，术中眼内压突然波动可导致脉络膜渗漏、暴发性脉络膜出血、视网膜脱离；④恶性青光眼发生率高。其基本治疗原则是摘除混浊的晶状体，术前及术后积极抗炎，预防性使用阿托品并控制眼压。若发生恶性青光眼，则需进行后囊膜切开 + 前段玻璃体切除 + 周边虹膜切除术。

剥脱综合征为一类常伴发青光眼的系统性、特发性疾病，常见于 50 岁以上的患者，其特征在于假性剥脱性物质在眼内和眼外各种组织中逐渐积累并呈颗粒状沉积。剥脱综合征的主要致病基因为 *LOX1*，其作用为调控交联酶和弹性蛋白，当其发生突变后会导致弹性纤维成分过量产生形成剥脱样物质。

剥脱综合征可引起眼内多个组织受累。①角膜：角膜内皮层剥脱物质沉着，角膜内皮细胞数量下降，细胞迁移或增殖，甚至角膜内皮失代偿。②虹膜和瞳孔：瞳孔缘具有诊断性的灰白色物质沉着，瞳孔括约肌的受累导致虹膜僵硬、瞳孔散大，色素播散，血 - 房水屏障破坏，毛细血管变细甚至出血，瞳孔后粘连。③小梁网：可见剥脱物质和色素颗粒附着于房角，引起眼压升高。④晶状体和悬韧带：灰白色物质沉积于晶状体表面为其重要的诊断体征，典型的表现为"靶样"晶状体，即晶状体前表面分为3个区带，相对匀质的中央盘区、周边的颗粒层带和中间的透明区；悬韧带受累后可出现晶状体半脱位或全脱位。⑤后节：视网膜静脉阻塞。剥脱综合征患者常并发白内障和青光眼，其治疗的基本原则是控制眼压，早期手术，预防并发症的发生，对于合并青光眼的，根据患者眼压情况，选择药物、激光或手术治疗。

何守志教授点评

先天性小眼球合并囊膜剥脱综合征并发白内障的手术风险高，准确的诊断是手术成功的前提，小眼球的诊断并不难，但是囊膜剥脱综合征容易被忽视，瞳孔缘和晶状体前表面特征性的灰白色剥脱物质沉积为其重要的诊断体征。由于剥脱物质在眼内沉积导致多个组织受累，可能增加手术并发症发生的风险，术中并发症包括瞳孔缩小、前房积血、晶状体后囊破裂、玻璃体脱出、悬韧带断裂等；术后并发症包括炎症反应较重、虹膜后粘连、瞳孔阻滞、角膜内皮失代偿、人工晶状体偏位、囊袋阻滞、继发性白内障、术后高眼压等。因此需要进行充分的围手术期评估与准备，包括术前UBM等辅助检查，围手术期抗炎药的应用等。

此外，白内障手术术前风险评估中重要的一点应包括对侧眼的状态，由于本例患者左眼在进行单纯白内障摘除术后出现恶性青光眼，且单纯的后囊切开联合药物治疗不能控制病情进展，因此右眼直接选择白内障摘除＋周边虹膜切除＋后囊膜切开＋前段玻璃体切除术，同时术后积极抗炎，避免了右眼恶性青光眼的发生，取得了良好的术后效果。

同时，白内障手术不能忽视的一点是人工晶状体度数测量的准确性，临床用于人工晶状体度数计算公式的准确性易受不同眼球参数（角膜曲率、前房深度、眼轴长度、有效晶状体位置等）的影响。对于短眼轴患者，常选择新型的Barrett公式，Hoffer Q公式和优化A常数的Haigis公式次之，应多选择几个公式进行对比，术后才能取得相对满意的屈光状态。

综上所述，先天性小眼球合并囊膜剥脱综合征并发白内障属于复杂白内障手术，手术风险通常较高，准确诊断和早期合理的治疗对其预后有至关重要的意义。

【参考文献】

[1] YANG N, ZHAO L L, LIU J, et al. Nanophthalmos: an update on the Biological Parameters and Fundus Abnormalities. J Ophthalmol, 2021, 2021（9）: 1-6.

[2] TEKIN K, INANC M, ELGIN U. Monitoring and management of the patient with pseudoexfoliation syndrome: current perspectives. Clin Ophthalmol, 2019, 13: 453-464.

[3] VAZQUEZ-FERREIRO P, CARRERA-HUESO F J, BARREIRO-RODRIGUE Z L, et al. Prevalence of cataract complications in patients with pseudoexfoliation syndrome in Northwestern Spain. Arq Bras Oftalmol, 2019, 82（6）: 495-500.

[4] MELLES R B, HOLLADAY J T, CHANG W J. Accuracy of Intraocular Lens Calculation Formulas. Ophthalmology, 2018, 125（2）: 169-178.

[5] WANG Q, JIANG W, LIN T, et al. Meta-analysis of accuracy of intraocular lens power calculation formulas in short eyes. Clin Exp Ophthalmol, 2018, 46（4）: 356-363.

（陈文倩　整理）

病例 002　Fuchs 角膜内皮营养不良合并白内障

病历摘要

【基本信息】

患者，男性，86岁。主因双眼视力下降10年入院。

现病史：10年前开始出现视力下降，配镜矫正视力不提高，视力下降逐年加重，否认眼红、流泪、眼胀、头痛。近年来远处来人不辨样貌，影响日常生活。门诊诊断为"年龄相关性白内障"。

既往史：高血压病史，规律服药病情稳定。

【眼科检查】

右眼裸眼视力 0.25，矫正视力 –1.75 DS/–0.25 DC × 105º → 0.3；左眼裸眼视力 0.2，矫正视力 –1.00 DS/–2.0 DC × 95º → 0.5。眼压：右眼 10 mmHg，左眼 11 mmHg。裂隙灯宽光带相切法观察可见双眼结膜无充血，泪膜稳定，角膜上皮完整，基质透明，中央后弹力层及内皮层粗糙伴增厚，可见散在针尖大小、呈微银箔样闪烁反光点，由中央向周边扩大（图 2-1）。前房常深，虹膜纹理正常，瞳孔圆，晶状体呈黄色混浊，核硬度Ⅲ级，玻璃体及眼底大致正常。

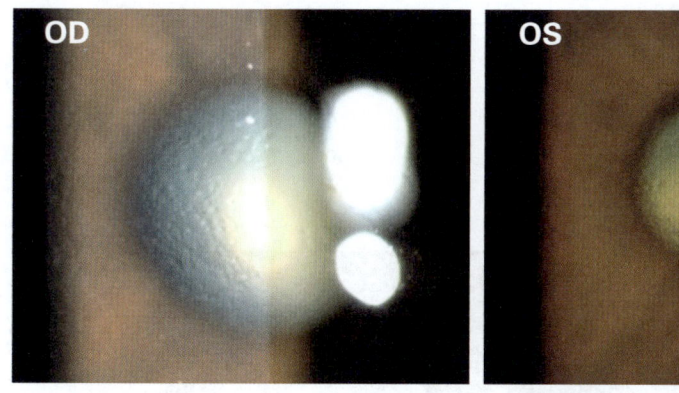
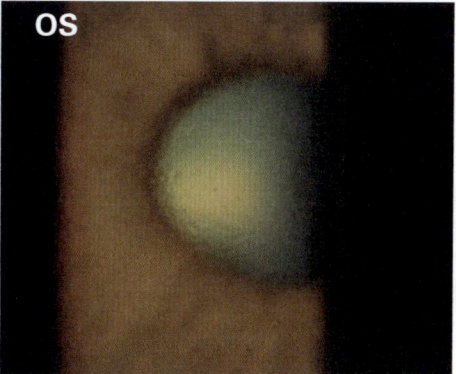

图 2-1　双眼前节照相

【辅助检查】

角膜内皮镜提示双眼内皮细胞密度降低，形态和大小不一，呈多形性，出现合并挤压现象，可见大量黑区，右眼 1156 个 /mm^2，左眼 1249 个 /mm^2（图 2-2）。共聚焦显微镜提示双眼后弹力层突出向内皮面和前房，可见滴状赘疣（图2-3）。

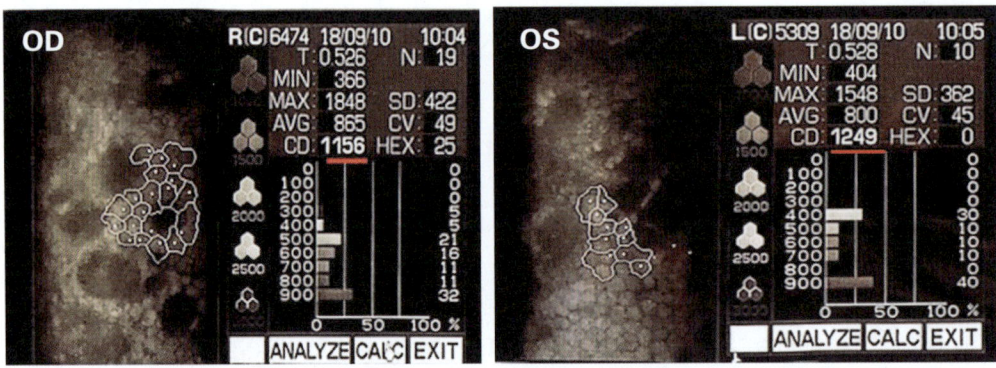

图2-2　角膜内皮镜

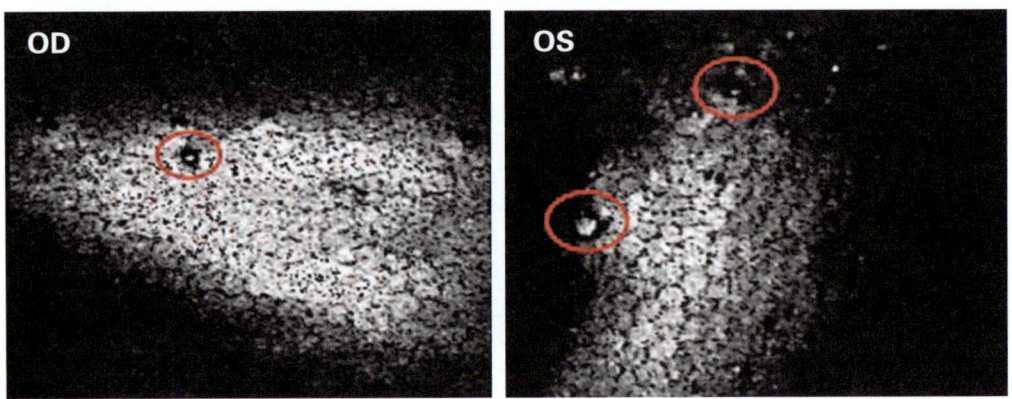

图2-3　共聚焦显微镜

【诊断】

年龄相关性白内障；Fuchs角膜内皮营养不良（Fuchs endothelial corneal dystrophy, FECD）。

【治疗经过】

患者入院专科查体，诊断出Fuchs角膜内皮营养不良，考虑到患者处于该病初期，无自觉症状，角膜滴状赘疣数量尚可、未见融合且范围未扩展至全角膜后面，白内障程度中等，预估术中超声能量使用中等，在充分交代病情和可能并发症的前提下行了双眼白内障超声乳化吸除、人工晶状体植入术。术后患者无明显角膜水肿，双眼最佳矫正视力（best corrected visual acuity，BCVA）达0.8。

病例分析

Fuchs角膜内皮营养不良又称角膜滴状变性，是一种累及双眼、随年龄增长发病率显著增加的疾病，由角膜内皮和Descemet膜缓慢起病逐渐影响内皮泵功能最终引起大泡性角膜病变。许多患者的视力可以在发病后长期保持正常，当继发角膜基质和上皮水肿后才会引起视力显著减退。

此患者在白内障术前常规检查时，通过裂隙灯观察到角膜后弹力层出现粗糙增厚、不规则点状银箔样闪光点（滴状赘疣），角膜内表面的形态异常引起术者警觉，故而进行了深入的评估和手术治疗。

本病有一定的遗传性，有些病例已证实为常染色体显性遗传。2001年Biswas发现Ⅷ型胶原Alpha 2链（*COL8A2*）基因发生了455位点谷氨酸替代赖氨酸的Q455K错义突变。该突变干扰了Ⅷ型胶原对内皮细胞的终末分化作用，产生异常的基底膜与纤维胶原产物——滴状赘疣。赘疣使内皮细胞受到进一步损伤，引起泵功能和屏障功能减弱，一旦病变蔓延超出内皮承受极限，房水突破内皮屏障进入基质和上皮，那么发生大泡性角膜病变在所难免。疾病后期常有继发性青光眼的表现。

1910年Fuchs首次报道了13例患者，称之为"角膜上皮营养不良"，但其推测其中存在角膜内皮细胞病理改变，而且是疾病的起因。本病发病年龄取决于遗传类型：早发型可于10岁前发病；晚发型可在40岁以后出现症状。女性多见，男女比例为1∶3，病情进展极为缓慢，双眼疾病程度常不对称。

临床上最多见的是晚发型。本病病情进展极为缓慢，多分为3期，病程可达20年甚至更长。

第1期：特征为角膜滴状赘疣（cornea guttata），又称"滴状角膜"，通常无自觉症状，极少部分患者逐渐出现眩光或进行性视力下降。起病之初赘疣出现在角膜中央，利用裂隙灯直接照明法检查赘疣时，可见后表面有多个细小、向后突起的暗点，略带青铜色（图2-4）；用后照明法呈现散在的、圆形、折光性金色小凹（图2-5）；用与角膜相切的宽光带照明时，Descemet膜出现增厚、粗糙，上有不规则灰色混浊斑点，像被敲击过的金属表面，故称"银箔样""锤银样"改变（图2-6）。角膜内皮镜检查时可见角膜内皮细胞变大，失去正常六角镶嵌结构，赘疣出现黑区。共聚焦显微镜可观察到不规则黑区中存在赘疣样反射。角膜赘疣并不是本病的诊断特征，因为多数情况下它并不发展为Fuchs角膜内皮营养不良，而只是老年性角膜内皮细胞退变所产生的产物。随着病情进展，滴状赘疣数量逐渐增多，相互融合并向周边部扩展，一旦角膜内皮泵功能衰竭，则进入下一阶段。

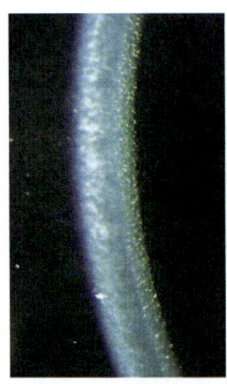 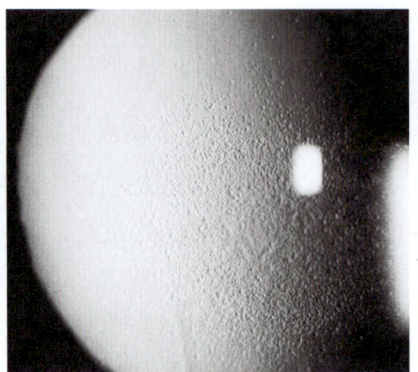 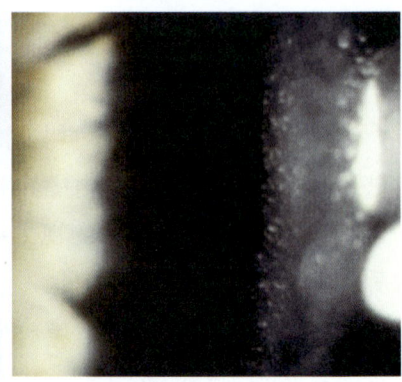

图 2-4　裂隙灯直接照明法观察赘疣（引自 Cornea 4th Edition. Elsevier 2016）　　图 2-5　裂隙灯后照明法观察赘疣（引自 Cornea 4th Edition. Elsevier 2016）　　图 2-6　裂隙灯宽裂隙角膜切面法可见"银箔样""锤银样"赘疣（引自 Cornea 4th Edition. Elsevier 2016）

第 2 期：角膜内皮失代偿伴有基质和上皮水肿。此时患者出现视力下降，眼痛呈进行性加剧，日间因睁眼眼表蒸发增多，角膜水肿缓解而视力好转；晨起时因夜晚角膜蒸发减少，角膜水肿加重而视力下降。此期角膜内皮细胞数目持续减少，裂隙灯下角膜水肿由 Descemet 膜逐渐向前发展，Descemet 膜出现皱褶，角膜水肿增厚。角膜上皮的微泡样水肿，逐渐融合成大泡，造成指纹样改变（图 2-7）、上皮糜烂、溶解。继发性青光眼时，上皮水肿更甚，当融合的水泡破裂，眼部剧痛。

第 3 期：瘢痕期，特点为上皮下无血管性纤维化和瘢痕（图 2-8）。角膜长期水肿可导致角膜新生血管、上皮下结缔组织生成。反复大泡破裂者，出现瘢痕愈合。瘢痕形成完全则上皮神经感觉丧失，疼痛可缓解，但视力更差。

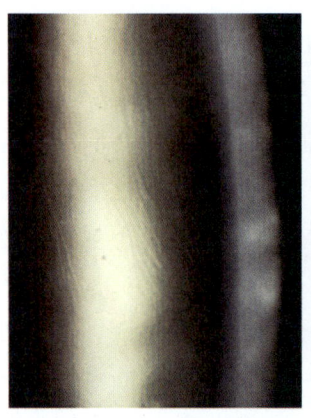 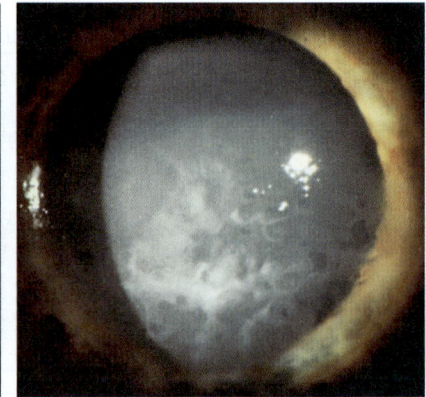

图 2-7　裂隙灯可见角膜内皮失代偿期，上皮指纹样改变（引自 Cornea 4th Edition. Elsevier 2016）　　图 2-8　裂隙灯见 Fuchs 角膜内皮营养不良瘢痕期（引自 Cornea 4th Edition. Elsevier 2016）

本病第1期多无症状无须治疗，临床上也很难发现这一期的患者。对于开始出现晨起视力差、眼表不适的患者，可以采用高渗药物点眼（5%氯化钠盐水、20%葡萄糖眼膏等）辅以抗感染滴眼液，或在晨起风扇、电吹风辅助角膜干燥。在出现磨痛或大泡破裂时，可配戴角膜绷带镜进行治疗。对于视力严重受损的患者可采用穿透性角膜移植或角膜内皮移植手术治疗。尽管这两种手术的治疗结局大致相仿，但角膜内皮移植术后恢复快、并发症少、术源性散光小的优势更加明显。对于合并严重FECD的白内障患者，可以采取白内障超声乳化和角膜内皮移植结合的办法，分期或同期进行手术。

李朝辉教授点评

对于白内障手术医生，这类患者最大的风险在于术后角膜内皮失代偿。一旦出现，患者受苦、医生痛苦，因此术前准确的评估和术中、术后保护角膜内皮显得尤为重要。

角膜内皮功能是决定白内障术后角膜保持透明性最重要的因素。很多角膜内皮病变尚处于代偿阶段，面对透明的角膜容易忽视内皮状态，因此要严防落入角膜内皮病变这个"陷阱"之中。常见的存在角膜内皮细胞异常的疾病有很多，可出现角膜内皮细胞数量和质量的异常，需要我们进行细致的病史询问和眼部查体。

Fuchs角膜内皮细胞营养不良可以通过各种检查识别。①裂隙灯：利用裂隙灯高倍率下逐层观察中央及周边角膜，检查后表面是否存在滴状赘疣、"银箔样"改变、反光。②角膜内皮镜、共聚焦显微镜：查看结果时不仅要看统计数据中的角膜厚度、平均内皮密度、细胞大小分布、变异率，更要看内皮图像中显示的内皮形态，是否存在黑区。一旦发现可疑区域应复核检查，选取中央和周边多处区域筛查，必要时可利用共聚焦显微镜进一步明确诊断。

判断是否可行常规白内障手术。一个重要指标是对于角膜内皮细胞密度在750～2000个/mm^2的角膜，代谢活力和泵功能大致可以维持角膜正常功能，有经验的医生可以尝试手术，但当内皮细胞密度仅有500个/mm^2时，内皮细胞则难以变形铺满整个角膜，失代偿难免发生。另一个重要指标是角膜厚度测量。尽管角膜厚度因人而异，但当内皮细胞密度低于1000个/mm^2、角膜厚度高于640μm或同时伴有角膜上皮和基质轻度混浊时，说明角膜内皮功能濒危将难以耐受手术过程，术后极易出现角膜内皮失代偿。

经过术前评估患眼可以耐受白内障超声乳化吸除手术治疗后，应加强围手术期的相关角膜内皮保护性措施。①评估晶状体核硬度及悬韧带条件，分析手术难度和术中超声用量。②选用合适及高效能的黏弹剂，注意术中超声乳化吸除工作面与内皮的距离。③注意调整灌注液瓶高，减轻对角膜内皮的压力。④术中辅助手法劈核可缩短手术时间和减少超声乳化能量使用。⑤术后视情况加用促进角膜恢复药物（如重组牛碱性成纤维细胞生长因子眼用凝胶/小牛血去蛋白提取物眼用凝胶）。⑥术后增加复查频次，密切观察角膜情况，定期复查角膜内皮形态和数量。

面对这样的高危白内障患者，术前与患者的充分沟通十分必要，不仅可以让患者对病情和术中、术后可能出现的并发症有更加全面的认识，同时可以让术者增强信心。沟通时应注意：①全面掌握患者角膜病变的具体情况（包括家族史、外伤史、眼病史、遗漏的症状）。②告知患者有发生角膜内皮失代偿的可能性，后续可能需要角膜移植等进一步治疗。③讲明白内障手术的必要性及益处，评估手术风险及可行性，分析利弊得失，医患共同面对可能出现的风险。

随着技术进步，飞秒激光辅助白内障手术对于角膜内皮病变的患者有着独到的优势。研究表明，对于合并Fuchs角膜内皮营养不良的患者，飞秒激光辅助白内障手术可以降低术后角膜内皮细胞丢失率同时可以减少超声碎核能量使用，降低内皮损伤程度。但一些文献指出，对比常规超声乳化吸除手术，飞秒激光辅助白内障手术并不降低远期角膜内皮失代偿的发生率。

综上所述，临床工作中，即使常规白内障手术也要认真进行查体和专科检查，避免漏掉角膜内皮病变的线索。对初期的Fuchs角膜内皮营养不良患者，需要全面评估手术风险后制定治疗方案。

【参考文献】

[1] 李凤鸣，谢立信. 中华眼科学. 3版. 北京：人民卫生出版社，2014.

[2] Mark Mannis Edward Holland. Cornea 4th Edition. Amsterdan：Elsevier，2016.

[3] GOTTSCH J D，SUNDIN O H，LIU S H，et al. Inheritance of a novel COL8A2 mutation defines a distinct early-onset subtype of Fuchs corneal dystrophy. Invest Ophthalmol Vis Sci，2005，46（6）：1934-1939.

[4] FAN W，YAN H，ZHANG G. Femtosecond laser-assisted cataract surgery in Fuchs' endothelial corneal dystrophy：Long-term outcomes. J Cataract Refract Surg，2018，44（7）：864-870.

[5] ZHU D C，SHAH P，FEUER W J，et al. Outcomes of conventional phacoemulsification versus femtosecond laser-assisted cataract surgery in eyes with Fuchs endothelial corneal dystrophy. J Cataract Refract Surg，2018，44（5）：534-540.

（马天驹　整理）

病例 003　白内障合并干眼症

病历摘要

【基本信息】

患者，男性，83岁。主因左眼视物不清伴畏光2年余，症状加重1年入院。

现病史：患者近2年视力逐渐下降，时有眼红、眼干涩、眼酸胀及疲劳不适感。

既往史：患者6年前在当地医院已行右眼白内障手术，过程顺利。术后最佳视力 –2.00 DS → 0.6，视近时配戴 +2.00 DS 老花镜。

既往史：高血压病史，病情稳定。

家族史：否认家族遗传史。

【眼科检查】

右眼裸眼视力0.1，矫正视力 –1.00 DS/–1.75 DC×130° → 0.4；左眼裸眼视力0.05，矫正视力 –3.50 DS/–1.75 DC×130° → 0.1。眼压：右眼 12 mmHg，左眼 13 mmHg。散瞳后见右眼晶状体前囊口机化伴轻度皱缩，直径约3 mm；左眼晶状体皮质混浊，核呈黄色混浊，核硬度Ⅲ级，后囊下混浊。双眼玻璃体及眼底大致正常。

【辅助检查】

人工晶状体光学生物测量仪（intraocular lens master，IOL Master；德国 ZEISS 公司生产）提示 K1：42.40 D@136°、K2：44.41 D@46°、CyL：–2.01 D@136°（图3-1）。自动角膜曲率计检查提示 K1：42.50 D@135°、K2：44.00 D@45°、CyL：–1.50 D@135°（图3-2）。角膜地形图提示 K1：42.20 D@180°、K2：44.20 D@90°、CyL：–2.00 D@180°（图3-3）。眼B超提示双眼玻璃体轻度混浊（图3-4）。UBM 提示左眼晶状体赤道部与睫状突间距离相近，未见明显悬韧带缺失或断裂（图3-5）。

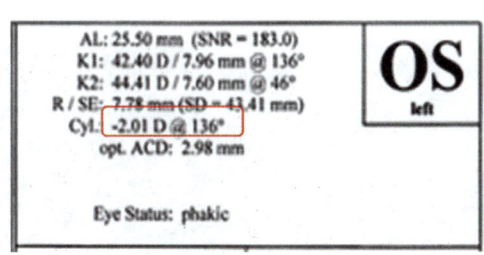

图3-1　IOL Master

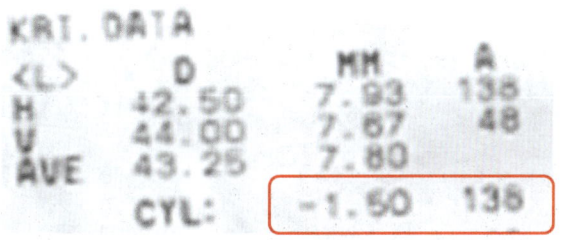

图3-2　自动角膜曲率计检查

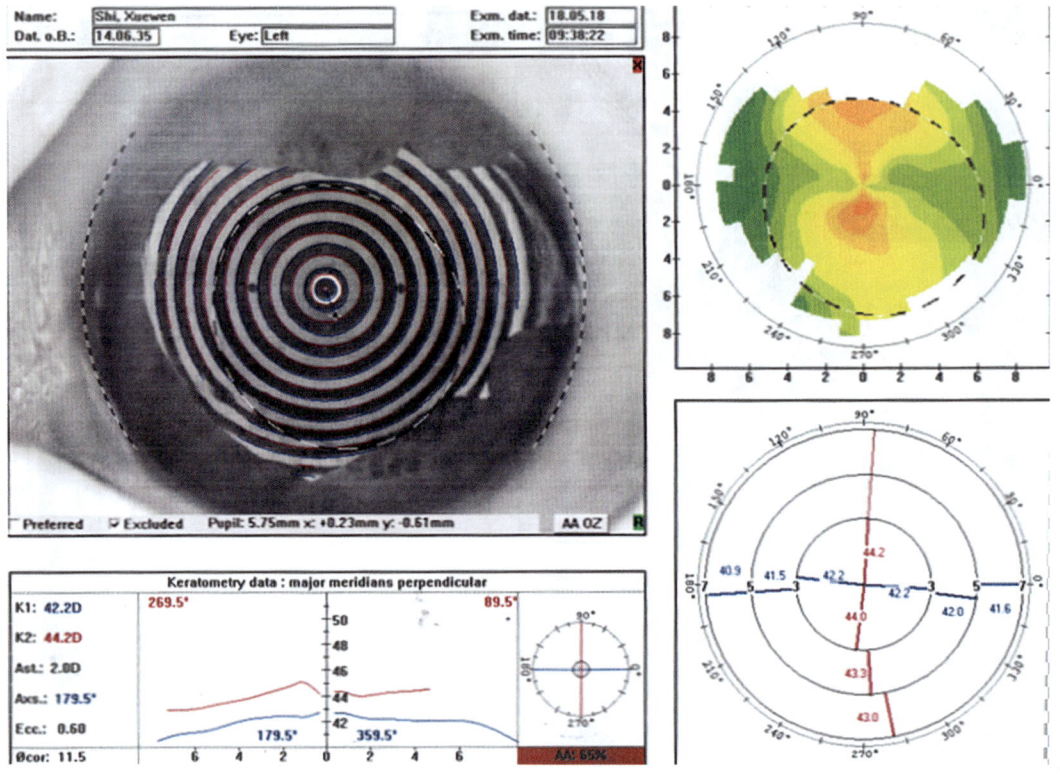

图 3-3　角膜地形图

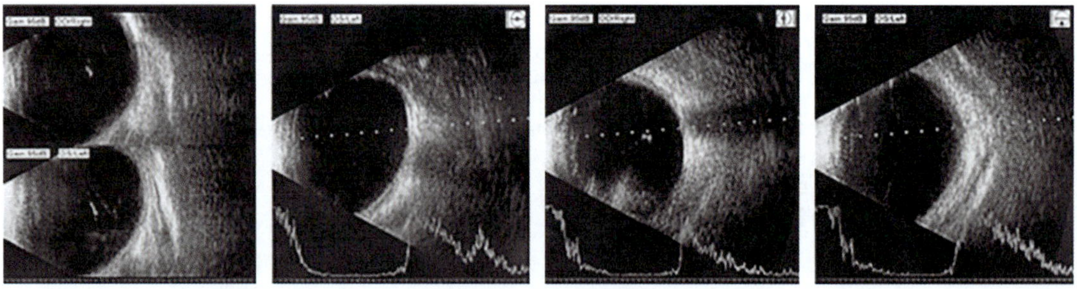

图 3-4　B 超检查

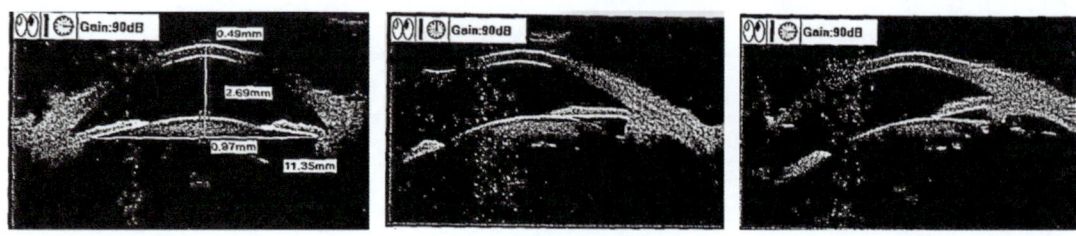

图 3-5　UBM 检查

【诊断】

左眼年龄相关性白内障；右眼人工晶状体眼；高血压。

【治疗经过】

患者术眼的生物测量数据差别较大。IOL Master 和自动角膜曲率计结果 K1 值和轴位重复性均良好，K2 值相差 41°，轴位符合度高，而角膜地形图结果提示散光轴位差异明显（K1：136° *vs.* 135° *vs.* 180°）。入院后再次进行角膜地形图检查复核（图 3-6），结果发现角膜地形图的复核散光值降低为 0.5 D，轴位变成 150°，这样的结果可以说无规律可循。原本需要进行角膜散光矫正的患者，按照入院复核的结果完全不需要进行散光矫正。面对这样的差别，分析该患者散光测量误差可能的原因：不同角膜曲率测量方法的差异、老年患者睁眼困难导致检查配合度差、干眼症导致的泪膜不稳定等。此时结合患者描述的眼部干涩、疲劳等症状，干眼症检查结果（图 3-7）提示患者干眼症体征明显，可以推测干眼症是术前生物测量差异明显的主要原因。为了验证这一推测我们给予患者玻璃酸钠滴眼液点眼 4 次/天，以此来改善患者的干眼症。用药 3 天后，患者自诉用药后干眼症明显缓解，眼部舒适性明显提高。在干眼症有效治疗下为患者再次进行了角膜地形图复核，玻璃酸钠滴眼液点眼 20 min 后进行角膜地形图检测，此次结果与入院后复核结果一致。结果说明，患者术前测量角膜散光度数高且各种测量方法间差异明显与干眼症密切相关，改善眼表状态后角膜散光明显度数降低（0.5 D）且测量结果稳定。

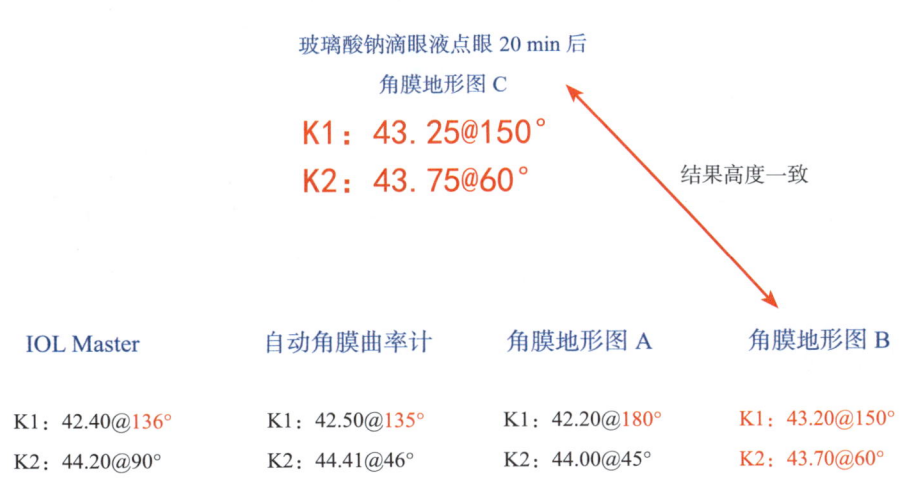

图 3-6　各次测量结果汇总

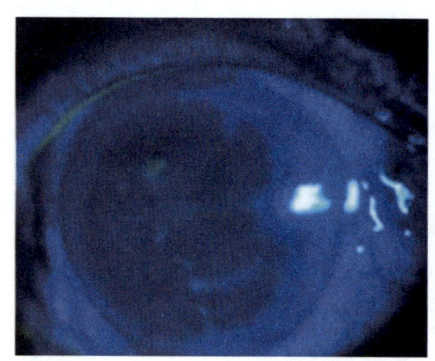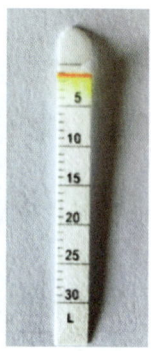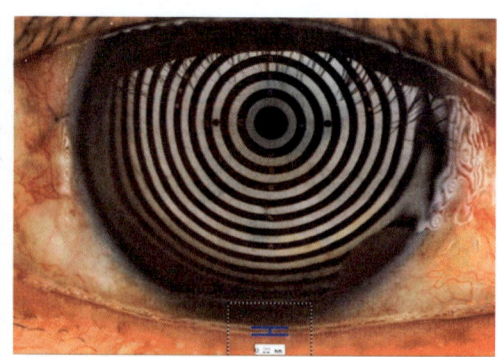

泪膜破裂时间 7 s、泪液分泌试验 4 mm、泪河高度 0.22 mm。

图 3-7 干眼症检查

如果根据门诊检查结果对患者进行散光矫正型人工晶状体（Toric intraocular lens，Toric IOL）植入，术后极可能出现散光过矫的结果，且易造成术后干眼症加剧，因此嘱咐患者规律治疗干眼症 3 个月后再考虑白内障手术。但患者家在外地急于手术，经过反复沟通，最终决定放弃 Toric IOL 植入，选择普通单焦点人工晶状体植入。

【随访】

术后第 1 天裸眼视力 0.3，矫正视力 +0.25 DS/–1.50 DC×145° → 0.4；术后第 2 天裸眼视力 0.3，矫正视力 –1.00 DC×150° → 0.5。嘱咐患者继续进行干眼症的治疗。

术后 1 周患者复查结果，裸眼视力 0.5，矫正视力 –1.00 DC×150° → 0.6，角膜地形图提示 0.9 D 散光残留（图 3-8）。

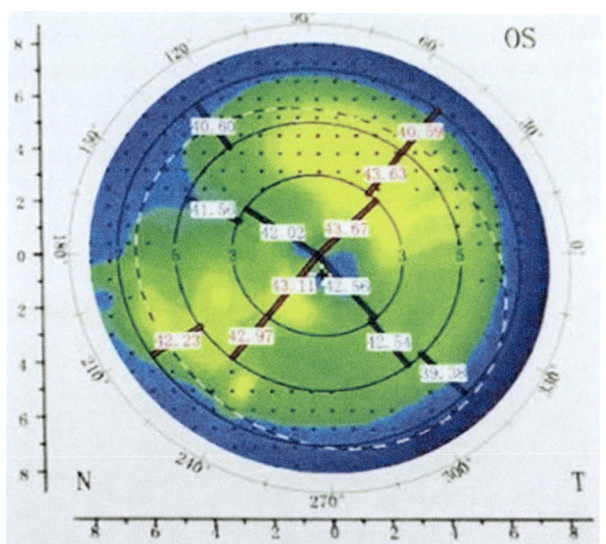
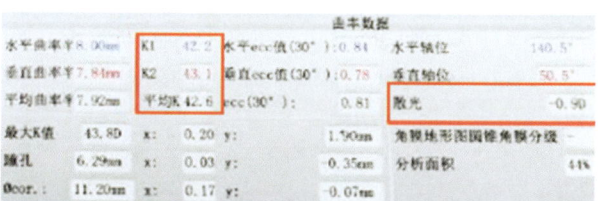

图 3-8 术后 1 周角膜地形图

病例分析

白内障合并角膜散光（corneal astigmatism）的患者在临床中较为常见，34.70%～47.27% 的白内障患者术前存在 ≥ 1.0 D 的角膜散光，严重影响术后视功能恢复。白内障术中矫正散光的方法主要有角膜切开（主切口、弧形切口）和 Toric IOL 植入，同时利用飞秒激光角膜切开联合导航系统可以做到更精准的测量和术中操作，因而成为目前矫正白内障角膜散光的最佳方式。只有术前准确测量获得可靠的散光值和轴向，才能在白内障术中对手术切口进行准确定位，达到满意的术后散光矫正。由于合并干眼症的白内障患者眼表面形态不规则、测量时配合度差及泪膜不稳定等，可产生明显的生物测量误差，导致术后实际屈光状态与预估屈光状态的偏差。

本例患者术前检查发现存在 2.0 D 的角膜散光，但经过入院问诊及查体，干眼症的问题逐渐暴露。面对这种复杂的眼表状态和准确性较低的生物测量结果，角膜散光应该如何对待，选择何种方式进行矫正是十分重要的。该病例原定进行 Toric IOL 矫正，而角膜地形图复核结果发现散光度数降低，这其中的直接原因是干眼症。干眼症导致的眼表异常不仅带来症状上的不适，体征上的异常，对于白内障而言也会造成屈光状态的不稳定，因此在高标准的白内障手术时代，术前治疗干眼症应当成为常规。

叶子教授点评

泪膜的稳定会影响眼屈光过程中的光线传播，干眼状态下泪膜及眼表状态的改变增加了角膜的不规则散光和高阶像差，进而改变眼屈光状态。随着屈光性白内障手术时代的到来，精确的生物测量及准确选择人工晶状体（intraocular lens，IOL）、减少术后屈光误差、提高视觉质量是目前白内障手术的发展要求。因此白内障术前及时进行干眼症筛查十分重要，对于有干眼症状、检查配合度差、存在眼表损害的患者，应首先治疗干眼症至少 2～4 周，待泪膜稳定后再进行白内障术前检查。

每 1.0 D 的角膜曲率误差，可以导致 IOL 度数计算 0.80～1.30 D 的偏差，因此除了干眼症因素影响白内障生物测量外，不同仪器对于角膜曲率的测量差异也同样影响白内障的手术规划（表 3-1）。

手动角膜曲率计是测量相互垂直方向上的角膜曲率半径及屈光力，测量范围为角膜中央 3 mm 内。

自动角膜曲率计是根据手动角膜曲率计的原理由电脑自动完成，可同时得到角膜曲率值和屈光度值，是临床上测量角膜曲率的重要方法。但是其测量范围小，仅限于角膜中央 2.6 mm 内，不能测量出更细微的角膜变化及全角膜形态。

IOL Master 可以同时测量患者的前房深度、角膜曲率及眼轴长度。其原理是部分相干光干涉测量，利用非接触技术和图形处理技术来测量角膜曲率，即测量角膜前表面以 2.3 mm 为直径呈六角形对称分布的 6 个光点的反射，计算出环形的表面曲率半径，测出两点间的平均角膜曲率。

角膜地形图仪是利用 Placido 盘投射系统分析角膜曲率，不仅能分析角膜中心的曲率，也能分析角膜旁中心及周边的曲率。可设置测量角膜 3 mm、5 mm 的角膜曲率，计算机自动取 2 个结果通过仪器内部计算后得出 2 个范围的平均角膜曲率。

Pentacam 仪可获得全角膜前、后表面地形图及全角膜各点角膜厚度，得到的角膜曲率更加精确，稳定性最好，可重复性较 IOL Master 和角膜地形图高。

表 3-1　不同仪器角膜曲率测量特点比较

特点	手动角膜曲率计	自动角膜曲率计	IOL Master	角膜地形图	Pentacam 仪
原理	角膜反射成像	角膜反射成像	角膜反射成像	Placido 盘原理	Scheimpflug
测量范围	前表面中央 3 mm 相互垂直的两个方向	前表面中央 2.6 mm	前表面中央 2.3～2.5 mm	前表面可自定义范围通常为中央 3 mm	前、后表面可自定义范围通常为中央 4 mm
操作性	手动操作，依赖技师经验	自动	自动	自动	自动
泪膜影响	小	大	大	大	大

IOL Master 测量的角膜曲率略大于角膜地形图及 Pentacam 仪，因为 IOL Master 测量的是 2.3 mm 角膜直径的曲率，通过计算出环形的表面曲率半径，测量两点间的平均角膜曲率，不能反映整个角膜表面的曲率和形态信息，对同一位点的角膜曲率由于测量方向和参考点的轴位不同而不同。而角膜地形图通常设置测量出 3 mm、5 mm 直径角膜曲率，取两者的平均值得出角膜曲率，Pentacam 仪测量的是全角膜的角膜曲率。有研究统计发现角膜地形图和 Pentacam 仪测量的角膜参数均无统计学差异，说明这两种方法可以相互替换。以上 3 种方法测量的角膜范围不同，计算机内部算法不同，因此造成测量结果差异。对于泪膜的影响，手动角膜曲率计所受泪膜影响最小，其余检查均会受到泪膜影响。

综上所述，不同的生物测量方法，如 IOL Master、Pentacam 仪和角膜地形图有各自的原理和特点，详细了解差别后才能对不同结果综合判读。对于需要矫正散光的 Toric IOL 植入患者在应用 IOL Master 测量出角膜曲率、散光参数、眼轴长度后，应参考 Pentacam 仪或角膜地形图测出的相应角膜曲率、散光度及轴向参数，计算所需要的 Toric IOL 度数、散光度及轴向。

【参考文献】

[1] KIM H, WHANG W J, JOO C K. Corneal astigmatism in patients after cataract surgery: a 10-year follow-up study. J Refract Surg, 2016, 32（6）: 404-409.

[2] WU Z, LIU C, CHEN Z, et al. Prevalence and age-related changes of corneal astigmatism in patients undergoing cataract surgery in northern China. J Ophthalmol, 2020: 1-6.

[3] 李景兰，叶子，马天驹，等. 玻璃酸钠滴眼液点眼对中重度干眼及无干眼 IOL-Master 700 生物测量参数的影响. 中华实验眼科杂志, 2020, 38（3）: 186-191.

[4] 李嘉文，刘玺，李付亮，等. 多种角膜曲率测量方法对 Toric 人工晶体植入术后角膜散光矫正的影响. 重庆医学, 2014, 43（1）: 55-57.

[5] KIRALY L, STANGE J, KUNERT K S, et al. Repeatability and agreement of central corneal thickness and keratometry measurements between four different devices. J Ophthalmol, 2017: 6181405.

[6] 郭琳，马波. IOL Master、角膜地形图及 Pentacam 测量年龄相关性白内障患者角膜散光的比较. 眼科新进展, 2014, 34（9）: 868-871.

（马天驹　整理）

病例 004　Fuchs 综合征并发白内障

病历摘要

【基本信息】

病例一：患者，男性，30 岁。主因左眼反复胀痛、眼红 8 年，视物模糊 1 年入院。

现病史：患者 8 年前出现左眼反复胀痛、眼红，1 年前逐渐开始视物模糊。曾于外院多次诊断为"左眼青光眼睫状体炎综合征"，使用降眼压药及眼部激素治疗后眼压控制不佳，波动在 20～40 mmHg，来就诊时左眼同时使用 3 种降眼压药，眼压为 43 mmHg。

病例二：患者，女性，30 岁。主因右眼发作性胀痛 1 年入院。

现病史：患者 1 年前出现右眼发作性胀痛，反复出现前房轻度炎症，眼压波动，在外院先后被诊断为"急性闭角型青光眼""青光眼睫状体炎综合征""病毒性葡萄膜炎"，予以局部激素、抗病毒、抗感染、降眼压等多种药物治疗，曾 3 次球后注射曲安奈德。就诊时眼压已得到控制，但眼表不适症状明显。患者有生育要求，有停用抗病毒药物的诉求。

两例患者血液自身免疫指标均为阴性，无全身病史、家族遗传史。

【眼科检查】

病例一：右眼裸眼视力 0.5，矫正视力 –1.00 DS/–0.75 DC×90° → 1.0；左眼裸眼视力 0.15，小孔矫正视力 0.3。右眼前节（–），房角开放（图 4-1A），晶状体透明，眼底见视盘 C/D 为 0.4，其余未见明显异常；左眼前房深，房水清，偶见少量浮游细胞，房角镜下左眼 6 点位可见周边虹膜前粘连（peripheral anterior synechia，PAS），余房角开放（图 4-1B）。左眼虹膜纹理欠清且色素脱失（图 4-2A），虹膜弥漫性萎缩，纹理欠清（图 4-2B），角膜基本透明，下方可见散在点状色素性 KP（图 4-2C），无虹膜后粘连，可见虫蚀状脱色素（图 4-2D），瞳孔圆，直径约 3 mm，对光反射迟钝，瞳孔缘可见灰白色半透明突起（图 4-2E），晶状体皮质、核呈黄白色混浊，后囊下锅巴样混浊（图 4-2F），眼底隐约见视盘色苍白，C/D 约 1.0。眼压：右眼 19 mmHg；左眼 42.8 mmHg。

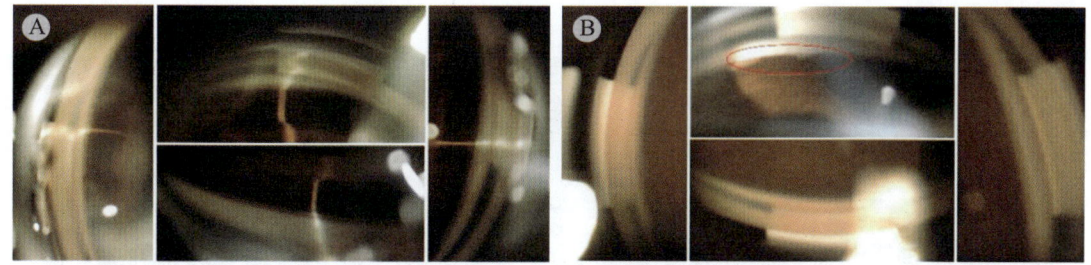

图 4-1 病例一房角镜检查

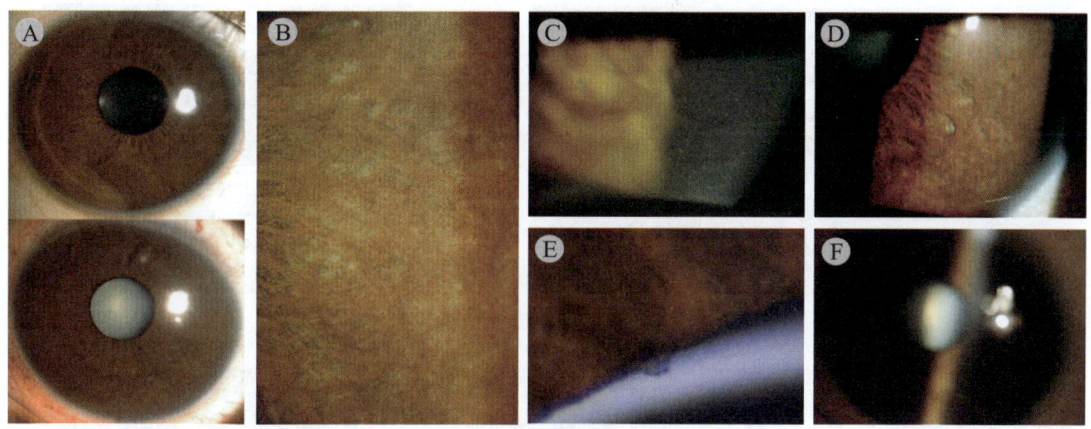

图 4-2 病例一左眼前节照相

病例二：双眼裸眼视力 0.8，矫正视力 1.0。右眼房角镜下房角呈闭合状，动态下见房角部分开放，可见多处 PAS（图 4-3A），虹膜萎缩脱色素，无新生血管及结节，瞳孔圆，直径约 5 mm（图 4-4A），角膜上皮粗糙，基质透明，白色细小点状 KP（图 4-4B），前房偏浅，房水清，虹膜纹理欠清，弥漫性萎缩及虫蚀状脱色素（图 4-4C），对光反射迟钝，无虹膜后粘连，晶状体后囊下锅巴样混浊（图 4-4D），前部玻璃体可见点状色素颗粒，眼底见视盘色可、边界清，C/D 为 0.8，上下方盘沿变窄，余未见明显异常。左眼角膜透明，前房偏浅，房水清，房角镜（图 4-3B）下房角呈闭合状，动态下见房角大部分开放，余未见明显异常。眼压：双眼均为 11 mmHg。

【辅助检查】

病例一：动态视野检查提示右眼视野未见明显异常，左眼管状视野。视盘 OCT 提示左眼视网膜神经纤维层弥漫性变薄（图 4-5）。

病例二：UBM 提示双眼虹膜根部膨隆，右眼房角闭合，左眼颞侧房角可见裂隙状低回声暗区，余方位房角闭合（图 4-3C，图 4-3D）。眼底照相提示右眼 C/D 约 0.8，上下方盘沿变窄视盘 OCT 提示右眼颞下方视网膜神经纤维层变薄，对应视野出现鼻侧阶梯（图 4-6）。

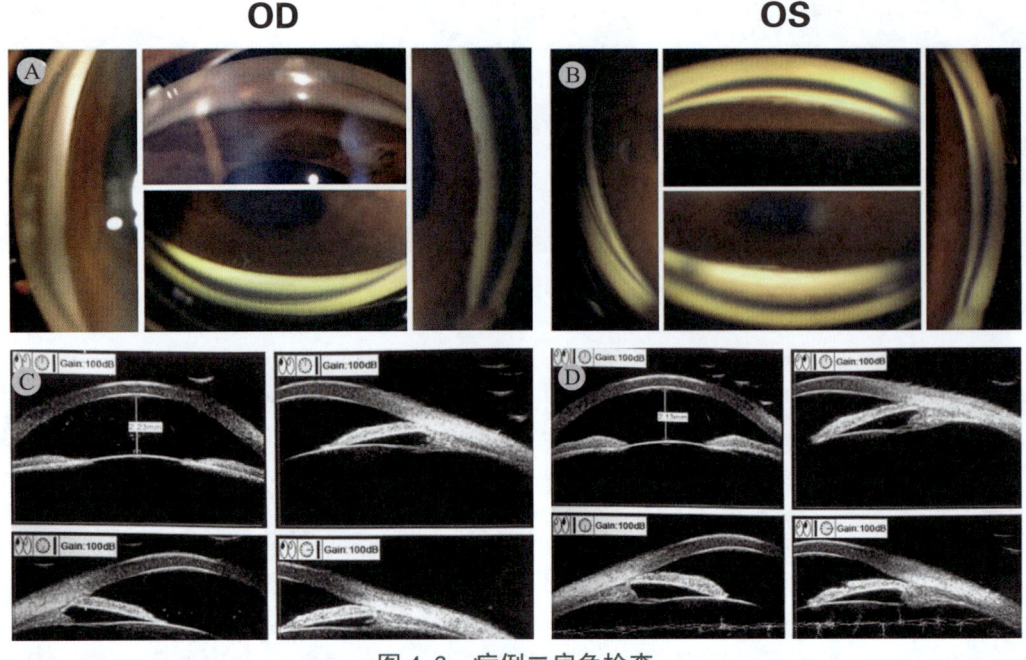

图 4-3 病例二房角检查

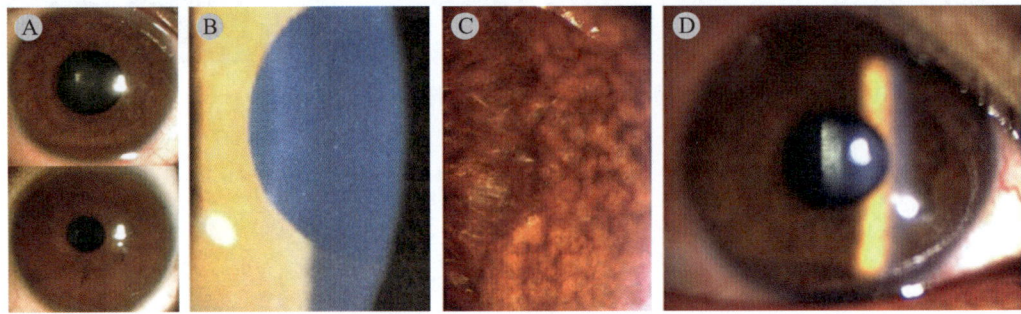

图 4-4 病例二前节照相

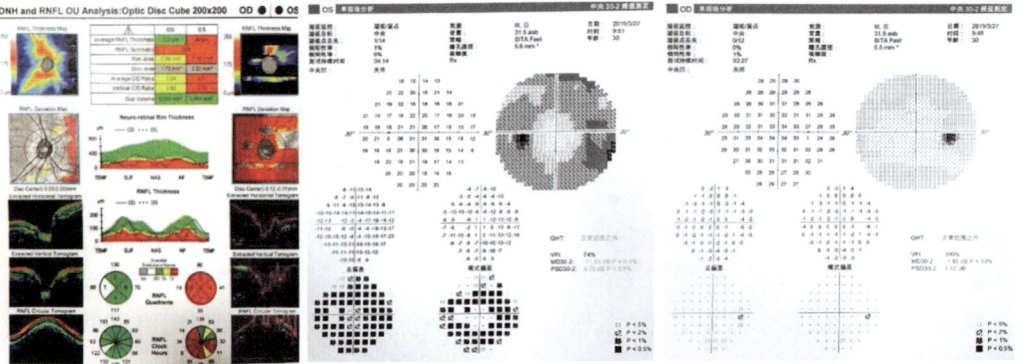

图 4-5 病例一辅助检查

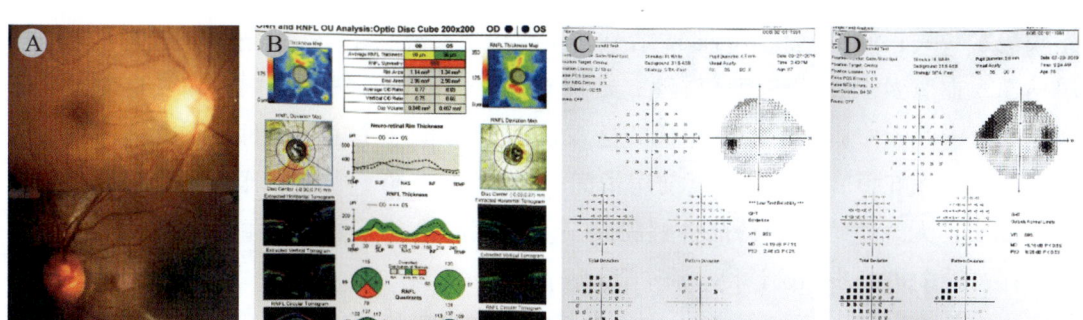

图 4-6 病例二辅助检查

【诊断】

病例一：左眼继发性青光眼；左眼并发性白内障；左眼 Fuchs 综合征；右眼屈光不正。

病例二：右眼 Fuchs 综合征；右眼继发性青光眼；右眼并发性白内障。

【治疗经过】

病例一：完善术前检查后，左眼行白内障超声乳化吸除、人工晶状体植入、复合小梁切除术，术后 1 个月左眼中心裸眼视力 1.0，眼压控制在 7～14 mmHg。

病例二：停用抗病毒药物及激素药物，应用降眼压药物控制眼压，同时保护角膜上皮，必要时行白内障联合青光眼手术治疗。观察随访半年，患者前房安静，眼压控制平稳。

病例分析

Fuchs 综合征（Fuchs uveitis syndrome，FUS）是一种以虹膜脱色素为特征的慢性非肉芽肿性葡萄膜炎，又称异色性虹膜睫状体炎。中青年发病，90% 为单眼受累，可有视物模糊、眼部胀痛等症状，并发白内障、继发性青光眼时可有严重的视力下降。FUS 的触发机制尚不清楚，可能是感染、自身免疫性疾病、遗传和交感神经功能障碍等多种不同机制的结果。目前有观点认为 FUS 与风疹病毒、单纯疱疹病毒、眼弓形虫病、巨细胞病毒等多种眼内感染介导的慢性免疫反应有关。

FUS 是我国最易误诊的葡萄膜炎类型，诊断主要依靠特征性的临床表现：中青年发病，单眼受累；轻度慢性虹膜睫状体炎；弥漫分布，细小星形或中等大小有细丝相连的特征性 KP；瞳孔圆，可轻度扩大，无虹膜后粘连；弥漫性虹膜基质萎缩和虫蚀状虹膜色素脱失；偶见虹膜 Bussaca 结节和瞳孔缘 Koeppe 结节；房角呈开放宽角，偶见房角新生血管及 PAS；玻璃体混浊；常伴有并发性后囊下混浊型白内障及继发性青光眼。文献中基于中国人群的临床研究建议诊断 FUS 的 3 个主要条件，包括弥漫性虹膜色素脱失、无虹膜后粘连、轻度前房炎症；5 个次要条件，包括单眼受累、白内障、玻璃体混浊、无急性症状和特征性虹膜结节。FUS 的诊断需要 3 个主要条件，次要条件的存在可辅助进一步明确诊断。

大多数 FUS 视力预后良好，治疗主要针对虹膜睫状体炎和并发症，炎症明显时可给予激素点眼，但为防止加重并发症，激素不建议长期使用（通常不超过 1 周）。一般无须抗病毒治疗，并发性白内障和继发性青光眼可在必要时行手术治疗。因此，针对病例一，患者白内障较重、眼压失控，对患者进行了白内障联合青光眼手术。针对病例二，患者处于炎症静止期，视力和眼压均较好，停用抗病毒药物和激素，适当减少降眼压药物控制眼压在适当水平即可，并且加用角膜保护制剂改善眼表不适症状。

何守志教授点评

临床上对单眼发病的患者，要关注对侧眼的情况，查体时双眼对比更容易发现细微的差别。医生看到的往往是患者在某个时间点的状态，而这一状态和疾病的病程、用药及患者本身的个体特异性密切相关，疾病的诸多表现一般只有部分体现在某一个体上。例如病例二患者具有前房浅、房角窄的解剖因素，这种房角结构特征在右眼受到炎症刺激时更容易形成较多的 PAS，与经典的 FUS 不完全相符，要结合患者的具体情况才能甄别。

继发性青光眼是 FUS 中最麻烦的并发症，可导致永久性视力丧失，患者的眼压升高在早期通常是间歇性的和亚急性的，导致眼压升高的原因目前还不明确，可能是多种因素的综合结果，如复发性前房积血、房角新生血管形成、PAS、小梁网炎症、小梁网硬化、Schlemm 管塌陷和皮质类固醇治疗，对于降眼压药物管理下眼压失控的情况则需要手术干预。

【参考文献】

[1] WANG H，TAO Y. Relationship between the higher inflammatory cytokines level in the aqueous humor of Fuchs uveitis syndrome and the presence of cataract. BMC Ophthalmol，2021，21（1）：108.

[2] MAO Y, LIN S, ZHU C, et al. Cytokine changes in the aqueous humor in rubella-related Fuchs heterochromic iridocyclitis. Dis Markers, 2022: 8906752.

[3] Sun Y, Ji Y. A literature review on Fuchs uveitis syndrome: an update. Surv Ophthalmol, 2020, 65 (2): 133-143.

[4] YANG P, ZHANG W, CHEN Z, et al. Development of revised diagnostic criteria for Fuchs' uveitis syndrome in a Chinese population. Br J Ophthalmol, 2022, 106 (12): 1678-1683.

[5] NILFORUSHAN N, YADGARI M, ALEMZADEH S A. Surgical management of glaucoma in Fuchs uveitis syndrome: trabeculectomy or Ahmed glaucoma valve. J Curr Ophthalmol, 2018, 31 (1): 24-30.

（李景兰　整理）

病例 005　高度近视屈光术后合并白内障

病历摘要

【基本信息】

患者，女性，60岁。主因左眼渐进性视物模糊半年入院。

既往史：10年前于外院因高度近视行右眼晶状体摘除术，术后裸眼视力0.6；左眼行 LASIK 角膜近视屈光手术，术后裸眼视力1.0。

【眼科检查】

双眼外眼无异常。右眼裸眼视力0.5，矫正视力 –1.25 DS/–0.75 DC×85° →0.8；左眼裸眼视力0.3，矫正视力 –6.5 DS/–0.5 DC×145° →0.5。右眼角膜透明，前房常深，房水清，瞳孔圆，直径约3.0 mm，对光反射灵敏，晶状体缺如，前后囊粘连，囊口机化，囊口直径约4.5 mm，后囊欠完整，下方可见皮质残留增生（图5-1A）。左眼角膜透明，可见屈光手术环状痕迹，前房常深，房水清，瞳孔圆，直径约3.0 mm，对光反射灵敏，晶状体核性混浊（图5-1B）。双眼玻璃体絮状混浊。右眼为高度近视典型豹纹状眼底，左眼眼底暂未见明显异常，细节因屈光介质影响窥不清（图5-2）。双眼眼压正常。

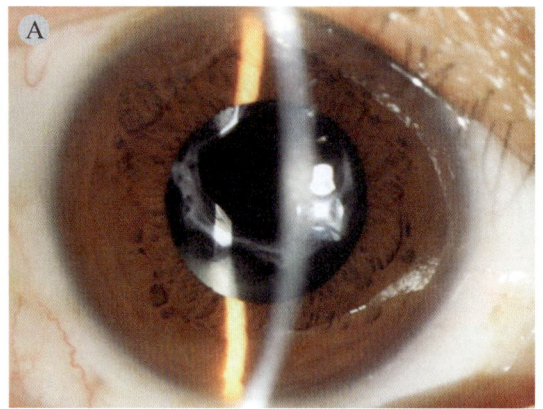 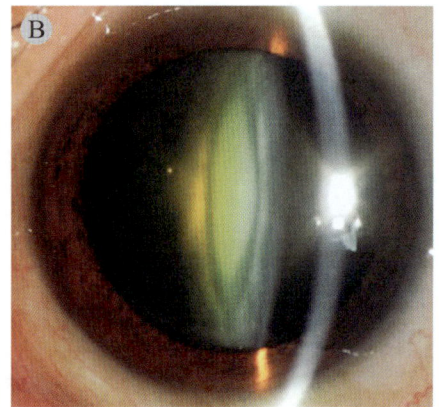

图 5-1　双眼散瞳后前节照相

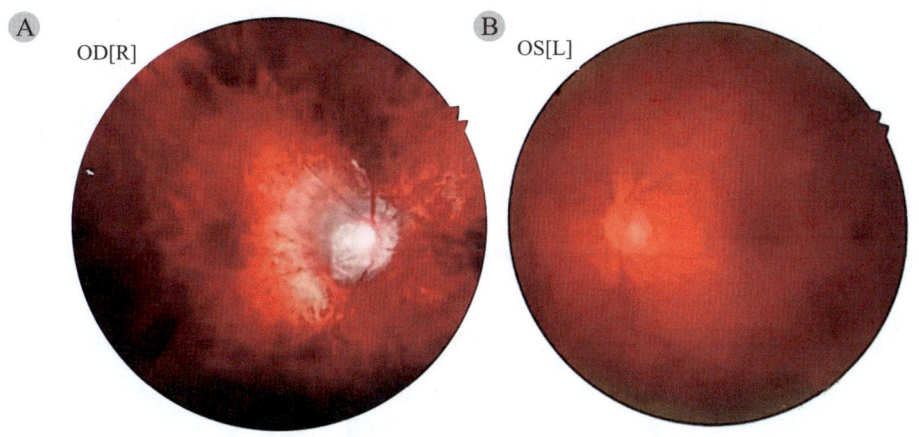

图 5-2　眼底照相

【辅助检查】

B 超提示双眼玻璃体混浊。黄斑 OCT 提示双眼黄斑区视网膜未见明显异常。IOL Master 显示右眼眼轴长 31.49 mm，左眼眼轴长 27.39 mm，K 值左眼明显小于右眼（图 5-3）。

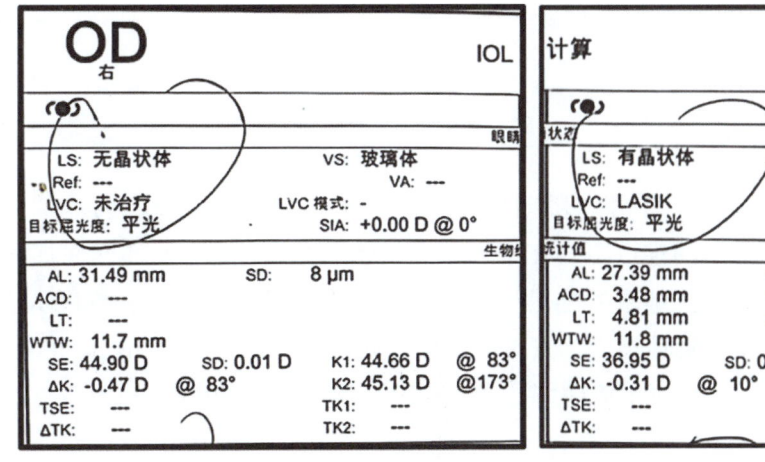

图 5-3　IOL Master

【诊断】

左眼年龄相关性白内障；左眼 LASIK 术后；右眼无晶状体眼；双眼高度近视。

【治疗经过】

考虑到患者目前右眼屈光状态为 –1.25 DS/–0.75 DC × 85°，患者自觉右眼的屈光状态能满足视远及视近需求，且患者右眼为其主视眼，结合患者生活习惯及左眼屈光术后的特殊病情，拟预留 –1.5 D 左右近视。参考 3 种公式计算结果，若 A 常数采用 119.3，选择 20.5 D 人工晶状体，Barrett True-K、Haigis L、EVO 屈光术后公式计算预留度数分别为 –1.5 D，–1.35 D，–1.17 D（图 5-4）。患者最终进行左眼白内障超声乳化吸除、人工晶状体植入术，植入 20.5 D 非球面人工晶状体（ZCB00）。术后 3 个月复查，裸眼视力 0.5，矫正视力 –1.5 DS/–0.5 DC×150° → 1.0。

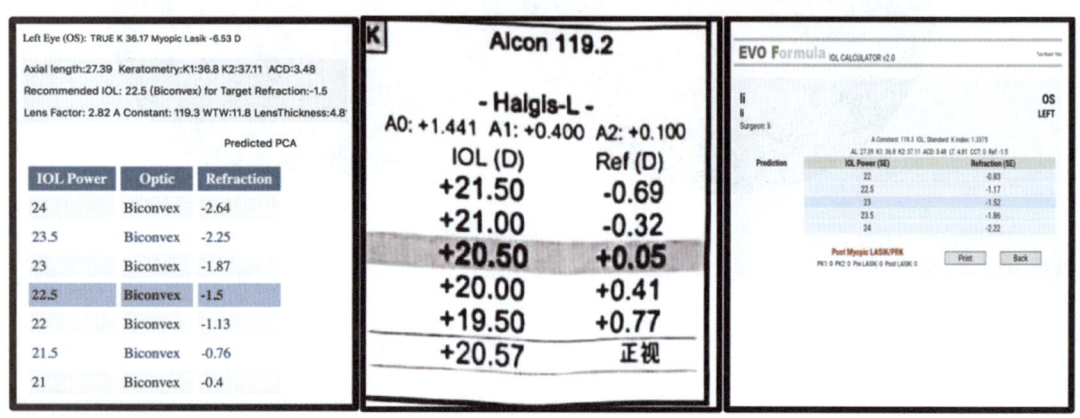

图 5-4　3 种不同公式计算结果

病例分析

我国角膜屈光手术已开展数十年，随时间推移，越来越多患者面临白内障的治疗。此类患者进行白内障手术的难点主要在于人工晶状体屈光力计算。对于角膜屈光手术后的患者，人工晶状体计算结果的准确性较常规白内障下降。影响人工晶状体计算的主要因素是角膜屈光力、眼轴长度、人工晶状体有效位置（effective lens position，ELP）。对于近视角膜激光术后的白内障患者计算精准性下降主要与角膜屈光力及 ELP 计算预测误差有关。

目前，大部分患者接受的近视角膜激光屈光手术主要为 PRK、LASIK、Epi-LASIK、LASEK、FS-LASIK、SMILE 等，主要是通过激光切削角膜前基质或透镜摘除来实现屈光力改变，达到矫正近视的目的。除上述激光手术外，还有通过 RK 手术来改变屈光力。这两类方式对 IOL 计算的影响方式稍有不同。

角膜激光屈光术后会导致角膜前表面曲率半径改变（后表面变化不大），同时后前表面曲率半径比值降低（正常约 80%）。目前计算 IOL 屈光力主要采用 SimK（模拟角膜曲率），如角膜曲率计、IOL Master 都是实际测量角膜前表面，而 SimK 则采用 Gullstrand 模型，也就是前后表面曲率半径固定为 7.7/6.8，角膜屈光指数固定为 1.3375，通过公式获得 IOL 屈光力。但近视角膜激光术后前后表面固定关系改变，因此屈光指数改变。B/F ratio 后前表面曲率半径比值降低，计算得到的 IOL 屈光力大于真实全角膜屈光力，也就是说计算时高估了角膜屈光力，低估了人工晶状体度数，因此术后出现远视偏差。

除了修正角膜屈光力，还需要修正有效 IOL 位置。角膜术后如果采用直接测量或修正的角膜屈光力进行 ELP 估算都是不正确的，因为理论上角膜前表面变化，但后表面不变，也就是说 ACD 或相关的 ELP 基本不变化，但许多公式都是通过角膜屈光力来预测 ELP。角膜屈光术后角膜变平坦会导致预测的 ELP 前移，从而导致预测 IOL 度数偏小，导致术后产生远视。因此预测的 ELP 也是需要被修正的。

临床上除生物测量仪器自带的角膜屈光术后 IOL 计算公式外，还可通过网络公式进行计算。白内障与屈光手术协会网站公式合集（www.ascrs.org），包含十几个计算公式，可根据提供的数据完整性给出不同公式的计算结果。无病史 Shammas 与 Haigis L 的计算结果被认为是在临床上可以应用的角膜屈光术后 IOL 计算公式。Barrett True-k 公式的准确性也得到较广泛认可，甚至有报道在一定程度上优于以上两种公式。除此之外基于 OCT 的 IOL 计算公式和 EVO-TK 也可作为一种选择。

角膜屈光术后一般会导致正球差增加，常规单焦点球面 IOL 会增加总球差，使患者光学症状加重。最好选择具有负球差的单焦点非球面 IOL 来补偿正球差。散光较大又相对规则情况下可考虑使用 Toric IOL，慎用多焦点 IOL。

李朝辉教授点评

对于此例患者，既往行右眼晶状体摘除，后囊不完整，未植入人工晶状体，虽然目前右眼的屈光状态（球镜度数 –1.25 DS）正好可以满足患者的生活需求，但是对于超高度近视的患者来说，人工晶状体是有一种占位效应的。玻璃体的稳定性对于减少玻璃体对视网膜的牵拉，减少视网膜脱离的风险是非常重要的，因此在后囊不完整的情况下人工晶状体的植入是必要的。

患者左眼出现了白内障，且由于核性白内障造成了一个较大的晶状体源性近视，患者目前右眼近视为 –1.25 DS，双眼存在屈光参差。在进行左眼的人工晶状体度数设计时，除了考虑到患眼曾行角膜屈光手术，还需要考虑到对侧眼的屈光状态及患者日常生活所需要的目标屈光度。对于此病例，最重要的挑战就在于目标屈光度的设定，更在于术后是否可达到预期。在常规白内障患者中，大部分计算公式都有较好的预测性。但对于此类屈光手术后的患者而言，计算准确性下降。

对于屈光术后的白内障，尽管现在已经有各种方法，但尚无一种公式精确程度得到明确认可成为金标准，因为除了角膜屈光力、ELP及公式的计算误差，公式误差还与眼轴长度测量精准性差等有关。因此术前充分与患者沟通IOL度数计算难度及屈光误差的存在，术后可能配镜甚至是进一步手术可能是必要的。术前采用多个公式计算，选择一致性较大的值，若无一致性，可选平均值或中间值，尽量选择高度数IOL避免远视。同时结合患者视功能情况及用眼习惯选择。

对于白内障术者，应该掌握各种不同的公式，熟悉每种公式的特点，提倡对公式深入学习，为患者个性化制定手术方案，以实现屈光性白内障手术的目标。

【参考文献】

[1] 兰德尔曼. 人工晶状体手术适应证、并发症及复杂病例. 姚克, 泽. 天津：天津科技翻译出版社，2018.

[2] 杨文利. 人工晶状体屈光度数计算专家共识与解读. 北京：人民卫生出版社，2019.

[3] 黄锦海，叶向彧. 眼球生物测量与IOL屈光力计算. 北京：人民卫生出版社，2019.

[4] CHEN X, YUAN F, WU L. Metaanalysis of intraocular lens power calculation after laser refractive surgery in myopic eyes. J Cataract Refract Surg，2016，42（1）：163-170.

[5] CHEN H, CHEN X, WANG H, et al. Intraocular Lens power calculation after laser refractive surgery：a meta-analysis. Sci Rep，2020，10（1）：2645.

[6] ABULAFIA A, HILL W E, KOCH D D, et al. Accuracy of the Barrett True-K formula for intraocular lens power prediction after laser in situ keratomileusis or photorefractive keratectomy for myopia. J Cataract Refract Surg，2016，42（3）：363-369.

[7] YEO T K, HENG W J, PEK D, et al. Accuracy of intraocular lens formulas using total keratometry in eyes with previous myopic laser refractive surgery. Eye（Lond），2021，35（6）：1705-1711.

[8] WANG L, TANG M, HUANG D, et al. Comparison of newer intraocular lens power calculation methods for eyes after corneal refractive surgery. Ophthalmology，2015，122（12）：2443-2449.

（高艺　整理）

病例 006　色素播散综合征合并白内障

病历摘要

【基本信息】

患者，男性，54岁。主因双眼视物模糊十余年，伴间断眼胀感入院。

现病史：患者十余年前无明显诱因逐渐出现双眼视物模糊，间断眼胀感，3～4个月1次，长期用眼后出现，休息可自行缓解。5年前于外院就诊，诊断为"双眼白内障，双眼高度近视"，未予治疗。

既往史：高度近视病史20年，余无特殊。

【眼科检查】

右眼裸眼视力指数/10 cm，矫正视力未提高；左眼裸眼视力0.01，矫正视力 –17.0 DS/–2.0 DC×30° → 0.12。双眼24小时眼压波动在正常范围内。双眼角膜透明，角膜后色素沉着，可见Krukenberg梭（图6-1A，图6-1B），前房深，房水清，隐约见周边虹膜后凹（图6-1C，图6-1D），瞳孔圆，右眼直径约4 mm，左眼直径约3 mm，双眼对光反射灵敏，右眼RAPD（+），双眼晶状体混浊，核硬度Ⅱ级，前囊数个色素颗粒沉着，后囊后可见砖红色条状色素沉着（图6-2），玻璃体絮状混浊。双眼眼底为高度近视眼底改变，视盘色淡，右眼更显著，右眼C/D约1.0，左眼C/D约0.5，右眼黄斑区见大片萎缩瘢痕及色素沉着，左眼黄斑区因后囊色素遮挡原因窥不清（图6-3）。

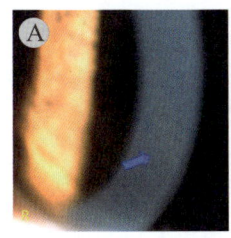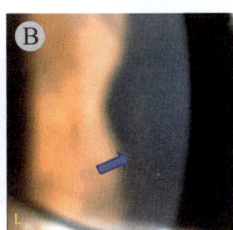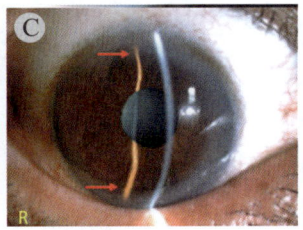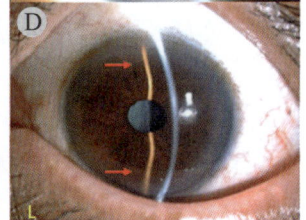

图 6-1　双眼前节照相

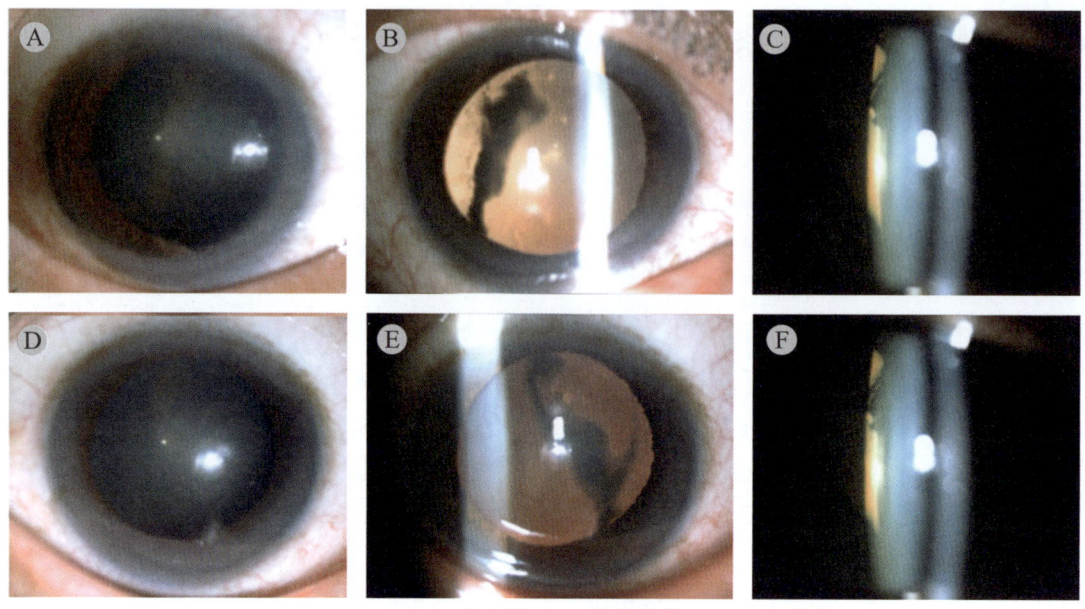

A～C 为右眼，D～F 为左眼。

图 6-2　双眼散瞳眼前节照相

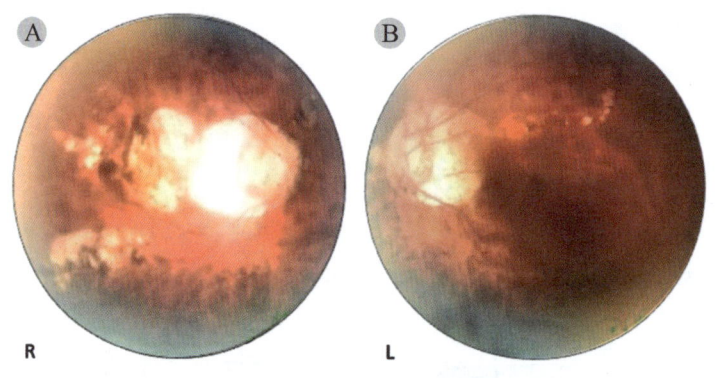

图 6-3　双眼眼底照相

【辅助检查】

B 超提示双眼玻璃体混浊。房角镜检查见房角开放，全周均匀一致的 4 级色素沉着，以及虹膜后凹存在（图 6-4A，图 6-4B；箭头所示）。UBM 提示双眼虹膜后凹存在，右眼为著（图 6-4C，图 6-4D；箭头所示）。IOL Master 提示右眼眼轴长 29.02 mm，左眼眼轴长 28.56 mm。视野提示右眼视力差不能配合，左眼广泛视野缺损。视盘 OCT 提示双眼神经纤维层局部变薄，右眼重；右眼黄斑区视网膜下局部团块样高反射，RPE 层局部断裂，可见大片萎缩瘢痕，左眼黄斑区视网膜未见明显异常（图 6-5）。

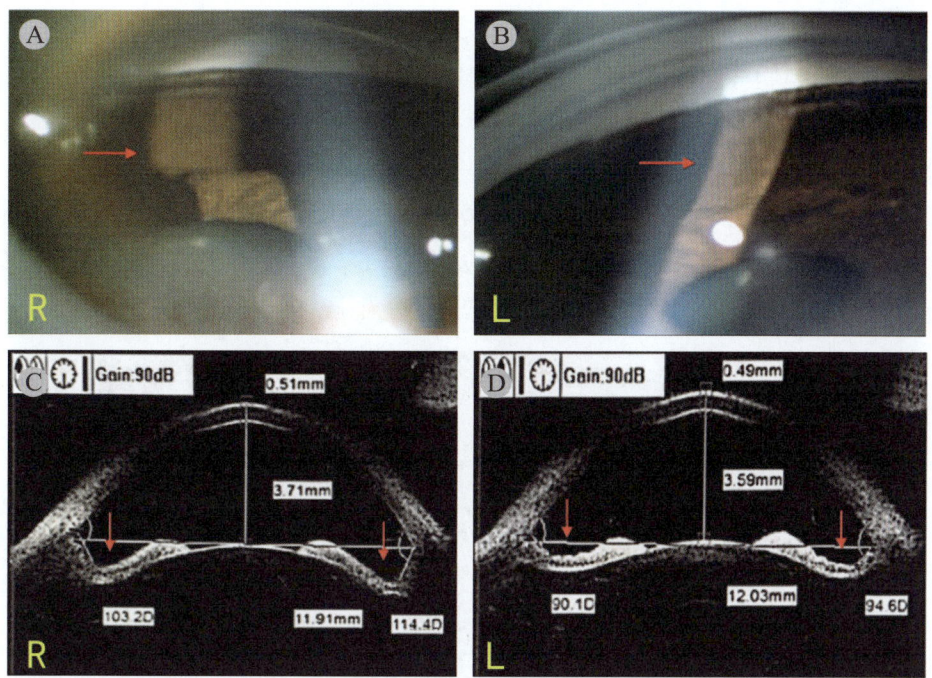

图 6-4　房角镜及 UBM 检查

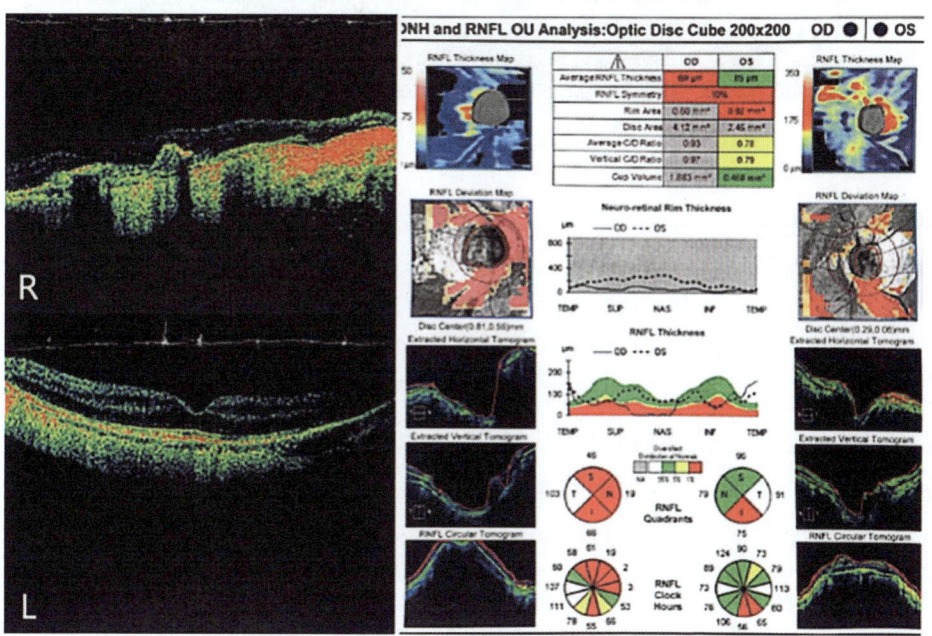

图 6-5　视盘 OCT

【诊断】

双眼并发性白内障；双眼色素播散综合征；双眼高度近视。

【治疗经过】

结合患者生活习惯及文化程度，预留 −3.0 D，行双眼白内障超声乳化吸除、后囊环形撕除、人工晶状体植入术。术中内窥镜探查悬韧带上可见色素颗粒沉积。术后矫正视力右眼 0.08，左眼 0.6，眼压正常。因去除白内障，术后随访复查视野范围有所扩大。复查眼前节照相及 OCT 见双眼虹膜后凹消失（图 6-6）。

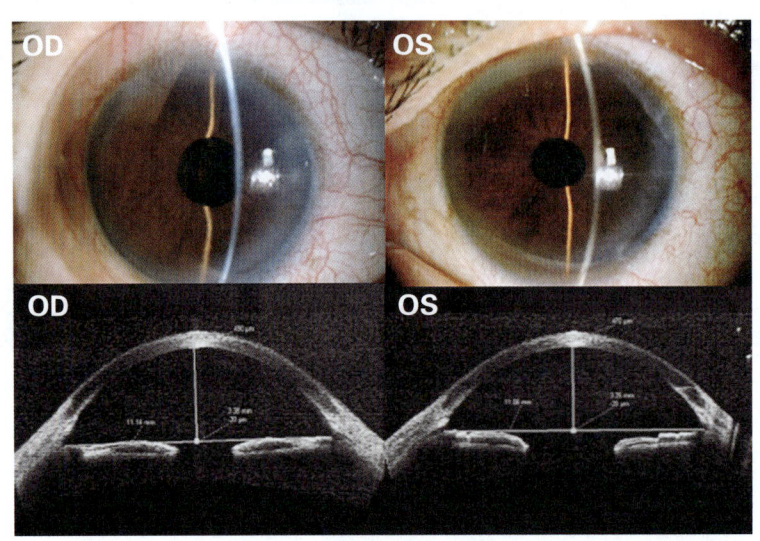

图 6-6　双眼前节照相及 OCT

病例分析

色素播散综合征（pigment dispersion syndrome，PDS）是指虹膜后色素上皮层色素颗粒脱失，并随房水播散沉积于眼前段各部位所引起的综合征。由于色素弥散到小梁网并沉积，导致小梁功能障碍，引起眼压升高及造成相应视神经病变。PDS 可能转变为青光眼，因此将 PDS 引起的青光眼称为色素性青光眼（pigmentary glaucoma，PG）。PDS 和 PG 的主要眼部特征是虹膜透照缺损、Krukenberg 梭和小梁网色素沉着。从 PDS 发展成 PG 的风险在 35%～50%。

色素性青光眼于 1949 年由 Sugar and Barbour 命名。PG 的诊断通常在 40～50 岁，多见于男性及近视人群。通过对我国青光眼人群的研究，在原发性闭角型青光眼、原发性开角型青光眼、色素性青光眼、囊膜剥脱性青光眼中，PG 占 0.3%。PG 应与外伤、药物（如皮质类固醇）、炎症、肿瘤和囊膜剥脱综合征引起的青光眼相鉴别。

虹膜与悬韧带的摩擦被报道是色素播散和虹膜透光的一个原因。虹膜后凹在大量病例中被发现，可借助房角镜、UBM 和眼前节 OCT 验证。反向瞳孔阻滞也被考虑为发病因素之一。生理机制上，如眨眼、调节和运动被报道对反向瞳孔阻滞机制有影响。随着年龄增长，尤其 50 岁以后晶状体调节力下降，部分患者即使未接受治疗，也会出现色素播散减轻，眼压不同程度回落，甚至降低至正常范围，而仅仅残余有 PDS 体征和青光眼视神经损害的表现。还可能是由于晶状体轴随年龄增长推顶虹膜，使周边虹膜离开晶状体悬韧带，减少了虹膜和韧带之间的摩擦。

PDS 可能表现为无症状或是眼红、从轻度不适到严重眼部疼痛、畏光、视物模糊等临床症状。PDS 的三大特征中，Krukenberg 梭并不总是存在的。色素沉积也不仅只在小梁网，也可沉积在晶状体前囊、晶状体悬韧带和后囊。在亚洲人中很少可以观察到虹膜透照缺损。

缩瞳药在一定程度上可以通过减少虹膜与悬韧带之间的摩擦来达到减少色素播散的目的，但患者不适症状明显。对于 PDS，激光周边虹膜切开术（laser peripheral iridotomy，LPI）可用于解除反向瞳孔阻滞，使虹膜平坦。色素性青光眼的治疗与原发性开角型青光眼类似，可选择降眼压药或是激光小梁成形术。若存在无法控制的高眼压，可考虑行抗青光眼滤过手术。

李朝辉教授点评

PDS 和 PG 的主要眼部特征是虹膜透照缺损、Krukenberg 梭和小梁网均匀一致色素沉着。此病例仅满足以上的两个特征，凭 Krukenberg 梭、晶状体悬韧带和晶状体前后表面的色素沉积足以确诊。虹膜透照缺损在亚洲很少发现，可能与虹膜基质较厚及虹膜颜色深有关。因此，虹膜透照缺损在亚洲不被认为是诊断标准之一。根据我国青光眼专家共识，中国 PDS 患者最常见、最主要的体征包括小梁网均匀一致性色素颗粒沉积、晶状体悬韧带色素颗粒沉积、玻璃体前界膜韧带部位色素颗粒沉积及角膜后垂直梭形色素颗粒沉积，同时具备以上两项即可诊断为 PDS。

PG 患者的治疗类似原发性开角型青光眼的治疗。但由于此患者白内障明显，视轴区后囊色素沉积明显，且患者眼压正常，所以拟采取白内障超声乳化、人工晶状体植入术联合后囊环形撕开、前段玻璃体切除术。在左眼拟行后囊环形撕开时，截囊针头刚触及后囊膜即发生后囊裂开。分析原因：高度近视和长时间色素沉着可能导致后囊膜异常，抑或过多的黏弹剂导致囊袋压力较高，增加了后囊膜张力。由于后囊与玻璃体之间的色素在注吸时基本清除干净，视轴区干净，玻璃体未前涌，未行前段玻璃体切除术。左眼术后效果良好，因此右眼行相同手术。患者长期随诊术后视力和眼压情况稳定。此类患者手术相关建议：①高度近视患者在进行白内障超声乳化手术时，由于玻璃体视网膜液化，支撑力减弱，应适当降低灌注压。②行后囊环形撕除前注射适量的黏弹剂，以防囊膜张力太大破裂。③对于眼压正常的 PG 患者合并白内障，可以考虑行白内障超声乳化手术、人工晶状体植入，后囊环形撕除术，或联合前段玻璃体切除术，作为个体化选择。

对于眼压正常的 PG 或 PDS 患者，在体征不明显时容易漏诊，因此裂隙灯检查需细致。PDS 及 PG 在临床所有青光眼中相对少见，早期诊断和治疗是预防疾病进展的基础。对 PDS 疾病的早期诊断和及时治疗，可降低发展为 PG 的风险，进一步减少视神经萎缩造成的视力下降。

【参考文献】

[1] SCUDERI G，CONTESTABILE M T，SCUDERI L，et al. Pigment dispersion syndrome and pigmentary glaucoma：a review and update. Int Ophthalmol，2019，39（7）：1651-1662.

[2] BUSTAMANTE-ARIAS A，RUIZ-LOZANO R E，CARLOS ALVAREZ-GUZMAN J，et al. Pigment dispersion syndrome and its implications for glaucoma. Surv Ophthalmol，2021，66（5）：743-760.

[3] NIYADURUPOLA N，BROADWAY D C. Pigment dispersion syndrome and pigmentary glaucoma-a major review. Clin Exp Ophthalmol，2008，36（9）：868-882.

[4] SUGAR H S，BARBOUR F A. Pigmentary glaucoma；a rare clinical entity. Am J Ophthalmol，1949，32（1）：90-92.

[5] ZHANG H，JIA H，DUAN X，et al. The Chinese glaucoma study consortium for patients with glaucoma：design，rationale and baseline patient characteristics. J Glaucoma，2019，28（11）：974-978.

[6] KARICKHOFF J R. Pigmentary dispersion syndrome and pigmentary glaucoma：a new mechanism concept，a new treatment，and a new technique. Ophthalmic Surg，1992，23（4）：269-277.

[7] QING G，WANG N，TANG X，et al. Clinical characteristics of pigment dispersion syndrome in Chinese patients. Eye（Lond），2009，23（8）：1641-1646.

[8] ADAM R S，PAVLIN C J，ULANSKI L J. Ultrasound biomicroscopic analysis of iris profile changes with accommodation in pigmentary glaucoma and relationship to age. Am J Ophthalmol，2004，138（4）：652-654.

（高艺　整理）

病例 007 囊袋阻滞综合征

病历摘要

【基本信息】

患者，男性，32岁。主因左眼视物不清3年余入院。

现病史：患者3年前无明显诱因出现左眼视物模糊。10年前因先天性白内障于外院行双眼白内障超声乳化吸除、人工晶状体植入术，自诉术后双眼裸眼视力均可达0.8。

既往史：无特殊。

【眼科检查】

双眼外眼无异常。右眼裸眼视力0.6，矫正视力 –0.5 DS/–0.5 DC × 20° → 1.0；左眼裸眼视力0.2，矫正视力 –2.0 DS/–2.0 DC × 85° → 0.8。双眼眼压正常。右眼：眼前节未见明显异常，人工晶状体透明位正。左眼：角膜透明，前房常深，前房内房水清，瞳孔圆，直径3.0 mm，对光反射灵敏，人工晶状体后表面与后囊间有一液性区域，囊袋内液体混浊，散瞳时可见乳糜样液平（图7-1）。

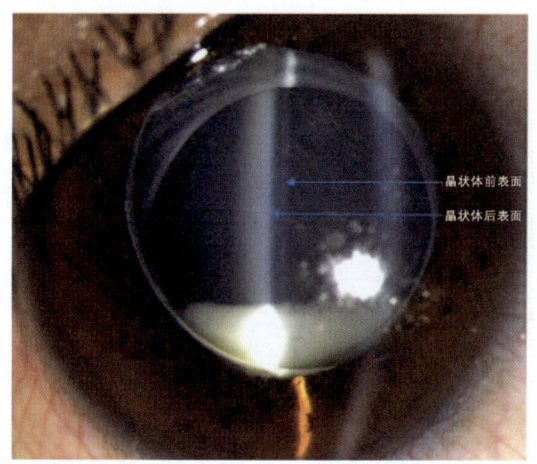

图 7-1 左眼前节照相

【辅助检查】

双眼眼底及B超未见明显异常。Pentacam仪检查提示左眼人工晶状体后异常物质积聚（图7-2）。

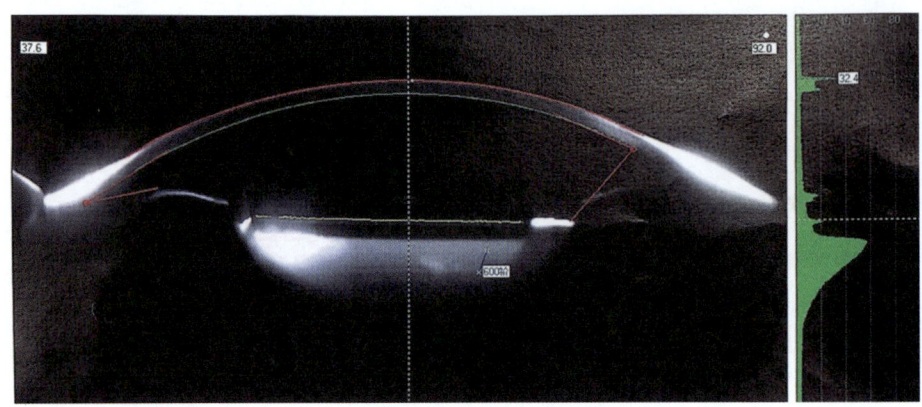

图 7-2　Pentacam 仪检查

【诊断】

左眼囊袋阻滞综合征（capsular block syndrome，CBS）；双眼人工晶状体眼。

【治疗经过】

完善相关检查后，给予左眼前囊松解、囊袋灌洗术。术后复查裸眼视力 0.8，眼压正常。

病例分析

CBS 是一类白内障超声乳化吸除术、人工晶状体植入术后罕见的与连续环形撕囊密切相关的并发症。特点是白内障术中或术后连续环形撕囊开口被晶状体核或人工晶状体光学面机械阻塞，导致晶状体囊袋形成一密闭的空腔并出现透明液体或乳糜样物质滞留，由此引起术中前房变浅或是术后视力下降、屈光度改变（近视）、后发性白内障、虹膜后粘连，甚至出现继发性青光眼等一系列眼部改变。CBS 可根据发生时间分为术中、术后早期、术后晚期 3 种类型。其中，术后晚期 CBS 最常见，发生率为 0.73%，通常发生在术后 2 个月后或数年。

CBS 发生机制：①术中 CBS 可能与撕囊口过小有关，水分离时灌注液积聚于后囊与晶状体之间的空隙，将晶状体核推向撕囊口，阻塞前囊口，囊袋成为一个密闭的囊腔，囊袋进一步膨胀，出现瞳孔阻滞、虹膜前移、前房变浅甚至消失及眼压升高；②术后早期 CBS 为 IOL 与后囊之间形成的密闭空间，残留黏弹剂积存，形成以囊袋为半透膜的渗透压梯度导致房水渗入，囊袋扩张，囊膜边缘形成的类瓣膜结构使房水单向进入囊袋，从而造成囊袋膨胀；③术后晚期 CBS 的机制可能为环形撕囊口与人工晶状体光学面粘连紧密，前囊膜下残余的晶状体上皮细胞增生、纤维化，阻塞进一步加重，人工晶状体与后囊膜之间形成一密闭的腔隙，腔隙内逐渐充满乳白色的液体。乳糜样液体成分为晶状体蛋白及其分解产物的混合物，研究表明其可能来自晶状体上皮细胞。

大多数情况下仅裂隙灯检查就足以诊断CBS。当患者术后出现近视或屈光异常时，若发现人工晶状体与后囊分离，囊袋膨胀，可诊断为CBS。通过使用辅助检查手段，如UBM、OCT和Pentacam仪，可以更好地明确诊断。

对于发生于术中的CBS，应及时发现尽快解除晶状体核对前囊口的阻塞。对于术后早期CBS，可密切观察暂不处理，或根据病情需要行激光前、后囊切开解除阻滞，甚至必要时手术吸除囊袋内积聚的液体。对于晚期CBS可采用Nd：YAG激光后囊切开或是手术。Nd：YAG激光可作为一种选择，但对于囊袋有积液甚至是乳糜样积液的晚期CBS患者来说，手术是一种有效的治疗方式。激光存在难以聚焦后囊膜的操作困难点，同时眼内炎、人工晶状体损伤、眼压升高、玻璃体混浊、黄斑囊状水肿和孔源性视网膜脱离的并发症也会增加。

叶子教授点评

此例患者曾于门诊误诊为人工晶状体光学区的混浊（图7-3），而CBS实际混浊区位于晶状体光学区后。因此对于此类患者在门诊需仔细检查，分辨晶状体后表面是否与后囊中间存在暗区，特别是在患者既往没有近视，现逐渐出现一个较大度数的近视时更应该谨慎排除是否有CBS的可能。

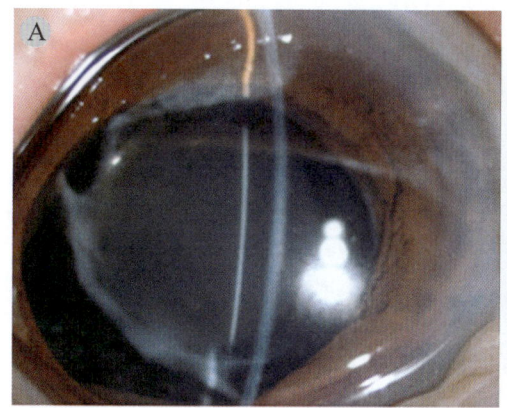
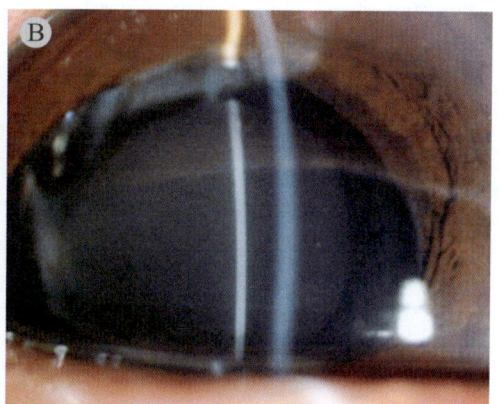

图7-3 人工晶状体混浊前节照相
（此图由解放军总医院王大江教授提供）

若晚期 CBS 患者，囊袋中已有混浊物质积存时，建议行手术治疗。术中可松解前囊口避免复发，并彻底引流混浊物质，同时维持后囊膜完整性。

术中在行前囊松解时需注意，前囊口处囊膜下存在一层增殖的纤维膜，可使用截囊针先于前囊口缘制作一小切口以此为切入点（图 7-4A），从而撕除前囊口下的纤维膜（图 7-4B，图 7-4C），才能更加方便地进行后续步骤。

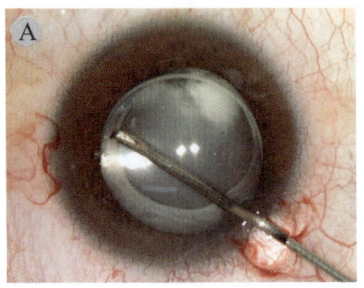
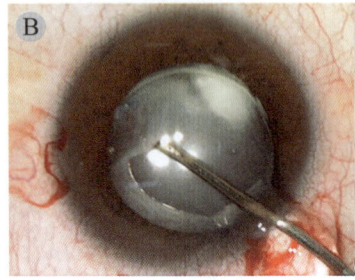
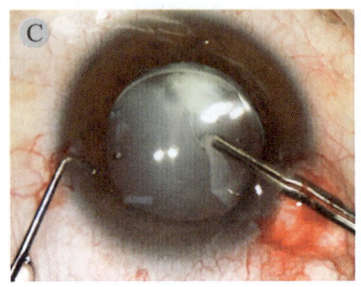

图 7-4　术中操作步骤

【参考文献】

[1] KIM H K，SHIN J P. Capsular block syndrome after cataract surgery：clinical analysis and classification. J Cataract Refract Surg，2008，34（3）：357-363.

[2] LIN Y，LIN J，SU Z，et al. Characterization and management of late postoperative capsular block syndrome following phacoemulsification or phacovitrectomy. Am J Ophthalmol，2019，204：19-25.

[3] MIYAKE K，OTA I，ICHIHASHI S，et al. New classification of capsular block syndrome. J Cataract Refract Surg，1998，24（9）：1230-1234.

[4] VÉLEZ M，VELÁSQUEZ L F，ROJAS S，et al. Capsular block syndrome：a case report and literature review. Clin Ophthalmol，2014，8：1507-1513.

[5] BAO Y Z，PEI X T，Li M W，et al. Late postoperative capsular block syndrome versus liquefied after-cataract. J Cataract Refract Surg，2008，34（10）：1799-1802.

[6] KIM H K，SHIN J P. Capsular block syndrome after cataract surgery：clinical analysis and classification. J Cataract Refract Surg，2008，34（3）：357-363.

[7] QU J，BAO Y，LI M，et al. Surgical management of late capsular block syndrome.J Cataract Refract Surg，2010，36（10）：1687-1691.

[8] PINSARD L，ROUGIER M B，COLIN J. Neodymium：YAG laser treatment of late capsular block syndrome. J Cataract Refract Surg，2011，37（11）：2079-2080.

[9] HUANG Y，YE Z，LI H，et al. Outcome of surgical treatment in late-onset capsular block syndrome. J Ophthalmol，2017：1847179.

（高艺　整理）

病例 008　白内障术后视觉质量异常

病历摘要

【基本信息】

患者，女性，47岁。主因右眼白内障术后视物模糊3月余入院。

现病史：患者既往双眼高度近视，右眼术前最佳矫正视力 1.0，因摘近视镜意愿强烈于 3 个月前在当地医院行右眼白内障超声乳化吸除、人工晶状体植入术，术中植入 SBL-3 双焦区域折射型人工晶状体（+10.0 D，附加光焦度 +3.0 D），术后最佳矫正视力：–1.75 DS/–0.50 DC × 170° → 0.4。术后 3 个月右眼视力无提高。

【眼科检查】

右眼裸眼视力 0.2，矫正视力 –1.75 DS/–0.50 DC × 170° → 0.4；左眼戴镜视力 0.8，矫正视力 –6.50 DS/–0.50 DC × 25° → 1.0。双眼前节未见明显异常，双眼瞳孔圆，直径约 3.0 mm，对光反射灵敏。右眼人工晶状体透明，人工晶状体襻位于 180°，后囊下轻度混浊（图 8-1）；左眼晶状体皮质轻度混浊。双眼玻璃体轻度混浊。眼底见双眼视盘色淡红，边界清，C/D 约 0.5，视网膜 A/V 约 2/3，血管走行可，无出血、渗出，黄斑部未见明显异常。

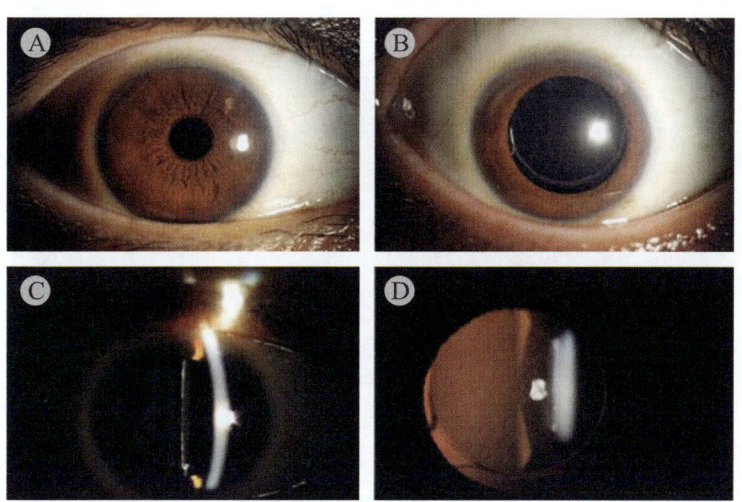

图 8-1　右眼前节照相

【辅助检查】

IOL Master 测量提示右眼高度近视、散光（图 8-2）。角膜地形图提示右眼角膜顺规散光（图 8-3）。OQAS 视觉质量分析提示右眼视觉质量差（OSI：8.2）且存在 –1.75 DS 的近视，高阶像差大（图 8-4）。

OD 右　　IOL 计算　　OS 左

眼睛状态

OD		OS	
LS: 人工晶状体	VS: 玻璃体	LS: 有晶状体	VS: 玻璃体
Ref: ---	VA: ---	Ref: ---	VA: ---
LVC: 未治疗	LVC 模式: -	LVC: ---	LVC 模式: ---
目标屈光度: 平光	SIA: +0.00 D @ 0°	目标屈光度: ---	SIA: ---

生物统计值

OD			OS	
AL: 26.03 mm	SD: 12 μm		AL: ---	
ACD: 4.54 mm	SD: 7 μm		ACD: ---	
LT: 0.69 mm	SD: 9 μm		LT: ---	
WTW: 11.4 mm			WTW: ---	
SE: 46.27 D	SD:0.01 D	K1: 45.45 D@ 164°	SE: ---	K1: ---
ΔK: -1.68 D @ 164°		K2: 47.13 D@ 74°	ΔK: ---	K2: ---
TSE: ---		TK1: ---	TSE: ---	TK1: ---
ΔTK: ---		TK2: ---	ΔTK: ---	TK2: ---

Alcon 118.4 - SRK®/T - a 常数: 118.40

IOL (D)	Ref (D)
+10.50	-0.56
+10.00	-0.26
+9.50	+0.03
+9.00	+0.32
+8.50	+0.61
+9.56	正视

Alcon 118.7 - SRK®/T - a 常数: 118.70

IOL (D)	Ref (D)
+10.50	-0.45
+10.00	-0.16
+9.50	+0.13
+9.00	+0.42
+8.50	+0.70
+9.73	正视

Alcon 118.9 - SRK®/T - a 常数: 118.90

IOL (D)	Ref (D)
+11.00	-0.66
+10.50	-0.37
+10.00	-0.08
+9.50	+0.20
+9.00	+0.48
+9.85	正视

Alcon 119.2 - SRK®/T - a 常数: 119.20

IOL (D)	Ref (D)
+11.00	-0.55
+10.50	-0.26
+10.00	+0.02
+9.50	+0.30
+9.00	+0.57
+10.03	正视

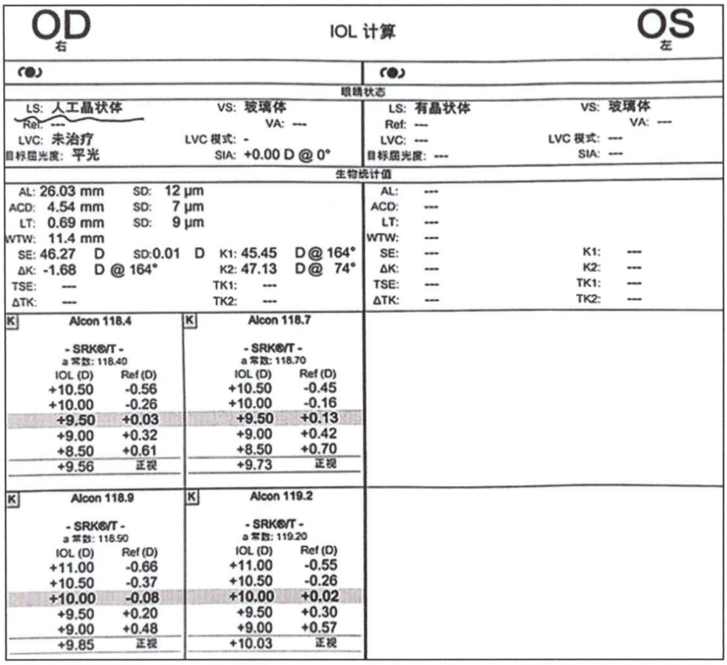

图 8-2　IOL Master

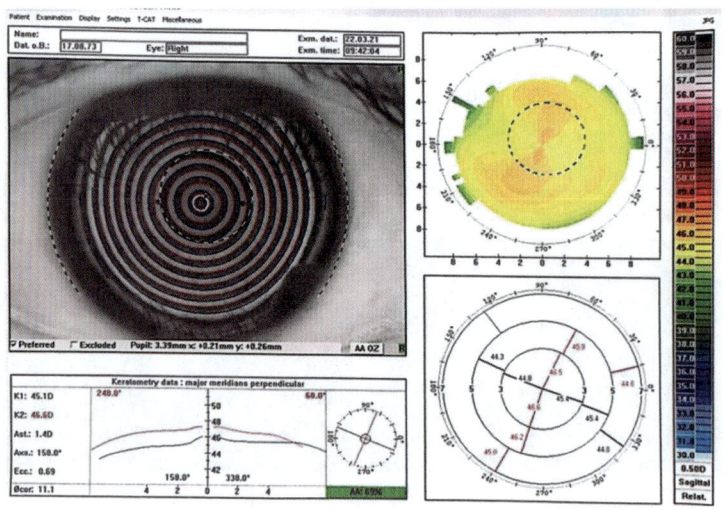

图 8-3　角膜地形图

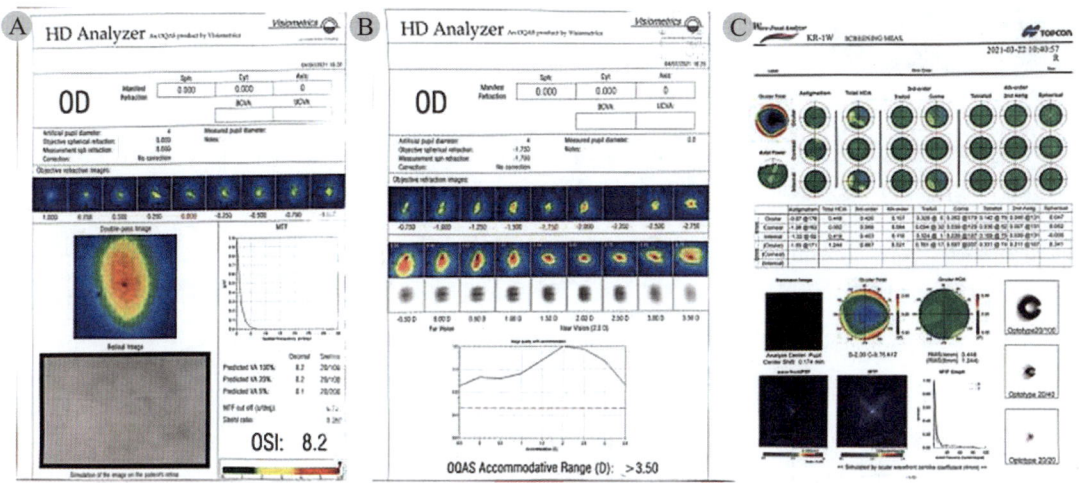

图 8-4　OQAS 视觉质量分析

【诊断】

右眼多焦晶状体植入术后视觉质量异常。

【治疗经过】

完善相关检查明确诊断"右眼多焦晶状体植入术后视觉质量异常"后，予以右眼人工晶状体调位、后囊增殖膜吸除术。术后第 1 天远视力矫正 –3.50 DS/–1.75 DC × 175° → 1.0，近视力矫正 –1.00 DS/–1.75 DC × 175° → 1.0。术后第 1 天 OQAS 视觉质量分析提示右眼视觉质量较术前明显好转，高阶像差较术前减小（图 8-5）。

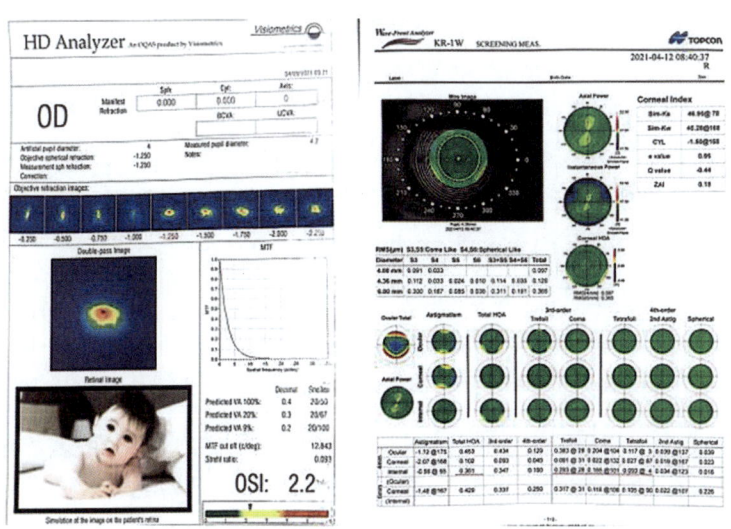

图 8-5　术后第 1 天 OQAS 视觉质量分析

病例分析

良好的视力并不等于良好的视觉功能，进一步的视觉质量评估才是判断视力好坏的根本，包含视力、清晰度、舒适度、稳定性等指标。多焦点人工晶状体植入术后的视觉质量异常是多焦晶状体植入术后的常见症状，近50%的患者会在术后出现眩光、色圈、重影等症状，大多数患者随着术后时间的延长逐渐适应，但仍有约10%的患者无法适应多焦晶状体植入后的不适症状而要求更换为单焦点人工晶状体。

轴性近视是由于先天或后天因素导致眼轴变长，超过正常平均24 mm，致使平行光线入射眼球后，焦点落在视网膜前而不能成像清晰，其多为中、高度近视且难以自我调整恢复。对于轴性近视合并白内障的患者，以往常规术中植入的单焦点人工晶状体在提供良好远视力的同时需要矫正辅助近视力。如果选择在一定程度上保障患者术后的近视力需求，则需要预留一定的近视度数，同时患者远视力则会相应降低。对于轴性近视合并白内障的患者而言，这样的取舍往往难以决定。随着现代技术的发展，多焦点人工晶状体的出现为这类患者带来了白内障术后保留全程视力的希望。

多焦点人工晶状体的设计原理是基于在人工晶状体的光学面上构建不同焦点平面的光带，当视近时，远处的物像离焦于视网膜；当视远时，近处的物像离焦于视网膜。根据同时性知觉原理，当人眼形成的物像差别很大而不能被大脑皮质同时融合时，大脑会自动选择清晰的物像而抑制模糊的物像。基于此设计出的多焦点人工晶状体既能够兼顾保障患者术后的近视力及远视力。根据光学原理的不同，多焦点人工晶状体可以分为3类：折射型多焦点人工晶状体、衍射型多焦点人工晶状体、折射衍射混合型多焦点人工晶状体。

本病例中所使用的SBL-3是一种双焦点区域折射型人工晶状体（图8-6），其形状设计为闭合环襻单片式双非球面人工晶状体，采用直角光学边缘设计。多项研究已证实，直角边缘设计的人工晶状体术后发生后囊膜混浊的概率低，这与直角边缘可有效防止囊膜赤道部上皮细胞向中央视轴部移行有关。SBL-3由亲水性丙烯酸酯共聚体加工而成，这类材料屈光指数较低，光线经过材料时反射较小，从而可以适量减少患者术后眩光等不良视觉现象的发生。SBL-3的光学设计原理是由非对称区域折射概念衍生而来的，这款人

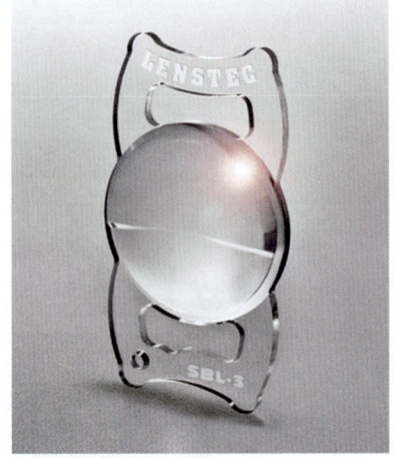

图8-6 SBL-3双焦区域折射型人工晶状体

工晶状体包含两个扇形折射区域，即视近区和视远区，上方稍大的扇形区域为视远区，下方稍小的扇形区域为视近区，附加了 +3 D 的屈光度。上、下两个区域之间有一个平稳过渡区约占 7%，是为光学损失总量，即在提供良好远、近视力的同时能够尽可能地减少不良光学现象。SBL-3 位于眼球光学系统的节点，为同轴多焦设计，故而可以 360°任意角度放置，同时不会产生"跳像"，既往多项研究表明 SBL-3 可以提供较好的视程和良好的视觉质量。

尽管多焦点人工晶状体能够提供较好的术后视程，但其多功能性对患者角膜光学指标要求较高。选择植入多焦点人工晶状体需要满足多项指标：①迫切要求减少眼镜依赖，对远中近视力均有较高要求，优先推荐相对年轻、眼底条件较好、无合并影响视力的其他眼病的患者；②角膜顺规散光 < 1.2 D，逆规散光和斜轴散光 < 1 D；③暗室下瞳孔自然直径为 2.0 ~ 5.5 mm；④ Kappa 角 < 0.5 mm。同时多焦点人工晶状体对于手术操作也具有较高的要求：①切口可选择在最陡峭子午线的方向做切口，利用术源性散光减小原有的角膜散光度数；②中央连续环形撕囊直径为 5.0 ~ 5.5 mm，囊口全周应覆盖多焦点人工晶状体光学部边缘，以保证 IOL 居中性和有效晶状体位置，减少倾斜、偏位及囊袋皱缩引起的不良视觉症状。

本病例患者其右眼角膜散光 IOL Master 测量为 –1.68 D，角膜地形图显示右眼为顺规散光 –1.4 D，该测量结果不符合 SBL-3 植入的条件，即角膜顺规散光 < 1.2 D，逆规散光和斜轴散光 < 1 D。患者在术后出现了右眼视力矫正不提高且视觉质量差，术后 3 个月未明显改善。通过手术调整右眼人工晶状体位置（旋转 90°致人工晶状体襻位于垂直位）、后囊增殖膜吸除，患者术后第 1 天远视力即可矫正到 1.0 且视觉质量明显提高。但 SBL-3 的双焦点功能并未在术后得以呈现，我们认为导致这一现象的原因主要有 2 点：①患者角膜散光过大是 SBL-3 的植入禁忌证；②患者自身与 SBL-3 的融合性较差，人工晶状体的倾斜和偏位导致患者的视轴区固定在了视近区（图 8-7），未发挥出视远区域的功能。

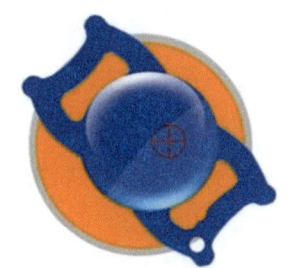

图 8-7 视轴落在视近区

李朝辉教授点评

轴性近视合并白内障患者越来越多，术后更好的视觉体验也逐渐成为轴性近视白内障患者追求的目标。毫无疑问，随着社会及科学的发展会不断地出现更多新型人工晶状体，对于轴性近视合并白内障患者，未来将会有更多的选择。

伴随着白内障手术的不断发展，更多功能的人工晶状体不断涌现、更加精确的数据测量、更加精准的度数计算，我们有理由相信，现代白内障手术能为不同需求的患者带来更好的视觉体验。

然而多功能人工晶状体在带来更好视觉体验的同时，其也存在着不可避免的缺陷。首先，多焦点人工晶状体由于其多焦光学设计原理，光干扰是不可避免的，分光系统所带来的 8%～10% 光损伤不会带来太明显的感觉，但光干扰则或多或少地给患者带来不好的视觉体验，如光晕、眩光、星芒等现象，多数患者在术后 1～6 个月能够适应，无法适应光干扰的患者则需要将多焦点人工晶状体置换为单焦点人工晶状体以减少光干扰带来的不适症状。其次，多焦点人工晶状体对术前数据测量、度数计算有着很高的要求，且对患眼的数据指标要求严苛，因此在植入多焦点人工晶状体之前需要多次测量确认患眼是否符合多焦点人工晶状体的植入要求。再者，多焦点人工晶状体对术者的手术精度要求非常高，远高于常单焦点人工晶状体的手术精度要求，单焦点人工晶状体出现少许的偏差大多数情况下不会有明显的不适感，而多焦点人工晶状体则不同，其手术精度要求控制在 0.1 mm 级别，这就对测量精度和手术操作有着更高的要求。最后，多焦点系统对于人脑的神经适应也存在一定的挑战性，因为人眼的原装晶状体只有一个清晰的焦点，人眼的全程视力是通过变焦来实现的，当我们看近时，人眼通过调节力将焦点拉到近处，看远处时则将焦点拉到远处，因此，我们的大脑只接收一个清晰的物像。植入多焦点人工晶状体后，大脑会面临一个神经适应的过程，多数患者在 1～2 个月完成适应过程，而少数人则始终无法适应即无法恢复近视力。

总结，多焦点人工晶状体的出现为轴性近视合并白内障的患者带来了更多的余地，但在使用过程中需严格遵照多焦点人工晶状体的适应证及禁忌证，精确手术操作以发挥多焦点人工晶状体的优势，为更多患者带来更好的视力体验和视觉质量。

【参考文献】

[1] GREENSTEIN S，PINEDA R 2nd. The quest for spectacle independence：a comparison of multifocal intraocular lens implants and pseudophakic monovision for patients with presbyopia. Semin Ophthalmol，2017，32（1）：111-115.

[2] WILKINS M R，ALLAN B D，RUBIN G S，et al. Randomized trial of multifocal intraocular lenses versus monovision after bilateral cataract surgery. Ophthalmology，2013，120（12）：2449-2455.

[3] DE VRIES N E，WEBERS C A，TOUWSLAGER W R，et al. Dissatisfaction after implantation of multifocal intraocular lenses. J Cataract Refract Surg，2011，37（5）：859-865.

[4] MAXWELL A, HOLLAND E, CIBIK L, et al. Clinical and patient-reported outcomes of bilateral implantation of a +2.5 diopter multifocal intraocular lens. J Cataract Refract Surg, 2017, 43（1）：29-41.

[5] CALLADINE D, EVANS J R, SHAH S, et al. Multifocal versus monofocal intraocular lenses after cataract extraction. Sao Paulo Med J, 2015, 133（1）：68.

[6] WANG J K, HU C Y, CHANG S W. Intraocular lens power calculation using the IOL Master and various formulas in eyes with long axial length. J Cataract Refract Surg, 2008, 34（2）：262-267.

[7] VENTER J A, BARCLAY D, PELOUSKOVA M, et al. Initial experience with a new refractive rotationally asymmetric multifocal intraocular lens. J Refract Surg, 2014, 30（11）：770-776.

[8] MCNEELY R N, PAZO E, SPENCE A, et al. Visual quality and performance comparison between 2 refractive rotationally asymmetric multifocal intraocular lenses. J Cataract Refract Surg, 2017, 43(8)：1020-1026.

[9] WANG X, TU H, WANG Y. Comparative analysis of visual performance and optical quality with a rotationally asymmetric multifocal intraocular lens and an apodized diffractive multifocal intraocular lens. J Ophthalmol, 2020：7923045.

[10] 中华医学会眼科学分会白内障及人工晶状体学组. 我国飞秒激光辅助白内障摘除手术规范专家共识（2018年）. 中华眼科杂志, 2018, 54（5）：328-333.

（刘煜凡　整理）

病例 009　多焦点人工晶状体植入术后视觉质量异常

病历摘要

【基本信息】

患者，女性，70 岁。主因双眼视物模糊 3 年，左眼眩光伴不适感 1 年入院。

现病史：患者于 2019 年左眼行白内障超声乳化吸除、人工晶状体植入术（植入 AT LISA tri 839MP），自诉右眼视力尚佳，未行手术。术后第 1 天左眼裸眼视力 0.4，自诉有视物模糊感，术后 1 个月复查诊断为"左眼人工晶状体偏位"，再次行左眼人工晶状体调位术。术后恢复期最佳视力达 0.6，但整个恢复期仍有视物模糊感，伴眩光及星芒状视物异常感和眼球鼻侧压痛感，偶伴头晕、恶心、流泪及眼前黑影漂浮症状，尤其以夜间为重，严重影响患者正常生活及情绪，于多家医院多次复查，建议患者行"人工晶状体置换术"。

既往史：否认屈光不正史，既往行"胆囊摘除术""宫颈癌放疗"。

个人史：对海参、鲍鱼过敏。

【眼科检查】

入院后眼科专科查体：左眼裸眼视力 0.3，矫正视力 +1.75 DC×10°→0.6，近视力 +2.00 DS/+1.50 DC×10°→0.6。裂隙灯检查小瞳孔下可见人工晶状体中心偏于瞳孔中心颞下方约 0.3 mm（图 9-1），散瞳后见前囊口机化，轻度收缩呈不规则形状（图 9-2），人工晶状体垂直位及水平位均未见明显倾斜（图 9-3，图 9-4），鼻上方后囊膜皱褶明显，后囊膜可见中度混浊（图 9-5）；眼底：豹纹状眼底，视盘色淡红，边界清，C/D 约 0.3，视网膜 A/V 约 2/3，血管走行可，无明显出血、渗出，黄斑中心凹反光点未见。

【辅助检查】

客观检查 OQAS 视觉质量分析提示 OSI 值左眼 10.9，MTF cutoff 值 2.135。其余检查未见明显异常。

【诊断】

左眼白内障术后视觉质量异常（三焦点人工晶状体植入术后）。

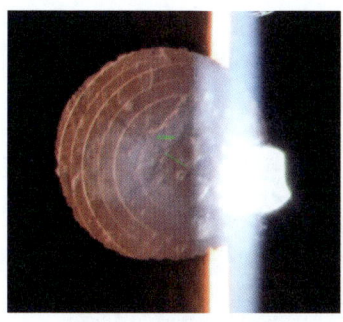
图9-1 裂隙灯检查

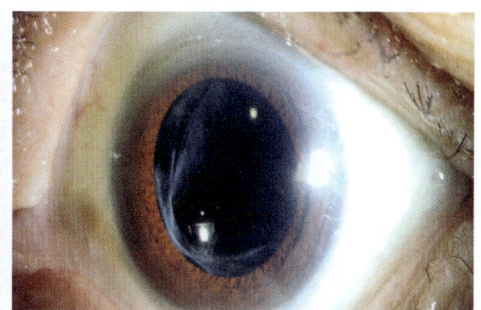
图9-2 左眼散瞳后检查

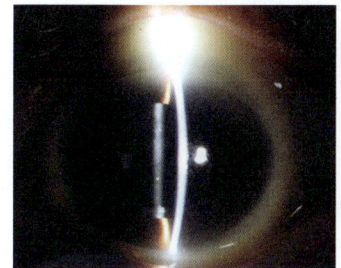
图9-3 人工晶状体垂直位

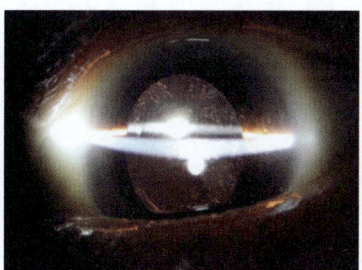
图9-4 人工晶状体水平位

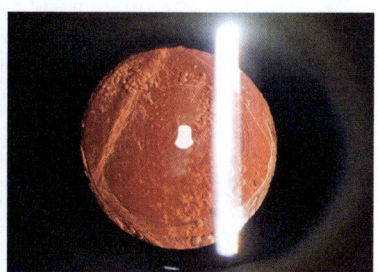
图9-5 后囊膜可见中度混浊

【治疗经过】

入院后给予左氧氟沙星滴眼液、普拉洛芬滴眼液，完善相关检查后在局部麻醉下行左眼人工晶状体置换、后囊增殖皮质吸除、前房成形术，手术顺利。术后1周门诊复查，患者主诉视物模糊、眩光及星芒状视物异常感和眼球鼻侧压痛感消失，左眼矫正视力可达0.6，术后2周门诊复查左眼矫正视力可达1.0。

病例分析

随着手术方式、器械及人工晶状体的更新，白内障手术已然从复明性手术转变为屈光性手术，多焦点人工晶状体（multifocal intraocular lens，MIOL）的应用也愈加广泛。但其术后视觉质量异常问题也浮出水面。因其设计原理及光学特性，使得术后视觉质量异常可达到20%以上，主要表现为术后对比敏感度降低及眩光、光晕及星芒状视物等不良症状。

本例患者从术后第1天开始出现视觉质量异常，相关检查未见明显多焦点人工晶状体植入的绝对禁忌证。考虑术后不适感来源可能与如下问题有关：屈光不正、眼表问题、瞳孔过大或过小、IOL 偏位、IOL 内在问题、后囊膜混浊。患者后囊膜混浊，根据其病程自植入 MIOL 术后第 1 天起出现视物模糊等症状，考虑后囊膜混浊并非患者的主要病因。结合入院后眼底及相关辅助检查未见明显异常，但从患者反复讲述其家属最终为其选择植入 MIOL 的经历及对行人工晶状体置换术非常焦虑来看，最终考虑其所存在的症状与焦虑状态及纠结型人格不能适应 MIOL 相关。

Mester 等在对"性格特征对植入多焦点人工晶状体患者术后满意度调查"的研究中指出：具有强迫、纠结、完美等人格特征的患者，术后主观眩光感、光晕感有所增加，且差异具有统计学意义（$P<0.05$）。针对于此的治疗应优先让患者进行神经适应，如患者主诉症状仍旧明显再行人工晶状体置换术。神经适应在视觉系统中指人的大脑学习如何校正图像以达到适应真实图像的目的。人眼的屈光系统存在像差，使得在视网膜上呈现的像较模糊，但大脑会将图像矫正成清晰的像输入。虽然有文献记载对 MIOL 植入术后患者进行相关适应训练，如接受方向引导设计的计算机训练的患者在视觉质量上均有提高；另一项研究也表明通过人性化心理干预模式的治疗，衍射型 MIOL 植入术后患者眩光感明显降低。但考虑患者病程较长，并且根据以往病历均建议行人工晶状体置换术，我们在与患者充分沟通后将其 MIOL 置换为单焦点人工晶状体（single focus intraocular lens，SIOL）。

MIOL 植入后产生的不适让患者的生活及工作产生巨大的困扰，而人工晶状体置换术则为患者带去了二次手术的风险伤害及费用上的消耗，所以在工作中应特别注意以下几点：①严格核对患者是否满足 MIOL 植入适应证。虽然目前专家共识中焦虑型人格等人格特征患者不作为植入的绝对禁忌证，但我们建议这类患者植入 SIOL。②术前充分的评估，建议可采用专业的心理评估量表甄别患者的性格特点及心理状况。③术前充分的沟通，尽量让患者在不受干扰下自己做出是否植入 MIOL 的决定，同时在沟通中与患者建立信任。④IOL 植入后神经适应是一个全新的领域，相关文献较少，所以，关于 IOL 植入后神经适应的研究及探索是非常必要的，需要我们重点关注，为扩大 MIOL 适应证打下基础。

叶子教授点评

在临床上我们提倡植入 MIOL，但由于其设计特性，对于使用这一晶状体，我们要严格遵循其适应证，降低术后出现眩光、头晕等神经不适感的概率。

对于本例患者带给我们的启示：除了客观检查，如 Pentacam 仪、角膜地形图等所提供的客观数据判断是否可以植入 MIOL 以外，还需要在门诊与患者本人进行沟通和交流。因白内障患者通常由家属陪伴就诊，故常出现家属意见占主导地位，患者本人单纯听从或服从家属意见，从而导致医生对患者性格判断出现偏差，引起术后一系列对 MIOL 的神经不适感。同时，对于此类患者术前需与患者进行充分交代术后可能出现的眩光、光晕、星芒等不适症状，以纠结、完美主义者等性格为主，故导致行二次手术进行人工晶状体置换。

本例患者同样存在轻微的人工晶状体偏位及后囊膜混浊，这也提示在行手术时要注意撕囊的大小及形状、对后囊膜的抛光，稍有不慎可能将增加术后并发症的可能性。

【参考文献】

[1] NEGISHI K, HAYASHI K, KAMIYA K, et al. Nationwide prospective cohort study on cataract surgery with multifocal intraocular lens implantation in Japan. Am J Ophthalmology, 2019, 208: 133-144.

[2] WOODWARD M A, RANDLEMAN J B, STULTING R D. Dissatisfaction after multifocal intraocular lens implantation. J Cataract Refract Surg, 2009, 35（6）: 992-997.

[3] 俞阿勇. 基于角膜光学特性的人工晶状体优选. 杭州: 浙江省眼科学术年会, 2014.

[4] 中华医学会眼科学分会白内障及人工晶状体学组. 中国多焦点人工晶状体临床应用专家共识（2019 年）. 中华眼科杂志, 2019, 55（7）: 491-494.

[5] 兰德尔曼. 人工晶状体手术适应证、并发症及复杂病例. 姚克, 译. 天津: 天津科技翻译出版社, 2018: 102-103.

[6] MESTER U, VATERRODT T, GOES F, et al. Impact of personality characteristics on patient satisfaction after multifocal intraocular lens implantation: results from the "happy patient study". J Refract Surg, 2014, 30（10）: 674-678.

[7] 李朝辉, 徐文芹, 叶子. 正确认识多焦点人工晶状体植入术后的神经适应. 中华眼科杂志, 2021, 57（1）: 6-10.

[8] KAYMAK H, FAHLE M, OTT G, et al. Intraindividual comparison of the effect of training on visual performance with ReSTOR and Tecnis diffractive multifocal IOLs. J Refract Surg, 2008, 24（3）: 287-293.

[9] 王妍茜. 人性化心理干预模式在衍射型多焦点人工晶体植入术中的应用研究. 泸州: 西南医科大学, 2016.

（王雨瑶　整理）

病例 010　同型半胱氨酸血症 I 型伴晶状体半脱位

病历摘要

【基本信息】

患儿，男性，11岁。主因双眼视物模糊 3 年余入院。

现病史：患者于 2017 年 3 月起无明显诱因逐渐出现双眼视力下降，无伴随症状。就诊于当地医院，自诉双眼近视度数为 400°，眼轴长度为 22 cm（未见报告），诊断为"双眼屈光不正"，给予配镜治疗，后患儿视力持续下降，2019 年 2 月于当地医院复查，矫正视力欠佳。2019 年 2 月底我院眼科门诊就诊，检查：右眼裸眼视力 0.25，矫正视力 –9.50 DS/1.25 DC × 15° → 0.8；左眼裸眼视力 0.25，矫正视力 –9.00 DS/–1.75 DC × 175° → 0.8，双眼晶状体半脱位。眼压：右眼 10.9 mmHg，左眼 12.9 mmHg。眼轴：右眼 22.30 mm，左眼 22.74 mm。IOL Master 测量显示眼轴正常，晶状体厚度：右眼 4.32 mm，左眼 4.27 mm（图 10-1）。诊断为"双眼晶状体半脱位，马方综合征？"；完善心脏及腹部血管超声未见异常。生化检查显示同型半胱氨酸 133.30 μmol/L；遗传学分析报告显示 CBS 基因 c.464C > T c.215aA > T 母源 c.828+4–828+12del 父源，疾病表型胱硫醚 β 合成酶缺乏性高胱氨酸尿症（图 10-2）。患儿平素喜食肉类食物，摄入蔬菜水果少。

既往史：否认眼部外伤史。2013 年因"皮肤血管瘤"于外院行手术切除治疗（具体不详）；2016 年 12 月于外院诊断为"重度贫血"，给予输红细胞 2 U、维生素 B_{12} 及叶酸对症治疗，贫血纠正。

家族史：爷爷身材瘦长四肢纤细，父母及弟弟均体健，否认家族传染病及遗传病史。

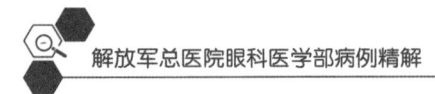

图 10-1　IOL Master 测量

基因NM号	染色体坐标(GRCh37/hg19)	核苷酸改变	氨基酸改变	纯合/杂合	致病性分析	疾病/表型	遗传方式	变异来源
CBS NM_000071.2	chr21:44485793	c.464C>T	p.Ala155Val	杂合	致病性变异	胱硫醚β合成酶缺乏性高胱氨酸尿症	AR	母源
	chr21:44488720	c.215A>T	p.Lys72Ile	杂合	临床意义未明			母源
	chr21:44483999_44484007	c.828+4_828+12del	-	杂合	临床意义未明			父源

图 10-2　基因检测结果

【眼科检查】

右眼裸眼视力 0.15，矫正视力 –10.00 DS/–2.25 DC×10°→0.8；左眼裸眼视力 0.02，矫正视力 –11.00 DS/–0.50 DC×150°→0.8。双眼眼睑无水肿、下垂及闭合不全，结膜无充血、水肿，角膜透明，KP（–），前房常深，房水清，见虹膜震颤，虹膜纹理清，无新生血管、色素外翻、结节，瞳孔圆，直径约 3.0 mm，对光反射灵敏；右眼见晶状体震颤，晶状体透明，呈球形，散瞳后见 4～10 点位悬韧带暴露，稀疏且松弛（图 10-3）；左眼可见晶状体震颤，晶状体透明，呈球形，散瞳后可见 2～9 点位悬韧带暴露，稀疏且松弛（图 10-4）。双眼玻璃体未见混浊。眼底：视盘色淡红，边界清，C/D 约 0.3，视网膜 A/V 约 2/3，血管走行可，无出血、渗出，黄斑区未见明显异常。眼压：右眼 14 mmHg，左眼 14 mmHg。眼轴：右眼 22.51 mm，左眼 22.64 mm。

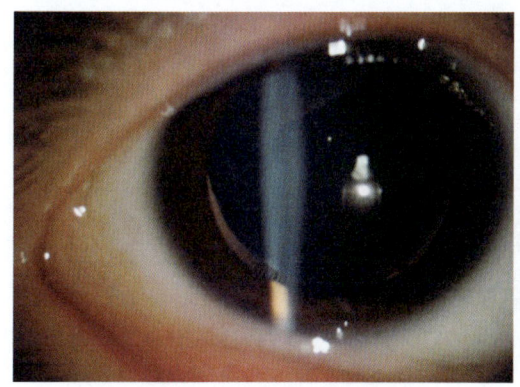 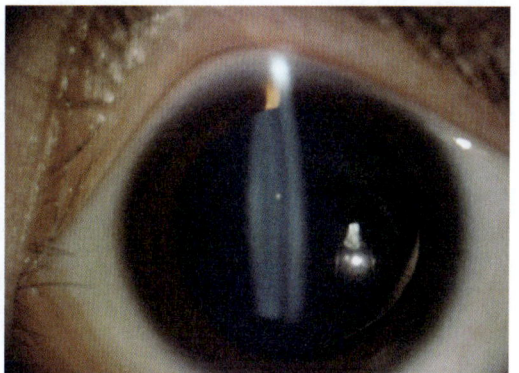

图 10-3　右眼前节照相　　　　图 10-4　左眼前节照相

【辅助检查】

UBM 提示双眼晶状体悬韧带不规则延长性质待定（图 10-5）。

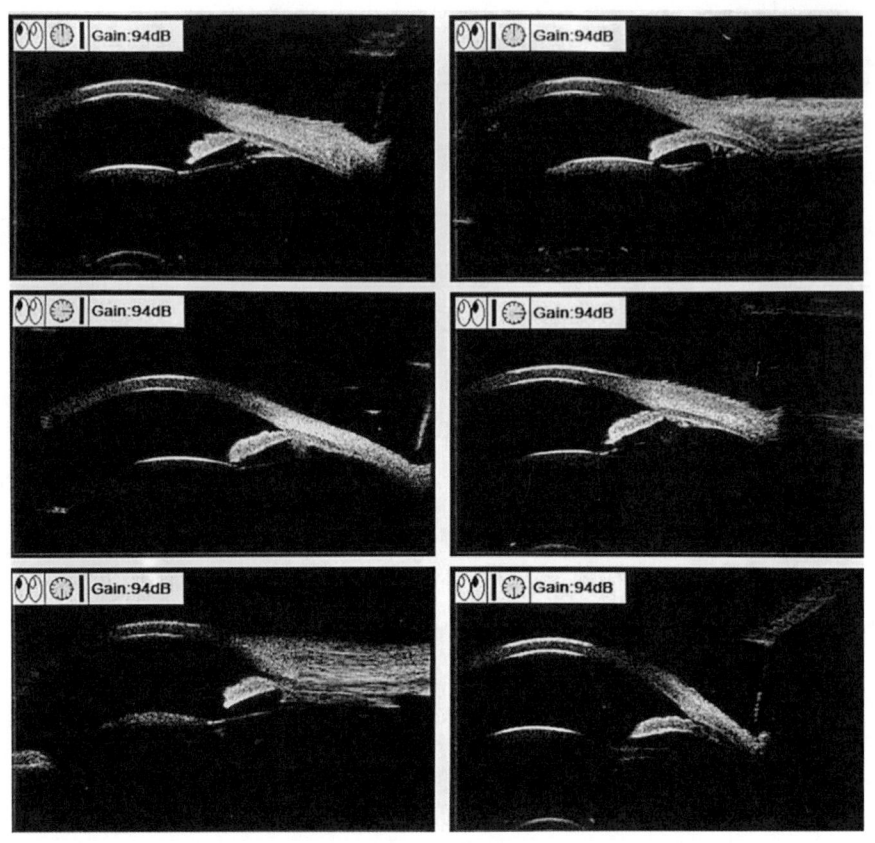

图 10-5 UBM 检查

【诊断】

双眼晶状体半脱位；同型半胱氨酸血症Ⅰ型；双眼屈光不正。

【治疗经过】

入院后给予左氧氟沙星滴眼液、普拉洛芬滴眼液，完善相关检查后分别在局部麻醉下先后行了左眼晶状体超声乳化吸除、后囊膜撕开术及右眼晶状体超声乳化吸除、后囊膜撕开术，术后顺利。出院时右眼裸眼视力 0.02，矫正视力 +12.50 DS → 1.0；左眼裸眼视力 0.1，矫正视力 +12.50 DS → 1.0。

病例分析

同型半胱氨酸血症Ⅰ型是一种由胱硫醚 β 合成酶（cystathionine synthase，CBS）缺乏引起的常染色体隐性遗传代谢疾病，发病率约为 1/900 000。其为累积眼、心血管、骨骼、神经系统的综合征，主要表现为晶状体异位、多发性血栓栓塞、脚趾过长、智力落后等。

同型半胱氨酸血症是位于 21 号染色体长臂隐性基因引起的遗传病，该病至少有 3 种不同的生化缺陷型：Ⅰ型为合成酶缺乏型，由于酶缺乏引起蛋氨酸代谢异常，同型半胱氨酸沉积于组织中，导致参与晶状体悬韧带构成的蛋白表达异常，超微结构改变从而导致晶状体脱位。因此眼部症状多有晶状体脱位和近视，可伴青光眼、视网膜脱离，骨骼畸形有四肢细长和脚趾细长，容易被误诊为马方综合征。Ⅱ型为甲基转移酶缺乏型，此型症状较轻，可有骨骼畸形，但晶状体脱位较为少见。Ⅲ型为还原酶缺乏型，此型以神经系统症状为主，没有骨骼畸形及晶状体脱位，无血管症状。

小儿同型半胱氨酸血症Ⅰ型的诊断方法：①尿同型半胱氨酸测定，可用于筛查；②酶活性测定，可用皮肤成纤维细胞或肝活检测定酶的活性；③血液检查可见血中同型半胱氨酸过高；④应做 X 线、B 超、CT 等影像学检查和血管造影检查；⑤基因检测是该病分型最可靠的证据。本例患儿因视力下降症状首诊于眼科，通过基因检测诊断为同型半胱氨酸血症Ⅰ型。

同型半胱氨酸血症Ⅰ型需要与马方综合征进行鉴别。马方综合征患者常见晶状体异位、蜘蛛指趾、心血管症状，其晶状体脱位方向常为颞上方。CBS 常表现为晶状体完全脱位甚至坠入玻璃体腔。但马方综合征患者不存在生化代谢异常，故在通过临床症状难以鉴别时，可使用辅助检查排除诊断。

对于 CBS 的治疗，代谢控制治疗如低蛋氨酸饮食和补充维生素 B_6，尽可能地降低同型半胱氨酸浓度可以预防晶状体脱位在内的所有并发症。但对于已经发生晶状体脱位的患者，最有效的方式仍然是通过手术去除晶状体。因晶状体脱位后，晶状体反复运动会对虹膜造成机械性损伤，导致虹膜萎缩，而阻塞瞳孔则会引起继发性青光眼。晶状体位置的频繁变化会导致明显的屈光波动，无法通过配镜治疗矫正，从而引起弱视。

CBS 所引起的晶状体脱位在眼科临床工作中较为少见，因其出现视力下降症状容易被误诊为单纯近视，需要特别注意以下几点：①对于儿童近视要重视其眼轴测量结果，若眼轴正常则需要关注其晶状体位置及状态，积极寻找病因；②重视全身体格检查及实验室检查，及时发现异常之处，及早治疗原发疾病；③同型半胱氨酸血症与马方综合征较为容易混淆，对于容易混淆的疾病，要从病史及临床各项检查中抽丝剥茧，以免误诊；④对先天性悬韧带功能较差的患者，选用人工晶体悬吊术更为合适；⑤对行晶状体超声乳化吸除的儿童，不建议行一期人工晶状体植入，因其眼球未发育完全，植入人工晶状体在眼球发育后度数不吻合，后期行人工晶状体置换可能性较大，术后可配戴角膜接触镜。

叶子教授点评

同型半胱氨酸血症的发病率较低，临床工作中容易误诊、漏诊，诊断该病的金标准为基因检测。

对于本例患儿持续性的视力下降，眼轴与近视度数不匹配的情况，我们除了要完善眼科相关辅助检查（如角膜地形图、Pentacam 仪等）排除角膜缘性的疾病（如圆锥角膜等），还需要关注其全身体格检查及血液学检查，以尽早明确诊断。

针对患儿的手术要考虑周全。本例患儿虽然矫正视力较好，但因其为晶状体源性近视，保守观察会导致近视度数进一步加深。同时晶状体厚度的增加会导致其前节结构拥挤，进一步引起继发性青光眼。而其脱位情况也会随着时间的增加加重，存在晶状体坠入玻璃体腔，导致过早的行玻璃体切除术。

小儿眼轴发育不确定性这一特征提示我们一期植入人工晶状体并不是一个明智的选择，可在术后配戴角膜接触镜进行视力矫正。而因其原发病所导致的悬韧带功能较差也提示我们在人工晶状体植入时，最好选择人工晶状体悬吊术。

【参考文献】

[1] ARAGON-MARTIN J A, AHNOOD D, CHARTERIS D G, et al. Role of ADAMTSL 4 mutations in FBN1 mutation-negative ectopia lentis patients. Hum Mutat, 2010, 31（8）: E1622-E1631.

[2] 夏文佼, 巩雪, 肖伟. 先天性晶状体脱位致病基因研究进展. 国际眼科杂志, 2016, 16（4）: 651-653.

[3] NYHAN W L, OZAND P T. Homocystinuria // Atlas of metabolic dis-eases. London: Chapman Hill Medical, 1998: 126-137.

[4] SUJAN SAYAMI, 张尧, 杨艳玲. 同型半胱氨酸血症的临床研究进展. 中国医刊, 2008, 43（12）: 29-31.

[5] 顾学范. 新生儿疾病筛查. 上海: 上海科学技术文献出版社, 2003: 174-180.

[6] 胡瑛, 宿蕾艳, 秦虹. 同型半胱氨酸血症伴晶状体脱位一例. 中国实用眼科杂志, 2017, 35（6）: 649.

[7] 孔娟. 高同型半胱氨酸血症诊疗专家共识. 肿瘤代谢与营养电子杂志, 2020, 7（3）: 283-288.

[8] JUDGE D P, DIETZ H C. Marfan's syndrome. Lancet, 2005, 366（9501）: 1965-1976.

[9] KONRADSEN T R, ZETTERSTRÖ M C. A descriptive study of ocular characteristics in Marfan syndrome. Acta ophthalmologica, 2013, 91（8）: 751-755.

[10] MORRIS A, KOŽICH V, SANTRA S, et al. Guidelines for the diagnosis and management of cystathionine beta-synthase deficiency. J Inherit Metab Dis, 2016, 40（1）: 49-74.

[11] HUA N, NING Y, ZHENG H, et al. Recurrent dislocation of binocular crystal lenses in a patient with cystathionine beta-synthase deficiency. BMC Ophthalmology, 2021, 21（1）: 212.

（王雨瑶　整理）

病例 011　后房型人工晶状体植入术后白内障

病历摘要

【基本信息】

患者，男性，54岁。主因左眼视物模糊1年余入院。

既往史：自13岁起近视，配戴 –4.0 DS 框架眼镜矫正，后近视度数逐渐加深，20岁时双眼近视达 –15.0 DS，2011年2月23日于外院行双眼有晶状体眼后房型人工晶状体（implantable collamer lens，ICL）植入术，术后3个月行眼科检查，右眼裸眼视力 1.0，左眼裸眼视力 0.9；右眼 ICL 拱高 375 μm，左眼 ICL 拱高 310 μm。

【眼科检查】

右眼裸眼视力 0.8，矫正视力 –0.75 DC × 55° → 0.8；左眼裸眼视力 0.12，插片矫正无助。双眼眼睑无水肿、下垂及闭合不全，结膜无充血、水肿，角膜透明，KP（–），前房常深，房水清，虹膜纹理清，无新生血管、色素外翻、结节，瞳孔圆，直径约 3.0 mm，直接、间接对光反射灵敏，双眼后房可见透明人工晶状体，后房型人工晶状体后表面与晶状体前表面在瞳孔区相贴（图 11-1A），晶状体瞳孔区前囊膜机化，前囊下瞳孔区皮质混浊，核呈淡黄色混浊，核硬度Ⅱ级，后囊下混浊（图 11-1B）。双眼玻璃体窥不清，眼底窥不清。双眼眼压正常。

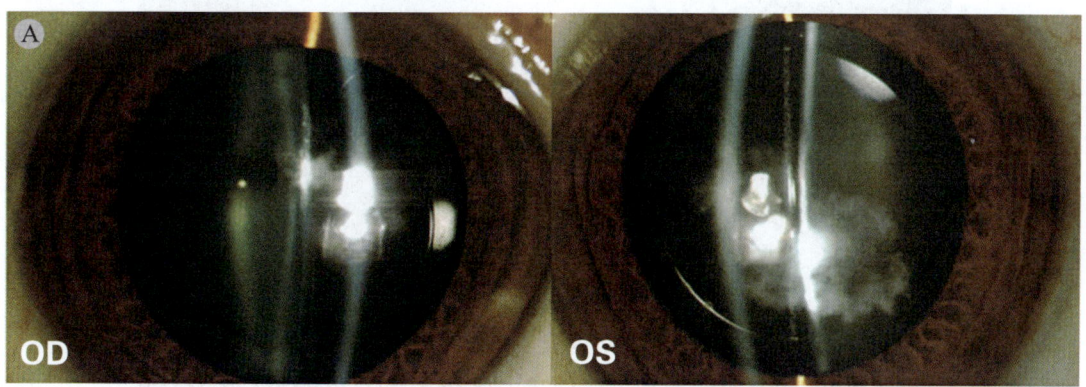

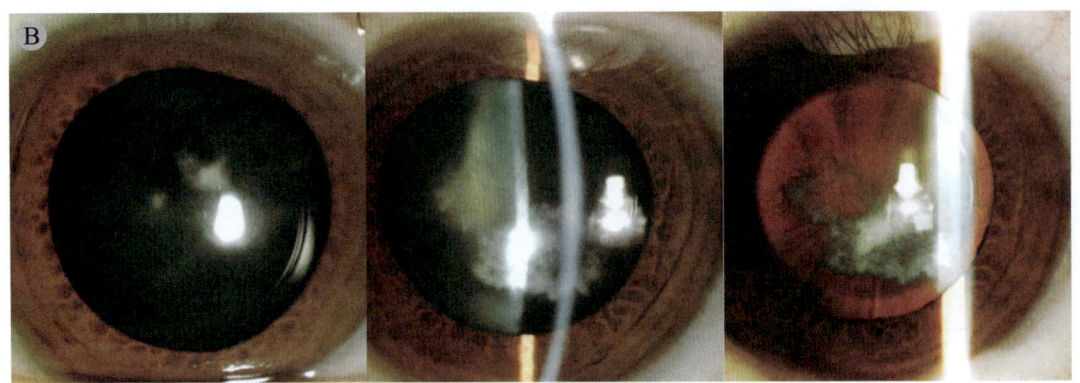

图 11-1 眼节照相

【辅助检查】

Pentacam 仪提示后房型人工晶状体后表面与晶状体前表面接触，晶状体前囊下可见局限性混浊（图 11-2）。IOL Master 提示右眼眼轴 29.21 mm，左眼眼轴 30.11 mm。以 SRK/T 公式计算 IOL 度数并用 Barrett 公式复核（图 11-3）。眼部 B 超提示双眼玻璃体混浊、玻璃体后脱离可能。黄斑 OCT 提示双眼黄斑区形态正常。角膜内皮细胞计数：右眼 2049 个 $/mm^2$，左眼 2259 个 $/mm^2$。

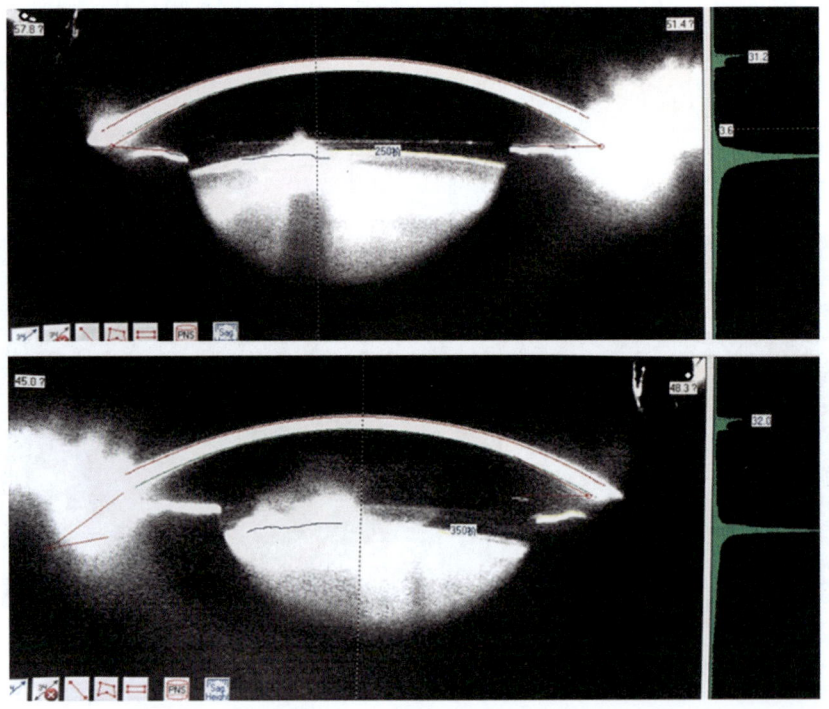

图 11-2 Pentacam 仪

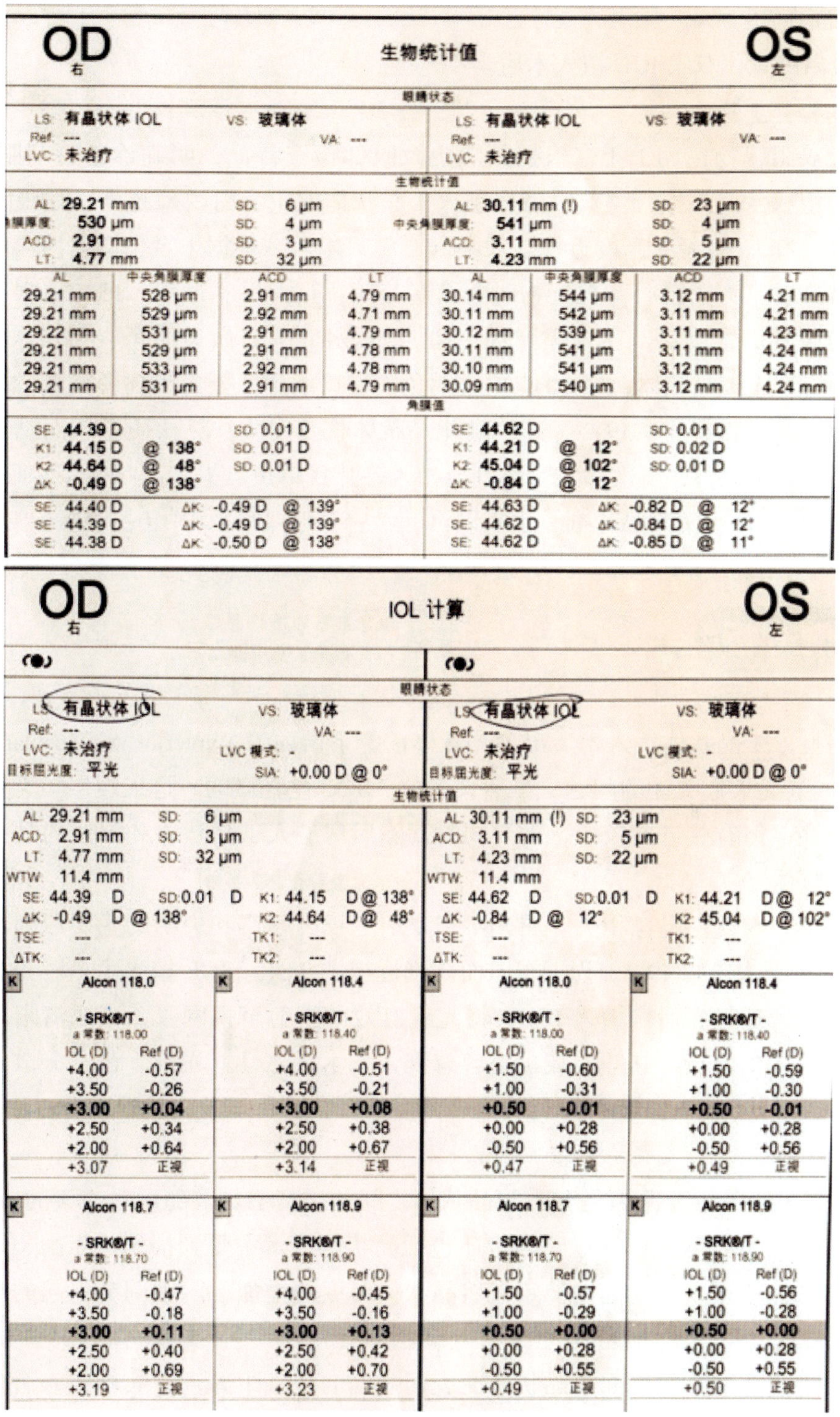

OD 右　　生物统计值　　OS 左

眼睛状态

OD		OS	
LS: 有晶状体 IOL	VS: 玻璃体	LS: 有晶状体 IOL	VS: 玻璃体
Ref: ---	VA: ---	Ref: ---	VA: ---
LVC: 未治疗		LVC: 未治疗	

生物统计值

OD		OS	
AL: 29.21 mm	SD: 6 µm	AL: 30.11 mm (!)	SD: 23 µm
角膜厚度: 530 µm	SD: 4 µm	中央角膜厚度: 541 µm	SD: 4 µm
ACD: 2.91 mm	SD: 3 µm	ACD: 3.11 mm	SD: 5 µm
LT: 4.77 mm	SD: 32 µm	LT: 4.23 mm	SD: 22 µm

AL	中央角膜厚度	ACD	LT	AL	中央角膜厚度	ACD	LT
29.21 mm	528 µm	2.91 mm	4.79 mm	30.14 mm	544 µm	3.12 mm	4.21 mm
29.21 mm	529 µm	2.92 mm	4.71 mm	30.11 mm	542 µm	3.11 mm	4.21 mm
29.22 mm	531 µm	2.91 mm	4.79 mm	30.12 mm	539 µm	3.11 mm	4.23 mm
29.21 mm	529 µm	2.91 mm	4.78 mm	30.11 mm	541 µm	3.11 mm	4.24 mm
29.21 mm	533 µm	2.92 mm	4.78 mm	30.10 mm	541 µm	3.12 mm	4.24 mm
29.21 mm	531 µm	2.91 mm	4.79 mm	30.09 mm	540 µm	3.12 mm	4.24 mm

角膜值

OD		OS	
SE: 44.39 D	SD: 0.01 D	SE: 44.62 D	SD: 0.01 D
K1: 44.15 D @ 138°	SD: 0.01 D	K1: 44.21 D @ 12°	SD: 0.02 D
K2: 44.64 D @ 48°	SD: 0.01 D	K2: 45.04 D @ 102°	SD: 0.01 D
ΔK: -0.49 D @ 138°		ΔK: -0.84 D @ 12°	

OD SE	OD ΔK	OS SE	OS ΔK
44.40 D	-0.49 D @ 139°	44.63 D	-0.82 D @ 12°
44.39 D	-0.49 D @ 139°	44.62 D	-0.84 D @ 12°
44.38 D	-0.50 D @ 138°	44.62 D	-0.85 D @ 11°

OD 右　　IOL 计算　　OS 左

眼睛状态

OD		OS	
LS: 有晶状体 IOL	VS: 玻璃体	LS: 有晶状体 IOL	VS: 玻璃体
Ref: ---	VA: ---	Ref: ---	VA: ---
LVC: 未治疗	LVC 模式: -	LVC: 未治疗	LVC 模式: -
目标屈光度: 平光	SIA: +0.00 D @ 0°	目标屈光度: 平光	SIA: +0.00 D @ 0°

生物统计值

OD			OS		
AL: 29.21 mm	SD: 6 µm		AL: 30.11 mm (!)	SD: 23 µm	
ACD: 2.91 mm	SD: 3 µm		ACD: 3.11 mm	SD: 5 µm	
LT: 4.77 mm	SD: 32 µm		LT: 4.23 mm	SD: 22 µm	
WTW: 11.4 mm			WTW: 11.4 mm		
SE: 44.39 D	SD: 0.01 D	K1: 44.15 D @ 138°	SE: 44.62 D	SD: 0.01 D	K1: 44.21 D @ 12°
ΔK: -0.49 D @ 138°		K2: 44.64 D @ 48°	ΔK: -0.84 D @ 12°		K2: 45.04 D @ 102°
TSE: ---		TK1: ---	TSE: ---		TK1: ---
ΔTK: ---		TK2: ---	ΔTK: ---		TK2: ---

- SRK®/T -

OD Alcon 118.0 (a 常数: 118.00) IOL (D)	Ref (D)	OD Alcon 118.4 (a 常数: 118.40) IOL (D)	Ref (D)	OS Alcon 118.0 (a 常数: 118.00) IOL (D)	Ref (D)	OS Alcon 118.4 (a 常数: 118.40) IOL (D)	Ref (D)
+4.00	-0.57	+4.00	-0.51	+1.50	-0.60	+1.50	-0.59
+3.50	-0.26	+3.50	-0.21	+1.00	-0.31	+1.00	-0.30
+3.00	**+0.04**	**+3.00**	**+0.08**	**+0.50**	**-0.01**	**+0.50**	**-0.01**
+2.50	+0.34	+2.50	+0.38	+0.00	+0.28	+0.00	+0.28
+2.00	+0.64	+2.00	+0.67	-0.50	+0.56	-0.50	+0.56
+3.07	正视	+3.14	正视	+0.47	正视	+0.49	正视

OD Alcon 118.7 (a 常数: 118.70) IOL (D)	Ref (D)	OD Alcon 118.9 (a 常数: 118.90) IOL (D)	Ref (D)	OS Alcon 118.7 (a 常数: 118.70) IOL (D)	Ref (D)	OS Alcon 118.9 (a 常数: 118.90) IOL (D)	Ref (D)
+4.00	-0.47	+4.00	-0.45	+1.50	-0.57	+1.50	-0.56
+3.50	-0.18	+3.50	-0.16	+1.00	-0.29	+1.00	-0.28
+3.00	**+0.11**	**+3.00**	**+0.13**	**+0.50**	**+0.00**	**+0.50**	**+0.00**
+2.50	+0.40	+2.50	+0.42	+0.00	+0.28	+0.00	+0.28
+2.00	+0.69	+2.00	+0.70	-0.50	+0.55	-0.50	+0.55
+3.19	正视	+3.23	正视	+0.49	正视	+0.50	正视

图 11-3　IOL 度数计算

【诊断】

双眼白内障；双眼 ICL 植入术后。

【治疗经过】

患者双眼视物模糊 1 年，根据其病史及眼部检查特征，明确诊断为双眼白内障；双眼 ICL 植入术后。拟行"双眼后房型人工晶状体取出、白内障超声乳化吸除、人工晶状体植入术"。患者超高度近视、双眼 ICL 植入术后，根据患者生活习惯考虑植入人工晶状体后矫正为正视眼，视近物时配戴老花镜矫正。手术过程：15°穿刺刀做 2 点位透明角膜辅助穿刺口，注入黏弹剂，10 点位 2.4 mm 刀做透明角膜切口，ICL 装载镊夹持后房型人工晶状体，经 10 点位透明角膜切口取出，撕囊镊环形撕囊，见前囊膜大片机化，注意囊缘将其包绕。超声乳化晶状体核及皮质，见核质地软而黏，注吸残余皮质，后囊膜完整，再次注入黏弹剂，植入一片式单焦点人工晶状体（右眼 +5.0 D，左眼 +3.0 D），注吸清除黏弹剂，水密切口。术后双眼裸眼视力 1.0，眼压正常。

病例分析

后房型人工晶状体植入术后出现晶状体前囊下白内障（anterior subcapsular cataract，ASCC）一直是人们关注的问题。虽然大多数 ASCC 是轻微的，进展缓慢，无须手术干预即可监测，但有些进展较快，需要同时摘除后房型人工晶状体和混浊的晶状体并放置人工晶状体。

屈光不正与我们息息相关。屈光不正是引起视力障碍和失明的主要原因。预计到 2050 年，全球人口约 49.8% 为近视，而高度近视占 9.8%。ICL 植入术是矫正屈光不正的有效手段，通过在后房植入 ICL，将光线有效的折射至视网膜，形成清晰的像。随着 ICL 植入术的流行，其并发症也不容忽视。除术后急性青光眼、色素分散、视网膜脱离等并发症外，ASCC 是最常见的术后并发症。在已发表的文献中，ASCC 的发生率在 2.9%～33%。

ASCC 发生的主要原因是 ICL 与晶状体之间的拱高不足及随后对前囊的机械刺激。引起 ICL 植入术后 ASCC 的危险因素还包括晶状体在术中受到损伤、年龄（＞41 岁）所致的晶状体增厚、高度近视导致自然晶状体厚度的增加、术中调节引起的间歇性微创伤、ICL 的生物相容性及异位、炎症、睫状体囊肿等。

中心拱高是 ICL 后表面与晶状体前表面之间的垂直距离，是 ICL 植入后重要的安全指标。拱高低可能导致与晶状体的机械接触或房水循环不足，这是前囊混浊和白内障形成的高发原因。相反，过高的拱高会引起ICL和虹膜之间的机械接触，导致发生炎症、高眼压、瞳孔阻滞、闭角型青光眼和色素弥漫综合征。拱高的量化标准依赖于裂隙灯检查，以CT作为单位，并借助OCT和Pentacam仪等辅助检查。如何获得一个较理想的（250～750 μm）拱高以减少白内障的发生，一直是人们关注的问题。研究显示拱高与前房深度、WTW和STS距离呈正相关。这表明晶状体厚度和突出度对拱高的影响不可忽视，因此需要在计算中加入这些参数，以提高拱高预测的准确性。

ICL相关ASCC的预防贯穿整个围手术期。行有晶状体眼后房型人工晶状体植入治疗高度近视的患者年龄应介于21～45岁，近视度数＜–12.0 DS。ICL的直径计算应基于WTW、STS和ACD的准确测量，一般情况下，近视眼中需要+（0.5～1.0）mm来估计睫状沟直径，远视眼中则需要+（0～0.5）mm。如果存在可疑的WTW距离，则应在手术前进行UBM测量，以提高准确性。若合并睫状体囊肿，在患者完全了解病情及知晓风险的情况下，仍强烈要求植入ICL时，可通过旋转ICL以避免襻和囊肿的接触；在多发睫状体囊肿的情况下，可以使用较小的ICL以获得良好的拱高。术中ICL相关ASCC的预防包括改进手术技术，避免手术源性的损伤。对于ICL和晶状体之间黏弹剂残留，应避免在ICL中心孔上方强制灌注，可通过两侧切口进行双向冲洗/抽吸。对于行有晶状体眼后房型人工晶状体植入的患者（尤其远视患者），术后应慎用胆碱能受体激动剂（如毛果芸香碱）。术后还应注意炎症的控制，并对低拱高危险人群进行密切随访。

李朝辉教授点评

本例患者植入传统ICL后出现前囊下白内障，影响其视力及生活，因此我们为患者进行了后房型人工晶状体和混浊晶状体摘除并放置人工晶状体，术后患者双眼裸眼视力1.0，治疗效果满意。

框架眼镜屈光手术矫正视力是治疗近视的常用方法，但对于高度近视患者，框架眼镜因其明显小视效应及球镜像差，无法达到最佳视力矫正状态。角膜屈光手术可导致角膜膨隆和光学质量减退等并发症。ICL属眼内屈光手术，不切割角膜，不改变角膜生物力学效应，因此更安全。然而ICL植入前需行虹膜打孔或虹膜周切术，增加了虹膜出血风险，患者术后可出现疼痛不适。中央孔型有晶状体眼后房型人工晶状体V4c（implantable collamer lens V4c，ICL V4c）是一种新型人工晶状体，在ICL基础上增加襻脚设计，避免进行虹膜周切术。ICL V4c治疗高度近视具有以下优势：

①ICL V4c植入无须虹膜周切孔，减少组织损伤，避免术后眼部不适，且不影响眼内固有结构；②可提高晶状体自身新陈代谢和其表面房水流动性，有利于术后重建房水循环，不易发生后囊下混浊；③ICL V4c植入后对眼压影响微小，不引起术后眼压升高；④360 μm中央孔设计对视觉质量影响甚微，确保术后良好视觉效果。综上所述，ICL V4c治疗高度近视对高阶相差影响小，术后并发症少，具有较高的有效性，其安全性和稳定性值得肯定。

总结，ICL作为锦上添花的近视矫正手术，需要尽可能减少其并发症，尤其是包括感染、青光眼等在内的早期并发症。临床医生应严格掌握ICL适应证，进行细致全面的术前检查和术前沟通，注重围手术期管理。

【参考文献】

[1] DOLGIN E. The myopia boom. Nature，2015，519（7543）：276-278.

[2] HOLDEN B A，FRICKE T R，WILSON D A，et al. Global prevalence of myopia and high myopia and temporal trends from 2000 through 2050. Ophthalmology，2016，123（5）：1036-1042.

[3] SCHMIDINGER G，LACKNER B，PIEH S，et al. Long-term changes in posterior chamber phakic intraocular collamer lens vaulting in myopic patients. Ophthalmology，2010，117（8）：1506-1511.

[4] PACKER M. Meta-analysis and review：effectiveness，safety，and central port design of the intraocular collamer lens. Clin Ophthalmol，2016，10：1059-1077.

[5] ZENG G Y，XIE X L，CHEN Q，et al. Prevention and management of collagen copolymer phakic intraocular lens exchange：causes and surgical techniques. J Cataract Refract Surg，2015，41（3）：576-584.

[6] MAENG H S，CHUNG T Y，LEE D H，et al. Risk factor evaluation for cataract development in patients with low vaulting after phakic intraocular lens implantation. J Cataract Refract Surg，2011，37（5）：881-885.

[7] STEINWENDER G，VARNA-TIGKA K，SHAJARI M，et al. Anterior subcapsular cataract caused by forceful irrigation during implantation of a posterior chamber phakic intraocular lens with a central hole. J Cataract Refract Surg，2017，43（7）：969-974.

[8] 杨云，刘亚东. 中央孔型ICL V4c植入术矫正中高度近视的稳定性及高阶像差分析. 国际眼科杂志，2019（4）：644-648.

（潘笑影　整理）

病例 012　人工晶状体夹持手术技术

病历摘要

【基本信息】

患者，女性，38岁。主因左眼胀痛伴视物模糊2个月入院。

现病史：8个月前因"左眼白内障"于外院行白内障超声乳化吸除联合IOL植入术，2个月前无明显诱因出现左眼胀痛伴视物模糊。左眼眼压50 mmHg，外院诊断为"左眼IOL夹持"，予以降眼压治疗，并行手术复位IOL至睫状沟内，术后视力及眼压恢复好。1个月前上述症状再次出现，于外院行第2次手术复位IOL至睫状沟内。此后仍间断有左眼胀痛和不适感。

既往史：1年前于外院行右眼白内障超声乳化吸除联合IOL植入术，术后恢复好。

【眼科检查】

右眼裸眼视力0.8，矫正视力+1.25 DS/-3.25 DC×2°→0.8；左眼裸眼视力0.8，矫正视力-1.25 DS/-1.75 DC×91°→1.0。双眼角膜透明，前房常深，房水清，瞳孔圆，直径约3 mm，对光反射灵敏。右眼囊袋内IOL透明位正，左眼散瞳后见IOL位于睫状沟内，向鼻下方偏位，颞上方向前倾斜，晶状体前后囊膜完整，部分粘连（图12-1）。眼底：双眼视盘色淡红，边界清，C/D约0.3，视网膜血管走行可，A/V约2/3，无出血、渗出，黄斑区未见异常。双眼眼压正常。

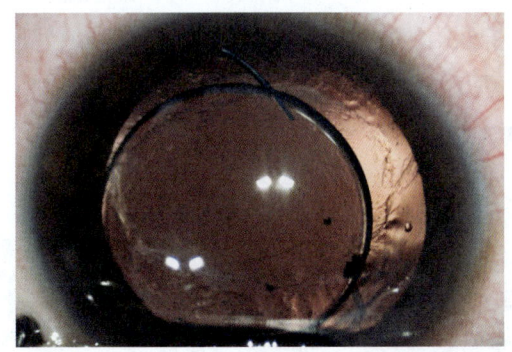

图12-1　左眼前节照相（散瞳后）

【辅助检查】

UBM 检查提示左眼前房角狭窄，局部前房角关闭，人工晶状体（intraocular lens，IOL）移位（图 12-2）。

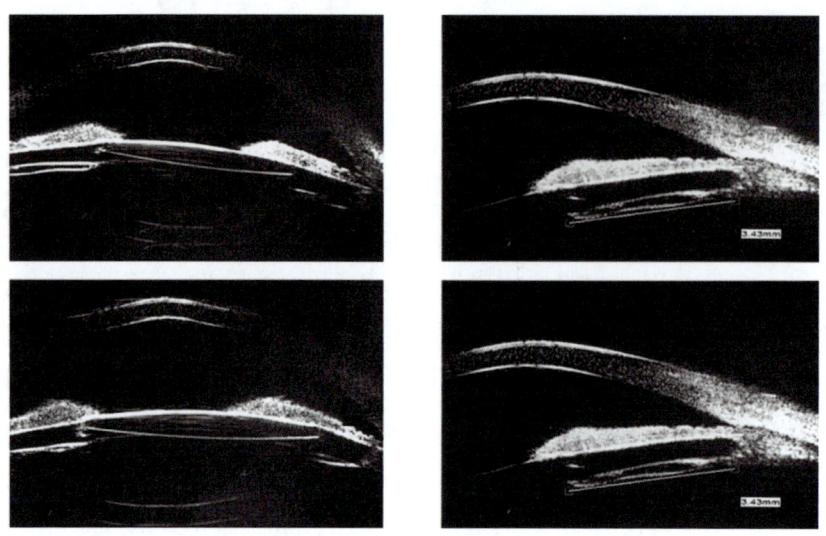

图 12-2　UBM 检查

【诊断】

左眼人工晶状体夹持；双眼人工晶状体眼。

【治疗经过】

局部麻醉下行左眼 IOL 调位术。术中见 IOL 位于睫状沟内，晶状体襻完整，前后囊膜紧密粘连，未见囊袋破裂、脱位。劈核钩调整 IOL 位置后，环形撕开后囊中央约 4 mm，将 IOL 光学区嵌顿于后囊膜下，晶状体襻保留在睫状沟内（图 12-3）。术后第 1 天，患者未诉不适，左眼裸眼视力 0.6，小孔→1.0，IOL 位正，眼压正常（图 12-4）。术后 1 个月时，左眼裸眼视力 0.6+，矫正视力 +2.25 DS/–3.75 DC×175°→1.0，IOL 位正。

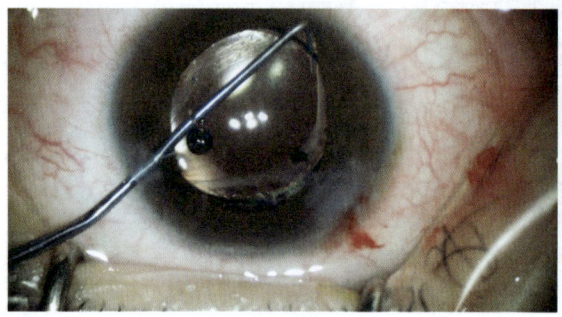

图 12-3　术中照相

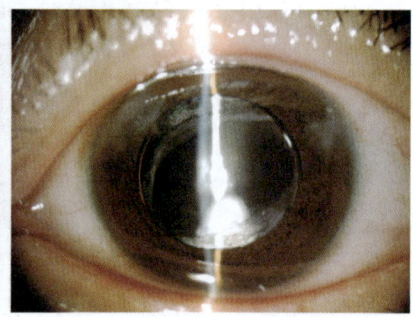

图 12-4　术后第 1 天左眼前节照相

病例分析

白内障手术中常见的后房型人工晶状体植入方式包括囊袋内植入、睫状沟植入和囊膜夹持固定等。其中囊袋内植入为首选，但当出现前囊撕裂、后囊破裂或悬韧带损伤等情况时，常需要更改IOL的放置位置以维持其稳定。特别是在某些不适宜行睫状沟植入的特殊病例中，IOL夹持固定为我们提供了一种新的思路。

睫状沟植入IOL是治疗IOL偏位的常用手段，其操作简便，应用广泛，但可导致色素播散、IOL偏位和葡萄膜炎—青光眼—前房积血综合征等并发症发生，甚至有时需二次手术进行处理。IOL夹持术是处理白内障手术术中、术后并发症的一种有效方式，尤其对于复杂的IOL偏位具有良好的效果。

目前应用于临床的IOL夹持方式主要有以下5种。①IOL光学区前囊膜夹持，襻位于睫状沟内（图12-5A）。适用条件：前囊口完整，后囊膜破裂较大，无法行后囊膜连续环形撕囊（posterior continuous curvilinear capsulorhexis，PCCC）或IOL囊袋内植入。如果术中出现了玻璃体脱出，则需要加做前部玻璃体切除术。合适的前囊口大小有助于维持IOL的稳定和居中，减少IOL与虹膜的摩擦。②IOL光学区后囊膜夹持，襻位于睫状沟内（图12-5B，图12-5C）。适用于前囊撕裂范围大，IOL无法行囊袋内植入时，需加做PCCC。也可适用于IOL偏位，无法行睫状沟植入的情况。这种术式可维持IOL居中、稳定，还可以通过前后囊口的粘连防止珍珠样（Elschnig）小体在IOL表面形成，有助于维持视轴区透明。③IOL光学区后囊膜夹持，襻位于囊袋内（图12-5D）。施行此种术式需要有完整的前后囊膜双环形撕囊，常于儿童白内障手术中应用。若术中玻璃体前界膜完整，则无须行前部玻璃体切除术，减少了玻璃体相关并发症的发生，同时也有助于防止术后出现后囊膜混浊。④IOL光学区前囊夹持，襻位于囊袋内（图12-5E，图12-5F）。常用于IOL已成功行囊袋内植入后发现后囊膜破裂，或行PCCC时发生后囊膜破裂，也可用于背驮式植入第2枚IOL时。这种方式有助于减少两枚IOL间珍珠样小体形成，并维持第2枚IOL稳定。⑤IOL光学区前囊膜夹持，襻位于后囊下（图12-5G）。若IOL由于Nd：YAG激光后囊切开术等进入玻璃体腔内，则可采用此法进行夹持固定，避免IOL置换或悬吊。

施行以上几种IOL夹持方式的前提条件是悬韧带功能完好，且撕囊口直径需小于IOL光学区1～2 mm以维持IOL稳定和居中。对于悬韧带功能较差或术中前后囊均有撕裂时，则不适宜行IOL夹持。此外，除PMMA IOL之外，推荐应用三片式疏水性丙烯酸酯IOL进行夹持，因其支撑力较强，不易变形，而且相对长度较大，稳定性好。

一些特殊类型 IOL 也可于夹持术中应用,如 Bag-in-the-lens IOL 和虹膜夹持型 IOL 等。Bag-in-the-lens IOL 通过将前后囊膜撕囊口嵌入 IOL 前后襻形成的凹槽内,起到类似"夹持"的作用,能够较好地维持视轴区透明。虹膜夹持型人工晶状体则是由 IOL 上的虹膜夹直接钳夹中周部虹膜组织进行固定。有文献报道过其他功能型 IOL 成功夹持的案例,但是一般不建议将一片式的 Toric IOL 和多焦点 IOL 用于夹持。

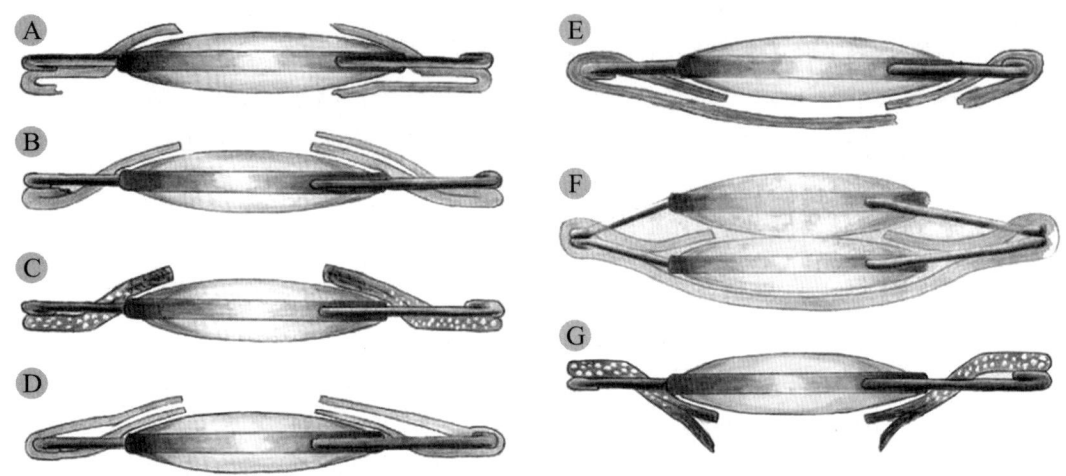

图 12-5　IOL 夹持位置图解(Gimbel 等)

何守志教授点评

IOL 偏位是白内障手术的并发症之一,可发生于术后任何时间。患者常诉眼部不适感,并伴有视力下降,也可继发葡萄膜炎、青光眼等,处理起来相对棘手。其发生原因可能包括 IOL 襻变形或断裂、囊袋破裂或脱位、IOL 长度不足和眼内炎症反应等。多数病例需进行手术干预,常用的处理方法包括 IOL 置换、IOL 悬吊和 IOL 调位等。

本例患者于白内障术后 6 个月出现眼胀、眼痛伴视物模糊,裂隙灯检查见 IOL 偏位,既往已行 2 次 IOL 调位术,但术后效果均不佳,且已经出现继发性高眼压症状,亟需处理。术中仔细探查,见 IOL 襻形态好,囊袋完整、未见脱位,这就给了我们一个行 IOL 调位术的机会。患者晶状体前后囊膜粘连紧密,无法完全分离,遂进一步行 PCCC,将 IOL 光学区夹持于后囊膜下,同时保留双襻于睫状沟内,这样不仅在前后房之间建立了屏障,而且无须行前段玻璃体切除术,有助于维持 IOL 稳定,也避免了玻璃体相关并发症发生。术后患者未诉不适,矫正视力好,眼压正常,IOL 位正居中。

IOL 于后囊膜夹持可使前后囊膜口粘连,形成 Soemmering 环,将囊袋封闭,阻止晶状体上皮细胞向视轴区迁移，同时，IOL表面的珍珠样小体亦可在房水的作用下被清除，使视轴区维持透明，远期效果较好。但值得注意的是，尽管IOL夹持术可以在一些特殊病例中取得比较满意的结果，却并不属于常规、首选的术式，手术对术者的经验、技巧要求相对较高，在临床应用中应做到具体问题具体分析，不可盲目尝试。

【参考文献】

[1] VASAVADA A R，VASAVADA V，SHAH S K，et al. Postoperative outcomes of intraocular lens implantation in the bag versus posterior optic capture in pediatric cataract surgery. J Cataract Refract Surg，2017，43（9）：1177-1183.

[2] CHOI S K，JO M H，PARK S H，et al. Comparison of refractive deviations after phacovitrectomy according to the intraocular lens insertion method. Jpn J Ophthalmol，2020，64（5）：462-467.

[3] KAUR S，SUKHIJA J，RAM J. Comparison of posterior optic capture of intraocular lens without vitrectomy vs endocapsular implantation with anterior vitrectomy in congenital cataract surgery：a randomized prospective study. Indian J Ophthalmol，2020，68（1）：84-88.

[4] GIMBEL H V，DEBROFF B M. Intraocular lens optic capture. J Cataract Refract Surg，2004，30（1）：200-206.

[5] CHANG D F，MASKET S，MILLER K M，et al. Complications of sulcus placement of single-piece acrylic intraocular lenses：recommendations for backup IOL implantation following posterior capsule rupture. J Cataract Refract Surg，2009，35（8）：1445-1458.

[6] BOONSTRA N E，HAUGEN O H. Bag-in-the-lens intraocular lens in paediatric cataract surgery：intraoperative and postoperative outcomes. Acta Ophthalmol，2022，100（1）：e135-e141.

[7] TACHIBANA K，MAEDA N，ABE K，et al. Efficacy of toric intraocular lens and prevention of axis misalignment by optic capture in pediatric cataract surgery. J Cataract Refract Surg，2021，47（11）：1417-1422.

[8] HUANG Y，DONG X，ZHANG J，et al. Full-diffractive multifocal intraocular lens posterior optic capture for selected pediatric cataracts. J Refract Surg，2021，37（6）：390-397.

（罗昱　整理）

第二章 角膜眼表疾病

病例 013 眼部孟乔森综合征

病历摘要

【基本信息】

患者，男性，22岁。主因右眼红3周，畏光视物模糊4天入院。

现病史：患者3周前出现右眼红，局限于鼻侧，当时无其他不适，就诊于外院，诊断为"右眼结膜炎"，给予消炎点眼治疗。4天前自感右眼视物模糊，伴畏光，可见条状分泌物。

既往史：无特殊。

疫苗接种史：患者3周前曾接种腺病毒载体新型冠状病毒疫苗。

【眼科检查】

右眼视力0.3，矫正0.4。右眼眼压13.0 mmHg（非接触眼压计）。右眼鼻侧球结膜充血，距角膜缘 3.5～4.0 mm。鼻下方结膜似有裂口，见黄白色条带状分泌物覆盖其上，无法擦除，巩膜情况不明，角膜透明，KP（-），前房中深，房闪（-），晶状体透明。眼底：视盘边界清、色淡红，C/D 约 0.3，血管走行可，黄斑区结构尚可，中心凹反光（+），视网膜未见明显出血、渗出。

左眼视力 0.6，矫正不提高。左眼眼压 16.5 mmHg（非接触眼压计）。左眼球结膜无充血，角膜透明，KP（-），前房中深，房闪（-），晶状体透明。眼底：视盘边界清、色淡红，C/D 约 0.3，血管走行可，黄斑区结构尚可，中心凹反光（+），视网膜未见明显出血、渗出。

【辅助检查】

辅助检查：眼科 B 超显示双眼玻璃体轻度混浊。OCT 显示双眼黄斑区结构大致正常。眼眶 CT 检查显示双眼球内及眶内未见明显异常。

【诊断】

右眼巩膜穿通伤？

【治疗经过】

入院后初步诊断为右眼巩膜穿通伤，但患者反复否认外伤史。急诊行右眼巩膜探查术。术中见鼻下方结膜伤口处条状黏液分泌物，无法擦除，使用剪刀剪除后，暴露结膜裂口，长约 3 mm。扩大结膜切口至 6 mm，暴露巩膜，可见巩膜裂口，长约 3 mm，呈裂隙状，可见少量色素，条状分泌物为玻璃体，剪除巩膜口附近玻璃体，生理盐水冲洗伤口。使用 10-0 缝线巩膜口对位缝合 1 针，结膜切口对位缝合 2 针。

术后第 1 天患者诉右眼视力下降。裂隙灯检查可见右眼角膜出现 6～7 处不规则灰白色病灶，病灶局限，大小不一，最大位于中央，约 0.5 mm×0.5 mm，深达全层（图 13-1A），溪流征（+），鼻上方病灶较深，达 2/3 角膜厚度，余病灶尚浅，KP（+），前房消失（图 13-1B），晶状体前可见少量网状渗出。左眼情况同入院。考虑右眼角膜病变伴穿孔，原因待查。再次询问病史，患者否认外伤史。因 3 周前曾接种腺病毒载体新型冠状病毒疫苗（减毒活疫苗），初步考虑角膜病变可能与病毒或免疫因素相关，不除外外伤可能。给予更昔洛韦眼用凝胶局部点眼及更昔洛韦注射液输液治疗，左氧氟沙星滴眼液、氧氟沙星眼膏、普拉洛芬滴眼液、硫酸阿托品眼用凝胶局部点眼治疗。并完善病毒全项、新型冠状病毒咽拭子核酸检测，新型冠状病毒结膜囊拭子核酸检测，房水病原体检测，血腺病毒抗体、结膜囊分泌物细菌及真菌培养等相关病原学检查，以及类风湿因子、自身抗体谱、免疫球蛋白＋补体 C_3、C_4、淋巴细胞亚群等免疫相关检查，无明显阳性发现。

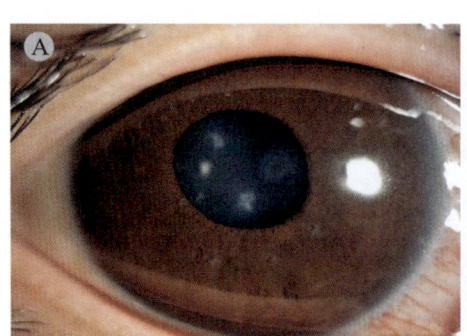 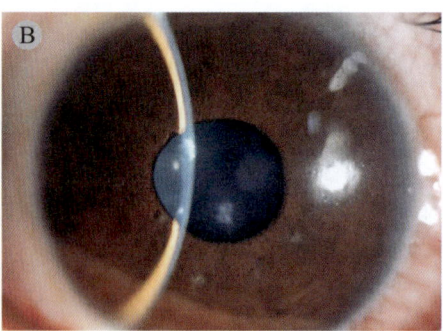

图 13-1　术后第 1 天右眼前节照相

术后第 2 天右眼中央处原穿通病灶已闭合，前房恢复中深，KP（+），房闪（±）（图 13-2）。继续目前治疗。

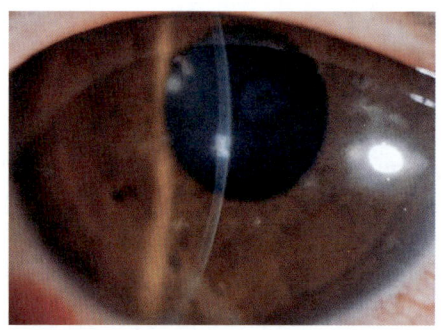

图 13-2　术后第 2 天右眼前节照相

术后第 3、第 4 天右眼情况稳定。术后第 5 天查房有重要发现，右眼角膜病灶已稳定，前房炎症消失，但左眼角膜中央出现片状上皮脱失（图 13-3A），左眼角膜上皮荧光素片状着染（图 13-3B），再次询问外伤史，患者仍否认。

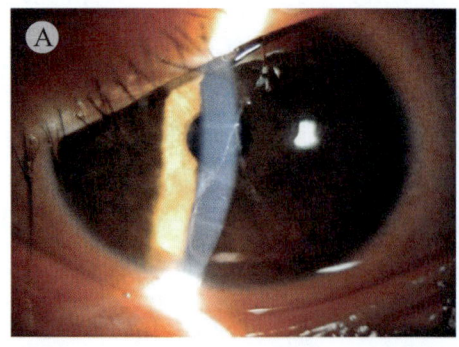 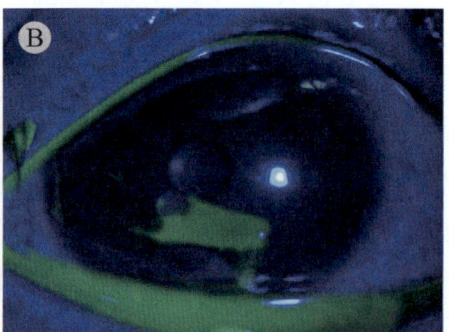

图 13-3　术后第 5 天左眼前节照相

经角膜组会诊，根据患者右眼巩膜口、结膜口的形态及玻璃体溢出的情况，结合目前双眼角膜病变进展的临床特点，不符合角膜炎、角膜溃疡的临床表现，怀疑为外伤所致，由于患者反复否认外伤史，因此怀疑双眼角膜损伤为自残可能。给予典必舒眼膏后绷带包扎左眼。安排专人24小时陪护，密切观察患者情绪、精神及行为情况。

朋友全程陪护后，可见右眼角膜病灶稳定。左眼角膜上皮愈合。患者在住院期间被发现藏匿一支表面麻醉药盐酸奥布卡因滴眼液。患者出院2个月后随访，陪同人员诉患者手臂上有划伤的瘢痕，有绝食、暴力锤墙等极端行为，基本证实双眼角巩膜病变为自残导致。

病例分析

人为性疾病（fictitious disorder），又称为孟乔森综合征（munchausen syndrome），是一种通过谎言或人为制造身体各种不舒服，甚至自残等方式假装生病，并反复求医、住院以获得患者身份和得到照顾的心理疾病。当患者以回避的方式描述其症状，声称"不记得了"，并对细节性的问题回答"我不知道"；描述的症状与检查不一致，对检查结果表现出漠不关心的态度时就需要引起重视。其主要症状：①主诉与体征及客观检查结果不一致；②患者治疗开始后疾病无法控制甚至加重；③治疗后原病情得以改善，但出现了新的症状和体征；④患者表示很愿意进行医学检查及治疗。常见的自残形式有割伤、抓伤、烧灼、吞服有毒有害物质、吸毒、割腕等。询问病史非常重要，尤其要注意精神疾病病史，包括用药史或其他心理治疗的记录。如果怀疑是人为性疾病，必须评估患者是否有自杀的风险，并请心理科或精神疾病科会诊。

人为性眼部疾病患者常假装或夸大眼部外伤，或故意制造眼部损伤，以获得患者身份。这种类型的损伤可能导致严重的眼部疾病，其眼部自残形式包括用锐器扎伤、用拳头击打、异物填塞，甚至剜除眼球等。其中人为性角结膜炎罕见且难以诊断，漏诊率高，多发生于20～30岁，其眼部损伤多发生在结膜下方和鼻侧象限。本例患者推测为锐器扎伤。但在找到患者自残的证据之前，患者反复否认外伤史，且近期曾注射过腺病毒载体新型冠状病毒疫苗，由于对这一新型病毒及其疫苗的了解尚不完善，因此干扰了我们的诊断。患者角膜病变散在分布的形态也可见于病毒性角膜炎，有注射带状疱疹疫苗后出现角膜穿孔的文献报道，但发展如此迅猛的病例极为少见。因此，当遇到难以解释的病情变化时，要想到人为性因素这一可能，这样可以积极寻找证据，以帮助诊断。

徐青教授点评

对于现代人来说，不管是工作还是生活中，承受的各种压力越来越大，这些负面情绪长期积累，会使人出现焦虑、抑郁等不健康的心理状态，利用自残，甚至自杀的方式宣泄不满或寻求解脱。自残有一定的生理机制，轻度的损伤可刺激机体产生内啡肽，从而产生一种愉悦的感觉。目前自残的方式多种多样，以皮肤切割伤多见，眼部自残较为罕见。在遇到无法解释的眼外伤，尤其是反复发作时，应该注意自伤或自虐的可能性。这也提示我们除了关注患者的眼部情况外，还应关注患者的精神、心理状态等。

对于本例患者，我们总结的经验：①尽可能详细地追问病史，完善相关检查，排除器质性病变。如果疾病的进展不符合临床常理，询问病史时患者含糊其词，每次描述前后不一致，需要想到人为性因素的可能。②如果怀疑人为性因素，注意寻找线索，并安排他人24小时陪护，避免其独处制造自残条件的可能。③询问身边与其交好的朋友、家人，在生活中寻找蛛丝马迹。当伤害确定是人为造成时，需要请心理科、精神科介入，家庭成员在此阶段的参与也非常重要。总之，要多跟患者接触，注意患者的全身情况及心理、精神、神经的状态，这样才不至于漏诊。

【参考文献】

[1] FERNANDES R L, GARCIA S V B, MARTINS M T, et al. Factitious disorder with psychotic symptoms: a case report. Asian J Psychiatr, 2020, 54: 102383.

[2] KANU L N, LIU C Y, OH D J, et al. Self-insertion of foreign bodies into the orbit and periocular tissue. Orbit, 2019, 38（6）: 486-491.

[3] COUSSA R G, MIKHAIL M, FLANDERS M, et al. Ocular self-mutilation: a case series. Can J Ophthalmol, 2018, 53（2）: e65-e67.

[4] CHRANIOTI A, MALAMAS A, METALLIDIS S, et al. Bilateral herpes simplex virus-related peripheral ulcerative keratitis leading to corneal perforation in a patient with primary herpes simplex virus infection. J Ophthalmic Vis Res, 2019, 14（1）: 93-96.

[5] JASTRZEBSKI A, BROWNSTEIN S, ZIAI S, et al. Reactivation of herpes zoster keratitis with corneal perforation after zoster vaccination. Cornea, 2017, 36（6）: 740-742.

（任书莹　韩毳　整理）

病例 014　真菌感染引起的结膜肉芽肿

病历摘要

【基本信息】

患者，男性，63岁。主因"右眼红3月余，眼痛、视力下降2周"于我院眼科就诊。

现病史：患者自述3个月前因墙灰触碰右眼，此后2周右眼红、结膜新生鱼肉样组织，不痛，于当地医院就诊，予以局部抗菌治疗，全身及局部激素抗感染及免疫抑制剂治疗，症状加重，出现右眼眼痛、视力下降，结膜新生鱼肉样组织增多的症状。

既往史：糖尿病病史10年余，规律胰岛素注射，血糖控制可；眼肌型重症肌无力病史5年余；于1年前行胆囊切除术。

个人史：无特殊。

【眼科检查】

右眼裸眼视力0.25（矫正不提高），左眼裸眼视力1.0；左眼结膜无充血、水肿，右眼结膜充血、水肿，鱼肉样外观，新生组织覆盖角膜缘，结膜下可见密集的脂样颗粒状病灶（图14-1）；左眼角膜透明，右眼角膜缘被鱼肉样外观新生组织覆盖，角膜上皮粗糙；左眼前房常深，房水清，右眼房闪（+）；双眼泪小点位置及大小正常，泪囊部挤压无分泌物，泪道冲洗通畅无脓；双眼晶状体、玻璃体、眼底均未见异常；眼压：右眼25.6 mmHg，左眼15.3 mmHg。

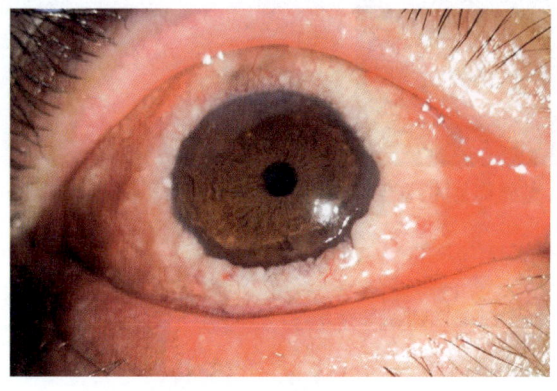

图14-1　右眼前节照相

【辅助检查】

UBM 提示右眼全周球结膜组织广泛增厚，未向下方巩膜浸润，以鼻侧为著（图 14-2）。结膜共聚焦显微镜检查可见朗格汉斯细胞浸润（图 14-3）。

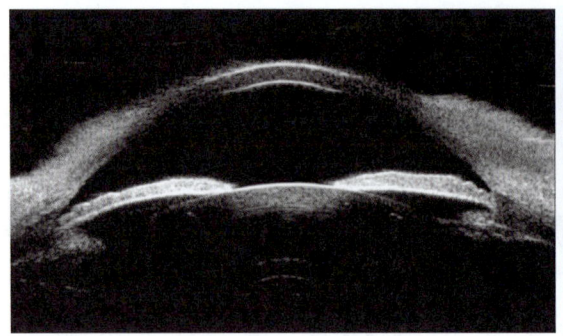
图 14-2 UBM 检查

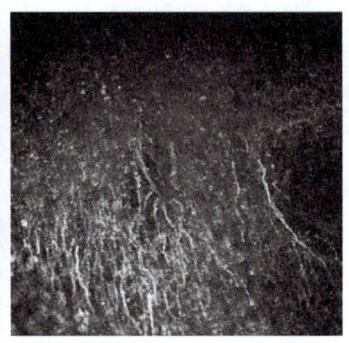
图 14-3 共聚焦显微镜检查

入院后，除血常规、血生化等常规检查，完善了肿瘤标志物及自身抗体检查，均为阴性；取眼拭子进行细菌培养为阴性。为确定结膜肉芽肿病因，行结膜活检术，术中见结膜下黄色颗粒样病灶，切除 2 颗送病理科行抗酸染色涂片；做颞侧结膜切口，切除 9 点位结膜新生组织及角膜缘病灶，送病理活检及微生物科测序。微生物科回报荧光显微镜下可见球状菌体（图 14-4）。病理科回报 HE 染色见肉芽肿性炎伴急性眼内炎及多核巨细胞反应，提示有细菌或真菌的感染（图 14-5）。组织测序结果提示球形孢子丝菌感染。

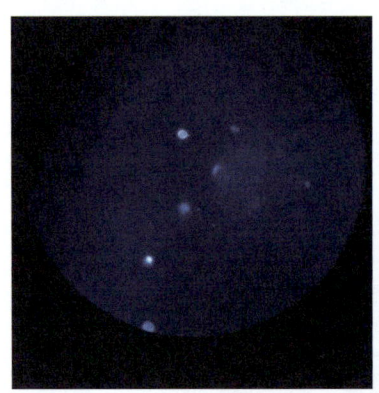
图 14-4 荧光显微镜检查

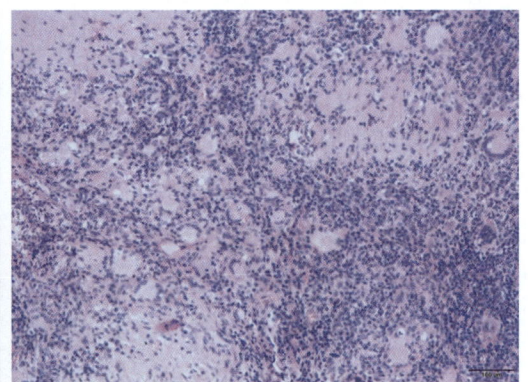
图 14-5 病理切片 HE 染色

【诊断】

右眼真菌性结膜炎；右眼结膜肉芽肿；右眼球形孢子丝菌感染。

【治疗经过】

活检术后为患者行抗真菌治疗，局部予以伏立康唑滴眼液点右眼 4 次 / 天，局部他克莫司滴眼液点右眼 3 次 / 天，口服伊曲康唑 200 mg/d；同时，因患者眼压高，予以口服醋甲唑胺 50 mg/d 进行降眼压治疗。

【随访】

1 个月后复查，患者结膜充血、水肿明显减退，结膜新生组织消退，脓包消失，前房炎症反应减轻，裸眼视力由治疗前的 0.25 上升至 0.6，眼压降为正常，症状明显好转（图 14-6）。

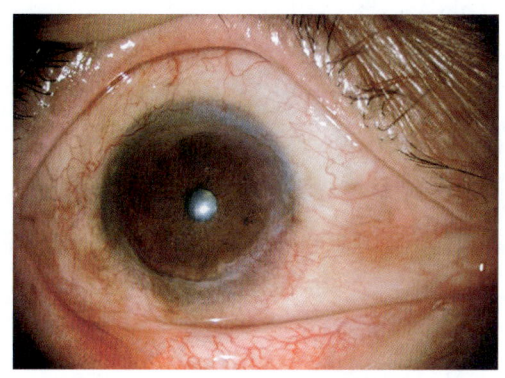

图 14-6　治疗 1 个月后右眼外观

病例分析

孢子丝菌是一种热二态型真菌。孢子丝菌病（Sporotrichosis）是由孢子丝菌属（Sporothrix）感染引起的亚急性或慢性真菌疾病，主要发生在热带地区，我国东北部为该菌的流行地。孢子丝菌常见的致病分型有申克孢子丝菌、球形孢子丝菌、巴西孢子丝菌，其中亚洲最常见的为球形孢子丝菌。此菌喜存在于土壤及植物中，适宜的温度范围为 6.6～28.84 ℃，适宜的湿度范围为 37.5%～99.06%。

孢子丝菌感染常发生于皮肤，引起皮下组织感染，仅少数的情况下会导致皮肤外的原发感染，包括眼部、肺部、骨关节、中枢神经系统。眼孢子丝菌病的病例少见，临床表现是眼附属器感染和眼内感染。眼附属器感染包括眼睑、结膜和泪囊感染；眼内感染包括外源性或内源性眼内炎。眼附属器感染孢子丝菌时，常推荐服用伊曲康唑治疗，也可使用碘化钾进行替代治疗。我们应提高对该病的认识，早期诊断，早期正确治疗，从而减少眼部并发症（如睑球粘连、结膜纤维化、眼睑外翻、眼内炎、神经系统播散）的发生。

黄一飞教授点评

本例患者明确可见角膜缘全周结膜肉芽肿，在新生组织的外圈相对正常的结膜处可见散在的结节状病灶，且在发病最严重时可以看到肉芽肿上存在很多小脓肿。患者存在全身基础疾病，有糖尿病病史10余年，重症肌无力（眼肌型）5年，提示其免疫状态不佳。患者全身没有淋巴结肿大，也没有软下疳，初步可以排除梅毒或者其他一些性传播疾病及感染性疾病。

另外需要注意的是本例患者是单眼发病，这是比较特别的。有一种少见病帕里诺眼-腺综合征，是单眼结膜肉芽肿发病，同侧耳后或颌下淋巴结肿大，常伴有发热史及皮肤皮疹，该病多由孢子丝菌病（猫抓病）引起。但是本例患者没有宠物抓伤病史，没有植物外伤史，也没有淋巴结的肿大，其眼部表现与文献上报道的孢子丝菌病相似，为进一步查明感染该患者的病原体，我们为患者进行了病理活检及组织测序，结果证实了我们的猜想。

对于临床上的少见病，临床医生都需要多查阅文献，从文献中学习，从病例中进步。

【参考文献】

[1] ZHANG Y, WANG Y, CONG L, et al. Eyelid sporotrichosis: unique clinical findings in 72 patients. Australas J Dermatol, 2016, 57（1）: 44-47.

[2] RODRIGUES A M, DELLA TERRA P P, GREMIÃO I D, et al. The threat of emerging and re-emerging pathogenic Sporothrix species. Mycopathologia, 2021, 185（5）: 813-842.

[3] BONIFAZ A, TIRADO-SÁNCHEZ A. Cutaneous disseminated and extracutaneous Sporotrichosis: current status of a complex disease. J Fungi（Basel）, 2017, 3（1）: 6.

[4] ARINELLI A, ALEIXO A L Q D C, FREITAS D F S, et al. Ocular Sporotrichosis: 26 cases with bulbar involvement in a hyperendemic area of zoonotic transmission. Ocul Immunol Inflamm, 2020, 28（5）: 764-771.

[5] KAUFFMAN C A, BUSTAMANTE B, CHAPMAN S W, et al. Clinical practice guidelines for the management of sporotrichosis: 2007 update by the infectious diseases society of America. Clin Infect Dis, 2007, 45（10）: 1255-1265.

[6] 中华医学会皮肤性病学分会真菌学组，中国医师协会皮肤科医师分会医学真菌亚专业委员会，中西医结合学会皮肤性病专业委员会真菌学组. 孢子丝菌病诊疗指南. 中华皮肤科杂志，2016, 49（7）: 456-459.

[7] RAMÍREZ-SOTO M C, TIRADO-SÁNCHEZ A, BONIFAZ A. Ocular Sporotrichosis. J Fungi（Basel）, 2021, 7（11）: 951.

（齐浩岚　整理）

病例 015　自制胰岛素滴剂治疗神经营养性角膜炎

病历摘要

【基本信息】

患者，男性，56岁。主因右眼红痛，伴视力下降2月余入院。

现病史：患者2个月前在收捡蚕蛹时被可疑细树枝划伤眼睑周围皮肤。当地医院行共聚焦显微镜检查，未见真菌菌丝。诊断为"右眼角膜炎合并虹膜炎"，暂不能排除为真菌性和（或）病毒性角膜炎，遂同时局部给予抗真菌、抗病毒、抗细菌及降眼压处理，1周后患者右眼角膜溃疡病灶逐渐增大，浸润加深。

既往史：无糖尿病、高血压等病史。

个人史：工作以采收作物为主，无疫区旅居史，偶饮酒，无吸烟史。

【眼科检查】

右眼裸眼视力指数/15 cm，矫正不提高，左眼裸眼视力0.8；眼压：右眼18 mmHg，左眼16 mmHg。眼前节照相可见右眼角膜灰白色溃疡，浸润基质层（图15-1A），角膜荧光素钠染色可见片状荧光着染区域（图15-1B）。眼底未见明显异常。

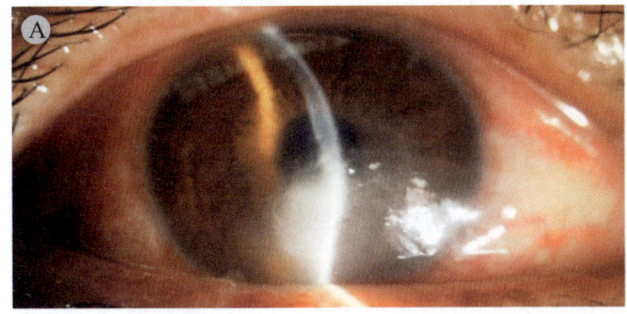 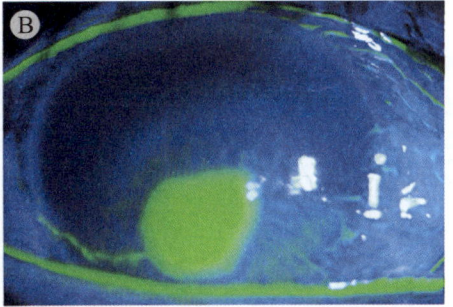

图15-1　治疗前眼前节照相及荧光素钠染色结果

【辅助检查】

眼前节OCT可见右眼角膜水肿（图15-2A）。共聚焦显微镜可见溃疡处大量的炎性细胞浸润（图15-2B），未见真菌菌丝。黄斑OCT未见明显异常（图15-2C）。实验室检查，包括血常规、凝血、肝功能、肾功能和感染指标，结果未见明显异常。

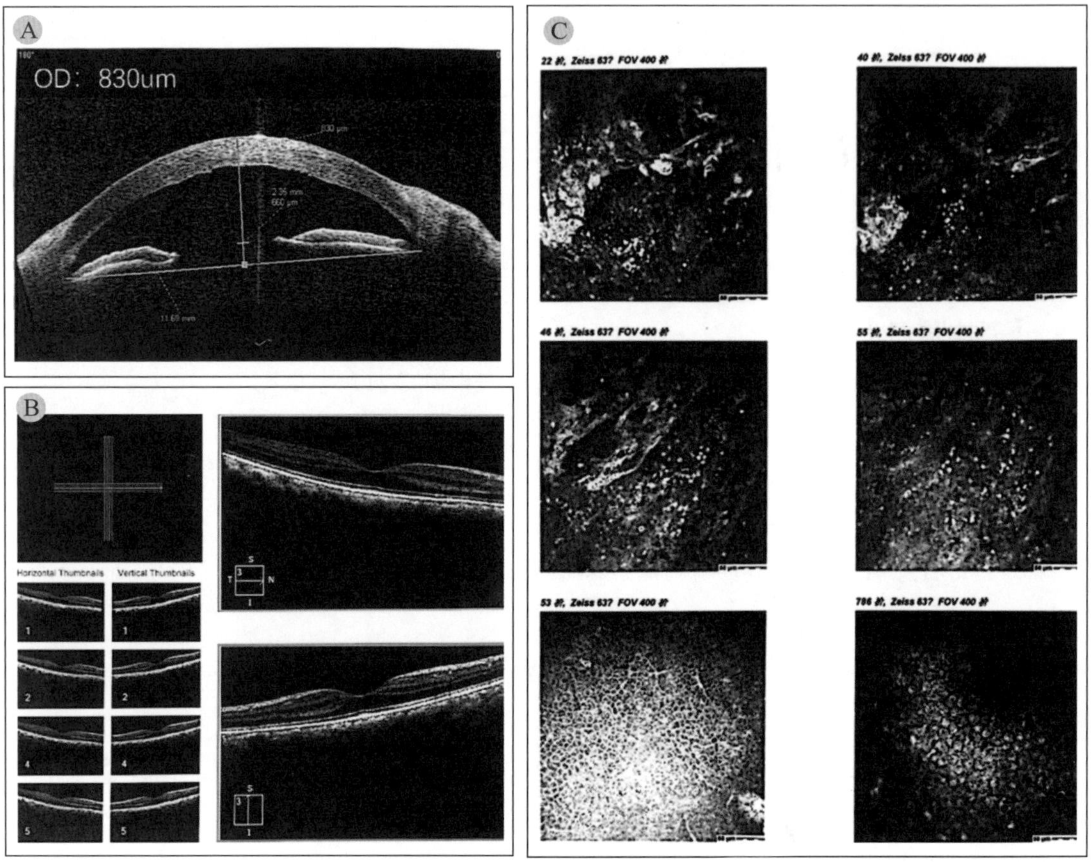

图15-2 治疗前辅助检查

【诊断】

右眼神经营养性角膜炎；右眼角膜溃疡。

【治疗经过】

入院后，考虑患者已局部使用3种以上滴眼液1月余，根据目前检查结果，暂不考虑为真菌感染，为缓解局部滴眼液对角膜的药物毒性刺激，仅保留加替沙星眼用凝胶及玻璃酸钠滴眼液，调整为口服更昔洛韦胶囊继续抗病毒治疗，同时行角膜溃疡刮片，再次复查共聚焦显微镜，涂片未见真菌和细菌生长，共聚焦显微镜未见真菌菌丝。此时，患者因出现更昔洛韦过敏反应遂停药，局部用药保持不变，联合配戴角膜绷带镜，观察角膜溃疡形态及深度变化（图15-3A）。2天后，前节照相可见溃疡的边界变清晰，周边出现免疫环，裸眼视力提高到0.08，再次复查共聚焦显微镜仍未见到真菌菌丝（图15-3B），复查角膜知觉可见右眼角膜中央知觉为 30 mm（图 15-3C）。此时，患者自诉畏光、流泪较前好转，疼痛感减轻，结合患者目前症状及检查结果，可以排除真菌感染，考虑为神经营养性角膜炎，建议患者使用重组人神经生长因子促进角膜神经及上皮修复，但因药价昂贵，患者表示难以继续治疗。回顾文献后，我们发现胰岛素滴剂可应用于神经营养性角膜炎患者的治疗，具有一定神经修复功能，结合患者本身情况，我们同时加用低浓度氟米龙滴眼液和一些预防角膜基质溶解的药物，如多西环素、维生素 C 等。

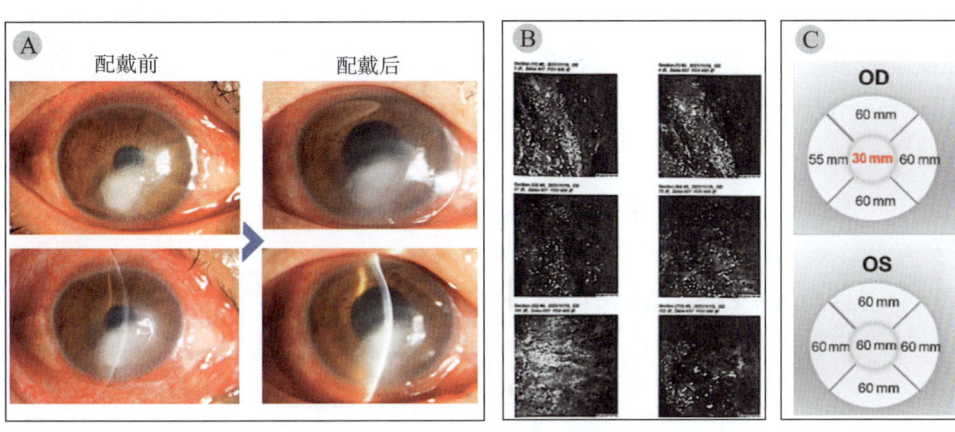

图 15-3　治疗中前节照相及辅助检查

【随访】

治疗 1 周复查：患者右眼裸眼视力提高到 0.5，右眼角膜溃疡范围缩小（图 15-4A），角膜荧光素钠染色浸润深度变浅（图 15-4B），眼前节 OCT 检查显示角膜水肿明显减轻（图 15-4C）。治疗 1 个月复查：眼前节照相可见溃疡愈合，角膜薄翳形成（图 15-5）。

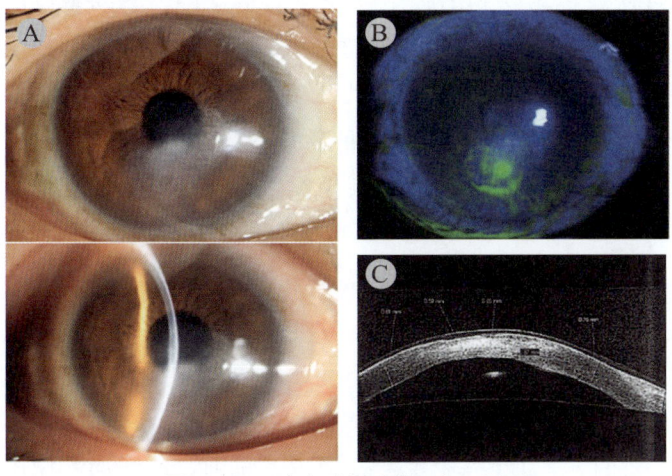

图 15-4　胰岛素滴剂治疗 1 周后

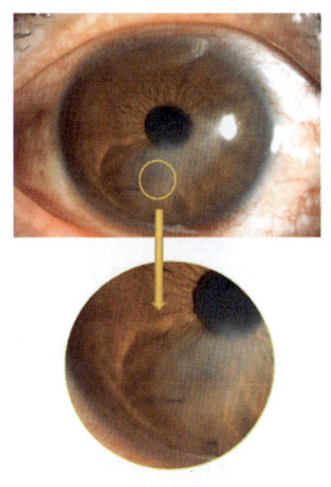

图 15-5　胰岛素滴剂治疗 1 个月后角膜溃疡愈合

病例分析

神经营养性角膜炎（neurotrophic keratopathy，NK）又称为神经麻痹性角膜炎，是指由支配角膜的三叉神经受损导致角膜知觉减退或消失的一种退行性疾病。研究显示单纯疱疹和带状疱疹感染是最常见原因，约27%的患者伴有疱疹性角膜炎，其表现为基底下神经丛密度严重降低。根据Mackie分类法，神经营养性角膜炎根据角膜损伤的严重程度，可分为3个阶段：泪液异常、角膜上皮异常和持续性角膜溃疡。在不同的阶段，临床的治疗也随之不同。传统的治疗手段主要包括局部人工泪液、自体血清及糖皮质激素的使用，配戴角膜绷带镜及必要时采取睑裂缝合术。目前，新型药物能有效地用于NK治疗，其中包括基质再生剂、胰岛素滴剂、P物质及重组人神经生长因子滴眼液等药物，逐渐在临床应用中受到关注。

神经营养性角膜炎的临床确诊首先需要有引起角膜知觉减退的疾病史、典型体征及角膜知觉减退，辅助诊断包括泪液改变、共聚焦显微镜检查及病原学检查。疱疹性角膜炎是神经营养性角膜炎最常见的原因。还有一些化学伤、颅内占位、三叉神经受损及多发性硬化等全身疾病都可能导致NK。该疾病的特征是角膜感觉减退，上皮缺损，出现角膜溃疡、溶解甚至穿孔。针对不同的角膜病变阶段，NK的治疗包括维持眼表湿润，促进上皮修复，抑制炎症反应及通过手术防止角膜溃疡穿孔。其中，对于角膜上皮及神经的修复至关重要，目前重组人神经生长因子的效果确切，但因价格昂贵，使用周期较长，在临床应用上受到一定限制。有文献报道了胰岛素滴剂也可以用于神经营养性角膜炎的治疗。有研究显示角膜和泪腺中存在胰岛素受体，胰岛素可以促进角膜上皮细胞的前移，促进神经修复。在糖尿病动物模型中，胰岛素滴剂可减慢角膜基底神经丛下的神经缺失。胰岛素滴剂从 0.2～100 IU/L 都能观察到一定的效果，同时在高浓度的胰岛素滴剂中没有观察到不良反应，是一种易获取且安全的治疗药物。这不仅为更多NK患者提供了新的治疗方案，也为眼科医生在临床上个体化治疗NK提供新思路。

黄一飞教授点评

NK的治疗方案在临床上需要分阶段、分步骤制定。在患者入院前，已经局部使用多种药物，为降低角膜的药物毒性，首先停用不必要的滴眼液，保留玻璃酸钠滴眼液及加替沙星眼用凝胶。另外，配戴角膜绷带镜也是治疗NK的有效方式，但在此之前，需反复多次检查排除真菌感染的可能性，进一步明确病因。同时行角膜刮片及角膜知觉检查，在此基础上诊断为神经营养性角膜炎。回顾该病例，因发病原因不明，在治疗过程中需要严格、多次、反复观察病情的进展及转归，及时调整用药方案。NK的治疗上，重组人神经生长因子的作用明确，但价格昂贵，对于轻型的患者可以尝试性使用胰岛素滴剂，文献中的病例可以看到不同浓度的使用都能有效地促进神经生长，而且没有严重的毒副作用，这为我们在临床中探索胰岛素滴剂在NK治疗中的使用奠定了基础，也为我们打开了新的思路。在临床工作中，尤其是对于年轻的医生，一定要多跟患者沟通，多观察患者在疾病不同时期的主诉，关注患者症状和体征的变化，在疾病诊治中，需要结合实际情况来选择药物，对于一些新药要在排除禁忌证后尝试使用，鼓励年轻的医生要多学习文献、新技术，把新的想法应用到临床中来。

【参考文献】

[1] WANG A L，WEINLANDER E，METCALF B M，et al. Use of topical insulin to treat refractory neurotrophic corneal ulcers. Cornea，2017，36（11）：1426-1428.

[2] VERSURA P，GIANNACCARE G，PELLEGRINI M，et al. Neurotrophic keratitis：current challenges and future prospects. Eye and brain，2018，10：37-45.

[3] SACCHETTI M，LAMBIASE A. Diagnosis and management of neurotrophic keratitis. Clinical ophthalmology，2014，8：571-579.

[4] 中华医学会眼科学分会角膜病学组，史伟云，李素霞. 中国神经营养性角膜炎诊断及治疗专家共识（2021年）. 中华眼科杂志，2021，57（2）：90-94.

[5] FAI S，AHEM A，MUSTAPHA M，et al. Randomized controlled trial of topical insulin for healing corneal epithelial defects induced during vitreoretinal surgery in diabetics. Asia-Pacific J Ophthalmol（Philadelphia，Pa），2017，6（5）：418-424.

[6] BASTION M L，LING K P. Topical insulin for healing of diabetic epithelial defects?：a retrospective review of corneal debridement during vitreoretinal surgery in Malaysian patients. Medical Journal of Malaysia，2013，68（3）：208-216.

[7] GALVIS V，NIÑO C A，TELLO A，et al. Topical insulin in neurotrophic keratopathy after resection of acoustic neuroma. Archivos de la Sociedad Espanola de Oftalmologia，2019，94（2）：100-104.

（库文静　许薇薇　整理）

病例 016　角膜移植术后病毒性角膜内皮炎

病历摘要

【基本信息】

患者，男性，30 岁。主因左眼穿透性角膜移植术后 2 年余，眼红伴视物模糊 1 个月入院。

现病史：患者于 2019 年 2 月因"双眼圆锥角膜"在外院行"左眼穿透性角膜移植术""右眼角膜交联术"，于 2019 年 11 月因"左眼穿透性角膜移植术后排斥"在本院住院治疗。入院前 1 个月无明显诱因出现眼红、视物模糊。

既往史：体健，无高血压、糖尿病等病史。

个人史：无疫区旅居史，无吸烟、饮酒等嗜好。

【眼科检查】

右眼裸眼视力 0.1，矫正视力 –8.00 DS/–8.50 DC×75°→0.4；左眼裸眼视力 0.1，矫正视力 –4.50 DS→0.3。左眼结膜轻充血，角膜植片与植床对合好，缝线在位，鼻下方可见不规则混浊，局部水肿增厚，上皮呈雾状，前房常深，房闪（+），KP（+），眼压：右眼 15 mmHg，左眼 17 mmHg（图 16-1）。

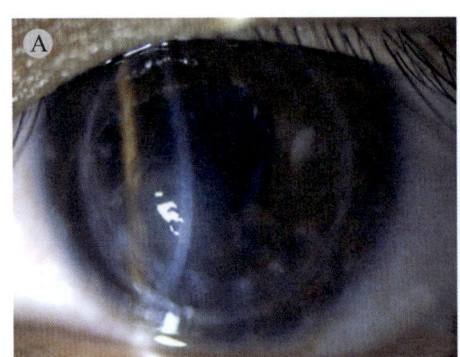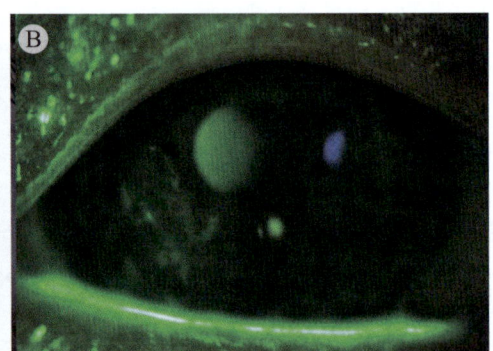

A. 前节照相；B. 荧光素钠染色照相。

图 16-1　左眼前节照相及荧光素钠染色照相

【辅助检查】

角膜共聚焦显微镜检查提示角膜内皮细胞体积增大，数目偏少，形态不规则（图 16-2）。角膜上皮细胞肿胀，细胞间出现空泡，内皮细胞失去多边形结构。实验室检查，包括血常规、凝血、肝功能、肾功能、HIV、乙肝、丙肝、梅毒血清学检测及结核菌素试验，结果未见明显异常。

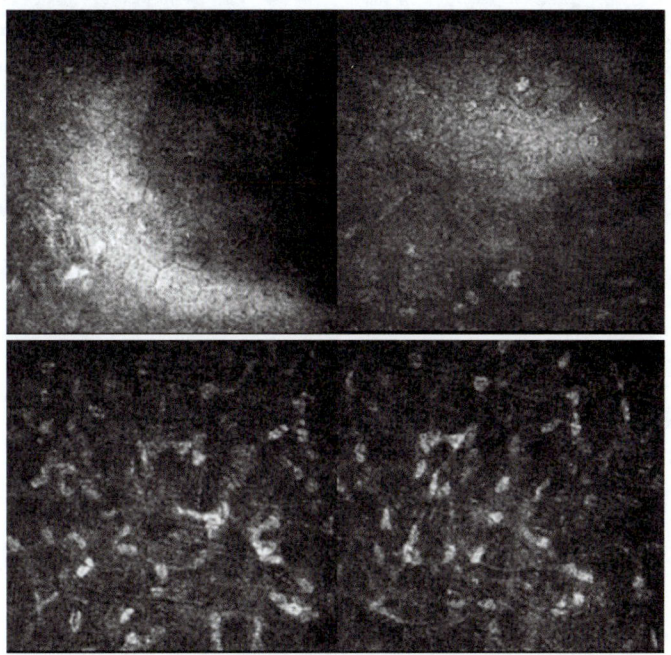

图 16-2　左眼角膜共聚焦显微镜检查

【诊断】

左眼病毒性角膜内皮炎；左眼穿透性角膜移植术后。

【治疗经过】

入院完善相关检查（图 16-3A）后，予以患者更昔洛韦 5 mg/kg 静脉滴注，2 次/天；典必殊滴眼液点左眼，4 次/天，治疗 5 天左眼前节检查（图 16-3B）。治疗 10 天（图 16-3C）后改为口服更昔洛韦胶囊 1 g，3 次/天；典必殊滴眼液点左眼，4 次/天，治疗 14 天（图 16-3D）后予以出院。

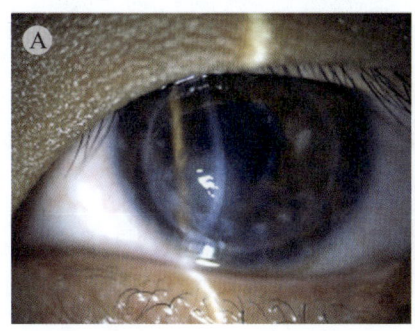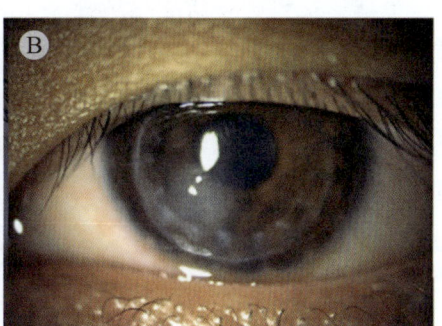

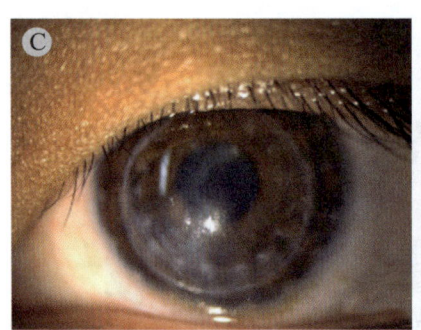
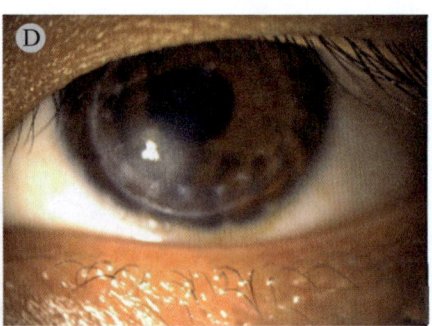

图 16-3　入院期间左眼前节照相

病例分析

穿透性角膜移植术（penetrating keratoplasty，PKP），是以全层（即包含所有 5 层）正常角膜代替全层角膜病变的方法。这种手术是用一定直径的环钻去除有病变的全层角膜，然后用同样口径或者略大的环钻，裁取供体角膜植片，用线严密地缝于患者角膜上，该手术的主要适应证为圆锥角膜、角膜穿孔等。术后的并发症主要包括移植排斥反应及内皮炎症。

该患者的病例特点为左眼角膜移植术后，角膜水肿、混浊，主要考虑的原因即为术后移植排斥反应与角膜内皮炎症，其中角膜内皮炎症又分为病毒感染、细菌感染、真菌感染。

角膜移植排斥反应：诱因包括眼前节炎症刺激新生血管生成；虹膜粘连造成前房延迟生成和植片植床对位不良；植片过大。其临床表现为眼部刺激征（眼红、畏光、流泪）；视力下降；角膜植片水肿。根据免疫排斥发生的部位又可分为上皮型、内皮型、基质型、混合型。其共聚焦显微镜检查可表现为角膜内皮细胞变圆或拉长，丧失细胞间的正常连接，可出现排斥反应线。

病毒性角膜内皮炎：诱因包括身体疲劳；紫外线辐射、滥用糖皮质激素、外伤、发烧，其临床表现为视力下降；结膜充血；角膜基质水肿；出现 KP，部分患者出现房闪。常见致病病原体包括 HSV-1、VZV、HHV-7、HHV-8，根据不同的眼部表现可分为盘状型、线状型、弥漫型。

在病毒性角膜内皮炎的诊断上，房水检测是金标准，但是由于病毒分离检出率低、花费时间长、对设备条件要求高，临床应用上尚未普及。角膜共聚焦显微镜检查可表现为角膜内皮细胞体积增大，数目偏少，形态不规则。角膜上皮细胞肿胀，细胞间出现空泡，内皮细胞失去多边形结构。在临床治疗上，最早使用阿昔洛韦静脉滴注，现还有口服伐昔洛韦、更昔洛韦，局部使用更昔洛韦凝胶或更昔洛韦滴眼液也能在角膜和前房达到有效治疗剂量。联合使用糖皮质激素可以减少内皮细胞的丢失，控制病情发展，有效抑制炎症细胞的聚集和浸润。

王丽强教授点评

穿透性角膜移植术是目前较为常用的治疗角膜全层病变的手术方式，但术后并发症也是临床医生需要关注的重点，目前穿透性角膜移植术主要的术后并发症即为角膜移植排斥反应和角膜内皮炎，且这两者的鉴别诊断也是难点、重点。

由于房水检测为有创检查，且对医疗设备条件要求较高，现在临床上尚未普及，所以在鉴别诊断上常常需要临床医生有丰富的临床经验，能熟悉两种疾病的特征性临床表现，角膜共聚焦显微镜检查现也为临床鉴别诊断提供了大力的帮助。在治疗方面，排斥反应主要以免疫抑制治疗和抗感染治疗为主，角膜内皮炎主要以抗菌或抗病毒结合抗炎治疗为主，并对患者进行密切随访。

【参考文献】

[1] 单冬炜，经涛. 深板层角膜移植术治疗角膜疾病. 世界最新医学信息文摘，2017，17（31）：200.

[2] 马诚，陈陆霞，马林，等. 角膜移植术治疗圆锥角膜的临床观察. 实用器官移植电子杂志，2019，7（4）：274-276.

[3] 张迪，张红. 角膜移植排斥基因治疗的研究进展. 医学综述，2016，22（2）：216-220.

[4] PENG R M，GUO Y X，XIAO G G，et al. Characteristics of Corneal Endotheliitis among different viruses by in vivo confocal microscopy. Ocular Immunology and Inflammation，2021，29（2）：324-332.

[5] KOIZUMI N，INATOMI T，SUZUKI T，et al. Clinical features and management of cytomegalovirus corneal endotheliitis：analysis of 106 cases from the Japan corneal endotheliitis study. Br J Ophthalmol，2015，99（1）：54-58.

（刘书钰　整理）

病例 017　难治性虹膜囊肿

病历摘要

【基本信息】

患者，女性，32岁。主因左眼异物感、疼痛、畏光2月余，视力下降1个月于我院眼科就诊。

现病史：患者于10个月前发现左眼虹膜囊状物生长，于5个月前发现囊状物逐渐遮挡视力，于4个月前在当地医院进行激光手术治疗虹膜脓肿，后虹膜囊状物复发；于2个月前无明显诱因逐渐出现左眼异物感、疼痛、畏光的症状，并出现左眼视力下降。不伴头痛、恶心、呕吐。

既往史：无高血压、糖尿病等病史。

个人史：无疫区旅居史，无吸烟、饮酒等嗜好。

【眼科检查】

右眼裸眼视力1.5，左眼裸眼视力0.5+2（矫正无提高）；右眼前房深度正常，房水清，房角开放；左眼鼻下方前房浅，虹膜表面与内皮相贴，余前房中深。

右眼虹膜纹理清，无新生血管、色素外翻、结节（图17-1A，图17-1B）；左眼鼻下方6～8点位虹膜呈囊样膨大，充满清亮的灰白色液性内容物，大小为3.5 mm×6.0 mm，遮挡下方1/3瞳孔区（图17-1C，图17-1D）。右眼瞳孔圆，直径约3.0 mm；双眼直接、间接对光反射灵敏，调节、聚合反射正常。双眼玻璃体未见异常；双眼眼底检查未见异常（图17-2）。眼压：右眼18 mmHg，左眼17 mmHg。

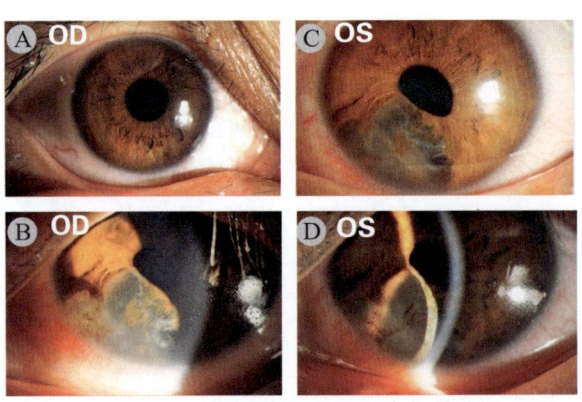

图17-1　治疗前眼前节照相

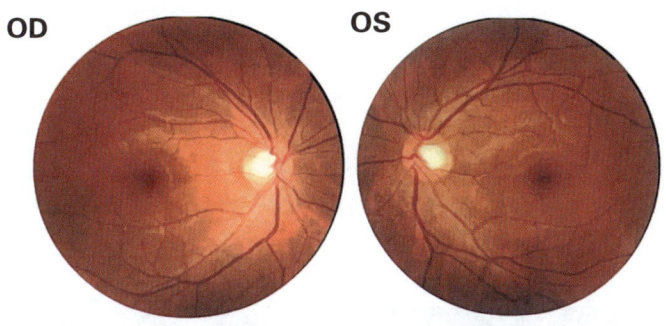

图 17-2 眼底检查未见异常

【辅助检查】

UBM 提示左眼鼻下方 6～8 点位虹膜呈囊样膨大，呈低回声暗腔，受囊肿膨胀晶状体略偏向对侧（图 17-3）；内皮细胞计数：左眼 2944 个 /mm^2，右眼 3140 个 /mm^2；黄斑 OCT 双眼未见异常。

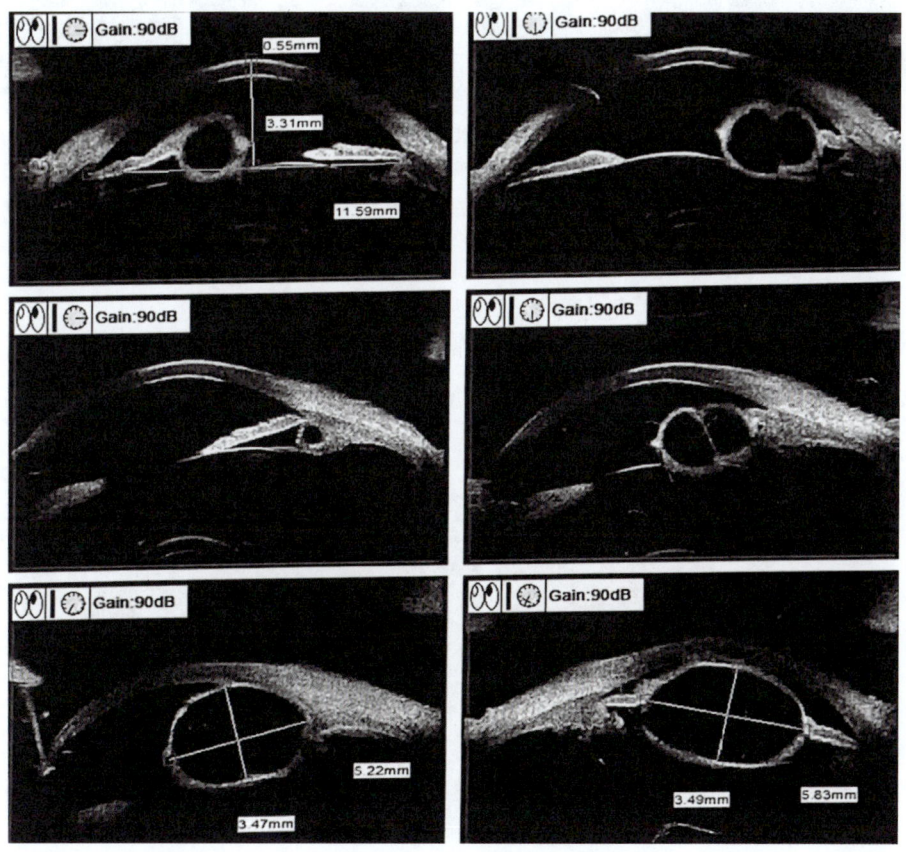

图 17-3 左眼 UBM 检查

【诊断】

左眼虹膜囊肿。

【治疗经过】

患者入我院前 4 个月在外院行激光手术治疗（图 17-4A），激光于术后短期效果满意（图 17-4B），可见原虹膜囊肿所在处囊肿皱缩，囊液吸除，但术后 2 个月后虹膜囊肿复发。

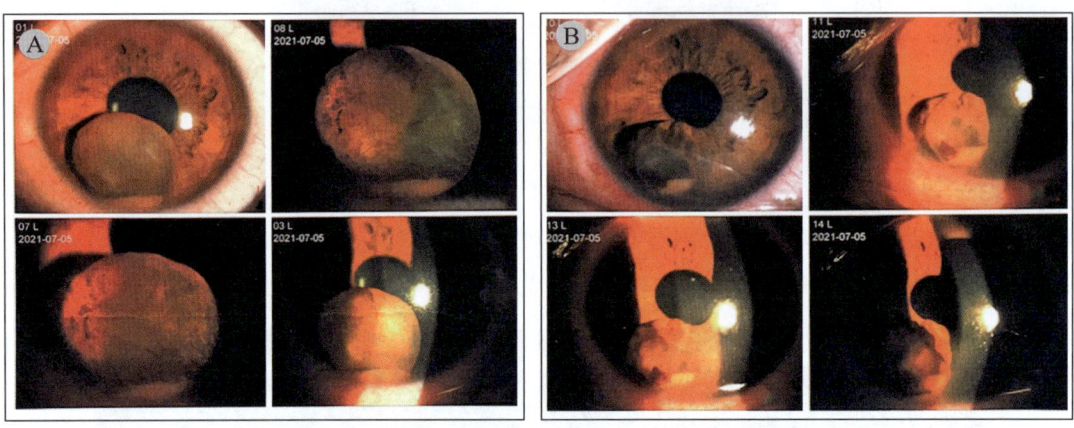

图 17-4　左眼激光手术术前及术后眼前节照相

本次入院后，完善相关术前检查及眼科检查后，局部麻醉下行左眼虹膜囊肿切除术（图 17-5）。

术后左眼裸眼视力 0.5，小孔矫正至 1.0；左眼眼压 18 mmHg。

术中切除的虹膜囊壁送病理科检查所见灰褐色囊壁样组织一块，大小为 0.7 cm × 0.5 cm × 0.1 cm，质软；常规诊断：纤维囊壁组织，内衬复层鳞状上皮，囊壁中见色素沉积，考虑良性囊肿改变。

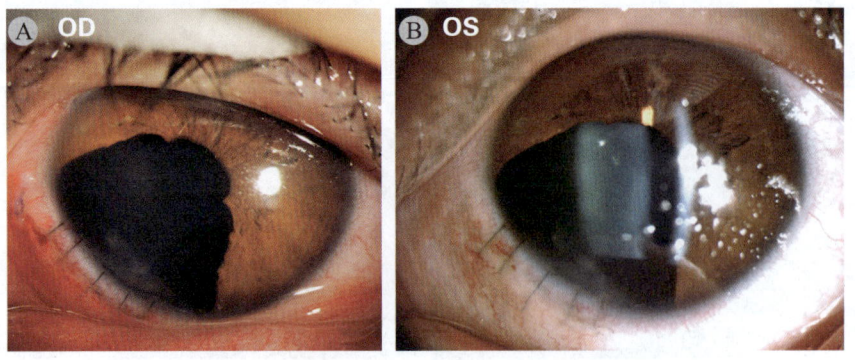

图 17-5　左眼虹膜囊肿切除术后眼前节照相

病例分析

虹膜的解剖结构由两层组成，上层是基质层，下层是色素上皮细胞层。虹膜存在于前房和后房之间，其功能是通过改变瞳孔的大小，从而调节进入眼睛达到视网膜的进光量。

虹膜囊肿是存在于虹膜上的充满液性分泌物的空腔。大小、数量、形状多样，可含有或不含有色素，极少数的虹膜囊肿可自由漂浮。第1例虹膜囊肿是由Mackenzie于1830年诊断并报道的，是一例创伤后导致的虹膜囊肿。由于虹膜囊肿的种类繁多，因此需要对其进行分类。Shields于1981年提出虹膜囊肿的分类，主要分为两类：原发性虹膜囊肿和继发性虹膜囊肿。

原发性虹膜囊肿可分为色素上皮型虹膜囊肿、基质型虹膜囊肿、浮动型虹膜囊肿。色素上皮型虹膜囊肿起源于虹膜的色素上皮细胞层，充满液体并且表面光滑，常不伴有任何临床症状，患者较少感到不适。根据囊肿在眼睛中的位置进行细分，可分为瞳孔缘虹膜囊肿，位于瞳孔边缘至虹膜根部；中部虹膜囊肿，位于虹膜根部至睫状体；周边虹膜囊肿，位于虹膜睫状沟。基质型虹膜囊肿通常会导致虹膜变形，随着囊肿的进展常需要治疗。浮动型虹膜囊肿可发生在前房和玻璃体腔内，通常是脱落的上皮囊肿。

继发性虹膜囊肿根据其病因进一步分类，可分为植入型、药物诱导型、寄生虫型、肿瘤诱导型、炎症型、全身系统性疾病引起的虹膜囊肿。继发性虹膜囊肿易导致视力下降、继发性青光眼、葡萄膜炎或角膜水肿等问题。

通常情况下，虹膜囊肿是良性的，不会引起症状及不适，无须治疗，但少数情况下也可导致以下问题：角膜内皮色素沉着、晶状体囊色素沉着、虹膜运动改变、房水流出减少、继发性青光眼及视力下降。对于虹膜囊肿的治疗，首选密切观察随访，当虹膜囊肿进展且影响眼部正常结构时，目前有如下几种治疗方式：细针抽吸、无水酒精虹膜囊肿囊内注射、激光治疗、手术切除治疗；其中，手术切除治疗成功率最高，最不易复发。

黄一飞教授点评

这位患者在入我院治疗前，于外院行了激光手术。对于虹膜囊肿的治疗，激光手术也是个方法，但是激光很难让囊肿完全彻底地消除，因为虹膜囊肿后边是晶状体，激光程度打得深的话容易损伤晶状体，程度不足的囊肿很容易再次复发，而这位患者激光术后又再次复发，且囊肿生长速度加快，入院时可观察到已经累及房角且与角膜内皮贴合。

对于手术切除虹膜囊肿，术者主要注意以下4个问题。①患眼眼压：若虹膜囊肿与角膜内皮接触时间比较长，容易导致角膜内皮薄；若术后眼压控制不好则较容易发生角膜扩张，因此对于这类患者，控制好眼压很关键。②患眼角膜内皮细胞计数：若虹膜囊肿壁长时间与角膜内皮接触，易导致角膜内皮细胞数的下降，因此术前我们需要完善角膜内皮细胞计数检查。③手术切口：切口小则很难将囊肿暴露充分、切除干净，而囊肿若未完整切除则易复发；对于切口的缝线需要控制力度，否则易造成医源性散光。④瞳孔是否需要成形：我们可以在虹膜囊肿切除术后行二期手术，为患者进行瞳孔再造，从而改善外观及畏光症状；也可以在患者需要更换晶状体时，考虑人工晶状体和人工虹膜联合植入手术。

另外，对于位于睫状体部位的虹膜囊肿，较难切除干净时，也可以在内镜下进行操作。

【参考文献】

[1] GEORGALAS I, PETROU P, PAPACONSTANTINOU D, et al. Iris cysts: a comprehensive review on diagnosis and treatment. Survey of Ophthalmology, 2018, 63 (3): 347-364.

[2] SHIELDS C L, SHIELDS P W, MANALEC J, et al. Review of cystic and solid tumors of the iris. Oman J Ophthalmol, 2013, 6 (3): 159-164.

[3] VENKATESWARAN N, CHING S S, FISCHER W, et al. The diagnostic and therapeutic challenges of posttraumatic iris implantation cysts: illustrative case presentations and a review of the literature. Case Rep Ophthalmol Med, 2015: 375947.

[4] MOHITE A A, PRABHU R V, RESSINIOTIS T. Latanoprost induced iris pigment epithelial and ciliary body cyst formation in hypermetropic eyes. Case Reports in Ophthalmological Medicine, 2017: 9362163.

（齐浩岚　许薇薇　整理）

病例 018 双眼碱烧伤后角膜穿孔

病历摘要

【基本信息】

患者，男性，39岁。主因双眼碱烧伤后红痛、视物不见6月余入院。

现病史：2020年12月10日在工厂不慎被片碱（主要成分NaOH）烧伤双眼后立即出现疼痛、红热、睁眼困难、视物不见，于当地医院行冲洗结膜囊、结膜异物剔除、前房穿刺后转至某地眼科中心，于当晚急诊行双眼眼部探查术、前房冲洗、羊膜移植术，出院后定期复查。2021年5月29日复查时发现双眼角膜溶解伴穿孔，后转至我院进一步治疗。

既往史：无高血压、糖尿病等病史。

个人史：无疫区旅居史，无吸烟、饮酒等嗜好。

【眼科检查】

视力：右眼无光感，左眼光感，光定位仅中央点位准确。眼压：右眼T+2。眼睑：右眼眼睑欠规则、充血，上下眼睑内翻，倒睫，睫毛向内翻转接触角膜；左眼眼睑欠规则、充血，上下眼睑内翻，倒睫，睫毛向内翻转接触角膜。双眼球结膜混合充血（++），上下球结膜与睑结膜粘连，结膜囊狭窄，眼球运动部分受限。右眼全角膜黄白色混浊，局部角膜溶解变薄，3点位角膜见2.5 mm穿孔，虹膜组织嵌顿，四周见大量新生血管长入角膜内约4 mm；左眼全角膜黄白色混浊，局部角膜溶解变薄，5～8点位角膜缘内见2.5 mm×3.5 mm穿孔区，虹膜组织嵌顿，四周见大量新生血管长入角膜内约2 mm（图18-1）。余窥不入。

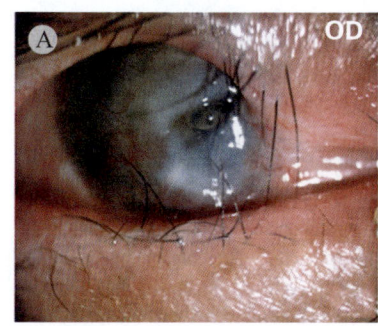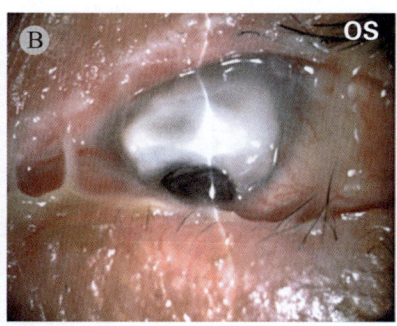

图 18-1 入院后双眼眼前节照相

【辅助检查】

双眼 B 超检查（图 18-2）右眼玻璃体混浊，玻璃体后脱离；左眼玻璃体混浊，脉络膜脱离。

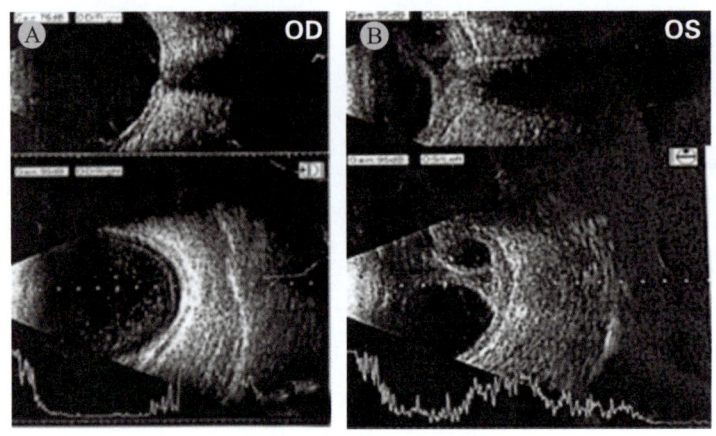

图 18-2　双眼 B 超检查

【诊断】

双眼角膜溶解穿孔；双眼睑内翻倒睫；右眼继发性青光眼；左眼脉络膜脱离；双眼碱烧伤。

【治疗经过】

右眼已无光感，行角膜移植意义不大，眼压虽高，但无明显疼痛症状，考虑患者经济及主观意愿，可暂不对右眼进行手术。术中若出现眼内容物涌出或暴发性脉络膜出血无法控制，需行眼内容物剜除术。于 2021 年 6 月 19 日全身麻醉下行左眼穿透性角膜移植、脉络膜上腔放液、玻璃体切除、视网膜脉络膜复位、气体液交换、硅油填充、睫状体冷冻、睑球粘连分离、结膜囊成形、唇黏膜移植、角膜遮盖、睑裂部分缝合术（图 18-3，图 18-4）。患者在一期手术后获得稳定而坚固的眼表结构，之后接受了二期人工角膜植入术，术后左眼视力为 0.3。

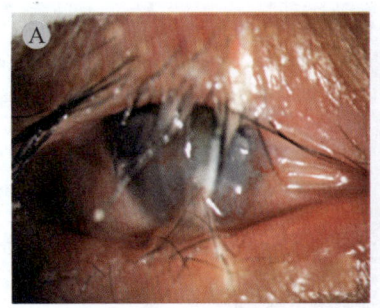 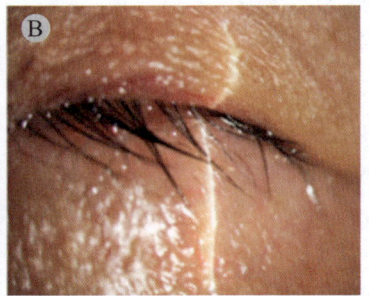

A. 右眼眼前节照相；B. 左眼睑裂缝合。

图 18-3　术后 3 天眼前节照相

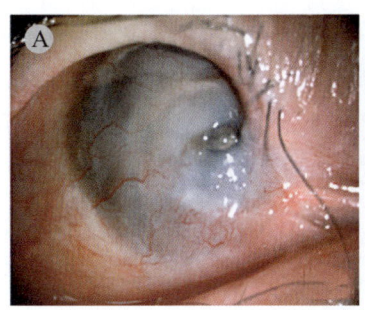 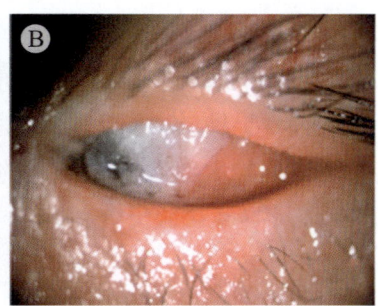

A. 右眼眼前节照相；B. 左眼睑缝线拆除。

图 18-4　术后 1 周眼前节照相

病例分析

患者为中年男性，双眼碱烧伤视物不见 6 月余，双眼角膜溃疡穿孔、右眼无光感。左眼弱光感，双眼睑球粘连严重，眼睑闭合不全，右眼眼压 T+2，角膜溃疡穿孔，眼内组织嵌塞，左眼眼压极低（T-2），角膜下方穿孔 5 mm×6 mm，眼内容物脱出。B 超提示左眼脉络膜脱离高。患者经济条件困难，主观上有强烈保眼球和视力恢复意愿。患者角膜穿孔可能是由于合并感染，加上患者睑球粘连严重，眼睑闭合不全，导致发生暴露性角膜溃疡，当地急诊处理羊膜移植范围偏小，应至少覆盖至角膜缘外 3 mm，包括结膜缺血区，当角膜变薄有穿孔倾向时应及时进一步处理，如可行多层羊膜移植。患者右眼继发性青光眼可能的原因：①由角膜、巩膜收缩引起；②小梁网损伤或小梁网上炎症产物的沉积；③右眼角膜虽有穿孔，但眼内组织嵌塞于穿孔处。该患者在唇黏膜移植术后接受了人工角膜移植术，术后视力为 0.3，完成了从"保眼球"到复明的质变。

黄一飞教授点评

该患者双眼碱烧伤程度较重，左眼基本全周角膜缘损伤，由于患者是片碱烧伤，为固体氢氧化钠，与液体或者气体烧伤是完全不一样的，加上患者在现场没有立即冲洗，因此患者的预后比较差，虽然患者在 7 小时后进行了羊膜移植，但范围非常小，只做了角膜上的羊膜移植，一般这种比较严重的碱烧伤，羊膜移植的范围应该大一点，甚至整个结膜囊都要覆盖到，这样才能减少粘连，避免后续治疗的麻烦，否则就会出现睑球粘连、眼睑闭合不全，除烧伤本身导致的角膜溶解以外，暴露性角膜炎也会引起后节的病变。该患者早期的一些治疗都错过了，当出现暴露性角膜炎时，对于这个患者的情况应及时进行睑裂缝合。碱烧伤的患者还应全程监测眼压，及时进行降眼压治疗，避免视神经萎缩导致患眼无光感。

【参考文献】

[1] GOTO H，ARIMA T，TAKAHASHI A，et al. Trimebutine prevents corneal inflammation in a rat alkali burn model. Sci Rep，2024，14（1）：12111.

[2] YU J F，HUANG Y F，WANG L Q，et al. Glaucoma and Moscow Eye Microsurgery complex（Moroz）keratoprosthesis. Zhonghua Yan Ke Za Zhi，2013，49（10）：873-877.

（姜思涛　许薇薇　整理）

病例 019　角膜上皮内上皮癌

病历摘要

【基本信息】

患者，女性，76岁。主因左眼视力下降1年入院。

现病史：患者于2020年8月因左眼视力下降于外院就诊，诊断为左眼角膜斑翳、双眼年龄相关性白内障，行双眼白内障手术，术后左眼视力无改善，后至其他医院就诊，诊断为左眼角膜变性，予以重组人干扰素α1b点左眼6次/天，治疗2个月后视力无改善，遂至我院就诊，以"左眼角膜上皮内上皮癌"收入院。

既往史：20余年前因乳腺癌于当地医院行乳腺癌根治术。1年前因右眼下睑内翻于外院行手术治疗。2型糖尿病病史5年，目前口服药物，血糖控制可。

个人史：无疫区旅居史，无吸烟、饮酒等嗜好。

【眼科检查】

右眼裸眼视力0.5，矫正视力+1.00 DS/–1.75 DC×95°→0.8；左眼裸眼视力0.15，矫正无提高。眼压：右眼15 mmHg，左眼16 mmHg。右眼角膜透明，右眼下睑内翻倒睫（图19-1A），左眼瞳孔区及鼻侧角膜增厚、混浊（图19-1B），鼻侧角膜缘见新生血管长入约1 mm，余角膜透明，双眼人工晶状体透明、位正，双眼眼底未见明显异常。

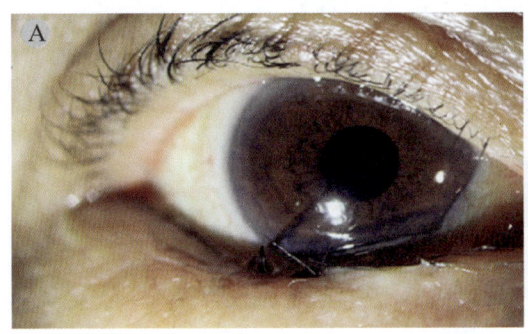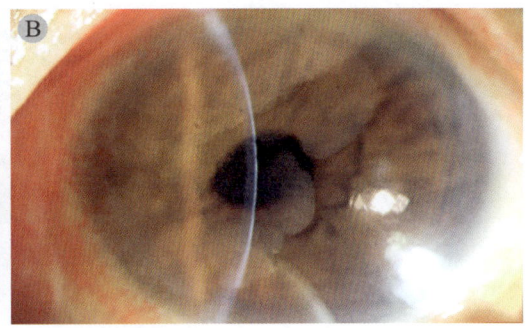

图 19-1　治疗前眼前节照相

【辅助检查】

眼前节OCT提示左眼角膜增厚（图19-2）。

角膜共聚焦显微镜显示左眼混浊区可见细胞增生性病变，角膜细胞形态可，未见基底膜下神经纤维，浅基质层细胞活化，深基质层细胞水肿，内皮细胞形态可，可见多量高反光 KP 影像。

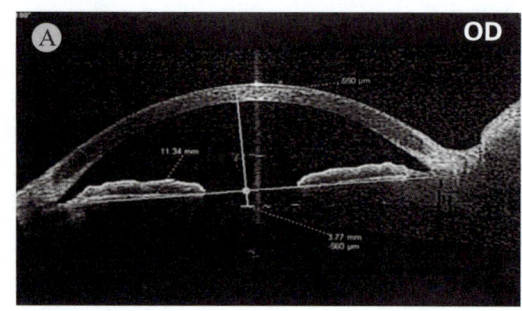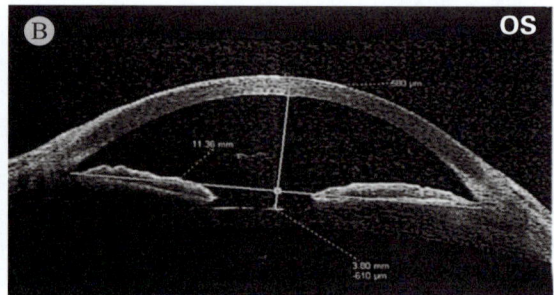

图 19-2　眼前节 OCT

【诊断】

左眼角膜上皮内上皮癌；双眼人工晶状体眼；右眼下睑内翻倒睫；乳腺癌根治术后；2 型糖尿病。

【治疗】

于 2021 年 7 月 19 日局部麻醉下行左眼角膜上皮内上皮癌病灶清除、角膜缘冷冻术，术后左眼裸眼视力提高至 0.5（图 19-3）。

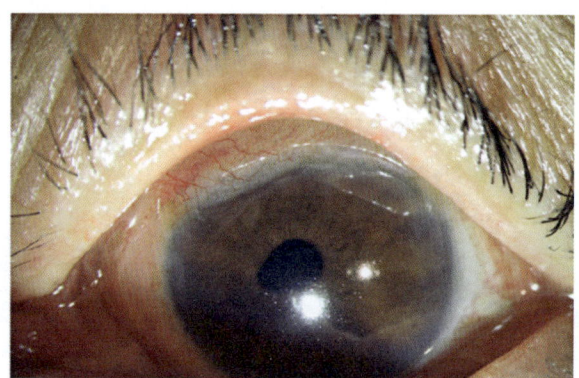

图 19-3　术后眼前节照相

病例分析

角膜上皮内上皮癌（intraepithelial neoplasia of cornea）最早由美国皮肤科医生 Bowen

作为一种癌前期角化不良详加描述，又称 Bowen 病。该病在临床形态上具有以下特征：缓慢增长的角膜缘半透明或胶冻状新生物，微微隆起，呈粉红色或霜白色，新生物表面布满"发夹"或"松针"样新生血管。少数病例也可呈乳头状，是一种癌瘤性血管翳。霜染状色调则系由上皮的不完全角化所致。侵犯的面积取决于就诊时间的早晚和是否有经过切除。早期发现者往往仅局限在角结膜交界处，而迁延岁月者肿瘤可呈弥漫生长，波及大片球结膜或侵犯大片角膜。

角膜上皮细胞的癌变与日光紫外线的照射可能有关，紫外线照射等因素可使细胞内 DNA 受损，当 DNA 修复延迟或修复失败等情况下，正常上皮细胞可发生癌变，并转换成肿瘤细胞式发展。

病理学检查可见肿瘤部位上皮细胞呈一致性增生，棘细胞为圆形或卵圆形，大小不一，有明显的极性紊乱和细胞核分裂象。在增生的上皮与正常上皮之间境界分明，肿瘤细胞局限于上皮内而不突破基底膜。完整而清晰的基底膜是本病与鳞状上皮细胞癌的主要鉴别之点。另一重要特征是有奇异核的肿瘤细胞，核大而浓密，与正常细胞相比，癌细胞的胞核占据整个细胞的极大比例，胞质较少。也可呈现为几个核聚集在一起的多核瘤巨细胞，这种多形性巨核或多核细胞，可出现在上皮的各个水平。

本病临床表现多见于 60 岁以上男性。肿瘤呈弥漫生长，外观呈灰红色胶样扁平状隆起（极少情况下可呈肉芽状），富有血管，与邻近正常组织之间有明显界限，触之有粗糙感。肿瘤多位于睑裂区，由角膜缘开始，同时向结膜、角膜伸展，但多向结膜侵犯，向角膜侵犯只有数毫米。临床上常被误认为慢性肉芽组织，有时也可在原先存在的炎症、创伤或烧伤的病灶上发生而被长期忽视。在裂隙灯下，肿瘤与正常组织界限分明。但凡被松针状血管翳波及或在如霜染的上皮处，组织学上均可找到癌变细胞，是已经癌变的上皮组织。病变虽迁延多年，在裂隙灯下仍只侵犯角膜表浅部位，基质切面清晰锐利，临床上并无明显的炎症征象。

本病可通过以下 4 种方式治疗。①手术清除病灶：单纯清除、联合羊膜移植、部分半层或全板层角膜移植。②药物治疗：对于角膜上皮内肿瘤可用丝裂霉素 C、5-氟尿嘧啶、干扰素滴眼液治疗，特别是对术后复发的患者，并发症包括最常见的干眼症表现、角膜浅表点状上皮缺损，角膜溃疡、巩膜缺血、巩膜变薄等，干扰素滴眼液对角膜上皮的毒性较小，但可能需要使用数月才能产生效果，目前多数学者不推荐以此治疗。③冷冻治疗：冷冻主要引起细胞蛋白变性、细胞破裂，促进肿瘤细胞凋亡，杀死肿瘤细胞，部分组织冻得过多，出现角膜水肿、混浊，甚至眼压降低等并发症。④放射治疗：大面积上皮癌单独放疗时，必须严格控制放疗剂量，并及时随访，但极易引起睫状体炎，发生晶状体和视网膜病变。

黄一飞教授点评

该病一般称为角膜上皮内上皮瘤，是一个增生性病变，可继续发展为鳞状细胞癌，从病理上比较容易诊断。临床上突出特点是早期像上皮增厚、混浊，要和角膜缘干细胞缺乏进行鉴别，角膜缘干细胞缺乏在共聚焦显微镜下呈基底细胞密度降低，无异型性，该病例细胞有异型性，由于病变没有突破基底膜，因此病变处刮除后视力可恢复。此病例由于术中取的标本量太少，导致没有病理上的结果比较可惜，目前对于此病例的诊断还是临床上的诊断，患者的临床表现比较典型，该病实际上是癌前病变，常见于60岁左右的男性，单眼发病，好发于角膜缘，临床表现外观呈灰红色胶样扁平状隆起（极少情况下可呈肉芽状），富有血管，与邻近正常组织之间有明显界限，触之有粗糙感。

【参考文献】

[1] LEBRETON M, CARTON I, BROUSSE S, et al. Vulvar intraepithelial neoplasia: classification, epidemiology, diagnosis, and management. J Gynecol Obstet Hum Reprod, 2020, 49（9）: 101801.

[2] CANETE-PORTILLO S, SANCHEZ D F, CUBILLA A L. Pathology of invasive and intraepithelial penile neoplasia. Eur Urol Focus, 2019（5）: 713-717.

[3] KRAVVAS G, GE L, NG J, et al. The management of penile intraepithelial neoplasia（PeIN）: clinical and histological features and treatment of 345 patients and a review of the literature. J Dermatolog Treat, 2022, 33（2）: 1047-1062.

（姜思涛　许薇薇　整理）

病例 020　棘阿米巴角膜炎

病历摘要

【基本信息】

患者，男性，33岁。主因左眼外伤后眼痛、畏光伴视力下降2月余入院。

现病史：患者2个月前左眼溅入铁屑后出现疼痛、异物感、畏光、流泪等，当地医院曾诊断为"左眼角膜异物"，予以异物剔除术，后出现反复眼痛、畏光、流泪，外院诊断为"疱疹病毒性角膜炎"，局部予以抗感染、抗病毒、营养角膜上皮等治疗无好转，角膜病灶进展为环状溃疡灶。

既往史：无特殊病史。

个人史：无疫区旅居史，无吸烟、饮酒等嗜好。

【眼科检查】

右眼裸眼视力0.6，左眼裸眼视力HM/BE，光定位准确。右眼前后节无异常（图20-1A）。左眼眼睑水肿，睁眼困难，结膜、睫状体混合充血，中央可见角膜环状溃疡灶，呈白色，上皮水肿，基质层混浊，病灶中央可见上皮缺损，余角膜轻度水肿，周围角膜可见新生血管长入，前房无积脓，余窥不清（图20-1B）。

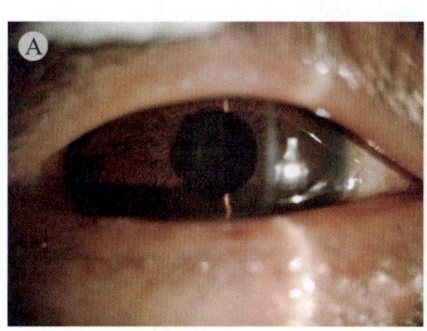 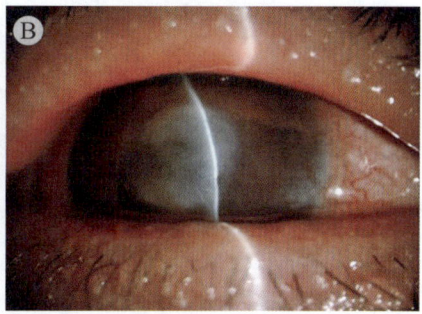

图 20-1　治疗前眼前节照相

【辅助检查】

我院的相关检查。角膜荧光素钠染色（图20-2）：右眼（-），左眼中央上皮缺损处着色，余角膜浸润灶染色（-）；角膜共聚焦显微镜检查（图20-3）：上皮层、200 μm左右深度基质层可见阿米巴包囊，局部成对排列，可见典型双壁结构，溃疡区可见炎性细胞浸润。外院行角膜刮片细胞学检查：多量水肿上皮细胞，多量炎性渗出细胞，中性粒细胞100%。角膜刮片培养：有阿米巴原虫生长，普通培养无细菌、真菌生长。

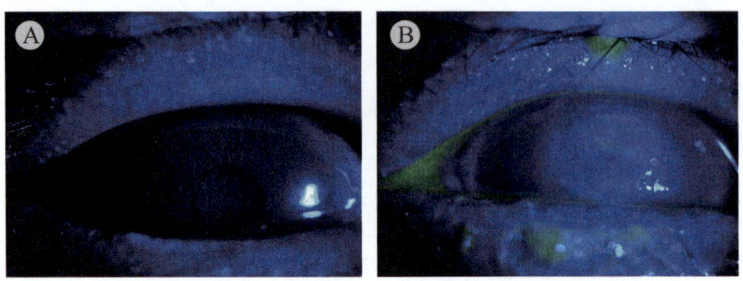

图20-2　角膜荧光素钠染色检查

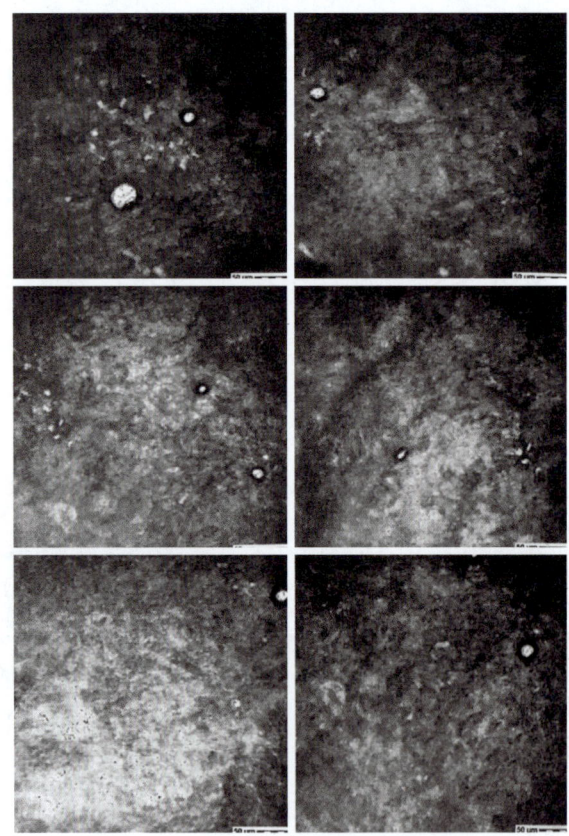

图20-3　角膜共聚焦显微镜检查

【诊断】

左眼棘阿米巴角膜炎。

【治疗经过】

完善术前检查后行局部麻醉下全板层角膜移植术，术中取角膜标本送病理科做常规检查，回报左眼慢性角膜炎，角膜上皮薄厚不一，上皮下纤维组织增生伴玻璃样变性，并见空泡变性，其间见散在PAS阳性的卵圆形结构，考虑为寄生虫感染。免疫组化结果：CD68（+），CK（+）。特殊染色PAS（+）。术后继续予以左氧氟沙星滴眼液点眼4次/天，普拉洛芬滴眼液4次/天，他克莫司滴眼液4次/天，聚六亚甲基双胍盐酸4次/天，氯已定4次/天。

【随访】

术后角膜植片在位、对合可，并随时间水肿逐渐减轻，未见角膜炎复发（图20-4）。治疗后视力恢复情况如表20-1。术后第7天复查角膜共聚焦显微镜，未见典型阿米巴结构（图20-5）。

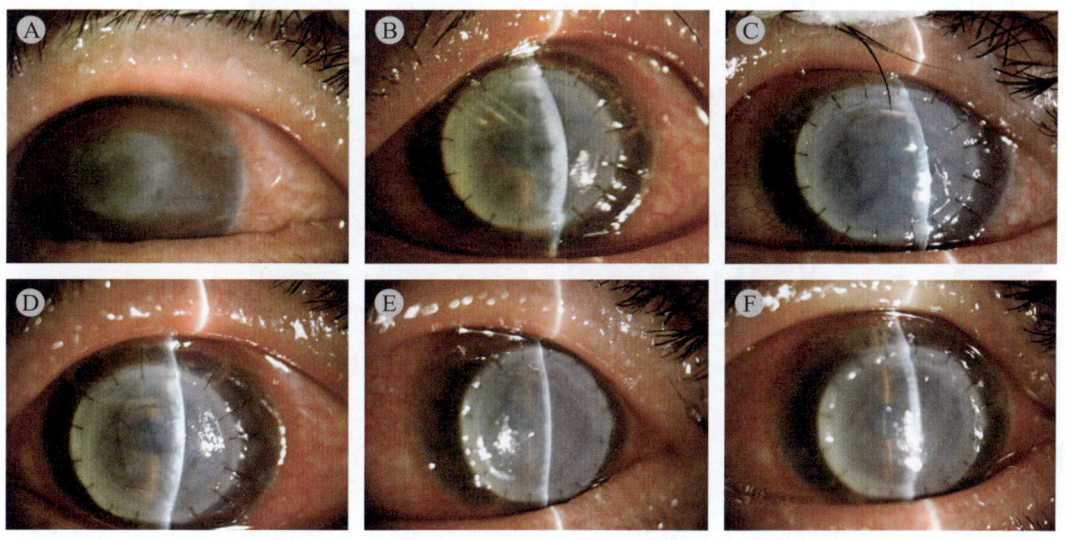

A. 术前；B. 术后第1天穿刺前；C. 术后第1天穿刺后；D. 术后第2天；E. 术后第3天；F. 术后第7天。

图20-4　术前术后眼前节照相对比

表20-1　术前术后视力改变

	OS	治疗
术前	HM	拟行左眼板层角膜移植术，继续抗阿米巴治疗
术后第1天	0.12	左氧氟沙星滴眼液、普拉洛芬滴眼液、他克莫司滴眼液、聚六亚甲基双胍盐酸+氯已定，板层间穿刺+散瞳
术后第2天	CF	停用聚六亚甲基双胍盐酸+氯已定
术后第3天	0.05	
术后第7天	0.08	

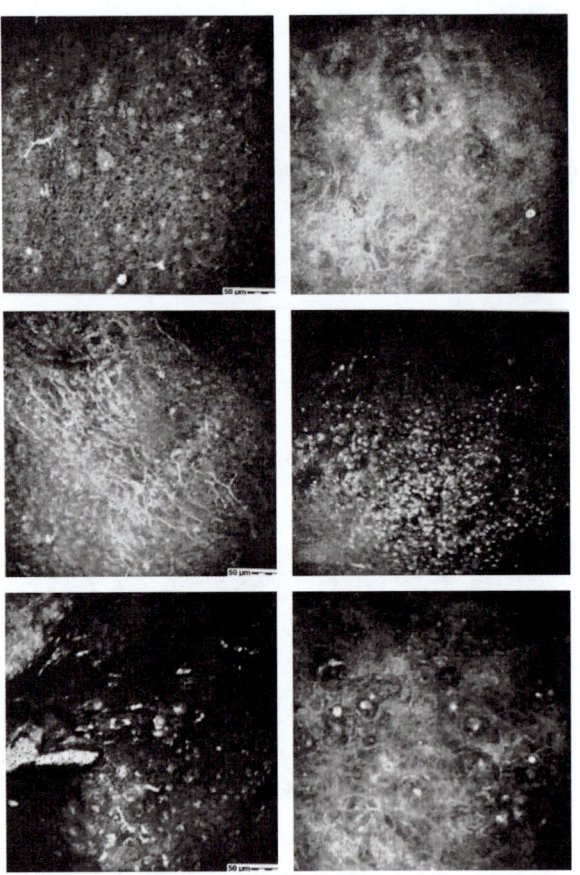

图 20-5 术后第 7 天角膜共聚焦显微镜检查

病例分析

棘阿米巴角膜炎（acanthamoeba keratitis，AK）是由棘阿米巴原虫感染引起的慢性、进行性、疼痛性角膜炎。其特点是疼痛与体征不成比例，临床表现为角膜基质环状浸润溃疡。主要危险因素为配戴角膜接触镜、不良卫生习惯、接触污染水等，其中，配戴角膜接触镜最常见。AK 对传统的抗生素治疗无效，治疗方案可选择药物治疗（双胍类、双脒类）和手术治疗（上皮清创、羊膜移植和穿透性角膜移植术）。近年来由于某些角膜接触镜及其清洗液的使用，AK 的患病率不断增加。由于诊断的延迟和有效药物治疗的缺乏，往往预后不良。

棘阿米巴属是一种普遍存在的原虫，已知它们在池塘、游泳池、热水浴缸和接触镜清洁液中生长旺盛。据报道有 15 种原虫，其中 5 个基因型别可引起角膜炎。棘阿米巴属以活性滋养体或休眠包囊形式存在，滋养体能够通过伪足缓慢运动，而包囊对杀菌剂、氯化、抗生素和低温等都有抵抗力。

AK是一种潜在威胁视力的感染性疾病，并且由于诊断的显著延迟和经常缺乏有效的医疗管理，通常预后不良。AK早期，由于阿米巴原虫常聚集在角膜神经周围导致放射状角膜神经炎，引起剧烈疼痛感，易与病毒性角膜炎混淆。随着疾病进展，由于角膜上皮微创伤致使糖蛋白上调，滋养体与糖蛋白结合后引起包括甘露糖诱导蛋白在内的许多致细胞病变因子的释放，引起细胞溶解、吞噬和凋亡，可出现角膜环状浸润溃疡、前房积脓等无菌性前葡萄膜炎，类似真菌性角膜炎或角膜溃疡的临床表现。因此，可能导致延误诊断和进行适当的治疗。各型角膜炎鉴别要点如表20-2。

表20-2 各型角膜炎鉴别要点

	棘阿米巴角膜炎	病毒性角膜炎	细菌性角膜炎	真菌性角膜炎
病史	角膜接触镜、污水、角膜异物、角膜外伤史等	单纯疱疹：原发感染，反复发作；带状疱疹：60%先出现皮肤疱疹	外伤、泪囊炎、角膜接触史	植物、泥土等异物外伤史、眼部手术史或长期引用激素及抗生素史
典型症状、体征	1/2患者感染早期出现特异性神经痛，早期角膜上皮完整，角膜上皮水肿，荧光素钠染色阴性或不典型，不完整树枝状；晚期可出现继发性无菌性前葡萄膜炎	明显清晰的树枝状浸润，角膜上皮缺损，荧光素钠染色阳性	症状、体征较重，常伴有脓性分泌物	病灶与体征分离，角膜病灶表面干燥，常合并伪足、卫星灶、内皮斑、黏稠的前房积脓等
病程进展	缓慢隐匿，无典型树枝状或融合地图状	地图状溃疡，抗生素治疗无效，单用糖皮质激素治疗加重	发病急剧（24～48h），发展迅速，抗生素治疗有效	抗生素治疗无效，糖皮质激素治疗加重
检查	荧光染色，角膜刮片涂片及培养，角膜共聚焦显微镜，聚合酶链反应，组织病理学			

药物治疗中双脒类和双胍类是最有效的杀囊虫类抗阿米巴药。棘阿米巴滋养体对抗生素、抗菌药、抗真菌药、抗原虫药、抗病毒药甚至抗肿瘤药敏感，但其包囊对上述治疗无效，甚至可能导致长期反复感染。双脒类药物包括羟乙基磺酸普罗帕脒0.1%（1000 g/mL）和己烷脒0.1%（1000 g/mL），是常用的双脒类药物，对滋养体和包囊均有效。双胍类药物包括聚六亚甲基双胍（PHMB）0.02%～0.06%（200～600 g/mL）和氯己定0.02%～0.2%（200～2000 g/mL），与双脒类药物合用时，证据表明有协同作用。手术治疗包括早期对溃疡清创联合结膜遮盖术，当抗阿米巴药物治疗后症状加重或穿孔可考虑角膜移植术，但注意需术前以及术后继续使用抗阿米巴药物治疗直到培养结果为阴性，重要的是治疗的合理减量和足量使用。

王丽强教授点评

本病例的确诊主要依靠病原学检查，此外，角膜共聚焦显微镜为疾病的诊断提供了很重要的依据。目前，共聚焦显微镜可实现细胞水平实时检查角膜结构，允许无创下更快速和详细的检查，分辨率高，可分析单个角膜细胞和炎症反应。AK 包囊在角膜共聚焦显微镜下有较典型的表现，即局部成对出现双壁或空心圆、椭圆小体，病灶周围表现为角膜组织溶解，炎症细胞浸润。此外，角膜共聚焦显微镜还可用于诊断免疫性角膜缘病，其特征是角膜周边朗格汉斯细胞浸润。在本病例治疗方面，抗阿米巴治疗的足量和足疗程很重要，而外用糖皮质激素在 AK 中的应用目前仍存在争议，尤其当眼前节有明显炎症时，糖皮质激素可能有助于症状的迅速缓解，但必须谨慎使用，因为抑制宿主的炎症反应可能导致阿米巴的致病性增加。综上所述，当遇到有角膜外伤史的角膜炎患者，尤其早期与体征不符的眼部疼痛症状，并且经抗细菌、抗真菌、抗病毒、局部激素药物治疗无效者，应考虑 AK 的可能。AK 眼科查体常见角膜环状浸润溃疡，角膜共聚焦显微镜、组织培养中发现阿米巴原虫可明确诊断。

【参考文献】

[1] DOS SANTOS D L，VIRGINIO V G，BERTÉ F K，et al. Clinical and molecular diagnosis of Acanthamoeba keratitis in contact lens wearers in southern brazil reveals the presence of an endosymbiont. Parasitol Res，2022，121（5）：1447-1454.

[2] MAYCOCK N J，JAYASWAL R. Update on acanthamoeba keratitis：diagnosis, treatment, and outcomes. Cornea，2016，35（5）：713-720.

[3] SCRUGGS B A，QUIST T S，ZIMMERMAN M B，et al. Risk factors, management, and outcomes of acanthamoeba keratitis：a retrospective analysis of 110 cases. Am J Ophthalmol Case Rep，2022，25：101372.

[4] DI ZAZZO A，VARACALLI G，DE GREGORIO C，et al. Therapeutic corneal transplantation in acanthamoeba keratitis：penetrating versus lamellar keratoplasty. Cornea，2022，41（3）：396-401.

[5] NIEDERKORN J Y. The biology of acanthamoeba keratitis. Exp Eye Res，2021，202：108365.

[6] WOUTERS K A，VERHOEKX J S，VAN ROOIJ J，et al. Topical corticosteroids in acanthamoeba keratitis：friend or foe? Eur J Ophthalmol，2022，32（1）：170-175.

（荣丽媛　整理）

病例 021　成骨不全眼部表现

病历摘要

【基本信息】

患者，男性，15 岁。主因双眼自幼视力差，双眼黑眼珠突出 6 年入院。

现病史：患者出生 53 天后家长发现其双眼巩膜呈蓝色，3 岁时于外院诊断为"远视散光"（具体不详），未戴镜矫正；6 岁时于外院诊断为"近视散光"（具体不详），配戴框架镜矫正；9 岁时家长发现双眼黑眼珠突出伴视力下降，配戴框架镜矫正；11 岁时外院诊断为"双眼圆锥角膜"，配戴硬性透气性角膜接触镜治疗。9 年来双眼无明显诱因近视与散光度数逐渐增加，双眼矫正视力均不超过 0.5。

既往史：患者出生后不久家长发现其身体软，于他院通过基因检测确诊为"成骨不全Ⅰ型"。既往右锁骨骨折，自行愈合；左股骨骨折，行手术治疗。

个人史、家族史：足月顺产，否认家族相关遗传病病史。

【眼科检查】

右眼裸眼视力 0.1，小孔视力 0.3；左眼裸眼视力 0.25，小孔视力 0.5。电脑验光未测出；双眼眼压正常。右眼鼻上方及颞上方巩膜呈蓝色（图 21-1A），裂隙灯检查见右眼角膜厚度不均匀变薄（图 21-1B），呈球形前突，上半部角膜纵向皱褶，上方角膜缘可见大量新生血管长入 3 mm，前房深，瞳孔圆，对光反射灵敏，其他均未见明显异常。

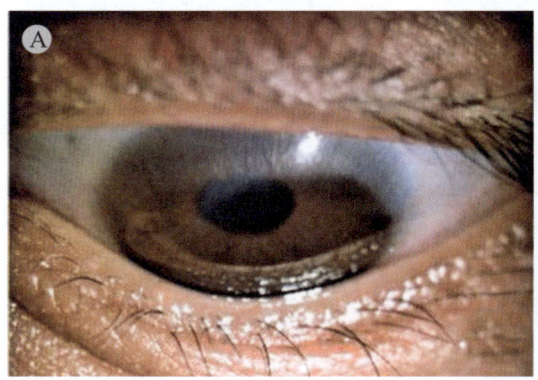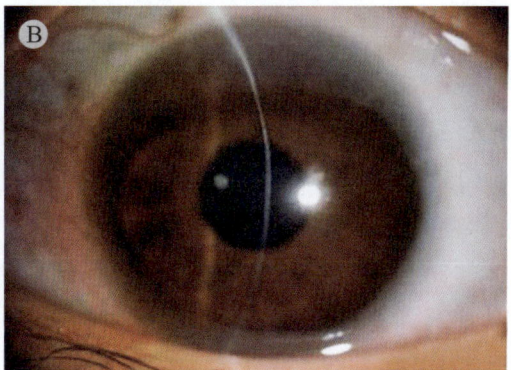

图 21-1　手术前右眼前节照相

【辅助检查】

眼前节 OCT 显示双眼全角膜不均匀变薄，右眼最薄为 160 μm，左眼最薄为 225 μm，双眼角膜缘处巩膜为 310～370 μm。术前 Pentacam 仪眼前节检查（图 21-2A）显示右眼 Kmax 为 74.7 D，最薄点为 124 μm，左眼 Kmax 为 70.7 D，最薄点为 168 μm。IOL Master 检查结果显示右眼眼轴长度为 26.29 mm，左眼为 26.23 mm。角膜内皮镜检查（右眼配合较差）显示细胞密度右眼为 876 个 /mm^2，左眼为 2475 个 /mm^2。B 超显示双眼玻璃体混浊，双眼眼轴长度为 26 mm。

【诊断】

双眼角膜扩张症；成骨不全（Ⅰ型）；左股骨骨折术后。

【治疗经过】

该患者双眼全角膜不均匀变薄，呈球形扩张，右眼重，受外力容易发生角膜破裂，有明确手术适应证；给予右眼保留角膜缘的板层角膜移植术（limbal stem cellsparing lamellar keratoplasty，LSCSLKP）；请儿科医生会诊，针对成骨不全给予系统性治疗。手术经过：全身麻醉下沿角膜缘全周剪开结膜，保留患者角膜缘组织，分离并暴露角膜缘后 4 mm 环形范围内的巩膜；20% 乙醇浸润角膜上皮 15 s 后，去除角膜上皮并避免上皮残留，分离去除前弹力膜，暴露基质层；取供体组织，去除供体角膜少许基质、后弹力膜及内皮层，带宽约 2 mm 板层巩膜；将植片与下方球形前突的植床对合，缝线固定缝合，将植片牢牢固定于巩膜上，缝合结膜切口，手术结束。

【随访】

术后 1 个月复查，右眼视力恢复至 0.2。术后 2 年复查，右眼视力为 0.2，右眼矫正视力 –5.50 DS/–4.50 DC×180° →0.5；左眼视力 0.3，左眼矫正视力 –4.50 DS/–6.00 DC×50° →0.6。双眼眼压正常。术后 Pentacam 仪眼前节检查（图 21-2B）：右眼 Kmax 为 50.1 D，最薄点为 436 μm，左眼 Kmax 为 71.7 D，最薄点为 136 μm。右眼巩膜外观呈蓝色，移植片居中在位，角膜直径 8 mm 内移植片透明，角膜上皮完整，层间未见上皮植入，未见活动性免疫排斥反应，角膜球形前突较术前明显减轻，角膜厚度大致正常（图 21-3）；左眼查体情况大致同术前。角膜内皮镜检查显示细胞密度右眼为 1258 个 /mm^2，左眼为 2297 个 /mm^2。患者对右眼视力满意，术后右眼视力无下降，右眼角膜曲率下降，角膜厚度显著增加。

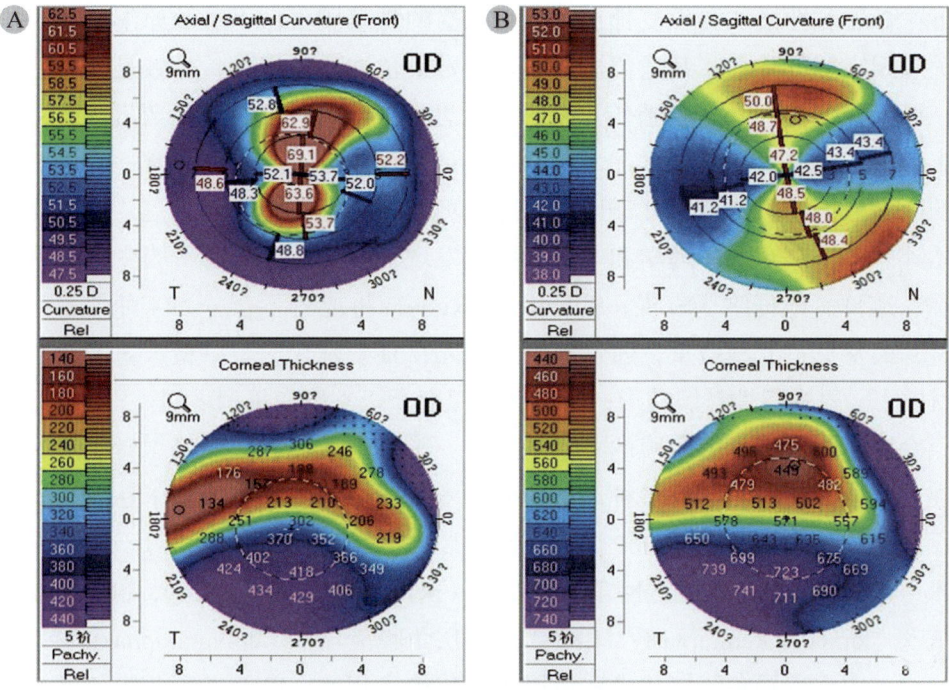

A. 患者手术前右眼 Pentacam 仪检查结果显示角膜曲率显著增加，角膜厚度明显变薄；

B. 患者手术后右眼 Pentacam 仪检查结果显示角膜曲率降低，角膜厚度增加。

图 21-2　右眼手术前、手术后 Pentacam 仪检查

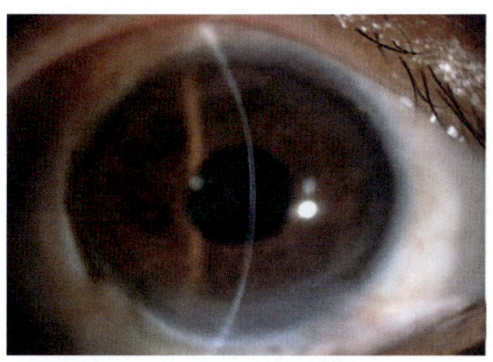

图 21-3　行右眼保留角膜缘的板层角膜移植术后裂隙灯检查

病例分析

成骨不全，又称为脆骨病，是一种常见的单基因遗传性骨病。它的主要特征是骨

量低下、骨骼脆性增加和反复骨折，是由重要的骨基质蛋白Ⅰ型胶原编码基因及其代谢相关基因突变导致的。其遗传模式主要是常染色体显性遗传，少数是常染色体隐性遗传，很少是X染色体伴性遗传。成骨不全患者眼部的特征表现是蓝巩膜，由于成骨不全患者巩膜内黏多糖含量增加，胶原束数量减少，其排列变得异常一致，这些超微结构的改变共同使巩膜变薄并透明。因此，巩膜眼内葡萄膜色素可见，使巩膜呈现出深浅不等的蓝色。组织病理学和电镜检查也发现，成骨不全患者巩膜变薄的状况尤其表现在赤道部。根据临床表现，Sillence和Rimoin将成骨不全分为4种类型：Ⅰ型病情最轻，最常见；Ⅱ型最重，通常围生期致死；Ⅲ型是存活者中最严重的，常常表现为身材矮小，呈进行性骨骼畸形；Ⅳ型严重程度介于Ⅰ型和Ⅲ型之间。

原发性或继发性球形角膜的手术指征有：①视力下降无法满足患者需求时；②角膜存在破裂的风险时。已有多种球形角膜手术方式，但最佳方式尚未达成共识。球形角膜手术治疗的主要问题是360°全角膜异常突出区域极度变薄，对于传统的角膜移植技术（植床制备），如穿透性角膜移植术（penetrating keratoplasty，PKP）或板层角膜移植术（lamellar keratoplasty，LKP）和表层角膜镜片术（epikeratophakia）是不利条件。一般来说，表层角膜镜片术和板层角膜移植术相比，PKP术后角膜免疫排斥反应的风险最大；与PKP相比，LKP可能会导致较低的视力（由于移植物宿主界面衍射问题），但它具有伤口稳定性较好、上皮愈合较快和术后并发症风险较低的优点；与改良的表层角膜镜片术相比，LKP可以实现受体角膜基质与供体角膜基质直接接触，这更有利于受体角膜基质细胞的激活、活化和长入供体角膜基质。有文献报道对球形角膜患者行表层角膜镜片术、角膜内皮移植术或LKP术后再行PKP以恢复视力。综上所述，该患者全角膜变薄、角膜缘巩膜变薄及无后弹力膜脱离，故建议先采用改良的LKP，即LSCSLKP，在不影响角膜缘的情况下增加角巩膜缘厚度和机械抗性；若患者对术后视力不满足，可考虑行二期PKP。采用改良的术式避免了角膜缘干细胞损伤，进而减少术后上皮细胞愈合不良问题。当球形角膜自发性或外伤性破裂时伤口撕裂呈星状，角膜裂口往往难以闭合，非常棘手，相关研究报告其最终视力多为指数甚至光感。为减少或避免这种情况，建议有手术指征时尽早手术。这例患者在28个月的随访过程中，未出现术眼角膜穿孔或急性角膜水肿（后弹力层撕裂）。术前角膜内皮细胞密度低，可能的原因有2个方面：①患者配合度差，内皮细胞密度结果的可信度较差；②患者角膜变薄、局部膨隆前突明显、纵行皱褶及血管长入，这些因素会影响角膜内皮镜的成像质量。角膜内皮细胞密度检查的重复性和准确性依赖于对细胞边界可重复的识别能力，这直接和图像质量有关。该患者术后角膜内皮细胞密度升高，亦可佐证术前内皮细胞密度低是由测量误差导致的。

王丽强教授点评

该病例较罕见，有别于圆锥角膜、透明角膜变性和球形角膜等疾病的典型角膜形态异常，成骨不全患者的角膜为全角膜弥漫变薄扩张，该病例周边变薄程度甚于中央部，基于角膜地形图和 Pentacam 仪检查结果，并结合患者成骨不全病史，可明确诊断为成骨不全合并双眼角膜扩张。

患者所接受的改良的 LSCSLKP 与传统的 LSCSLKP（角膜边缘处制作隧道）稍有不同。目前，在国内外用该手术方式治疗成骨不全相关性球形角膜的病例研究鲜有报道。LSCSLKP 手术方式治疗与蓝巩膜和成骨不全相关球形角膜的早期结果是令人鼓舞的；它可以在不损伤角膜缘干细胞的情况下恢复角膜的机械力学完整性。在发生角膜瘢痕或角膜水肿之前，早期使用该手术方式可以为角膜提供机械力学上的支持，又能获得更好的视力结局并减少行二期 PKP 的需求。这样可以避免在这种极薄的角膜条件下进行 PKP 的内在风险，包括创伤性伤口裂开和移植物免疫排斥反应等。

由于该疾病是基因突变造成角膜胶原代谢异常而发病，因此角膜移植术后角膜不排除有再次变薄可能，但由于进行的是异体移植，胶原变化过程可能较慢。因此，仍需要进一步地随访和增加样本量研究，以评估这种手术方式的长期疗效。同时，该疾病为双眼发病，需要密切观察左眼角膜情况，必要时行手术干预。

【参考文献】

[1] FORLINO A，CABRAL W A，BARNES A M，et al. New perspectives on osteogenesis imperfecta. Nat Rev Endocrinol，2011，7（9）：540-557.

[2] TAUER J T，ROBINSON M E，RAUCH F. Osteogenesis imperfecta：new perspectives from clinical and translational research. JBMR Plus，2019，3（8）：e10174.

[3] SILLENCE D O，RIMOIN D L. Classification of osteogenesis imperfect. Lancet，1978，1（8072）：1041-1042.

[4] ZARIPOVA A R，KHUSAINOVA R I. Modern classification and moleculargenetic aspects of osteogenesis imperfecta. Vavilovskii Zhurnal Genet Selektsii，2020，24（2）：219-227.

[5] CAMERON J A，COTTER J B，RISCO J M，et al. Epikeratoplasty for keratoglobus associated with blue sclera. Ophthalmology，1991，98（4）：446-452.

[6] KAUFMAN H E，WERBLIN T P. Epikeratophakia for the treatment of keratoconus. Am J Ophthalmol，1982，93（3）：342-347.

[7] MCDONALD M B，KOENIG S B，SAFIR A，et al. Onlay lamellar keratoplasty for the treatment of

keratoconus. Br J Ophthalmol, 1983, 67（9）: 615-618.

[8] JONES D H, KIRKNESS C M. A new surgical technique for keratoglobustectonic lamellar keratoplasty followed by secondary penetrating keratoplasty. Cornea, 2001, 20（8）: 885-887.

[9] KOLOMEYER A M, CHU D S. Descemet stripping endothelial keratoplasty in a patient with keratoglobus and chronic hydrops secondary to a spontaneous descemet membrane tear. Case Rep Ophthalmol Med, 2013: 697403.

[10] GOROVOY M S, GOROVOY I R, ULLMAN S, et al. Descemet stripping automated endothelial keratoplasty for spontaneous descemet membrane detachment in a patient with osteogenesis imperfecta. Cornea, 2012, 31（7）: 832-835.

[11] POLAT N, ULUCAN P B. Nontraumatic descemet membrane detachment with tear in osteogenesis imperfecta. Ophthalmol Ther, 2015, 4（1）: 59-63.

（李晓琴　整理）

病例 022　角膜神经痛

病历摘要

【基本信息】

患者，男性，41岁。2019年10月至我院门诊就诊询问是否能配自体血清。

现病史：2013年，患者主诉双眼畏光、疼痛伴异物感并逐渐加重半年，至当地医院就诊，检查显示双眼泪液分泌试验 8 mm，泪膜破裂时间为 8 s，诊断为"干眼症"并开具"聚乙二醇滴眼液"。局部用药后患者自感症状稍好转，但症状反复，严重时每天需使用1整瓶聚乙二醇滴眼液。患者随后辗转多家医院就诊，视力、眼压、眼底检查、MRI、MRA 等局部及全身检查均未见异常，先后局部使用包括左氧氟沙星滴眼液、玻璃酸钠滴眼液和氯替泼诺混悬滴眼液等多种药物，也多次行睑板腺按摩，但症状逐渐加重，直至双眼见光痛，抗拒睁眼，严重时患者不能正常出行，泪液分泌试验为0。2014年行泪点栓塞联合进口环孢素滴眼液使用，症状好转。2017年，患者行共聚焦显微镜检查（图22-1），结果显示角膜神经密度及数量降低明显，部分神经纤维不连续，诊断为角膜神经痛，配戴巩膜镜 Prose 后症状好转。2019年患者开始自制自体血清滴眼液局部使用，约10次/天，症状明显好转，阴天戴墨镜可出门活动。

既往史：否认外伤史；否认慢性病史。

家族史：否认家族性遗传病史。

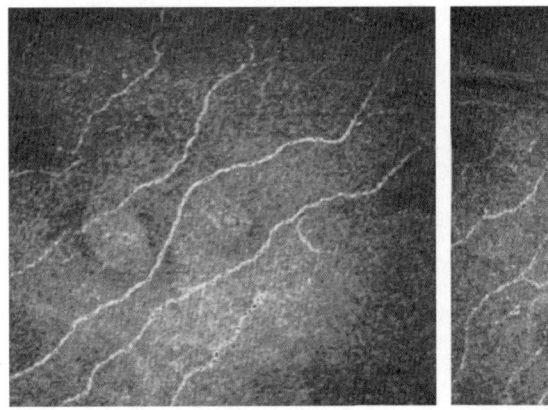
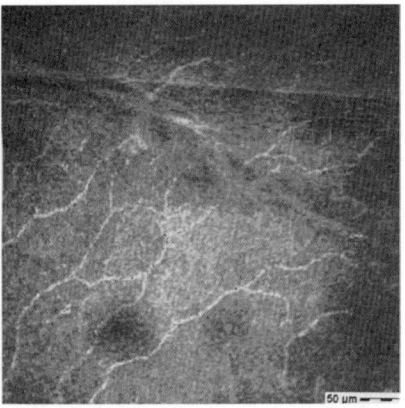

图 22-1　外院角膜共聚焦显微镜检查

【眼科检查】

右眼裸眼视力 0.8；左眼裸眼视力 0.8，双眼矫正无助。眼压：右眼 18 mmHg，左眼 17 mmHg。双眼外眼、前节及眼底均未见异常，外院 2 个月前检查泪液分泌试验显示右眼 11 mm，左眼 12 mm。

【辅助检查】

外院全身血液检验及影像学检查均未见异常。

【诊断】

角膜神经痛。

【治疗经过】

建议患者继续局部使用自体血清或考虑目前国内已在临床试验的生长因子滴眼液。

病例分析

角膜神经痛（neuropathic corneal pain，NCP）是近年眼科领域出现的一个新的疾病，指在正常非疼痛刺激下对疼痛的高度感知。本病通常无可见的客观检查结果，很难被识别，经常被误诊为干眼症。本病的特点是伴有严重症状，但经常没有伴随相应的体征。在既往文献中也被称为无染色角膜痛、幻角膜痛、眼神经性疼痛、眼痛综合征、角膜神经病、角膜异常痛等。

患者全身及眼部检查完善，可诊断为角膜神经痛。角膜神经具有保护角膜与感受外界刺激的功能，参与角膜上皮细胞增殖、完整性及损伤修复的调节，并维持眼表微环境的稳定性。它起源于三叉神经（Ⅴ脑神经）眼支，是人体中神经支配最密集的组织之一。三叉神经眼支是感觉神经，穿过海绵窦外侧壁前行，在眶上裂附近分为泪腺神经、额神经、鼻睫神经。鼻睫神经分出 2～3 条长长的睫状神经和 1 条与睫状神经节相连的分支，睫状神经节发出 6 条短睫状神经，与睫状长神经共同穿过视神经周围的巩膜向前通过，供给虹膜和睫状体，并终止于角膜缘环形神经丛。睫状长神经在眶内走形时，有来自颈内动脉的交感神经纤维汇入。睫状神经节是周围神经，它的感觉神经纤维来自鼻睫神经的感觉支，运动神经纤维来自动眼神经的下支。

神经到达眼前节，分支走行于结膜层，于角膜缘处进入角膜基质，后以放射状向角膜中央走形，沿途发出分支向角膜上皮分布。先在角膜前基质及前弹力层交界处形成上皮下神经丛，其分支垂直穿透前弹力层，于上皮基底层区形成基底下神经丛，最后发出分支走行并终止于上皮基底层或表层翼状细胞间。角膜是神经最密集的组织之一,每平方毫米大约有 7000 个神经末梢,角膜的敏感度是皮肤的 300～600 倍。角膜神经负责传递触觉、痛觉和温度觉。按动作电位传导速度及有无髓鞘可明显将角膜神经纤维分为非同源性的两类:① Aδ 纤维属有髓鞘细神经纤维,在穿入角膜基质后脱髓鞘,大部分用来感受机械性刺激,以长 0.1～1.2 mm 的脱髓鞘末梢在角膜中平行于上皮面走行,速度约 20 m/s。② C 纤维属无髓鞘神经纤维,可感受多态性刺激,以 < 50 μm 的短末梢神经束在上皮层中垂直于角膜面穿行,速度约 2 m/s。这两类纤维都可传递并对神经传递因子、自体有效物质及多种化学分子产生反应。角膜基底下丛神经大部分为无髓鞘神经(C 纤维),部分为有髓鞘神经(Aδ 纤维)。普遍认为,Aδ 纤维和 C 纤维不同的传导速度特性分别决定了临床上急、慢性疼痛的发生。角膜能感受机械、温度和化学刺激,感知为疼痛或其他异常感觉。正常角膜敏感性可能受年龄、性别、人种、昼夜变化、角膜厚度等多种因素影响。

角膜神经痛的病因比较复杂,与眼部用药和疾病(如干眼症、单纯疱疹病毒性角膜炎、化学烧伤等)以及全身系统性疾病、精神疾病均可能有关系,其中较为常见的原因为干眼症。4 种最常见的症状是抑郁、焦虑、纤维肌痛和头痛。目前认为角膜神经痛的发病机制是因为周围角膜神经损伤或病变,愈合过程中角膜神经损伤感受器异常再生和上调,最后对非疼痛刺激的高反应性和疼痛感的增强,疼痛应为神经系统功能障碍联合免疫炎性反应共同作用产生。

角膜神经痛的患者临床症状差异大,患者经常表现出与体征不相符的症状,裂隙灯显微镜检查往往不会发现明显的体征。患者可出现眼睑痉挛,这是由慢性角膜伤害感受器过度活动引起的。眼表检查可能是无异常的,不像干眼症会出现表面染色、泪液渗透压异常等情况。干眼症也有可能与眼部神经性疼痛并存,当这两种诊断同时出现时,则很难区分。因此对这样的患者诊断也是比较困难的,追问病史非常重要。当患者主诉角膜疼痛而无客观体征时,应怀疑角膜神经痛。使用局部表面麻醉药区分中枢/周围性疼痛;眼痛评估调查(OPAS)有助于评估角膜和眼表疼痛及其对生活质量的影响,调查不仅对诊断有用,而且对监测治疗方法的疗效也有帮助。客观进行共聚焦显微镜检查非常重要,角膜神经痛患者共聚焦显微镜观察显示会有不同程度的上皮基底膜下神经纤维密度降低,弯曲度、分支结构、神经瘤的增加;国际疼痛研究协会要求神经性疼痛的诊断需要确定周围和(或)中枢神经系统的躯体感觉通路的损伤或疾病,所以这类疾病找到诊断的依据是必要的。

角膜神经痛患者的治疗主要分为以下几部分:①促进神经纤维再生。a. 自体血清。自体血清中含有神经生长因子、转化生长因子、胰岛素样生长因子 1、表皮生长因子、纤连蛋白和 P 物质等。大量研究表明使用 20% 自体血清治疗角膜神经痛后,共聚焦显微镜显示出角膜基底神经密度显著增加以及神经反射率和弯曲度降低，而且痛觉过敏等不适症状也得到了改善。因此，有文献建议每天使用8次左右20%的自体血清滴眼直到症状得到缓解，然后逐渐减量以防止复发。b.重组人生长因子滴眼液：塞奈吉明滴眼液。已经有大量文献证明此滴眼液对神经营养性角膜炎有非常好的效果，对角膜神经痛的患者同样效果显著，但其价格昂贵，尚未全面普及。②抗感染治疗。由于炎症反应在角膜神经痛的发病机制中发挥着关键作用，因此角膜神经痛的患者通常需要长期使用抗感染药物来缓解症状。如免疫抑制剂（0.05%环孢素A、氯替泼诺滴眼液等）。③眼表治疗。人工泪液可降低泪液的高渗透压，停止角膜痛觉受器的过度刺激；巩膜镜对部分患者有效，但对于严重的痛觉过敏患者，镜片可以引发疼痛。④全身用药。如全身镇痛药三环类抗抑郁药（阿米替林等）、抗惊厥药（卡马西平等）、阿片类拮抗剂（低剂量纳曲酮）及维生素B_{12}等。角膜神经痛患者预后差异大，患者通常有慢性症状，需要采用多种治疗方法，早期干预效果更好。

王丽强教授点评

目前我们对角膜神经痛这一疾病的认识尚处于早期阶段，尽管经验性治疗方法取得了一定的效果，但还没有一个确切具体的治疗方案是令人满意的。过去的几年里，许多临床医生已经意识到角膜神经痛是真实存在的疾病，目前还需要做很多的工作来了解这一疾病。这类患者少见又容易误诊，但是治疗又是非常迫切的，因为严重的疼痛感和畏光使角膜神经痛的患者无法进行日常生活活动，他们常伴有焦虑和抑郁的症状，在极端情况下甚至有自杀的念头，对他们而言医生的信任可能就是救命稻草。我们在临床工作中应该注意这类患者。

【参考文献】

[1] EBRAHIMIADIB N, YOUSEFSHAHI F, ABDI P, et al. Ocular neuropathic pain: an overview focusing on ocular surface pains. Clin Ophthalmol, 2020, 14: 2843-2854.

[2] DUA H S, SAID D G, MESSMER E M, et al. Neurotrophic keratopathy. Prog Retin Eye Res, 2018, 66: 107-131.

[3] SHAHEEN B S, BAKIR M, JAIN S. Corneal nerves in health and disease. Surv Ophthalmol, 2014, 59(3): 263-285.

[4] 郭婉若，杨燕宁. 角膜神经痛的研究进展. 中华眼视光学与视觉科学杂志，2019，21(1): 73-77.

[5] REICHLING D B, LEVINE J D. Critical role of nociceptor plasticity in chronic pain. Trends Neurosci, 2009, 32（12）：611-618.

[6] MOSHIRFAR M, BENSTEAD E E, SORRENTINO P M, et al. Ocular Neuropathic Pain.Treasure Island（FL）：StatPearls Publishing, 2023.

[7] GOYAL S, HAMRAH P. Understanding neuropathic corneal pain--gaps and current therapeutic approaches. Semin Ophthalmol, 2016, 31（1/2）：59-70.

[8] AGGARWAL S, COLON C, KHEIRKHAH A, et al. Efficacy of autologous serum tears for treatment of neuropathic corneal pain. Ocul Surf, 2019, 17（3）：532-539.

[9] DEEKS E D, LAMB Y N. Cenegermin：a review in neurotrophic keratitis. Drugs, 2020, 80（5）：489-494.

（谢海南　整理）

病例 023 良性黏膜类天疱疮眼部表现

病历摘要

【基本信息】

患者，男性，57 岁。主因左眼异物感伴视力下降 3 月余入院。

现病史：2020 年 8 月无明显诱因自觉左眼异物感，视力下降，上睑内肿物突出，伴眼干、畏光及黏性分泌物。就诊于当地医院，诊断不明；后就诊于北京某医院，诊断为"良性黏膜类天疱疮？"，建议药物联合手术治疗；遂就诊于我院眼科。

既往史：2018 年 9 月和 2019 年 4 月于外院行双眼结膜息肉切除术；2009 年于外院行胃息肉切除术；患口腔溃疡和鼻黏膜溃疡 2 年，间断药物治疗；2 型糖尿病病史 5 年。

个人史：无吸烟、饮酒等嗜好。

【眼科检查】

右眼裸眼视力 0.3，矫正视力 –1.25 DC × 80° → 0.8；左眼裸眼视力 0.15，矫正视力不提高。右眼眼睑无水肿、上睑下垂及倒睫；左眼睑裂窄小，可见上睑下垂及倒睫。右眼活动自如，无突出、内陷及震颤；左眼运动受限，各方位均不到位，下转受限较著，无突出、内陷及震颤（图 23-1）。右眼外眦部下睑结膜囊狭窄，可见瘢痕及粘连（图 23-2）；左眼全周结膜囊狭窄，外眦上、下结膜囊内均可见息肉突出眼睑外，约 4 mm × 5 mm（图 23-3）。余双眼前节正常，左眼眼底黄斑区颞下侧可见一类圆形脱色素区。

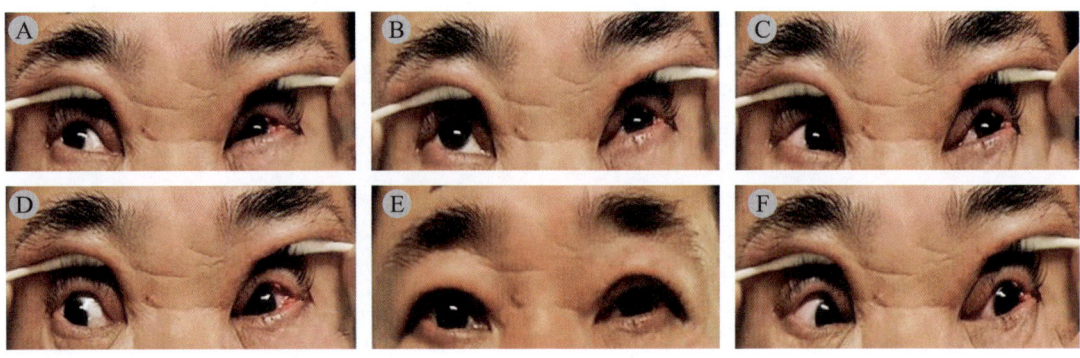

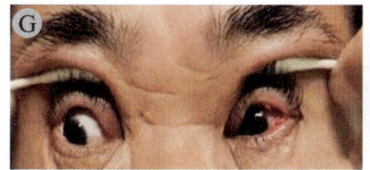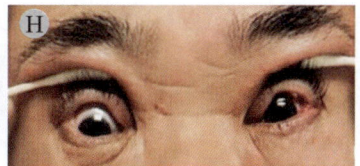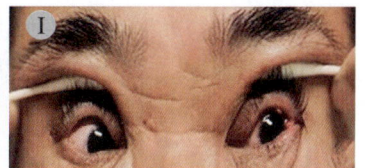

图 23-1　眼球运动九眼位

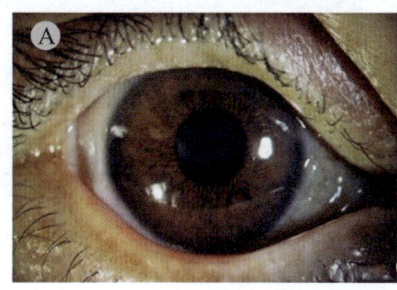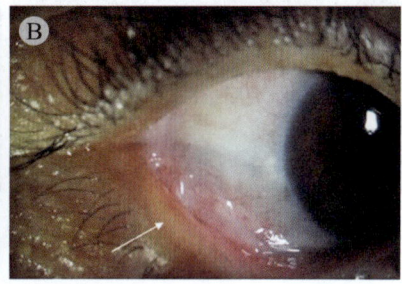

右眼可见瘢痕及粘连（箭头所示）。

图 23-2　右眼外观

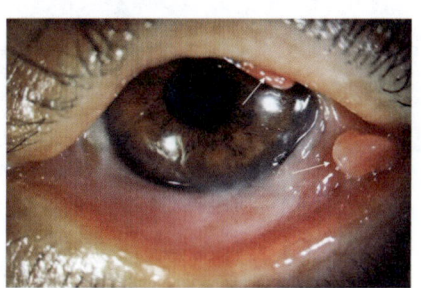

左眼可见息肉突出眼睑外（箭头所示）。

图 23-3　左眼外观

【辅助检查】

黄斑 OCT 提示：右眼黄斑区未见明显异常（图 23-4A），左眼黄斑区颞下侧可见局限性的 RPE 层隆起伴脱离（图 23-4B，箭头所示），黄斑中心凹形态正常。FFA 提示（外院）：左眼黄斑区颞下侧可见一类圆形病变（图 23-5，箭头所示），约 1/8 PD，可见荧光着染，边界清楚，无明显渗漏，提示视网膜色素上皮改变。口腔查体：可见多处黏膜溃疡性病变（图 23-6）。实验室检查（我院）：C 反应蛋白 0.84 mg/dL，抗核抗体（胞浆型 1∶1000），IgA 测定 434 mg/dL（正常值为 70～400 mg/dL），IgG 测定 1660 mg/dL（正常值为 700～1600 mg/dL），结核感染 T 细胞检测（抗原 B）10 SFC（正常值为 0～6），余抗体（–）。实验室检查（外院）：C 反应蛋白 8.17 mg/L（正常值为

0～8 mg/dL），自身抗体谱：抗核抗体（胞浆型 1 : 3200）（正常值＜ 1 : 100），抗线粒体抗体 M2（阳性）（正常值＜ 25），类风湿因子（－），免疫五项（免疫球蛋白 G、A、M，补体 C_3、C_4）（－），天疱疮相关抗体（抗桥粒芯糖蛋白 1 抗体、抗桥粒芯糖蛋白 3 抗体、抗 BP180 抗体、抗 BP230 抗体）（－），抗环瓜氨酸肽抗体（－），葡萄糖 -6-磷酸异构酶（－），抗 α- 胞衬蛋白抗体（－），HLA-B27（－）。

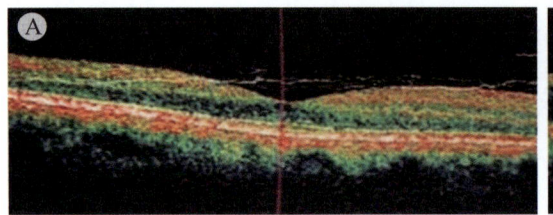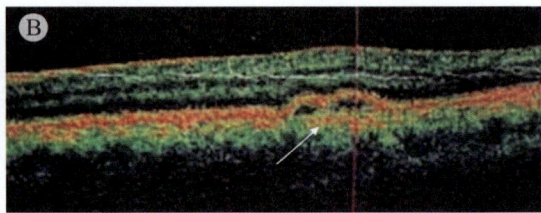

图 23-4　黄斑 OCT 检查

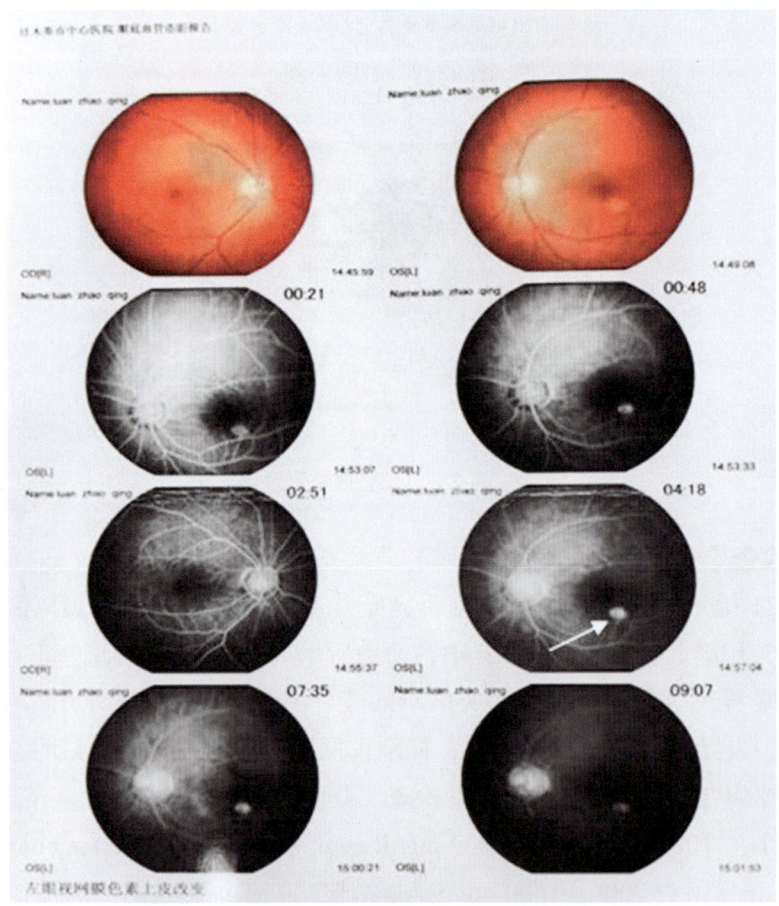

图 23-5　眼底血管 FFA 检查

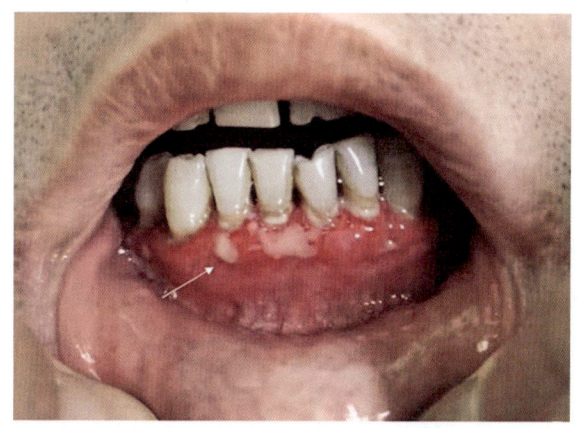

图 23-6　牙龈处口腔黏膜溃疡（箭头所示）

【诊断】

双眼结膜囊狭窄；双眼睑球粘连；左眼多发结膜息肉；眼瘢痕性类天疱疮；2型糖尿病。

【治疗经过】

完善术前检查后左眼局部麻醉下行睑球粘连分离、结膜囊成形、唇黏膜移植、结膜息肉切除手术，切除的结膜息肉、正常结膜、唇黏膜送至北京某医院皮肤科行类天疱疮相关免疫检测。右眼给予0.1%氟米龙滴眼液+环孢素滴眼液治疗。直接免疫荧光回报：（唇黏膜+正常结膜+结膜息肉）抗体IgG、IgA、IgM C3（-）；间接免疫荧光回报：抗棘细胞桥粒抗体（-），抗基底膜抗体（-）。术后双眼继续使用滴眼液治疗，同时遵风湿科会诊意见：口服来氟米特胶囊（10 mg，1次/天）、白芍总苷胶囊（0.6 g，2次/天），风湿科门诊随诊。术后左眼外观照（图23-7）：可见上下睑结膜囊成形良好，唇黏膜在位。

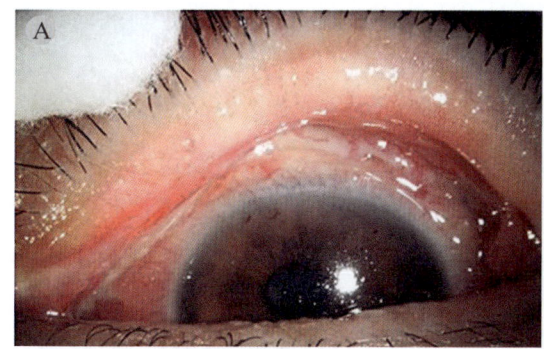
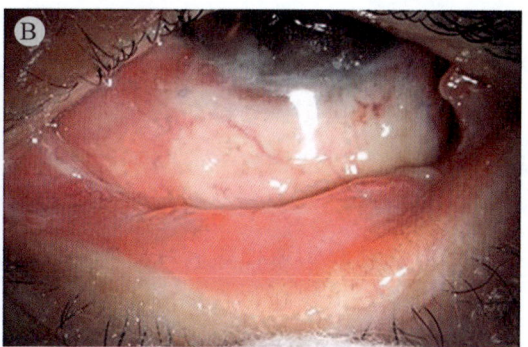

图 23-7　术后左眼外观

病例分析

目前黏膜类天疱疮病因不明，免疫学见基底膜带抗体线状沉积[免疫球蛋白和（或）补体]，病理可见表皮或上皮下大疱伴以淋巴细胞为主的炎细胞浸润（天疱疮为上皮内病变）。患者结膜和口腔黏膜受损占60%～90%，鼻、咽、生殖器和肛门黏膜约占25%，皮肤受累罕见。临床表现中眼部可能是唯一受累部位，损害通常呈不对称发生，1～2年后对侧眼结膜才受累及，可出现卡他性结膜炎症状，出现透明的水疱，并迅速破裂。随后瘢痕萎缩形成，结膜粘连，眼球运动受累，睑内翻致角膜改变，角膜混浊、溃疡、穿孔；黏膜组织多发水疱形成疼痛性糜烂，然后瘢痕形成。发生于舌系带能限制舌的运动；发生于颊黏膜、软腭等可影响摄食；皮肤损害多为紧张性水疱，疱壁不易破裂，发生于红斑性皮肤上，一个或多个部位，以萎缩型瘢痕愈合。

眼瘢痕性类天疱疮（ocular cicatricial pemphigoid，COP）临床分级按照Foster分级法分为：Ⅰ期，慢性结膜炎，结膜下瘢痕和纤维化；Ⅱ期，出现任何程度的穹隆缩短，并且根据下穹隆深度丧失的范围分为A（0～25%）、B（25%～50%）、C（50%～75%）、D（75%～100%）；Ⅲ期，出现任何程度的睑球粘连，并根据睑球粘连所累及的水平范围细分为A（0～25%）、B（25%～50%）、C（50%～75%）、D（75%～100%），记录睑球粘连带的数目；Ⅳ期，睑缘粘连，睑球固定。

黏膜活检直接免疫荧光染色在上皮基底膜区出现线状IgG、IgA、IgM和（或）补体C_3沉积是诊断OCP的金标准。目前，文献报道直接免疫荧光的阳性率为3%～80%，活检的部位、染色方法与检出率直接相关，40%为阴性的结果不能除外OCP。根据黏膜类天疱疮国际共识，累及眼部的黏膜类天疱疮（即OCP）属于高危类型，需要行系统性免疫抑制剂治疗。局部用药只能暂时缓解症状，并不能阻止疾病的进展。本病治疗原则是依据疾病的严重程度来选择不同强度的免疫抑制剂。按照Foster分期，Ⅰ期患者，一般首选氨苯砜；Ⅱ～Ⅲ期患者，首选麦考酚酸吗乙酯；Ⅳ期患者，可以从环磷酰胺开始。然后观察疗效，再决定用更强或较弱的药物做后续治疗，即根据疗效选择向上或向下的"活梯"方案（stepladder），同时建议与皮肤科医生合作治疗该病。而手术治疗的目的是为缓解结膜、眼睑瘢痕，重建眼表。目前的手术方式包括结膜瘢痕切除后羊膜移植术、自体口腔黏膜上皮移植、异体角膜缘干细胞移植、板层角膜移植术及穿透性角膜移植术、人工角膜移植术等。本例患者原定行双眼手术联合药物治疗，但术中发现患者左眼睑球粘连严重且口腔多发溃疡，唇黏膜移植面积有限，故该行左眼手术联合药物治疗，右眼行药物治疗，门诊密切观察。待唇黏膜组织恢复，若右眼病变进展迅速，择期行睑球粘连分离、结膜囊成形、唇黏膜移植术。

黄一飞、王丽强教授点评

眼瘢痕性类天疱疮的鉴别诊断很重要，引起结膜瘢痕化的疾病很多。常见的有感染性角结膜炎、特应性角结膜炎，免疫性、外伤性、药物引起的假性类天疱疮，多次眼部手术致结膜瘢痕，罕见的有眼部的大疱性疾病等。尤其Stevens-Johnson综合征，可以产生非特异性结膜炎表现，慢性期也可有结膜瘢痕形成，可出现睑球粘连、角膜血管化等，但多有最初的急性期、皮肤损害（皮疹、多形红斑，面积＞20%）及全身症状（发热、头痛、咽痛、关节酸痛等）、药源性暴露史（磺胺类药物、抗生素、抗癫痫药等），可作为鉴别点。所以在临床工作中需详细询问患者全身及局部用药史、致病危险因素暴露史、外伤史等。

【参考文献】

[1] CHAN L S, AHMED A R, ANHALT G J, et al. The first international consensus on mucous membrane pemphigoid: definition, diagnostic criteria, pathogenic factors, medical treatment, and prognostic indicators. Archives of Dermatology, 2002, 138(3): 370-379.

[2] BRANISTEANU D C, STOLERIU G, BRANISTEANU D E, et al. Ocular cicatricial pemphigoid (Review). Experimental and Therapuetic Medicine, 2020, 20(4): 3379-3382.

[3] LABOWSKY M T, STINNETT S S, LISS J, et al. Clinical implications of direct immunofluorescence findings in patients with ocular mucous membrane pemphigoid. American J Ophthalmol, 2017, 183: 48-55.

[4] KIRZHNER M, JAKOBIEC F A. Ocular cicatricial pemphigoid: a review of clinical features, immunopathology, differential diagnosis, and current management. Seminars in Ophthalmology, 2011, 26(4-5): 270-277.

[5] AHUERO A E, JAKOBIEC F A, BHAT P, et al. Paraneoplastic conjunctival cicatrization: two different pathogenic types. Ophthalmology, 2010, 117(4): 659-664.

[6] SAW V P, DART J K. Ocular mucous membrane pemphigoid: diagnosis and management strategies. The Ocular Surface, 2008, 6(3): 128-142.

[7] CIRALSKY J, PAPALIODIS G N, FOSTER C S, et al. Keratoprosthesis in autoimmune disease. Ocular Immunology and Inflammation, 2010, 18(4): 275-280.

（崔卉　整理）

病例 024　蚕食性角膜溃疡

病历摘要

【基本信息】

患者，男性，39 岁。主因双眼硫酸烧伤后反复眼痛畏光流泪 11 年余，左眼加重 1 年余入院。

现病史：患者 11 年前双眼硫酸烧伤后反复出现眼痛、畏光、流泪，伴视物模糊，1 年前左眼症状加重，伴视物模糊，外院诊断为"双眼角膜溃疡"，予以左氧氟沙星滴眼液、氟米龙滴眼液和更昔洛韦滴眼液点眼，症状无缓解，收治入院。

既往史：高血压病史 1 年余，"小三阳" 15 年余。

个人史：无疫区旅居史，无吸烟、饮酒等嗜好。

【眼科检查】

右眼裸眼视力 0.3（矫正小孔下 –2.50 DS → 0.6），左眼裸眼视力 HM/30 cm（矫正无提高），双眼光定位准确；右眼结膜无充血，角膜 3～8 点位周边可见片状角膜浸润、灰白色混浊带，并可见新生血管从角膜缘长入，左眼结膜、睫状体混合充血，角膜 5～2 点位约 270°角膜缘溃疡，累及中央角膜，病变处角膜变薄，病灶处可见新生血管从角膜缘长入，余角膜水肿、混浊。治疗前眼前节（–）（图 24-1）。双眼晶状体透明，视盘边界清、色红，视网膜在位。

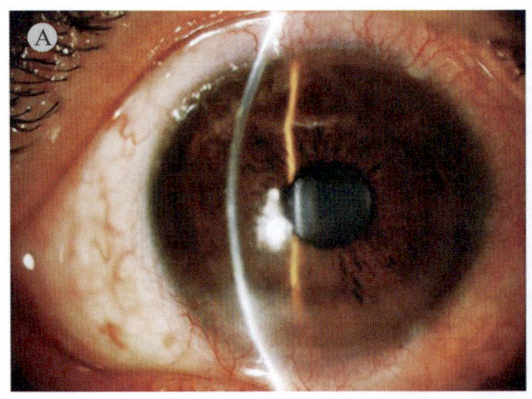 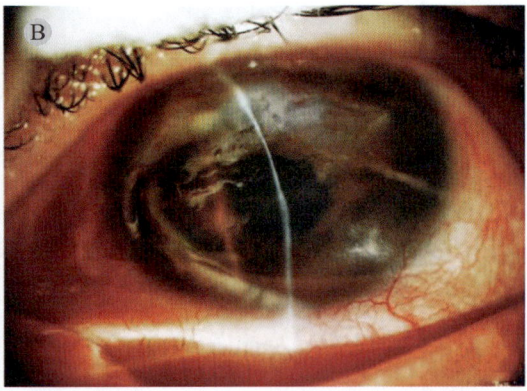

图 24-1　治疗前眼前节照相

【辅助检查】

角膜荧光素钠染色显示右眼无明显着染，左眼中央、周边溃疡处可见荧光剂着染（图 24-2）。眼前节 OCT 显示右眼周边角膜基质层内反射稍高，左眼溃疡处角膜缘变薄，周围基质层相对增厚（图 24-3）。角膜共聚焦显微镜检查显示双眼角膜缘缺陷，可见朗格汉斯细胞（图 24-4）。眼 B 超、黄斑 OCT 及视盘 OCT 未见明显异常。外院检查，角膜刮片显示左眼大量水肿上皮细胞、炎性渗出细胞。风湿免疫相关抗体（−）。

【诊断】

左眼蚕食性角膜溃疡；双眼硫酸烧伤；双眼角膜缘缺陷。

【治疗经过】

局部予以他克莫司滴眼液点左眼 4 次/天，醋酸泼尼松龙滴眼液点双眼 4 次/天，左氧氟沙星滴眼液点双眼 4 次/天，玻璃酸钠滴眼液点双眼 6 次/天，口服环孢素胶囊 50 mg 2 次/天，排除手术禁忌行左眼异体角膜缘、板层角膜移植术，术后继续药物治疗。术中病理回报：左眼角膜组织表面鳞状上皮增生，上皮下少量慢性炎细胞浸润，纤维玻璃样变性，局部见一囊腔，囊壁内衬单层及复层扁平上皮。

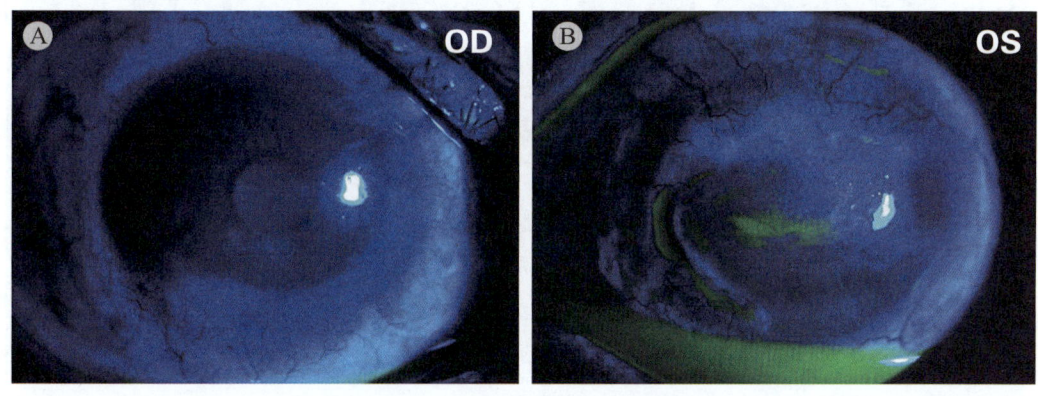

图 24-2　角膜荧光素钠染色

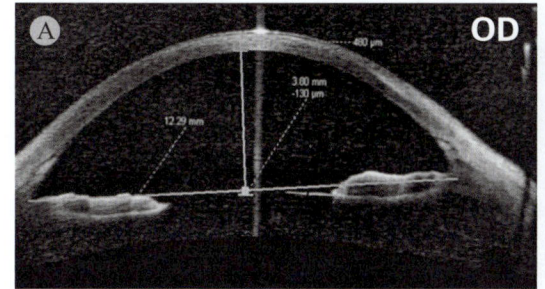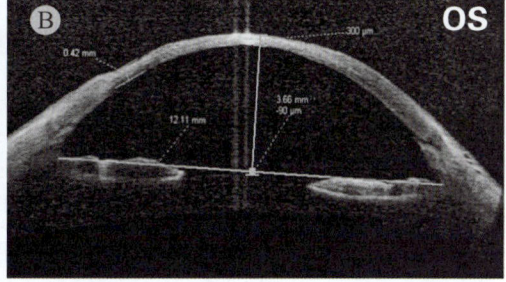

图 24-3　眼前节 OCT 检查

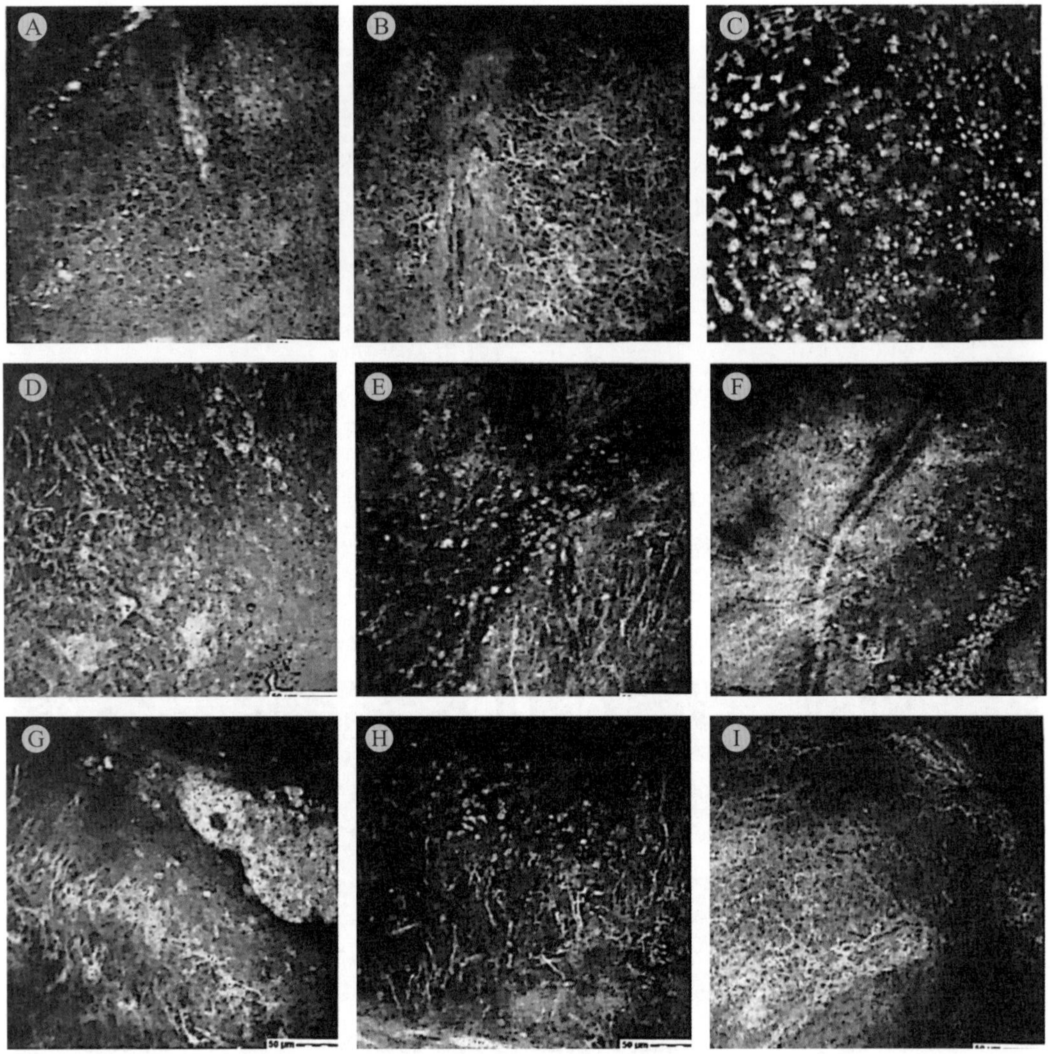

图 24-4 角膜共聚焦显微镜检查

【随访】

治疗后双眼前节改变（图 24-5，图 24-6）。裸眼视力改善：左眼术前 CF/30 cm，术后第 1 天 HM/BE，术后第 2 天 HM/50 cm；右眼治疗前 0.3，治疗后第 3 天 0.4。

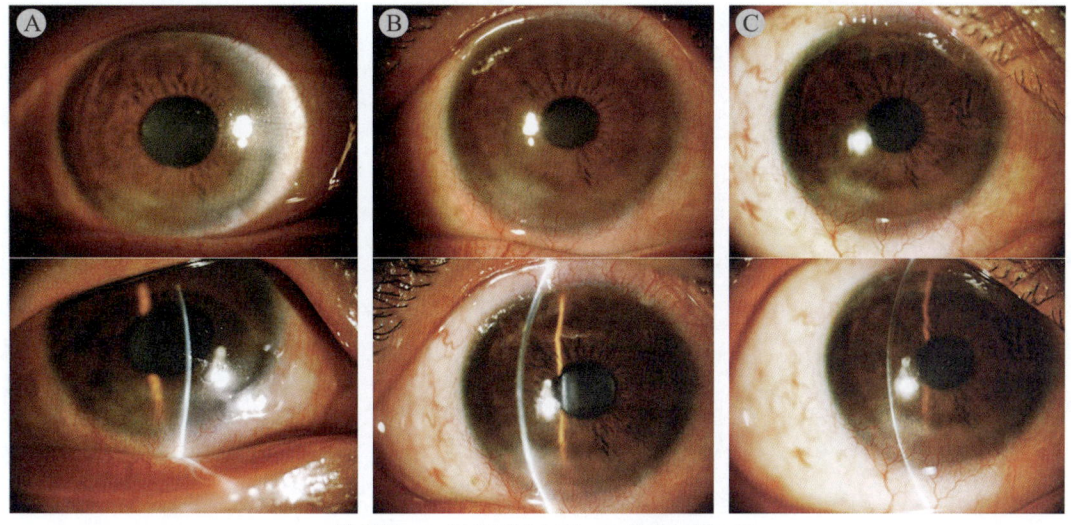

A. 治疗前；B. 治疗后第 3 天；C. 治疗后第 5 天。

图 24-5　右眼治疗前后眼前节照相

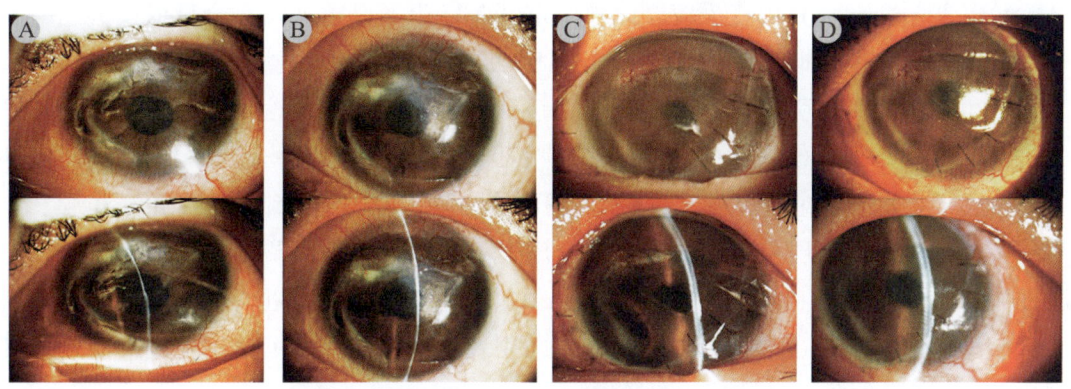

A. 治疗前；B. 治疗后第 3 天；C. 术后第 1 天；D. 术后第 2 天。

图 24-6　左眼治疗前后眼前节照相

病例分析

蚕食性角膜溃疡（Mooren's ulcer，MU）是一种罕见的病因不明、慢性、匐行性、疼痛性角膜溃疡。炎症始于睑缘位置的角膜缘处结膜、巩膜外层，并向周边延伸、向中心进展至全角膜，破坏角膜基质，仅残留薄的纤维血管膜和完整的 Descemet 膜，最终导致角膜穿孔（10%）。男性多见，单或双眼均可见，双眼发作时往往症状较重。此

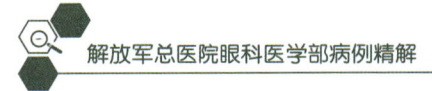

类疾病特点为不伴随巩膜炎症，且病因尚不明确，可能与角膜外伤、手术、寄生虫感染、丙型肝炎或携带某类基因（如 *HLA-DR17*、*DQ2* 等）有关。临床表现为剧烈眼痛、畏光、流泪及视力下降。需要排除所有可能致周围角膜溃疡的风湿病和自身免疫性疾病，方可做出诊断。

MU 是一种罕见的潜在致盲性眼病，角膜穿孔是其常见的致盲并发症。大约 1/10 的受累眼在发病时出现穿孔，最常发生在周围溃疡。MU 作为一类较为常见的边缘溃疡性角膜炎（peripheral ulcerative keratitis，PUK），其诊断需要首先排除引起 PUK 的其他病因。①炎性因素：如感染性因素和非感染性因素，前者包括肺结核、梅毒、淋病、莱姆疏螺旋体病、细菌性痢疾、带状疱疹、艾滋病、丙型肝炎等；后者包括全身性自身免疫相关疾病（如酒糟鼻、结节性多发性动脉炎、肉芽肿性血管炎、红斑狼疮等）。②非炎性因素：角膜老年环、边缘角膜变性。必要时还应排除恶性肿瘤。

MU 的发病机制被认为是一类角膜局部的自身免疫性疾病。对活跃型 MU 患者进行的病理检查显示结膜和角膜含大量浸润的炎症细胞和炎症因子，认为是体液免疫和细胞免疫共同介导自身免疫反应。此外，重度 MU 患者已被证明对全身皮质类固醇和非皮质类固醇等免疫抑制治疗有反应。近 1/3 的患者曾接受过角膜手术、外伤或感染，支持了角膜抗原暴露引起自身免疫反应在该病发病机制中的理论。因此，在治疗方案的选择上，应首先考虑应用免疫抑制剂，包括糖皮质激素、环孢素 A、他克莫司、环磷酰胺、干扰素等。对于较难治的 MU，可联合手术治疗，包括结膜切除术，羊膜、自体结膜遮盖，以及板层角膜移植术或穿透角膜移植术。手术效果与以下 4 个方面有关：①彻底清除角膜溃疡和营养不良；②联合手术切除角膜溃疡附近的结膜和巩膜；③新鲜巩膜缘板层移植（含角膜缘干细胞）的应用；④术后局部继续使用免疫抑制剂控制疾病进展，防止复发。

黄一飞教授点评

MU 作为一类罕见的疾病，在就诊过程中不易被诊治。该病例患者因既往烧伤病史，可能会被误诊为烧伤后出现的角膜缘缺陷继而引起的角膜溃疡，但患者从临床表现而言，其表现为慢性、进行性、疼痛性的穿凿样角膜溃疡。治疗上，在我院就诊后，停用既往使用的所有局部眼药，加用激素等免疫抑制剂后，患者角膜溃疡病灶趋于稳定，考虑 MU 可能性大，不排除烧伤引起角膜缘缺陷、药物毒性引起溃疡可能。故 MU 容易与其他原因引起的 PUK 混淆。此外，MU 还应与边缘角膜变性相鉴别，两者可通过前节 OCT 判断炎症性质，后者表现为病灶与正常角膜之间为低反光区域，而 MU 呈现高反光区域，可指导激素使用。诊断角膜缘缺陷：①可通过细胞共聚焦显微镜检查，检测角膜细胞层厚度、基底细胞密度；②可做角膜印迹细胞学检查查杯状细胞，若发现有杯状细胞可考虑角膜缘缺陷导致结膜细胞长入。MU 的治疗方案主要针对角膜缘缺陷。该病例角膜溃疡处角膜变薄，故采取保留角膜缘板层角膜移植术。该患者视力较差的原因考虑角膜水肿、角膜后皱褶、术后不规则散光等。

【参考文献】

[1] DONG Y, ZHANG Y, XIE L, et al. Risk factors, clinical features, and treatment outcomes of recurrent mooren ulcers in China. Cornea, 2017, 36（2）: 202-209.

[2] CHEN J, XIE H, WANG Z, et al. Mooren's ulcer in China: a study of clinical characteristics and treatment. Br J Ophthalmol, 2000, 84（11）: 1244-1249.

[3] KAFKALA C, CHOI J, ZAFIRAKIS P, et al. Mooren ulcer: an immunopathologic study. Cornea, 2006, 25（6）: 667-673.

[4] SRINIVASAN, M, ZEGANS M E, ZELEFSKY J R, et al. Clinical characteristics of Mooren's ulcer in South India. Br J Ophthalmol, 2007, 91（5）: 570-575.

[5] GUPTA Y, KISHORE A, KUMARI P, et al. Peripheral ulcerative keratitis. Surv Ophthalmol, 2021, 66（6）: 977-998.

[6] AALTONEN V, ALAVESA M, WEE W R, et al. Case report: bilateral Mooren's ulcer in association with hepatitis C. BMC Ophthalmol, 2017, 17（1）: 239.

[7] KIM J, KIM M R, WEE W R, et al. Mooren's ulcer in a child wearing orthokeratology contact lenses. Eye Contact Lens, 2018, 44（4）: e13-e15.

（荣丽媛　整理）

病例 025 药物毒性角膜病变

病历摘要

【基本信息】

患者，男性，41岁。主因双眼眼红1月余，瞬目疼痛伴视力下降半个月入院。

现病史：患者1月余前无明显诱因出现双眼流泪，未重视，后出现双眼眼红，于外院诊断为"双眼结膜炎"，给予左氧氟沙星滴眼液3次/天和左氧氟沙星凝胶3次/天点眼治疗10天，症状无改善。25天前转诊至另一医院眼科就诊，诊断为"双眼结膜炎"，给予加替沙星眼用凝胶6次/天、普拉洛芬滴眼液6次/天和妥布霉素地塞米松眼膏1次/晚点眼，用药后3天自觉右眼症状好转，左眼症状无改善。治疗5天后复查，调整药物为更昔洛韦眼用凝胶6次/天、普拉洛芬滴眼液6次/天和加替沙星眼用凝胶6次/天点眼。半个月前突然出现双眼视力下降，伴眼痛、畏光和异物感，遂至医院复诊，诊断为"双眼角结膜炎"，调整药物为口服更昔洛韦胶囊0.25 g 3次/天，更昔洛韦眼用凝胶3次/天、加替沙星眼用凝胶3次/天和小牛血去蛋白眼用凝胶3次/天，症状加重，遂入院治疗，住院期间停用局部和全身用药，症状未见好转，遂转入我院眼科治疗。

既往史：无特殊。

个人史：无疫区旅居史，无烟酒嗜好史。

【眼科检查】

双眼裸眼视力0.06，矫正视力不提高。双眼指测眼压正常。患者入院第1天，双眼上下眼睑红肿，睑缘充血，睑板腺开口部分堵塞，可见脂栓（图25-1A）。患者治疗第15天，结膜充血（++），上下眼睑轻度红肿，睑结膜可见乳头增生（图25-1B）。右眼角膜上皮水肿、混浊（图25-2A），角膜后沉着物（–），荧光素钠染色阳性（图25-3A），前房常深，房水（–），余未见明显异常。左眼角膜中央上皮缺失，周边上皮水肿、混浊（图25-2A），角膜后沉着物（–），荧光素钠染色阳性（图25-3A），前房常深，房水（–），虹膜纹理清，瞳孔圆，直径3 mm，对光反射灵敏，晶状体透明，眼底未见明显异常。

【辅助检查】

角膜共聚焦显微镜检查未见菌丝。

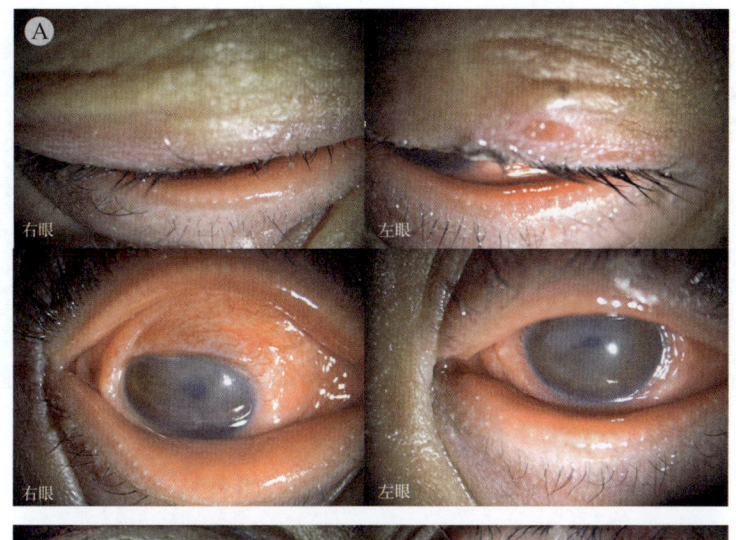

图 25-1　双眼裂隙灯检查

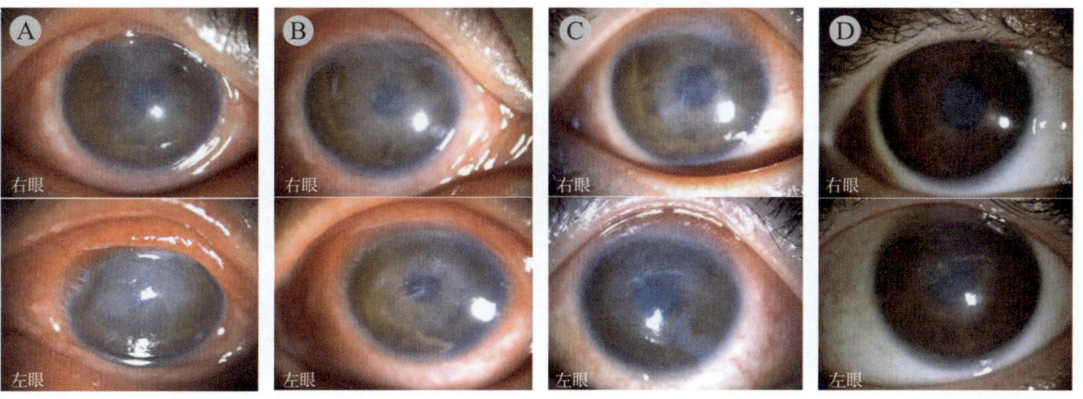

A.患者入院第1天，右眼角膜上皮水肿、混浊，左眼中央角膜上皮缺失；B.患者治疗第7天，双眼角膜上皮混浊较前减轻；C.患者治疗第15天，双眼角膜上皮混浊较前减轻；D.出院后第27天，右眼角膜透明，左眼角膜上皮轻度混浊。

图 25-2　住院治疗后双眼裂隙灯检查

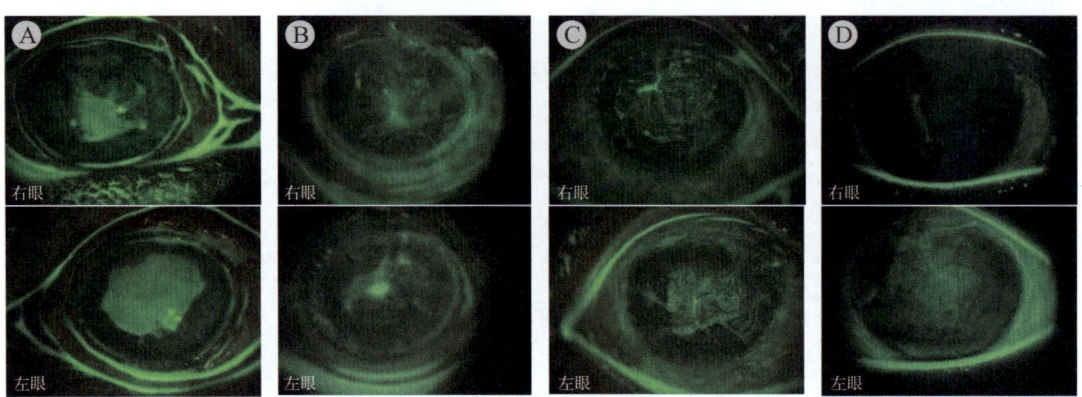

A. 患者入院第 1 天，右眼角膜荧光素钠染色中央着染，左眼角膜荧光素钠染色大片着染；B. 患者治疗第 7 天，双眼角膜荧光素钠染色较前明显好转；C. 患者治疗第 15 天，双眼角膜荧光素钠染色较前好转；D. 患者出院后第 27 天，右眼角膜荧光素钠染色散在小片状着染，左眼角膜荧光素钠染色散在点状着染。

图 25-3　双眼角膜荧光素钠染色裂隙灯

【诊断】

双眼药物毒性角膜病变；双眼睑板腺功能障碍。

【治疗经过】

治疗方案：①双眼配戴绷带镜；②氟米龙滴眼液点双眼 3 次/天，玻璃酸钠滴眼液点双眼 1 次/小时，加替沙星滴眼液点双眼 4 次/天，妥布霉素地塞米松眼膏涂双眼睑缘 2 次/天。治疗第 7 天，双眼眼睑红肿较前明显减轻，双眼结膜充血较前减轻，左眼角膜上皮混浊、水肿较前明显减轻，双眼角膜荧光素钠染色上皮缺损区域面积较前缩小（图 25-2B，图 25-3B）。治疗第 15 天（图 25-2C，图 25-3C），眼科检查：双眼裸眼视力 0.1，矫正视力不提高。右眼眼压 9.6 mmHg、左眼眼压 10.6 mmHg。双眼眼睑无红肿，结膜轻度充血。右眼角膜中央上皮混浊，左眼角膜中央上皮混浊。双眼角膜荧光素钠染色可见散在点片状着染。余未见明显异常。建议患者出院，出院遵医嘱继续配戴绷带镜，加替沙星滴眼液点双眼 4 次/天，玻璃酸钠滴眼液点双眼 6 次/天，氟米龙滴眼液点双眼 3 次/天。

【随访】

出院第 18 天后门诊复查，双眼结膜无充血，角膜上皮混浊，停止配戴绷带镜，调整药物为氟米龙滴眼液点双眼 3 次/天。出院后第 27 天门诊复查（图 25-3D），右眼裸眼视力 0.4，左眼裸眼视力 0.12，双眼矫正不提高。右眼眼压 12.4 mmHg、左眼眼压 13.6 mmHg。双眼结膜无充血，右眼角膜中央上皮轻度混浊，左眼角膜中央上皮混浊（图 25-2D），余未见明显异常。继续氟米龙滴眼液点双眼 3 次/天治疗。

病例分析

药物毒性角膜病变通常是指由于全身或眼局部应用药物直接或间接引起的角膜组织病理性改变。该病常发生在治疗原发疾病过程中，不易与原发病鉴别，常被忽略。有文献报道13%的角结膜病变是由药物引起，其报告表明药物毒性角膜病变通常是由药物本身的毒性或者防腐剂的作用引起。李炜炜等收集的30例药物毒性角膜病变，其中17例有明确的原发病，存在治疗原发疾病时因病情迁延不愈，更加频繁使用药物。

引起角膜毒性反应的眼药水包括氨基糖苷类抗生素、抗青光眼药、抗病毒药、抗真菌药、类固醇皮质激素、非甾体消炎药和局部麻醉剂等。此外，眼药中的防腐剂也是导致药源性角膜病变的重要因素之一。

抗病毒药物主要抑制病毒DNA聚合酶，从而终止病毒DNA合成。长期大量使用会对角膜组织的正常代谢产生影响。抗生素药物中氟喹诺酮为广谱抗生素，针对革兰阳性和革兰阴性细菌都有很好的抗菌作用，常用于治疗眼表细菌感染性疾病，但其增强基质金属蛋白酶会增加角膜穿孔的风险。糖皮质激素在眼科疾病中应用广泛。糖皮质激素可通过抑制神经生长因子和肿瘤调控因子受体超家族转mRNA的表达，来降低角膜上皮的修复作用和角膜缘干细胞的迁移作用而延迟角膜创伤愈合。另外，糖皮质激素还能抑制脑神经元影响因子对角膜神经的营养作用而抑制角膜上皮的愈合。长期应用表面麻醉药会导致角膜渗透压明显增高，还可引发角膜上皮细胞周期停滞在S期，细胞内凋亡小体生成等细胞凋亡现象的产生。长期使用抗青光眼药物能够引起角膜机构和功能的损害。另外，药物中的防腐剂是一个重要因素。防腐剂的种类很多，常用的包括羟苯乙酯、尼泊金甲酯、苯甲醇、乙醇、苯乙醇、苯甲酸、山梨酸、苯酚、苯扎溴铵及硫柳汞等。防腐剂的作用机制：使病原微生物蛋白质变性、沉淀和凝固；与病原微生物的酶系统结合并干扰其代谢过程；降低表面张力，增加菌体胞浆膜的通透性，导致菌体成分外溢。

药物毒性角膜病变表现多种多样，缺乏典型性。因药物毒性角膜病变常发生在治疗原发疾病过程中，难与原发疾病鉴别，常被忽视，因此对于疾病迁延不愈，抗感染治疗无效或者经过治疗病情好转后又逐渐加重的角膜疾病患者，如果多次微生物检查结果为阴性，应高度怀疑为药物毒性引起。

本病一经确诊，应立即停用原局部用药；保护角膜，减少机械损伤，如配戴绷带镜；局部使用人工泪液和适量的激素，促进角膜生长修复。因此，在临床诊疗过程中，应规范用药，同时考虑到药物和防腐剂对细胞的毒性作用，尽量避免药物源性角膜病变。

黄一飞教授点评

该患者入院时病史采集不详尽。在问病史时应注意以下3点：①应详细询问有无眼部分泌物，无分泌物可能为病毒性结膜炎或过敏性结膜炎，细菌性结膜炎一般有脓性分泌物。②结膜反应，患者已经用药一段时间，如果当时为病毒性结膜炎，最可能为腺病毒，病史中应详细询问有无耳前淋巴结肿大或压痛，亲属、身边朋友或同事有无类似情况。③若当时结膜有滤泡反应，也可佐证为病毒性结膜炎，而药物毒性结膜炎中结膜乳头增生常见。若原发病情出现滤泡的情况，病史中应详细询问，检查结膜为哪种反应，对诊断很重要。

该患者结膜肥厚，若单为药物毒性角膜炎，结膜很少出现肥厚，其往往中下方结膜反应重，而该患者中上方角膜反应重，眼睑红肿也与一般药物毒性角膜病变不太一样。该患者药物毒性角膜病变诊断没有问题，因为病史中明确存在药物毒性，还可能存在其他的问题，不能除外药物过敏反应。另外，该患者为41岁男性，若疾病开始时不是急性发作，不能除外干燥综合征，因干眼严重时，也会出现眼红，怀疑干燥综合征，还应做泪液分泌试验。急性起病应除外Stevens-Johnson综合征（简称SJS），检查患者口腔黏膜有无损害，全身皮肤皮疹情况，类天疱疮一般不会急性起病，主要与SJS相鉴别。该患者无皮肤损害，无其他黏膜损害，就不考虑SJS。

此外，如病毒性结膜炎，应有证据证明其为病毒性结膜炎症状、体征，如有无角膜上皮下浸润，病程长的话有无角膜上皮下瘢痕。从该患者看，并无角膜上皮下浸润、无角膜上皮下瘢痕，所以不是腺病毒感染。药物毒性角膜病变结膜反应轻，角膜反应重，但该患者可能存在其他因素。因该患者结膜和角膜反应均重，而且上方角膜缘存在新生血管，表明结膜反应也不轻，如果没有药物毒性的病史，可能不考虑药物毒性角膜病变。还应考虑神经营养性角膜病变，该患者刺激症状重，一般不是神经营养性角膜病变。

该患者治疗时应少用喹诺酮类和氨基糖苷类药物。药物毒性角膜病变患者应减少抗生素应用次数，因长期应用抗细菌药物，结膜囊细菌会比较少或被抑制。在配戴绷带镜时应用抗生素预防感染，一般为2次/天，如果为病毒性角膜病变时应停药，先观察有无症状加重，然后进行药物治疗。

【参考文献】

[1] DART J. Corneal toxicity: the epithelium and stroma in iatrogenic and factitious disease. Eye(Lond), 2003, 17（8）: 886-892.

[2] 李炜炜, 孙旭光, 李然, 等. 药物源性角膜病变 30 例临床分析. 眼科, 2010, 19（2）: 119-121.

[3] KADMIEL M, JANOSHAZI A, XU X, et al. Glucocorticoid action in human corneal epithelial cells establishes roles for corticosteroids in wound healing and barrier function of the eye. Exp Eye Res, 2016, 152: 10-33.

[4] WEN Q, FAN T, BAI S, et al. Cytotoxicity of proparacaine to human corneal endothelial cells in vitro. J Toxicol Sci, 2015, 40（4）: 427-436.

（胡兴兴　整理）

病例026　LASIK术后压力相关性板层角膜病变

病历摘要

【基本信息】

患者，男性，27岁。主因左眼疼痛、视力下降，同侧头痛3周入院。

现病史：患者于3周前左眼被烟花炸伤后出现左眼视力下降，疼痛，在当地医院急诊行左眼羊膜移植术。1周后羊膜吸收，治疗期间患者否认局部应用激素，自述视力较前下降，伴左眼间歇性疼痛和同侧头痛。2天前患者在外院就诊，考虑视力下降与眼底视网膜损伤相关，建议休息，患者1天前于我院门诊就诊，指测眼压极高，立即予以穿刺放液，指测眼压正常，为进一步治疗收入院。

既往史：患者9年前行双眼LASIK术，术后视力保持1.0。

个人史：无疫区旅居史，无吸烟、饮酒等嗜好。

【眼科检查】

右眼裸眼视力1.0，左眼视力HM/眼前。眼压：右眼12.6 mmHg，左眼21.6 mmHg。左眼结膜轻度充血，角膜轻度水肿，角膜中央可见Ⅱ级混浊，未见前房炎症，瞳孔直径8 mm，对光反射消失（图26-1A）。房角镜下见360°房角后退。眼底检查显示黄斑部有弧形脉络膜裂伤（图26-1B）。右眼无特殊。

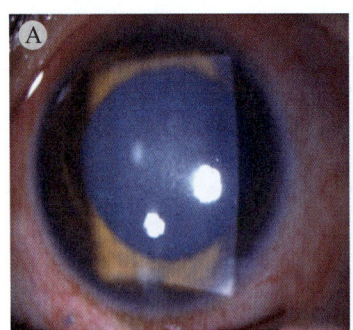
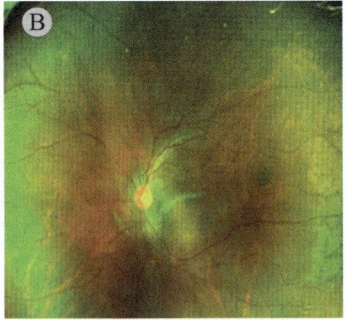

图26-1　入院时眼前节及眼底照相

【辅助检查】

角膜共聚焦显微镜检查显示左眼角膜上皮层细胞水肿（图26-2A）；在前基质层（约200 μm）可见活化的角膜基质细胞，前基质层雾状区未见炎性细胞浸润

（图26-2B）；内皮层可见高反光细胞（图26-2C）。

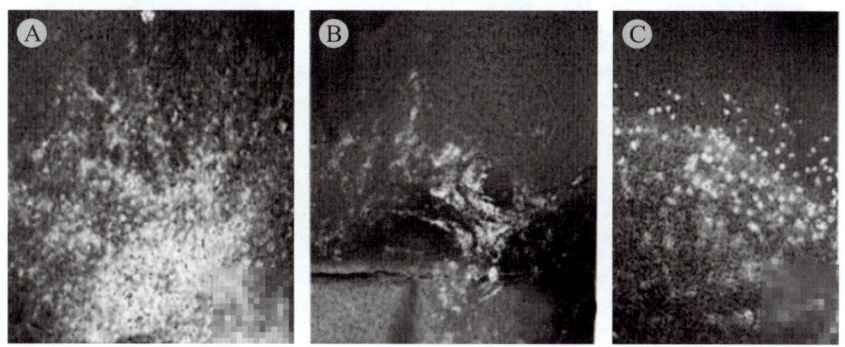

图26-2　入院时左眼角膜共聚焦显微镜检查

左眼眼前节AS-OCT检查显示中央角膜厚度右眼为495 μm，左眼为408 μm，前基质层呈高反光带（图26-3A）。左眼眼底OCT检查显示黄斑部脉络膜增厚（图26-3B）。

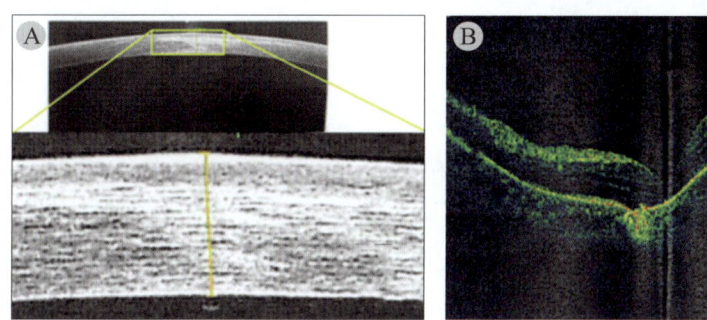

图26-3　入院时左眼眼前节AS-OCT及眼底OCT

【诊断】

左眼压力相关性板层角膜病变；左眼房角后退性青光眼；左眼羊膜移植术后；双眼LASIK术后。

【治疗经过】

患者入院后应用布林佐胺滴眼液3次/天，卡替洛尔滴眼液2次/天，拉坦前列素滴眼液1次/天，3天后患者左眼疼痛症状较前减轻，非接触式喷气眼压计检查眼压为12 mmHg，角膜瓣界面上仍可见角膜混浊（图26-4A）。加用典必殊滴眼液4次/天，毛果芸香碱3次/天，注意监测眼压，治疗7天后，左眼裸眼视力为0.3，最佳矫正视力为0.5，眼压为10 mmHg。裂隙灯见左眼角膜水肿完全消退，角膜混浊部分消退，左眼瞳孔大小为4 mm（图26-4B）。

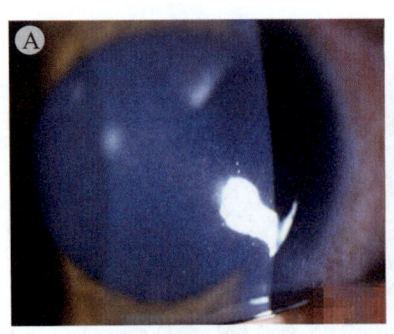
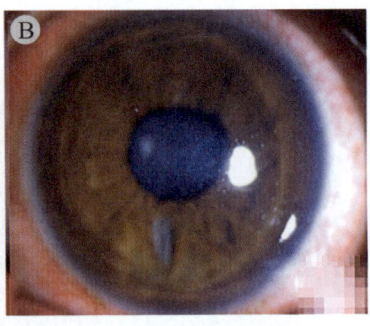

A. 经降眼压治疗3天后，左眼角膜水肿减轻，可见部分角膜混浊；
B. 经激素治疗7天后，左眼角膜混浊明显减轻。

图 26-4　治疗后眼前节照相

【随访】

患者未回院复查，电话问诊后患者表示视力较前提高，无眼痛、头痛等症状。

病例分析

压力相关性板层角膜病变（pressure-induced stromal keratopathy，PISK）是准分子激光原位角膜磨镶术（laser in situ keratomileusis，LASIK）术后极少见的并发症。PISK一般由LASIK术后常规应用激素引起的高眼压诱发。高眼压下房水渗入角膜基质层潜在的囊袋中，造成角膜水肿及视力下降，由于LASIK术后角膜变薄，生物力学发生变化，非接触喷气式眼压计测量患者眼压会测出相对更低的眼压数值，真实的高眼压状态会被掩盖，因此会延误疾病的治疗。激素性高眼压是最常见的病因，但PISK也被报道在内皮细胞功能低下的患者、葡萄膜炎或玻璃体视网膜和白内障手术后患者中出现。因此，对于LASIK术后的患者，如果出现角膜水肿的情况，不应仅通过非接触喷气式眼压计的数值就轻率排除高眼压的情况，还需与LASIK术后其他会造成角膜混浊的并发症（如弥漫性板层角膜炎）进行鉴别。

王丽强教授点评

PISK是LASIK术后少见的并发症。LASIK瓣下解剖异常结构是终身的潜在腔隙。高眼压可导致潜在腔隙积液，最终触发PISK。由糖皮质激素引起的PISK不仅出现在LASIK术后早期，也可能出现在LASIK术后数年（如超声乳化术后或玻璃体视网膜手术后应用激素）。

该患者否认在前期治疗中曾接受局部激素治疗，结合患者房角后退情况，我们认为房角后退性青光眼（angle recession glaucoma，ARG）是该患者 PISK 的主要原因。ARG 是继发于眼外伤的开角型青光眼，房角镜检查时见睫状带增宽，这是由于睫状体纵肌和环肌之间的撕裂。该患者的另一个特点是烟花爆竹造成的眼部爆炸伤，眼部爆炸伤会导致多种并发症。外院医生最初对视力损害的解释不充分，原因是忽视了患者的实际眼压，以及患者在 9 年前行 LASIK 的病史。因此，LASIK 术后眼外伤患者，无论 LASIK 术后多久，应始终考虑 PISK。

导致 PISK 的常见原因是激素诱导的眼压升高，减少或停止使用局部类固醇药物和降眼压是主要治疗手段。曾有报道患者在左眼行白内障手术后，因为应用局部激素，诱发了 PISK。1 年后，患者右眼白内障手术后，给予非常短疗程的低浓度激素治疗和预防性抗青光眼药物治疗，术后避免了眼压升高以预防 PISK。该患者经抗青光眼治疗后，患者角膜水肿消失。然而，在角膜瓣界面仍然可以看到轻微的角膜混浊。考虑到该患者的主要致病因素是外伤性房角后退，而不是激素反应，我们认为残留的角膜瘢痕是由上皮基底膜（epithelial basement membrane，EBM）破坏引起的。EBM 作为物理屏障，阻挡了 TGF-β 对角膜基质细胞的影响。当角膜基质受损时，TGF-β 会进入角膜前基质，角质形成细胞转化为角膜成纤维细胞，角膜成纤维细胞继续发育为肌成纤维细胞，形成瘢痕和纤维化。经短期激素治疗，角膜混浊部分消退。综上所述，LASIK 术后多年眼外伤可诱发 PISK。医生在接诊既往 LASIK 术后患者时，应该考虑到假性低眼压，特别在眼外伤情况下。最后，局部应用类固醇不是 PISK 的绝对禁忌证。应仔细考虑 PISK 的病因学。

【参考文献】

[1] HAN S B, WOO S J, HYON J Y. Delayed-onset interface fluid syndrome after laser in situ keratomileusis secondary to combined cataract and vitreoretinal surgery. J Cataract Refract Surg，2012，38（3）：548-550.

[2] CABRAL-MACIAS J, GARCÍA-DE LA ROSA G, RODRÍGUEZ-MATILDE D F, et al. Pressure-induced stromal keratopathy after laser in situ keratomileusis：acute and late-onset presentations. J Cataract Refract Surg, 2018, 44（10）：1284-1290.

[3] UNLU M, HONDUR A M, KORKMAZ S, et al. Pharmacologic management of pressure-induced stromal keratopathy after LASIK. Optom Vis Sci，2016，93（7）：757-759.

[4] MEDEIROS C S, MARINO G K, SANTHIAGO M R, et al. The corneal basement membranes and stromal fibrosis. Invest Ophthalmol Vis Sci，2018，59（10）：4044-4053.

（武博文　整理）

病例 027　PD-1 抑制剂治疗后 Stevens-Johnson 综合征

病历摘要

【基本信息】

患者，女性，66 岁。主因双眼视力下降伴眼红、眼痛、畏光 2 月余入院。

现病史：患者 2021 年 5 月 6 日因恶性胸腺肿瘤于当地医院住院治疗，予以信迪利单抗 200 mg 靶向治疗，后用多西他赛 140 mg 和洛铂 50 mg 化疗。出院后双眼眼红，继而胸部、颈部皮肤出现小湿疹，后进展成片状湿疹，出现双眼脓性分泌物，就诊于当地医院，予以激素（具体不详）80 mg 静脉滴注 1 次 / 天 ×3 天，上诉症状无明显改善。遂于当地医院住院治疗，住院期间双眼视力下降，双耳鼓膜穿孔伴脓性分泌物，全身皮肤和黏膜脱落、破溃，予以甲泼尼龙琥珀酸钠注射液 140 mg 静脉滴注，1 周后改为 100 mg，2 周后改为 80 mg，3 周后改为 40 mg，症状无明显改善。1 个月前患者因"Stevens-Johnson 综合征"于我科住院，双眼局部点眼以抗病毒、抗感染促进角膜上皮修复治疗，后患者眼部情况稳定，转入我院一中心皮肤科治疗，出院后自觉双眼视力下降，出院当天出现右眼黑眼仁变白，白色分泌物增多，予以左氧氟沙星滴眼液、妥布霉素滴眼液、玻璃酸钠滴眼液点眼治疗，1 周前出现右眼睁眼困难，眼睑肿胀，眼球突出伴胀痛、右侧头部胀痛，泪阜肿大变黄。患者为进一步诊治，以"Stevens-Johnson 综合征"收入院。

既往史：2015 年 9 月活检诊断为胸腺瘤 B2+B3 型，化疗 2 周期：环磷酰胺 + 表柔比星 + 顺铂。2015 年 12 月 30 日至 2016 年 2 月 3 日行放射治疗。2020 年 6 月化疗 4 个周期：多西他赛 + 洛铂。2021 年 5 月给予信迪利单抗靶向治疗，化疗 1 个周期：多西他赛 + 洛铂。

个人史：无疫区旅居史，无烟酒嗜好。

【眼科检查】

首次入院，视力：双眼裸眼视力指数 / 眼前，矫正不提高。眼压：双眼指测正常。右眼上下眼睑水肿，睑缘肥厚，下睑外翻（图 27-1A），睑球部分粘连，眼睑轻度闭合不全，眼球活动轻度不到位，结膜充血、水肿，角膜上皮糜烂、水肿，全周角膜缘可见新生血管长入（图 27-1B），前房常深，隐约可见虹膜，具体细节窥不清，隐约可见瞳孔直径 3 mm，余结构窥不入。左眼上下眼睑水肿，睑缘肥厚，下睑外翻（图 27-1C），睑球部分粘连，眼球活动轻度不到位，结膜充血、水肿，角膜中央上皮环形剥脱，全周角膜缘可见新生血管长入（图 27-1D），前房常深，隐约可见虹膜，具体细节窥不清，隐约可见瞳孔直径 3 mm，余结构窥不入。

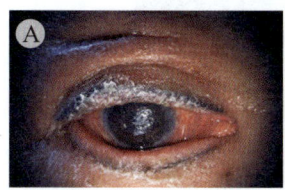 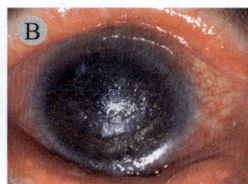 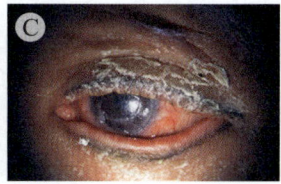 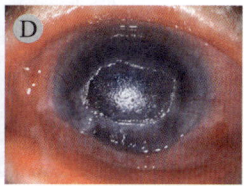

图 27-1　首次入院眼前节照相

再次入院，右眼裸眼视力颞侧光感，矫正不提高；左眼裸眼视力手动/眼前，矫正不提高。眼压：右眼 T_{-2}，左眼指测正常。右眼眼睑肿胀，睑缘肥厚，上下眼睑球局部粘连，下睑外翻，眼睑轻度闭合不全，眼球突出，眼球活动轻度不到位，结膜充血、水肿，泪阜肿大、角化，角膜水肿，混浊，上皮粗糙，全周角膜缘可见新生血管长入（图 27-2A），前房常深，虹膜隐约可见，隐约可见瞳孔直径 3 mm，余结构窥不入。左眼眼睑无水肿，睑缘肥厚，上下眼睑球局部粘连，下睑外翻，眼球活动轻度不到位，结膜充血、水肿，角膜中央混浊，中央上皮缺失，全周角膜缘可见新生血管长入（图 27-2B），前房常深，虹膜隐约可见，隐约可见瞳孔直径 3 mm，余结构窥不入。

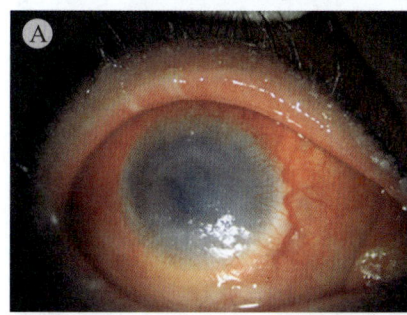 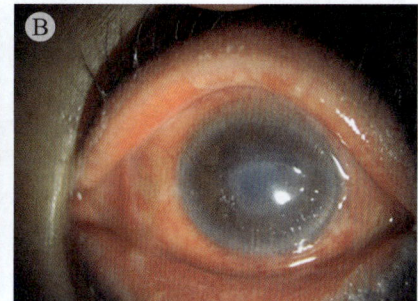

图 27-2　再次入院眼前节照相

【辅助检查】

患者再次入院行辅助检查，双眼前节 OCT 提示双眼角膜中央变薄（图 27-3）。眼部 B 超提示双眼玻璃体混浊，右眼著；右眼玻璃体机化可能，右眼视网膜、脉络膜脱离可能（图 27-4）。鼻窦 CT 提示：①鼻旁窦炎；②双侧下鼻甲肥大，鼻中隔局部略左偏曲；③右侧眼球较对侧突出（图 27-5）。眼眶 MRI 提示：右侧眼球内及周围、左侧眼球前缘、双眶眼睑、左侧视神经眶内段局部异常信号，右侧泪腺略大；多组鼻旁窦异常信号，炎性可能性大；左侧乳突炎（图27-6）。

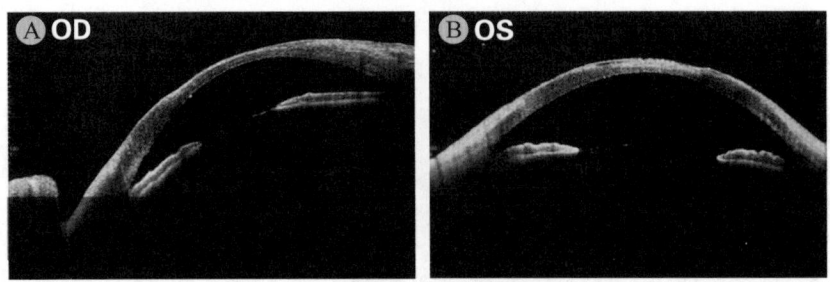

图 27-3　再次入院双眼前节 OCT

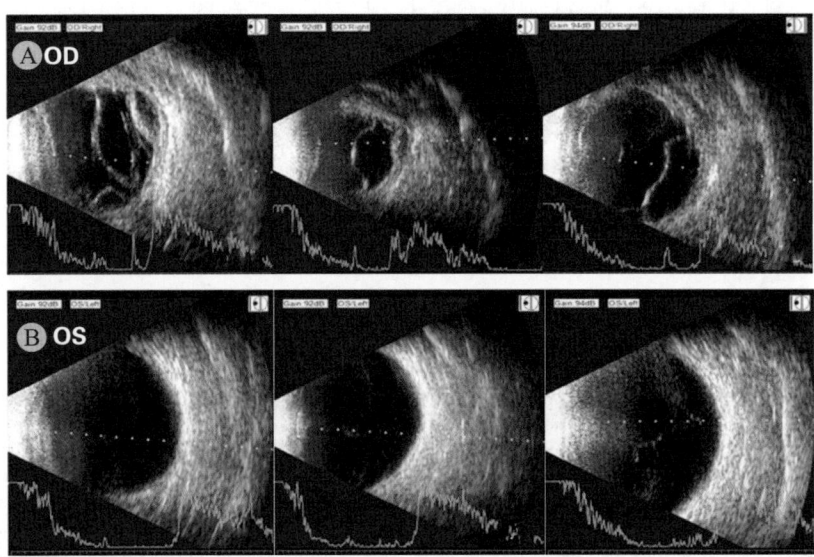

图 27-4　再次入院眼部 B 超

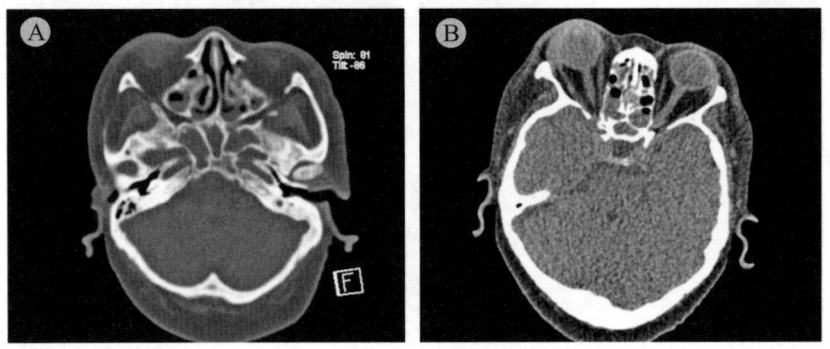

图 27-5　再次入院鼻窦 CT

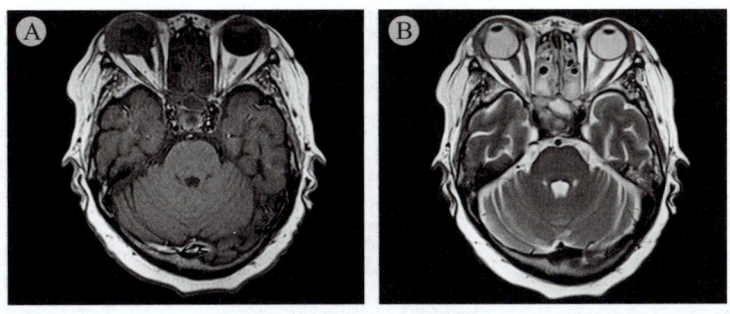

图 27-6　再次入院眼眶 MRI

【诊断】

首次入院诊断：Stevens-Johnson 综合征；胸腺肿瘤；双耳鼓膜穿孔。

再次入院诊断：右眼脉络膜脱离；Stevens-Johnson 综合征；右眼球突出原因待查；胸腺肿瘤；双耳鼓膜穿孔。

【治疗经过】

患者首次入院治疗方案（图 27-7）。①局部治疗：左氧氟沙星滴眼液点双眼 4 次 / 天，醋酸泼尼松龙滴眼液点双眼 3 次 / 天；②保护眼表治疗：玻璃酸钠滴眼液点双眼 8 次 / 天，小牛血去蛋白提取物眼用凝胶点双眼 3 次 / 天，双眼配戴绷带镜；③皮肤治疗：苯扎氯铵和曲安奈德益康唑乳膏；④全身治疗：口服甲泼尼龙片。

患者再次入院治疗方案（图 27-8）。①局部治疗：左氧氟沙星滴眼液点双眼 4 次 / 天，妥布霉素地塞米松滴眼膏点双眼 2 次 / 天，阿托品眼用凝胶点双眼 1 次 / 天；②保护眼表治疗：玻璃酸钠滴眼液点双眼 8 次 / 天，双眼配戴绷带镜；③全身治疗：注射用头孢曲松钠 2 g 静脉滴注 1 次 / 天，口服甲泼尼龙片。

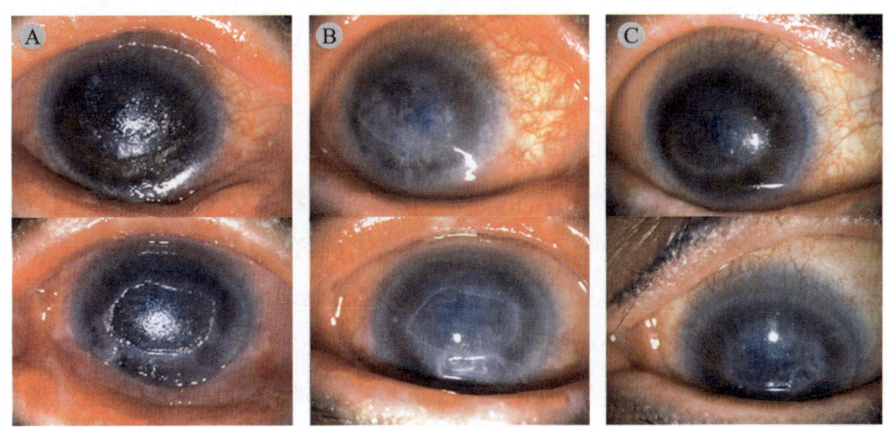

A. 首次入院当天眼前节照相；B. 首次入院治疗第 3 天眼前节照相；C. 首次入院治疗第 8 天眼前节照相。

图 27-7　首次入院双眼眼前节照相

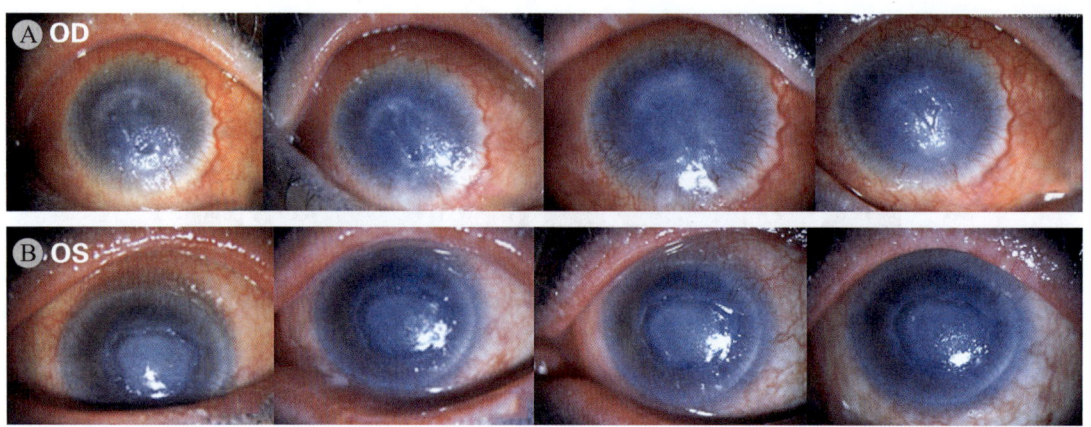

双眼经过治疗后眼表炎症明显减轻，角膜逐渐上皮化。

图 27-8　再次入院后经治疗双眼前节照相

病例分析

Stevens-Johnson 综合征属于多形红斑重症型。1922 年首先报道，临床表现为皮肤出现大疱，有典型或不典型的靶形损害，伴有发热、内脏损伤等全身损害。该病病因及发病机制尚未完全清楚，可由药物、感染（病毒、细菌、真菌及原虫）及其他未明因素引起，超过 80% 的病例是由药物不良反应导致的，药物以卡马西平、别嘌呤醇、解热镇痛药及镇静催眠药较常见。

程序性死亡受体 1（programmed cell death protein 1，PD-1），是各种免疫细胞（包括 T 细胞、B 细胞等）上表达的抑制性受体，当与其配体 PD-L1 结合后，其通过传递负性信号而抑制 T 细胞的活性，最终减弱 T 淋巴细胞的活化和增殖，抑制细胞因子的分泌，诱导 T 细胞的凋亡。抗 PD-1 治疗存在皮肤不良反应，可能抗 PD-1 治疗改变了皮肤中淋巴细胞和中性粒细胞间的平衡，导致中性粒细胞过度聚集。

Stevens-Johnson 综合征皮损泛发全身，并在原有皮疹基础上出现大疱、糜烂及渗出，口、眼、外阴黏膜受累严重，尤以口唇炎及结膜炎常见。并发症包括继发感染、多脏器功能衰竭、角膜脱落及失明等，病情凶险，可导致死亡。Stevens-Johnson 综合征和中毒性表皮坏死松解症（toxic epidermal necrolysis，TEN）是严重的表皮松解型药疹的两种表现，Chal HL 等提出根据表皮分离面积将患者分为 3 组：轻型多形性红斑指全身受累面积＜10%；Stevens-Johnson 综合征指最初 48 小时全身受累面积＞10%，但＜20%；TEN 全身受累面积＞20%，大疱或溃烂。由于并非常见病及缺乏特异性临床表现及诊断试验，若认识不足，可能会造成误诊、漏诊及延误治疗，所以临床医生应予以重视。

治疗需注意：①停用所有可疑致敏药物；②尽早足量使用糖皮质激素治疗，对缓解症状及控制皮损进一步发展起到关键作用；③及时抗感染，对病情转归非常重要，防止感染进一步加深及菌血症、败血症形成的不良后果出现；④支持、对症治疗；⑤加强护理及外用药物治疗。

黄一飞教授点评

药物和感染为Stevens-Johnson的主要诱发因素，除了常见的敏感药物外，近年来由免疫抑制剂类药物引起该病的病例逐渐增多。该患者是因胸腺瘤接受PD-1抑制剂的治疗导致Stevens-Johnson综合征。根据其临床表现结合诊断标准、分期，因其表皮形成大疱，全身受累面积＞20%，累及的黏膜器官超过2个，该患者应该更正诊断为中毒性表皮坏死松解症。由于患者白细胞和中性粒细胞数升高，眼表炎症较重，治疗方案上选择同时行抗炎和抗感染治疗，全身和局部使用激素联合抗生素治疗。治疗后患者双眼睑肿胀症状消失，感染得到控制。同时该患者存在角膜缘新生血管，提示角膜缘功能差，角膜缘干细胞受到破坏，由于角膜新生血管浸润已临近瞳孔区，存在角膜完全血管化的趋势，如随诊观察出现角膜上皮持续缺损的情况，可配戴绷带镜以避免出现角膜溶解。因此结合其结膜囊功能差、泪液状态不佳等眼表情况，预后并不乐观。

【参考文献】

[1] 赵辨.中国临床皮肤病学.南京：江苏科学技术出版社，2010：992-994.

[2] CREAMER D, WALSH S A, DZIEWULSKI P, et al. U. K. Guidelines for the management of Stevens-Johnson syndrome/toxic epidermal necrolysis in adults 2016. The British journal of dermatology，2016，174（6）：1194-1227.

[3] CHAN H L, STERN R S, ARNDT K A, et al. The incidence of erythema multiforme, Stevens-Johnson syndrome, and toxic epidermal necrolysis. a population-based study with particular reference to reactions caused by drugs among outpatients. Arch Dermatol，1990，126（1）：43-47.

[4] HASEGAWA A, ABE R. Recent advances in managing and understanding Stevens-Johnson syndrome and toxic epidermal necrolysis. F1000Research，2020：9.

（胡兴兴　整理）

病例 028　穿透性角膜移植术后外伤性创口哆开

病历摘要

【基本信息】

患者，男性，79岁。主因左眼撞伤后视力下降伴眼痛8天入院。

现病史：患者8天前左眼不慎撞至轮椅扶手后自觉眼内容物流出，视力下降伴眼痛，立即就诊于当地医院，急诊行左眼角膜裂伤缝合术。后建议转至上级医院就诊，患者为求进一步诊治于我院门诊以"左眼玻璃体积血，左眼角膜切口哆开缝合术后，左眼穿透性角膜移植术后"收入院。

既往史：2018年4月因"左眼角膜溃疡穿孔"全身麻醉下行左眼穿透性角膜移植＋白内障摘除＋人工晶状体植入术，后因"左眼眼内炎"行左眼人工晶状体前膜切除、玻璃体切除、眼内注药术，术后左眼视力指数。

个人史：无疫区旅居史，吸烟50余年，每天10支，社交性饮酒。

【眼科检查】

入院查体。视力：右眼裸眼1.0^-；左眼裸眼颞侧光感，矫正不提高。眼压：右眼11 mmHg，左眼T+1。右眼结膜无充血、水肿，角膜透明，前房中深，房水清，瞳孔直径3 mm，对光反射灵敏，晶状体皮质轻度混浊，核黄白色混浊，玻璃体絮状混浊。眼底：视盘色淡红，边界清，C/D约0.3，视网膜A/V约2/3，血管走行可，无出血、渗出，黄斑部未见明显异常。左眼结膜混合性充血，2~8点位角膜植片切口哆开，缝线欠平整，植片水肿，上方可见粗大血管长入角膜（图28-1），前房血性渗出，瞳孔欠规则，直径约5 mm，对光反射消失，晶状体缺如，透过中央瞳孔处窥见玻璃体血性混浊机化，眼底窥不清。

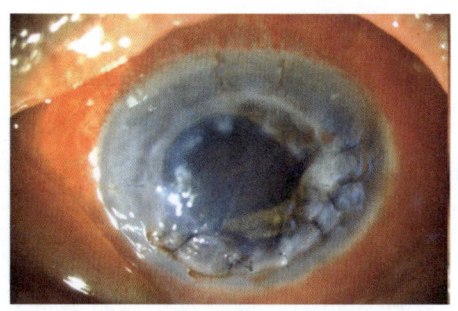

图 28-1　入院时左眼前节照相

【辅助检查】

眼部 B 超提示：右眼玻璃体混浊、玻璃体后脱离可能；左眼玻璃体积血、混浊，左眼脉络膜脱离可能，左眼脉络膜下积血可能，左眼球壁回声粗糙局部略显增厚，性质待定（图 28-2）。

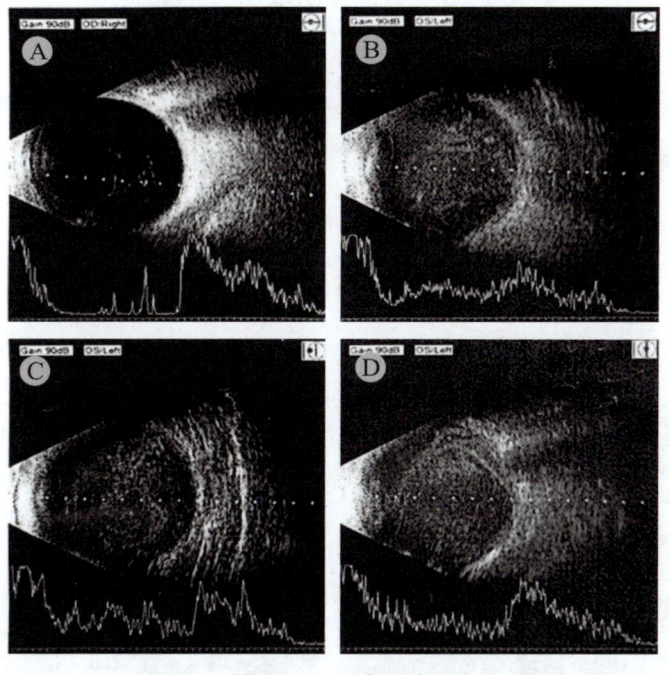

图 28-2　眼部 B 超

【诊断】

左眼玻璃体积血；左眼脉络膜上腔出血？左眼脉络膜脱离？左眼继发性青光眼；左眼角膜切口哆开缝合术后；左眼穿透性角膜移植术后；左眼外伤；左眼晶状体缺如；左眼玻璃体切除术后；右眼年龄相关性白内障（混合型）。

【治疗经过】

患者入院后 3 天，全身麻醉下行左眼角膜伤口缝合 + 玻璃体切除 + 经巩膜脉络膜上腔放血 + 脉络膜复位 + 视网膜复位 + 视网膜光凝 + 气液交换 + 硅油填充术。

术后第 1 天查体（图 28-3）：左眼裸眼视力光感，眼压 T+2，球结膜充血，绷带镜在位，角膜上皮部分缺损，基质水肿，创口缝线对合良好，上方前房形成，下方可见血性沉着，余眼内结构窥不清。治疗：前房穿刺放血，甘露醇 250 mL 静脉滴注，乙酰唑胺 0.25 g 2 次 / 天，布林佐胺滴眼液、噻吗洛尔滴眼液点左眼 2 次 / 天；加替沙星滴眼液 4 次 / 天，加替沙星凝胶 1 次 / 晚；头孢呋辛钠 1.5 g 2 次 / 天，静脉滴注 3 天；地塞米松磷酸钠 5 mg 静脉滴注 3 天。

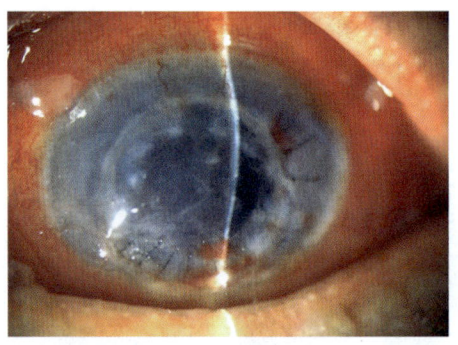

图 28-3　左眼术后第 1 天

术后第 4 天查体（图 28-4）：左眼裸眼视力光感，眼压 Tn，球结膜充血，角膜基质水肿，内皮皱褶，下方角膜后血性沉着，前房可见血性沉着，余眼内结构窥不清。治疗：地塞米松磷酸钠 5 mg 左眼球旁注射 3 天。

术后第 10 天查体（图 28-5）：左眼裸眼视力光感，眼压 Tn，球结膜充血，角膜轻水肿，内皮皱褶，前房成形好，眼底隐约窥见视盘，细节窥不清，网膜在位，血管窥不清。

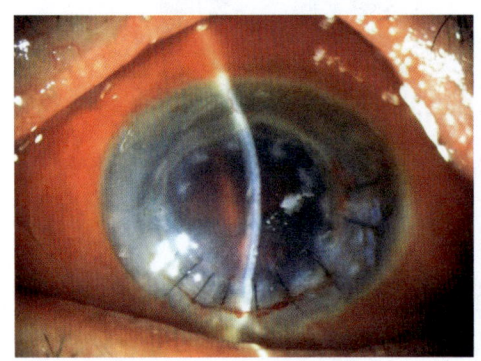

图 28-4　左眼术后第 4 天

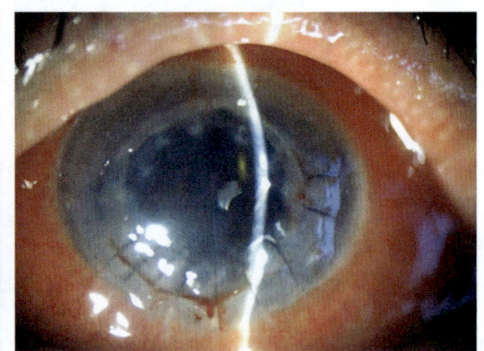

图 28-5　左眼术后第 10 天

病例分析

穿透性角膜移植术（penetrating keratoplasty，PKP）前原发病为感染性角膜病变、圆锥角膜、角膜白斑、角膜营养不良、大疱性角膜病变等。穿透性角膜移植术后外伤性眼球破裂的发生率为1.28%～5.8%，在老年患者中PKP术后眼球破裂的最常见原因是由跌倒所致，年轻患者多为拳击伤和异物击伤。PKP术后外伤性眼球破裂的部位总是位于PKP手术创口，颞下或鼻上象限更为常见。

PKP术后外伤性眼球破裂常表现为手术创口哆开，伴有眼内容物脱出，很少累及角膜缘、眼外肌肌止端等普通眼球挫伤好发破裂部位。普通眼球挫伤时，眼球壁能将外力向眼后段传导而缓解着力点处的力量，可引起视网膜震荡、视神经挫伤、前房角后退等。PKP手术创口的破裂，使外力不能沿眼球壁向眼后段传导，而是直接向眼内腔传递，引起眼球前后段结构的一系列继发性改变，如眼压升高、玻璃体积血和脉络膜脱离、视网膜脱离等。国外的一项研究发现，以创口裂开的钟点位数计算，随着伤口裂开范围的加大，最终视力也逐渐下降。

PKP术后外伤性眼球破裂发生后，首先应急诊行角膜植片重缝手术处理，术前注意患眼的保护，可全身应用抗生素预防感染。未发生眼内容物脱出且角膜植片哆开范围＜3个点位的患者可在表面麻醉下单纯行植片重缝术。若哆开范围较大，且伴有眼内容物脱出，应尽快缝合哆开的创口，联合其他手术处理脱出的眼内容物和玻璃体、视网膜损伤。若植片透明，行常规的玻璃体切除或视网膜脱离复位术；若植片混浊，在临时人工角膜下行玻璃体切除或视网膜脱离复位术联合角膜移植术。术后应用抗感染及预防排斥药物。

对于外伤性脉络膜上腔出血，文献报道脉络膜上腔积血平均液化的时间在7～14天，因此一般选择脉络膜上腔出血后2周左右手术更合适，此时机体原伤口开始修复，脉络膜上腔血凝块液化，同时角膜水肿及眼内炎症反应趋于稳定，组织充血减轻，玻璃体后脱离形成，及时实施玻璃体视网膜手术，排出脉络膜上腔积血，复位视网膜、睫状体，可以有效地防止伤眼眼球萎缩。

因此在外伤性脉络膜上腔出血伴视网膜脱离手术中的注意事项包括维持合理的眼内压，术中适当升高灌注压帮助止血及促进脉络膜上腔血液排出；脉络膜上腔放液部位常选择经睫状体平坦部切口即与玻璃体切除手术相同的巩膜穿刺口，可以减轻组织损伤；术中尽可能完全切除玻璃体，预防增生性玻璃体视网膜病变的发生，促进视网膜复位，同时合理使用重水平复视网膜，为眼内行光凝手术创造良好条件。由于硅油近乎完全的填充作用，外伤严重、视网膜广泛切开时多选用硅油更为可靠。

黄一飞教授点评

PKP术后角膜植片哆开主要由外伤造成，PKP后植床与植片间创口愈合后，其组织稳定性和抗张能力不仅远比正常角膜差，也较角膜裂伤愈合后形成的角膜瘢痕稳定性差。可能导致角膜移植术伤口变弱的因素包括伤口无血管、长期使用皮质类固醇治疗和伤口对位不良。角膜移植术和创伤性裂开之间的时间进程从几天到30余年不等。术后第1年是最有可能发生外伤性裂开的风险期。眼部受伤的严重程度包括伤口裂开范围、后节损伤情况（玻璃体积血和脉络膜脱离、视网膜脱离），均与预后密切相关。因此，应加强对PKP术后患者的出院指导，强调术后并发症的严重性，提高患者自身防护意识，对于高危人群（运动员、体力劳动者及儿童等），可鼓励配戴防护镜。

【参考文献】

[1] NAGRA P K, HAMMERSMITH K M, RAPUANO C J, et al. Wound dehiscence after penetrating keratoplasty. Cornea, 2006, 25: 132-135.

[2] ELDER M J, STACK R R. Globe rupture following penetrating keratoplasty: how often, why, and what can we do to prevent it? Cornea, 2004, 23（8）: 776-780.

[3] 黄挺，陈家祺，陈龙山，等. 穿透性角膜移植术后创口裂开的临床观察. 中华眼科杂志, 2006, 42（1）: 12-16.

[4] MEYER J J, MCGHEE C N. Incidence, severity and outcomes of traumatic wound dehiscence following penetrating and deep anterior lamellar keratoplasty. Br J Ophthalmol, 2016, 100（10）: 1412-1415.

[5] 王婷，史伟云，高华，等. 穿透性角膜移植术后角膜植片哆开调查分析. 中国实用眼科杂志, 2006, 24（9）: 952-956.

[6] CHU T G, CANO M R, GREEN R L, et al. Massive suprachoroidal hemorrhage with central retinal apposition. a clinical and echographic study. Arch Ophthalmol, 1991, 109（11）: 1575-1581.

[7] 翟敏，王红波. 合并脉络膜上腔出血的严重眼外伤的玻璃体视网膜手术. 中华眼外伤职业眼病杂志, 2013, 35（2）: 120-122.

（王群 整理）

第三章 青光眼

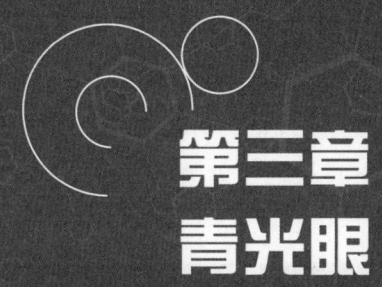

病例 029 黏多糖贮积症

病历摘要

【基本信息】

患者,女性,18岁,主因左眼突发眼胀、眼痛2天就诊于我院。

现病史:患者于2天前左眼突发胀痛,发病次日外院就诊,右眼眼压35 mmHg,左眼眼压38 mmHg,诊断为"双眼青光眼",予以降眼压药物(硝酸毛果芸香碱滴眼液2次/天,盐酸卡替洛尔滴眼液2次/天,布林佐胺滴眼液3次/天,拉坦前列素1次/晚)局部点眼治疗。患者自觉症状未缓解来诊。

既往史:无高血压、糖尿病病史。

家族史:姐姐有相似全身及眼部病史。否认其他家族史。

【眼科检查】

右眼裸眼视力0.4,矫正视力+3.00 DS/–1.00×105° → 0.6;左眼裸眼光感,矫正无提高；双眼球结膜明显充血，角膜周边环形灰白色雾状混浊，中央透明，前房浅（左眼著），中央约 1 CT，周边 < 1/4 CT（图 29-1），右眼房角结构窥不清，左眼隐约见全周房角关闭（图 29-2），双眼虹膜纹理清，瞳孔圆，药物性缩小直径约 2 mm，晶状体点状混浊，玻璃体絮状混浊，眼底双眼视盘边清、色淡红，C/D 为 0.9，血管走行可，黄斑光反射存在（图 29-3）。眼压：右眼 28.4 mmHg，左眼 46.7 mmHg。

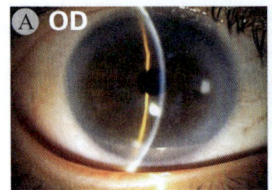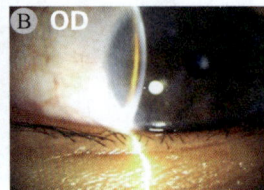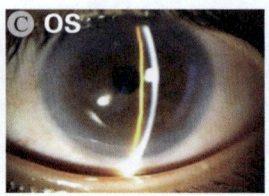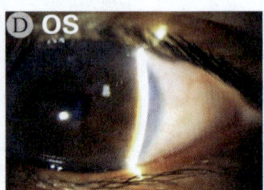

图 29-1　治疗前双眼眼前节照相

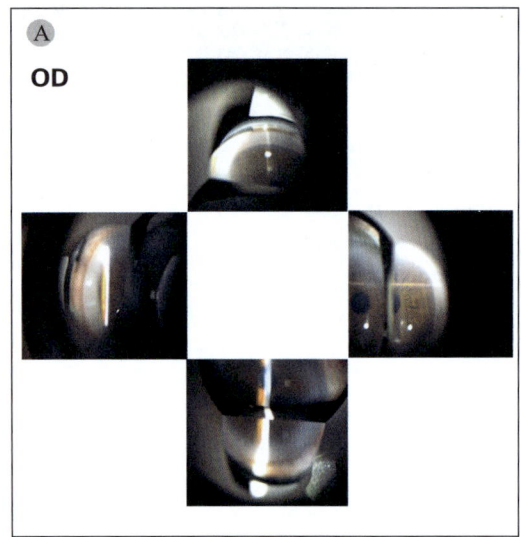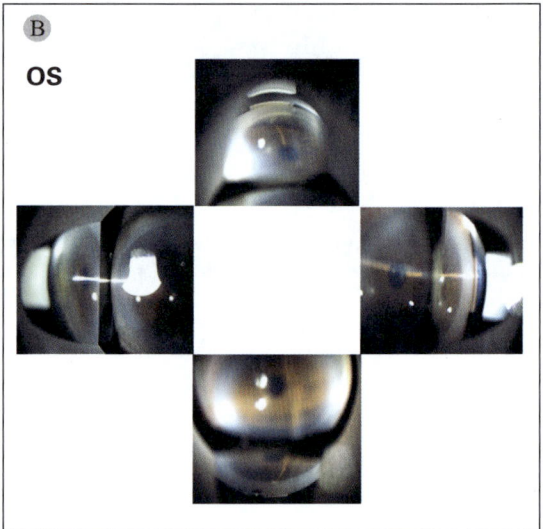

图 29-2　治疗前双眼房角镜照相

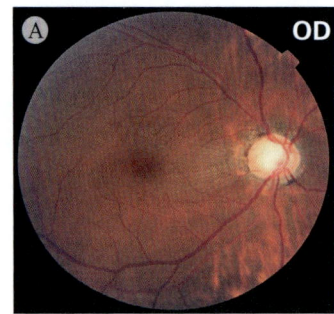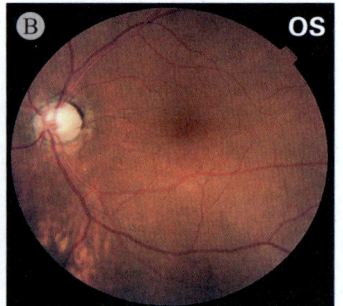

图 29-3　治疗前双眼彩色眼底照相

【辅助检查】

IOL-Master（眼轴）：右眼 20.95 mm，左眼 21.27 mm。视盘 OCT：双眼视神经纤维层变薄。眼前节 OCT：双眼前房浅，房角关闭（图 29-4）。动态视野检查：右眼管状视野（图 29-5），左眼因视力差配合欠佳。

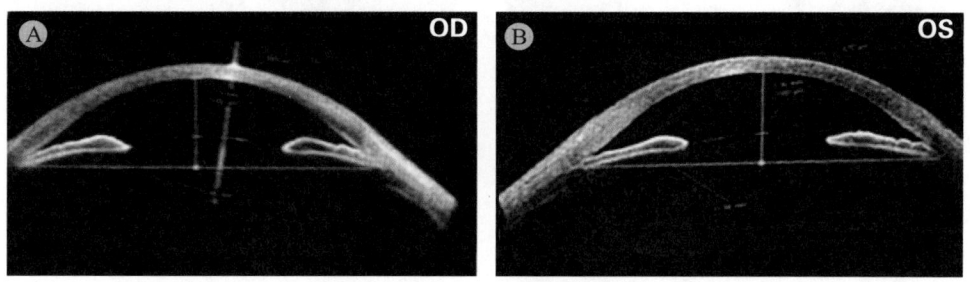

图 29-4　治疗前双眼眼前节 OCT

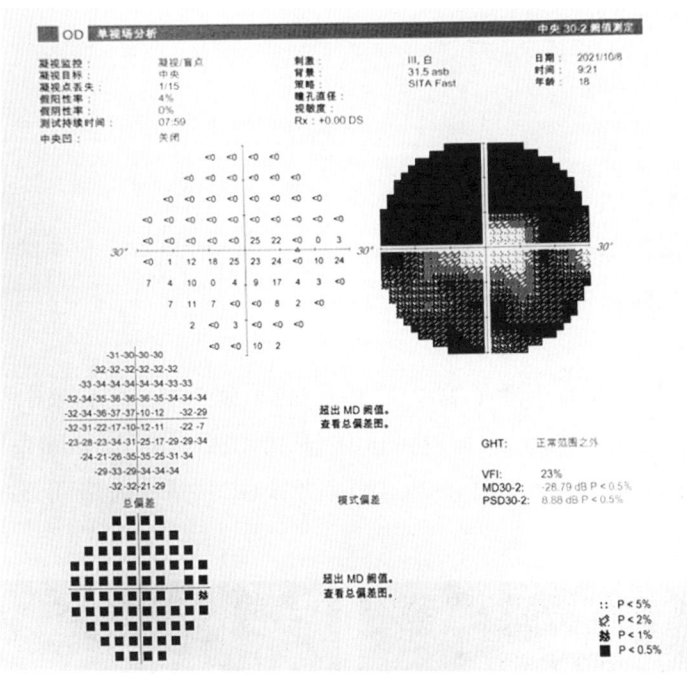

图 29-5　右眼动态视野检查

【全身情况】

身材矮小，指趾关节畸形（图 29-6），2014 年外院诊断为"矮小症"；2020 年外院行鼻窦手术（具体不详）；既往高眼压病史未给予诊治；否认眼外伤；余无特殊。胸部 X 线片：双侧肩胛骨高位，伴肩关节发育不良，心电图及骨密度检查未见明显异常。

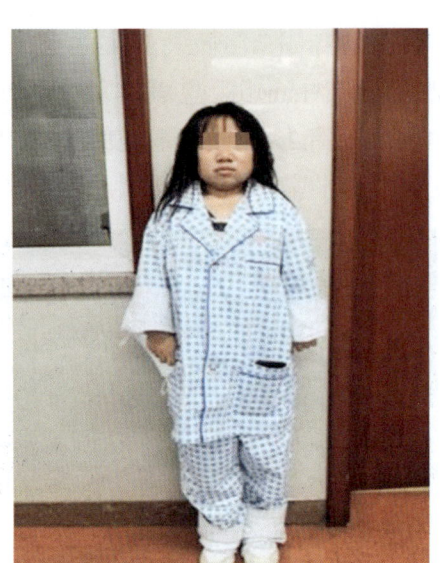
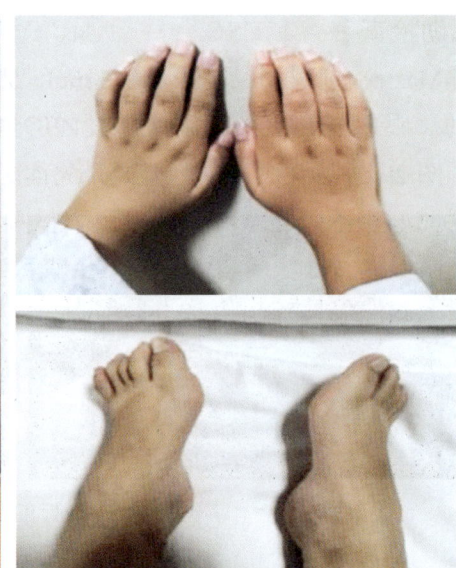

图 29-6　全身及手足外观

【诊断】

黏多糖贮积症Ⅰ型。

【治疗经过】

分别在局部麻醉下行左眼、右眼小梁切除＋白内障超声乳化吸除＋人工晶状体植入＋前部玻璃体切除＋前后房沟通术。

【随访】

术后裸眼视力：右眼手动（第1天）→ 0.5（第3周）；左眼手动（第1天）→ 0.12（1个月）。术后眼压：右眼26 mmHg（第1天）→ 15 mmHg（第3周）；左眼24 mmHg → 16 mmHg（1个月）。双眼眼前节OCT提示前房明显加深，房角开放（图29-7）。

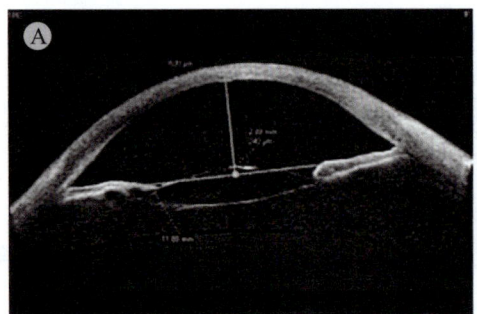
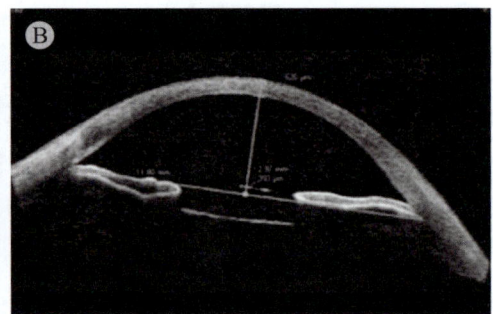

图 29-7　治疗后双眼眼前节 OCT

病例分析

黏多糖贮积症（mucopolysaccharidosis，MPS）是一组因缺乏降解糖胺聚糖（glycosaminoglycans，GAGs）的溶酶体酶而引起的一组罕见代谢性疾病。组织和器官中 GAGs 的过度沉积导致全身多系统病变，包括骨骼和关节畸形、心肺功能异常、面部形态变化及听力、视力障碍等。MPS 根据受累基因和酶的类型不同可分为Ⅰ～Ⅸ型。眼部 GAGs 异常沉积引起 MPS 患者视力下降。MPS 是一组遗传性溶酶体酶缺陷导致 GAGs 的疾病是临床中非常罕见的一组疾病，随着基因分析的进展，其遗传机制已得到充分阐明。每个亚型都由特定的溶酶体酶缺乏所导致。大多数 MPS 以常染色体隐性遗传或 X 连锁遗传的方式发生。目前被认为有效的治疗方法是静脉内酶替代疗法，鞘内酶替代疗法安全性仍在评估。此外基因治疗、基因编辑、终止密码子和小分子治疗也在研究之中。新生儿筛查是一种有效的早期识别 MPS 的方法，若患儿能在出生后即得到治疗，有助于延缓疾病进展，指南建议对＜30 个月的 MPS Ⅰ型（即 Hurler 综合征）患者进行造血干细胞移植。

几乎所有的 MPS 患者都存在不同程度的角膜混浊的表现，GAGs 在角膜基质连续沉积破坏有序排列的胶原纤维，导致难治性角膜混浊，慢性角膜水肿会诱发角膜新生血管和永久性瘢痕的形成，从而影响视力。既往研究表明，所有类型的 MPS 都有患青光眼的风险，因此应定期监测眼压及视神经变化。MPS 引起的是具有开角型青光眼和闭角型青光眼混合特征的青光眼，GAGs 的积聚阻碍了原本开放的小梁网，GAGs 相邻结构积聚进一步使前房角变窄，导致眼压升高。但是监测这些患者存在困难，因为角膜混浊会限制前房视野的观察且降低眼压测量的准确性。视网膜病变是 MPS Ⅰ型（不同亚型 56%～69%）、MPS Ⅱ型的共同特征，而 MPS Ⅲ型存在中度或重度视网膜病变。MPS Ⅳ型可能发生色素性视网膜变性。GAGs 沉积于视盘引起视盘隆起，容易与颅内压升高引起的视盘水肿相混淆。随着病情进展，视力会进一步丧失。

王大江教授点评

MPS 属于罕见病。由于患者生存期短，在眼科就诊患者更为罕见。随着酶替代治疗及基因治疗的广泛开展，越来越多的 MPS 患者出现在眼科医生面前，需要引起大家的重视。鉴于 MPS 早期眼部受累，眼科医生发挥着至关重要的作用。基因诊断分辨特定的 MPS 亚型对于开展相应的治疗有所帮助。但是角膜混浊会阻碍眼科评估影响眼压测量，为合并青光眼的患者随访和治疗增加了难度。本疾病合并青光眼手术的术式选择上并无定式，由于本例患者眼轴相对较短，我们在传统的抗青光眼手术基础上联合前部玻璃体切除及前后房沟通术，目的是解决后房的压力，降低眼压，延缓视神经损伤。鉴于患者治疗效果良好，患者姐姐近日也于我院就诊，现已恢复良好顺利出院，这两类罕见的病例为我们的诊治提供了宝贵的经验。过去对 MPS 的治疗非常有限，导致寿命缩短和严重的发育迟缓。最近实施的骨髓移植和酶替代疗法延长了这些患者的预期寿命，同时，眼科医生也刚刚开始遇到这些疾病的长期后遗症，所以未来的研究应该为患者寻求更佳理想的治疗方法。

【参考文献】

[1] PARINI R，BIONDI A. The new frame for mucopolysacc haridoses. Ital J Pediatr，2018，44（Suppl 2）：117.

[2] MCBRIDE K L，FLANIGAN K M. Update in the mucopolysaccharidoses. Semin Pediatr Neurol，2021，37：100874.

[3] STAPLETON M，HOSHINA H，SAWAMOTO K，et al. Critical review of current MPS guidelines and management. Mol. Genet. Metab，2019，126（3）：238-245.

[4] ASHWORTH J L，BISWAS S，WRAITH E，et al. The ocular features of the mucopolysaccharidoses. Eye（London），2006，20（5）：553-563.

[5] SAWAMOTO K，ALVAREZ GONZALEZ J V，PIECHNIK M，et al. Mucopolysaccharidosis IVA：diagnosis，treatment，and management. Int J Mol Sci，2020，21（4）：1517.

[6] HAMPE C S，WESLEY J，LUND T C，et al. Mucopolysaccharidosis type Ⅰ：current treatments，limitations，and prospects for improvement. Biomolecules，2021，11（2）：189.

[7] BRUSCOLINI A，AMORELLI G M，RAMA P，et al. Involvement of the anterior segment of the eye in patients with mucopolysaccharidoses：a review of reported cases and updates on the latest diagnostic instrumentation. Semin，Ophthalmol，2017，32（6）：707-714.

[8] BALIKOV D A，JACOBSON A，PRASOV L. Glaucoma syndromes：insights into glaucoma genetics and pathogenesis from monogenic syndromic disorders. Genes（Basel），2021，12（9）：1403.

（康欣　整理）

病例 030 自发性脉络膜出血继发青光眼

病历摘要

【基本信息】

患者，男性，82岁，主因左眼视物有黑圈8天，眼痛伴头痛5天就诊于我院。

现病史：患者于8天前起夜时无明显诱因突发左眼前视物有黑圈，无明显视力下降，无眼痛、头痛等不适，自行观察，未见好转。5天前夜间突然出现左眼痛，伴视力下降、左侧头痛剧烈。次日就诊于我院，查视力：右眼0.3，左眼0.1；眼压：右眼14.9 mmHg，左眼44.9 mmHg，左眼睫状体充血、角膜水肿，前房浅，瞳孔散大、晶状体混浊，眼底隐约见后极部棕黑色局限性球样隆起，急诊行眼眶MRI检查提示左眼球内占位，考虑"左眼高眼压；左眼球内占位"，予以降眼压药物（布林佐胺滴眼液3次/天、酒石酸溴莫尼定滴眼液3次/天）局部点眼治疗。患者自行滴用两天降眼压药物后自觉眼痛及头痛症状未缓解而加重明显，遂停药观察。于第3天再次因疼痛难忍就诊于我院，复测左眼眼压为42.2 mmHg。

既往史：高血压病史1年，口服药物治疗血压控制尚可，曾在外院体检发现颈动脉粥样硬化、肾囊肿、甲状腺淋巴结节。否认其他全身及眼部病史。否认手术史及外伤史。否认家族史。

个人史：无特殊。

【眼科检查】

右眼裸眼视力0.3，矫正视力+3.00 DS/+2.50 DC×155°→0.8，左眼裸眼光感，矫正视力无提高，光定位不确切；33 cm处角膜映光：右眼位正，左眼外斜约15°。双眼球运动到位。右眼结膜无充血，左眼结膜混合充血。右眼角膜中央透明，角膜周边环形灰白色混浊，右眼前房中深，房水清，房角镜检查见全周房角开放（图30-1A）；左眼角膜雾状水肿，内皮皱褶，角膜后大量KP，周边环形灰白色混浊，左眼前房浅，中央前房约2 CT，周边前房<1/4 CT，房水欠清，房闪（+）（图30-1B），房角镜检查不能配合，右眼虹膜纹理清，周边色素脱失；左眼虹膜纹理窥不清，右眼瞳孔圆，直径约3.0 mm，对光反射灵敏，左眼瞳孔散大固定，直径约5.5 mm，对光反射消失。右眼晶状体皮质及核混浊，左眼晶状体混浊。右眼玻璃体内大量星芒状、颗粒状漂浮物，

眼底隐约见视盘色淡红、边界清，C/D约0.4，余未窥清；左眼玻璃体及眼底窥不入。眼压：右眼13 mmHg，左眼48 mmHg。

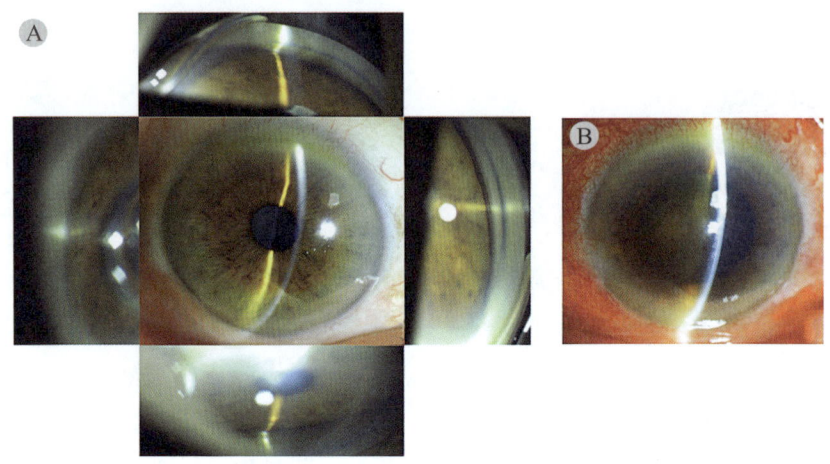

图30-1　前节及房角镜照相

【辅助检查】

眼前节OCT：右眼角膜厚度550 μm，前房深度2.38 mm，房角开放；左眼角膜厚度780 μm，前房深度1.50 mm，虹膜根部膨隆明显，房角关闭（图30-2）。黄斑及视盘OCT：右眼黄斑形态大致正常，神经纤维层厚度未见明显变薄；左眼未测出（图30-3）。眼科B超：右眼玻璃体暗区可探及大量斑片状中高回声聚集及纤细带状低回声，左眼玻璃体暗区可探及多个弧状较粗糙的膜样回声，凸向玻璃体腔内，膜样回声下为密集点状中低回声。B超提示右眼星状玻璃体变性、玻璃体后脱离可能，左眼脉络膜脱离可能，脉络膜下回声性质待定（图30-4）。颅脑MRI：左眼玻璃体内可见片状稍短和等T1、短和稍长T2信号影（图30-5）。

血常规结果：白细胞、中性粒细胞比例、凝血功能、肝功能、肾功能、血糖未见明显异常。心电图提示：窦性心律；电轴左偏，大致为正常心电图。胸部X线片提示：双肺纹理增多；主动脉结钙化。

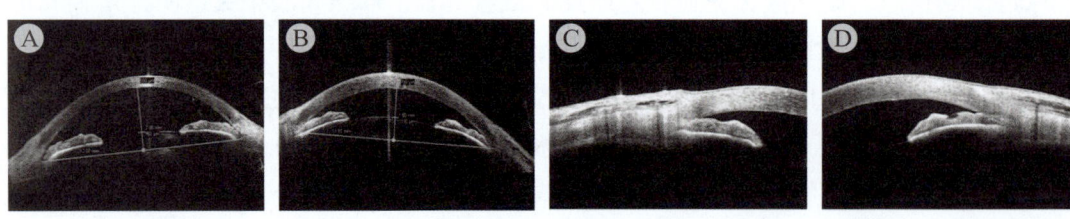

A. 右眼角膜厚度正常，前房常深，房角开放；B. 左眼角膜水肿、增厚，前房浅，虹膜根部向前膨隆明显；C、D. 左眼房角广泛关闭。

图30-2　眼前节OCT

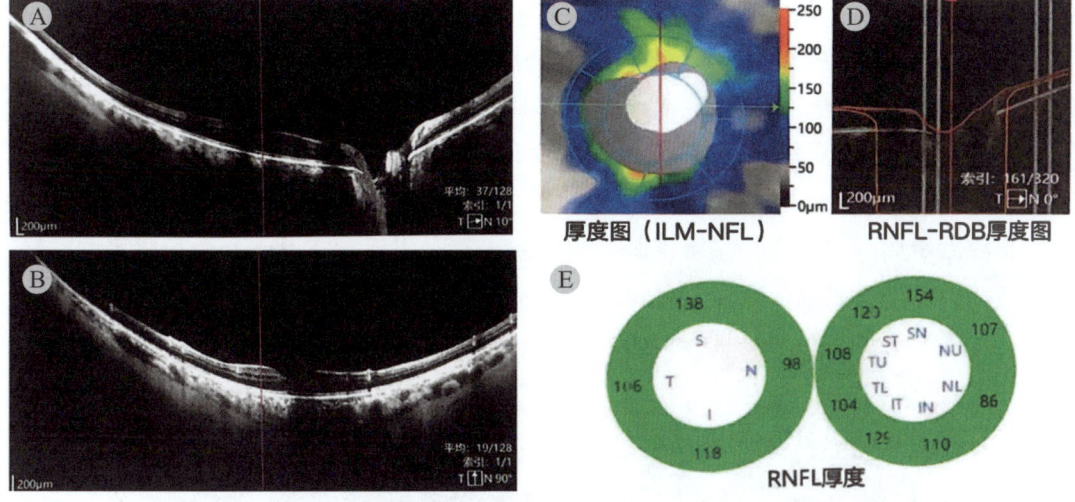

图 30-3 黄斑及视盘 OCT

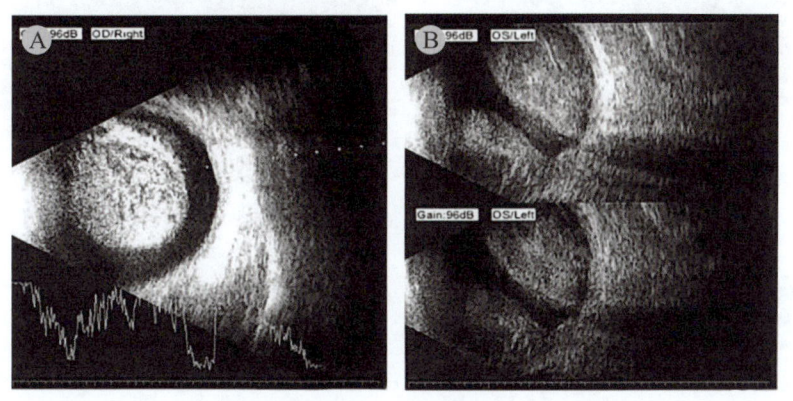

图 30-4 眼部 B 超

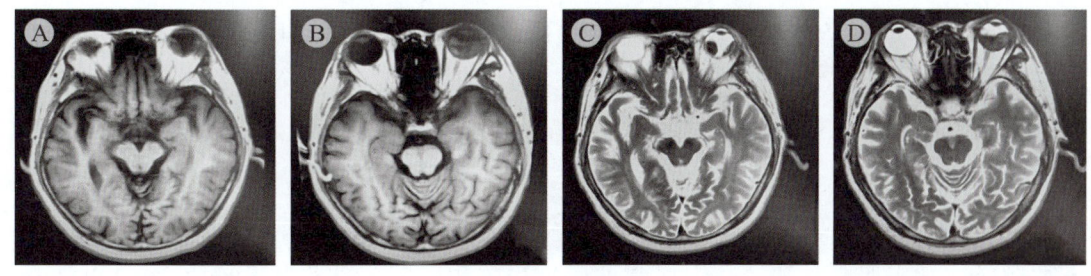

图 30-5 颅脑 MRI

【诊断】

左眼自发性脉络膜出血。

【治疗经过】

患者无提高视力要求，于 2022 年 4 月 20 日至 23 日在院期间口服布洛芬缓释胶囊 0.5 g 1 次/天缓解疼痛，妥布霉素地塞米松滴眼液 0.1 mL 4 次/天局部减轻炎症反应；治疗 2 天后患者疼痛明显缓解，出院时已基本无眼痛及头痛等不适症状。

【随访】

出院后 1 周门诊复查：左眼裸眼视力光感；右眼眼压 48.8 mmHg；角膜水肿减轻，前房浅，前房少量积血，瞳孔散大固定（图 30-6）。患者已无眼痛、头痛等不适症状。

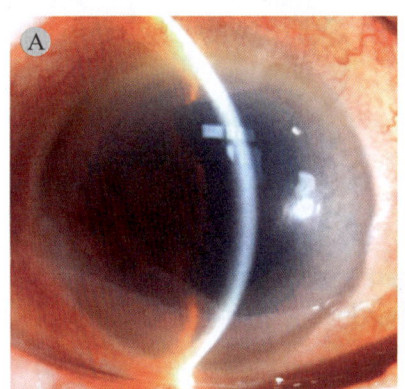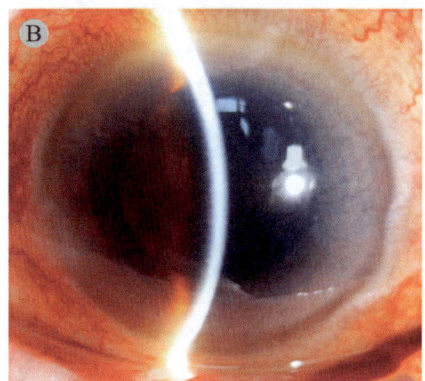

图 30-6　出院后 1 周眼前节照相

病例分析

内眼手术及外伤造成的脉络膜上腔出血临床上较多见，而自发性脉络膜上腔出血较为罕见。自发性脉络膜上腔出血（spontaneous supra choroidal hemorrhage，SSCH）是指无手术及外伤等诱因，排除脉络膜肿瘤，自发产生的脉络膜上腔出血，（如出血局限、机化），形态类似脉络膜黑色素瘤，极易误诊。通常认为的高危因素可能有：①全身因素：老年，动脉硬化，高血压，凝血功能不足，抗凝血药物的使用；②眼部因素：脉络膜小动脉硬化，青光眼，近视，无晶状体眼或人工晶状体眼，脉络膜炎，近期眼内手术史，对侧眼发生脉络膜上腔出血后。近年来发现，SSCH 还可能与视网膜下或脉络膜新生血管有关。新生血管形成是年龄相关性黄斑变性（age-related macular degeneration，AMD）的主要临床表现。新生血管穿过 Bruch 膜生长进入视网膜色素上皮或神经视网膜下，新生血管形成后，由于管壁的通透性高于正常血管，血管脆性高，极易引起出血和渗出。

临床特征。①症状：常为老年患者，排除手术、外伤、肿瘤等诱因后。无明显诱因出现视力急剧下降甚至无光感，眼胀痛，伴同侧头痛。②体征：前房浅或消失，晶状体虹膜隔向前膨隆，眼压常较高。如果出血量大，范围广，可迅速扩展至视网膜神经上皮层及玻璃体，出现出血性脉络膜视网膜脱离；若范围局限，可出现不规则脉络膜或视网膜色素上皮下血肿，出血进入玻璃体，可见玻璃体积血。

SSCH需和脉络膜渗漏、脉络膜黑色素瘤及脉络膜转移癌相鉴别。脉络膜渗漏发生时患者一般无疼痛，眼压不会非常高。巩膜透照检查可见：通过瞳孔区见脉络膜上腔出血，眼底包状隆起，颜色为黑紫色、不透光，渗漏则能看见眼底红光。UBM可见睫状体脱离。脉络膜黑色素瘤发病相对缓慢，为渐进性，短则1个月，长则数年及十余年（出现突发性病变除外）。早期自觉症状多为以视物变形、视物显小或视物显大和色觉改变等为主的视力减退、视野进行性缺失等。后期才有眼痛症状。眼底可见棕黑色肿物。B超可见凸向玻璃体腔内的圆顶形或蘑菇形肿物，表面光滑，特征性表现为低到中等内反射–挖空征和脉络膜凹陷等。CDFI可见肿物多隆起，长度 > 5 mm，有挖空征、脉络膜陷凹征和声影，血流频谱多为动–静脉血流频谱和低速低阻动脉血流频谱。MRI：肿物多呈T1WI高信号、T2WI低信号，增强扫描见中度强化。脉络膜转移癌患者全身检查有原发病灶。超声：肿物多呈扁平状、宽基底、无蒂。MRI：肿物形态多为扁平型，边缘不整齐；信号表现与原发瘤相似，T1WI为低或等信号，T2WI为略高或等信号；其容易发生出血和囊变，可见瘤体信号不均匀改变。Yang等报道，5名自发性脉络膜上腔出血的患者中4名有AMD病史。Hsiao等报道一例AMD患者出现SSCH并针对2001年1月至2013年12月发表的文献和检索到的研究报道进行回顾分析，发现在31例（32只眼）患者中，87.5%的患者并发急性闭角型青光眼（同本例患者），超过一半的患者（20只眼，62.5%）接受了手术治疗。31例SSCH患者的共性因素分析：凝血功能异常的有23例（74.2%），以全身性高血压为特征的有20例（64.5%），心脑血管疾病的有17例（54.8%），其中使用抗凝或溶栓药物的有18例，慢性肾功能衰竭的有15例，血流动力学异常的有3例。AMD是常见的眼科危险因素，为16例17只眼（53.1%），使用抗凝药物的AMD患者有增加眼内出血的风险。治疗方式主要有药物、激光及手术治疗。药物包括局部使用镇静止痛类药物，局部及全身使用皮质类固醇治疗，局部及全身使用降眼压药物控制眼压（降压效果差）。手术治疗包括巩膜切开引流术和玻璃体切除术联合脉络膜上腔引流术，目的是通过积极重建眼后段的正常解剖结构，最大限度地保留患者部分视力。手术时机的选择非常重要，但何时进行手术可获得最好的视力目前尚无定论。Lakhanpal等在一组脉络膜上腔出血的兔眼上行巩膜切开引流术发现，巩膜切开引流术会导致出血量增加，从而有显著的压力使出血进入视网膜和玻璃体。因此认为在脉络膜上腔出血时紧急行巩膜切开引流术对眼球是有害的。Chu 等报道，脉络膜上腔出血的血凝块液化时间为 7～14 天，如手术时间过早，积血尚未充分液化，引流困难；如拖延时间过长，出血、机化导致视网膜发生严重的增殖，手术成功率低。因此，脉络膜上腔出血后 7～14 天行引流术较好。Yang 等报道，4 例（5 只眼）自发性脉络膜上腔出血中有 4 只眼行脉络膜上腔引流术，1 只眼继续观察未行手术治疗，所有行脉络膜上腔引流术的患者视力无光感。Hsiao 等报道 32 只眼中，20 只眼（62.5%）接受了手术干预，16 只眼在发病后第 2～30 天以上行巩膜切开或玻璃体切除术引流，3 只眼因疼痛或引流后复发而行眼内容物剜除或眼球摘除。后期随访，视力及预后较差。对于少量出血的患者，积极行后巩膜切开引流术，眼后段重建，可能保住部分视力；对于广泛出血的患者，手术目的只是为了降低眼压，缓解疼痛，即便如此，最终的视力预后通常也很差。

王大江教授点评

SSCH 在临床上比较罕见，由于脉络膜上腔大量出血导致眼内容物向前推移引起急性眼压升高，患者同样有雾视、眼痛、伴有同侧头痛、恶心等不适症状，查体可发现睫状体充血、角膜水肿、前房浅、瞳孔散大等体征，易与急性闭角型青光眼急性发作相混淆。因此需双眼仔细对比，当发现患者双眼前房不等深时，需根据双眼体征及检查结果详细鉴别，避免误诊或漏诊。在排除手术、外伤、肿瘤等诱因后，可进行诊断。治疗上由于目前仍没有明确手术时机的选择，考虑本例患者高龄、急性起病，患者是以解决疼痛为目的入院，无提高视力之要求，因此采取保守治疗，以镇痛和减轻局部炎性反应为主，未对其进行手术治疗。予以口服镇痛药物治疗后患者的不适症状得到明显改善，出院至复查时已没有疼痛主诉，患者本人对治疗效果十分满意。这也为我们在今后对青光眼眼压控制欠佳的患者的治疗目的上积累了宝贵经验，当面对以疼痛为主诉症状的患者时，手术治疗是否作为必须且唯一的选择。今后我们也将继续对该患者进行随访，观察是否能采取其他的治疗方式。

【参考文献】

[1] 彭静，张良，崔颖.自发性脉络膜上腔出血误诊为脉络膜黑色素瘤.临床误诊误治，2013，26（7）：54-55.

[2] YU J F, WANG Y S. Review of glucocorticoid and diseases with choroidal neovascularization. International J Ophthalmol,2007,7（3）：772-775.

[3] YANG S S, FU A D, JOHNSON R N, et al. Massive spontanneous choroidal hemorrhage. Retina, 2003, 23（2）：139-144.

[4] 胡建群，王亚丽，蔡晓峰. 彩色多普勒超声检查对脉络膜黑色素瘤的诊断和鉴别诊断价值. 中华医学超声杂志（电子版），2010，7（9）：1536-1542.

[5] 畅立斌，李彬，黎晓新，等. 单眼先后出现的脉络膜黑色素瘤一例. 中华眼科杂志，2012，48（10）：934-936.

[6] HSIAO S F, SHIH M H, HUANG F C. Spontaneous suprachoroidal hemorrhage：case report and review of the literature. Taiwan J Ophthalmol, 2016, 6（1）：36-41.

[7] LAKHANPAL V, SCHOCKET S S, ELMAN M J, et al. Intraoperative massive suprachoroidal hemorrhage during pars plana vitrectomy. Ophthalmology, 1990, 97（9）：1114-1119.

[8] CHU T G, GREEN R L. Suprachoroidal hemorrhage. Surv Ophthalmol, 1999, 43（6）：471-486.

（丁然　整理）

病例 031　人工晶状体偏位继发性青光眼

病历摘要

【基本信息】

患者，男性，42岁，主因反复眼胀痛伴视力下降2年余来我院就诊。

现病史：2年前患者反复出现眼胀痛，伴视力下降，伴头痛、恶心感，伴眼红，无明显眼部分泌物，无畏光、流泪，外院就诊考虑"左眼葡萄膜炎；左眼青光眼"，局部予以醋酸泼尼松龙滴眼液4次/天，盐酸左布诺洛尔滴眼液、布林佐胺滴眼液、酒石酸溴莫尼定滴眼液2次/天，醋甲唑胺50 mg口服2次/天后无明显好转，眼压（intra-ocular pressure，IOP）反复升高，最高达50 mmHg，波动在17～50 mmHg范围内。

既往史：2016年7月4日因"左眼白内障"在外院行"局部麻醉下左眼白内障超声乳化、IOL植入术（植入AcrySof ReStor多焦+16.0 D，+3.0 D）"。发现"小三阳"20年余，否认家族史。

个人史、婚育史、家族史无特殊。

【眼科检查】

右眼裸眼视力0.1，矫正视力 –3.25 DS → 1.0；左眼裸眼视力0.4，矫正视力 –0.50 DS/–0.50 DC×45°→ 0.5。双眼结膜未见明显异常，右眼角膜透明，KP（–）（图31-1），左眼颞上方角膜后可见片状色素膜沉积（图31-2A），前房常深，Tyn（–），下方可见色素沉积，双眼虹膜纹理清，瞳孔圆，右眼直径约3.0 mm，左眼直径约4 mm，对光反射灵敏，RAPD（–）。右眼晶状体皮质轻度混浊，核硬度Ⅰ级；左眼IOL透明，向颞上方移位（图31-2B）。右眼玻璃体轻度絮状混浊，左眼玻璃体腔可见大量色素漂浮（图31-2C）。眼底：右眼视盘色淡，边界清，C/D约0.3，左眼视盘色略白，边界清，C/D约0.6，盘沿变窄，上、下方可见神经纤维层缺失。双眼视网膜血管、黄斑区未见异常。IOP：右眼19.4 mmHg，左眼42.3 mmHg。

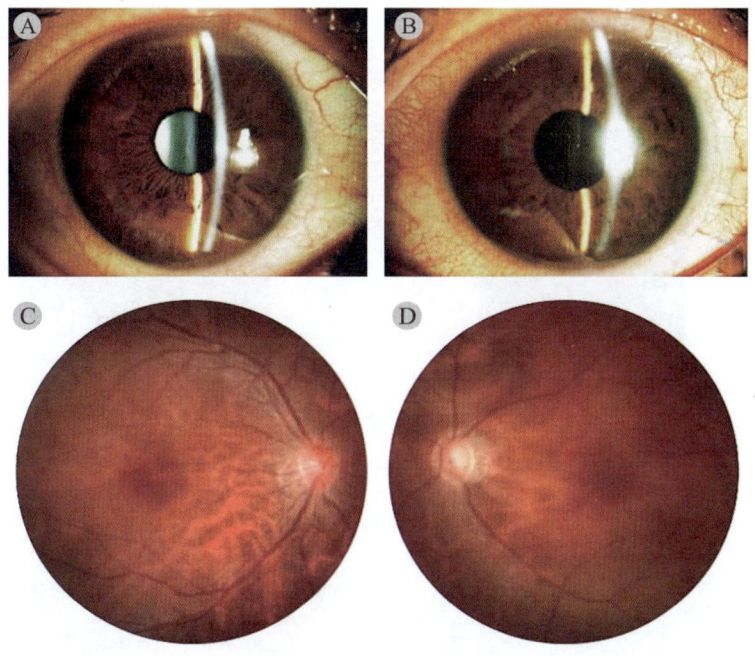

A、C.右眼；B、D.左眼。

图 31-1　双眼眼前节和眼底照相

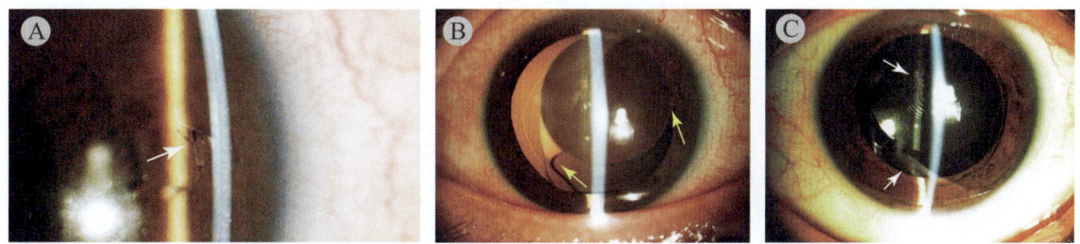

A.左眼角膜后膜状大块色素沉着示意图（箭头所示）；B.左眼人工晶状体向颞上方偏位示意图，下方襻位于囊袋内，上方襻位于睫状沟（箭头所示）；C.左眼人工晶状体透明、玻璃体腔色素沉着示意图（箭头所示）。

图 31-2　散瞳后左眼眼前节照相

【辅助检查】

房角镜检查：双眼房角开放，PAS（-），右眼色素Ⅰ级，左眼色素Ⅲ级，下方较重，见大量色素堆积（图 31-3）。视盘 OCT：左眼上方、下方、颞侧视神经纤维层变薄，垂直 C/D 为 0.53（图 31-4，2019 年 4 月 15 日于外院检查）。视野：左眼鼻侧阶梯性视野缺损（图 31-5）。黄斑 OCT：双眼黄斑区视网膜未见明显异常。眼部 B 超：双眼玻璃体混浊，左眼较重（图 31-6）。左眼 UBM：左眼虹膜平坦，IOL 略向上方偏位、倾斜（图 31-7）。

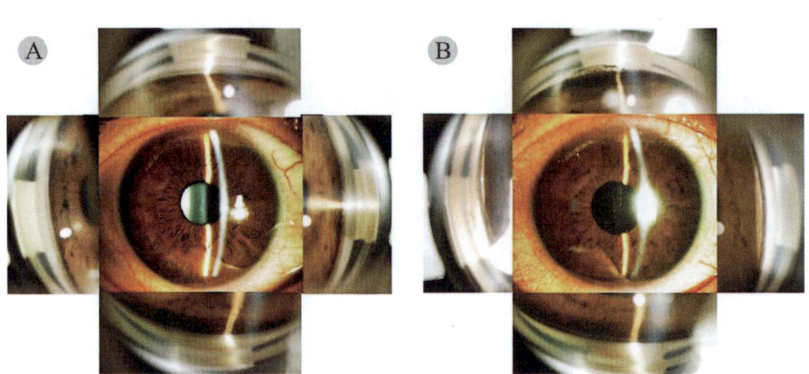

A. 右眼；B. 左眼。

图 31-3　房角镜检查

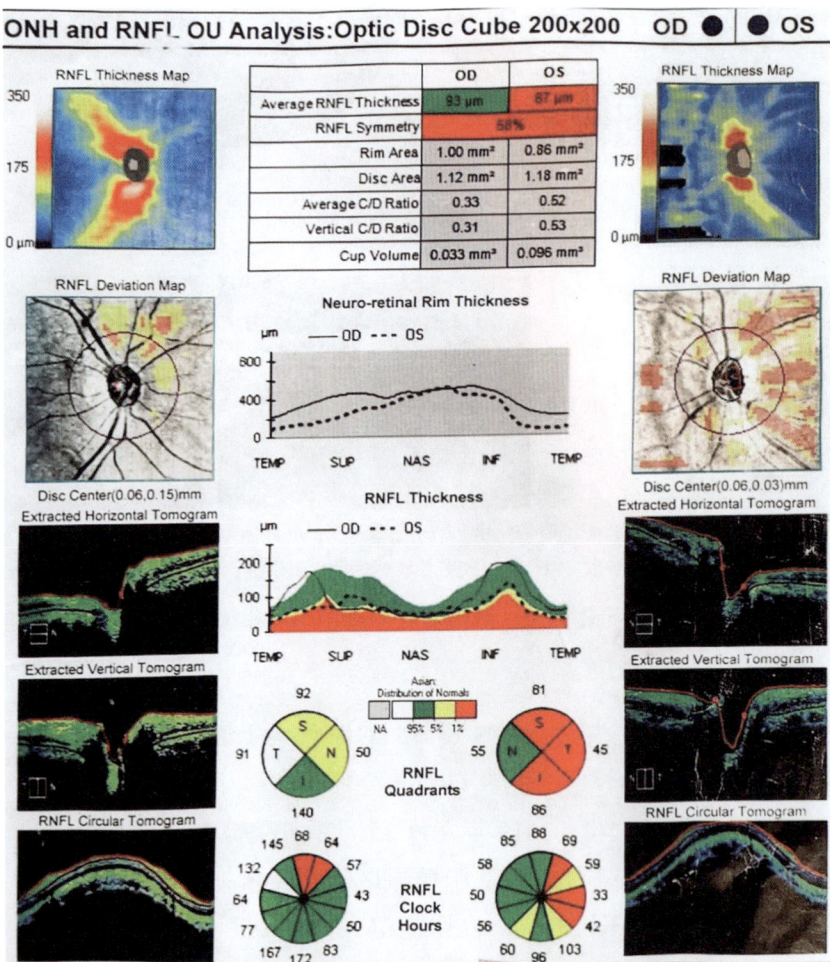

图 31-4　外院视盘 OCT

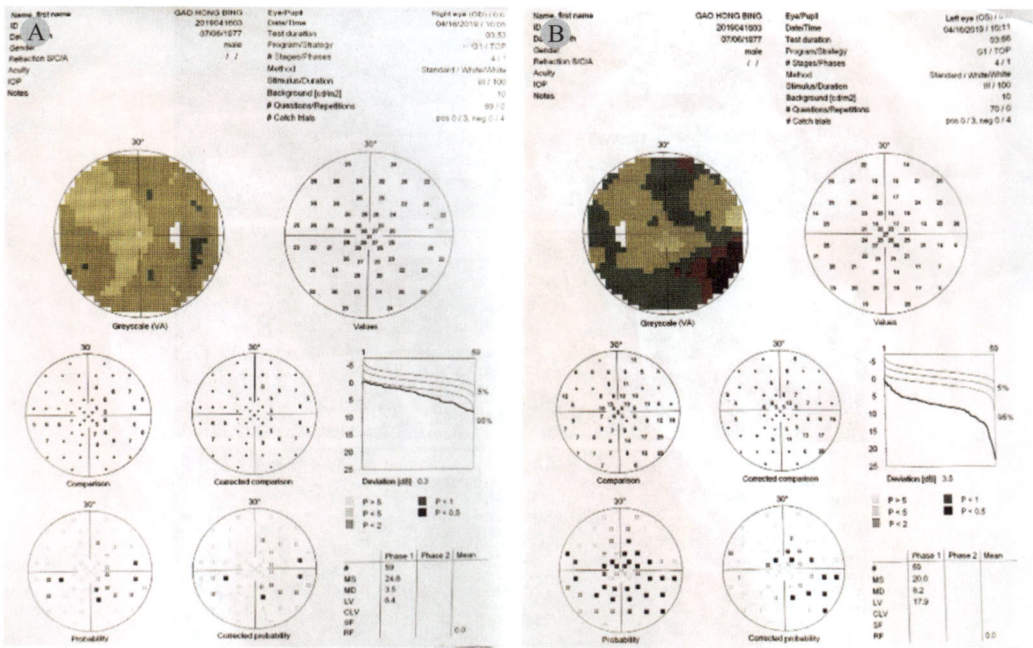

图 31-5　外院视野检查

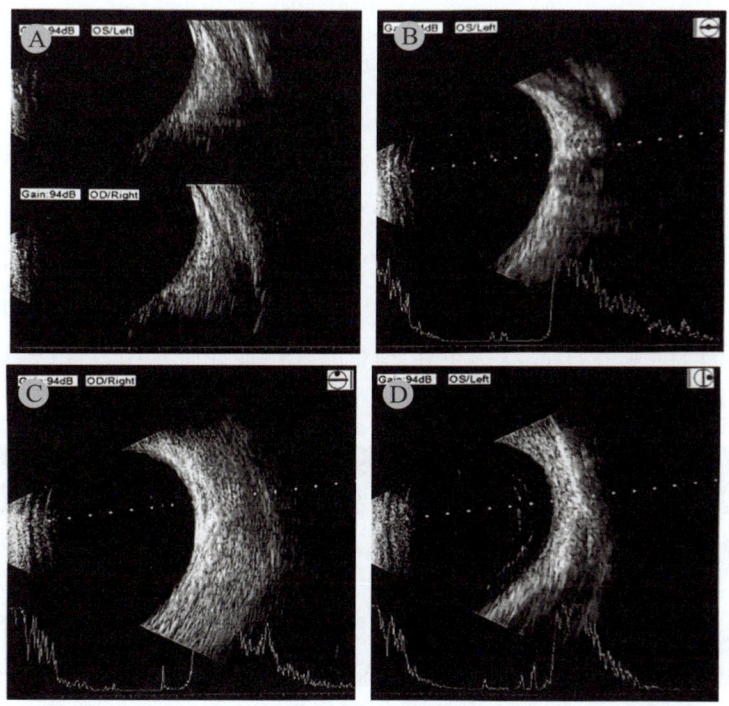

图 31-6　眼部超声

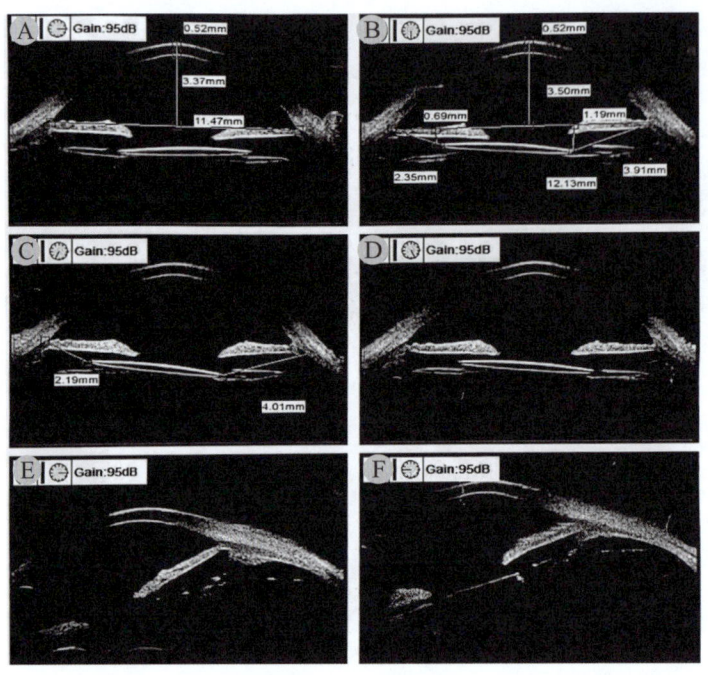

图 31-7 左眼 UBM

【诊断】

左眼人工晶状体偏位继发色素性青光眼。

【治疗经过】

入院后局部予以降眼压药物治疗，完善术前检查，排除手术禁忌后在球后麻醉 + 基础监测下行左眼 IOL 调位、内镜下睫状体光凝、前房注药术，术中见多焦 IOL 上方襻位于睫状沟内，下方位于囊袋内，晶状体悬韧带、囊袋表面色素沉积，虹膜后表面上方可见少量点状色素脱失（图 31-8），考虑左眼眼压高、色素沉积和 IOL 偏位有关，该患者最终诊断为左眼人工晶状体偏位继发色素性青光眼。患者左眼术后第 1 天、术后 1 周复查，裸眼视力均为 0.8，眼压维持在 15.0～18.1 mmHg。

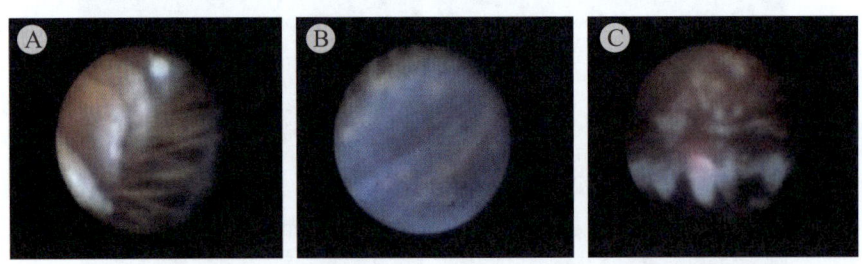

A. 悬韧带色素沉着；B. 晶状体囊袋内色素沉着；C. 虹膜后表面点状色素脱失。

图 31-8 术中内镜

病例分析

人工晶状体相关色素播散综合征/色素播散性青光眼（pseudophakic pigmentary dispersion syndrome / pigmentary glaucoma，PPDS/ PPG），指在后房内植入的 IOL 因放于睫状沟、悬吊固定术后或位置不正，其光学部或襻部摩擦虹膜后表面色素上皮致色素脱落播散至房角、IOL 表面、囊袋内、晶状体悬韧带，甚至玻璃体腔，出现类似色素播散综合征（pigment dissemination syndrome，PDS）的表现，继发眼压升高和视神经不可逆的损害引起色素性青光眼的一类疾病。早期不易发现、明确诊断或处理不当是导致该疾病患者视力丧失不可逆的主要原因。

PPDS/PPG 因 IOP 升高引起的视物模糊、眼红、眼胀痛等症状及眼前节反应、色素沉积等体征，在诊断时容易与葡萄膜炎继发性青光眼混淆而得不到及时、正确的针对病因的治疗，可能会进一步加重视神经损害，鉴别要点包括眼前节炎症反应特点、虹膜粘连、前后节色素沉积多和抗炎治疗无效等。此外，与原发性 PDS/PG 也难以区分，鉴别要点见表 31-1。在本病例中，该患者有 IOL 植入手术史，散瞳后见 IOL 向上方偏位，裂隙灯及房角镜可见色素沉着与前节至玻璃体腔，色素颗粒大且数量多，以下方为重，色素较对侧眼明显增多；UBM 进一步确定 IOL 偏位，与虹膜后表面紧密接触，但无明显虹膜中周部后凹，术中见虹膜后表面点状色素脱失，悬韧带、晶状体囊袋内、玻璃体腔大量色素沉着，术后 IOL 复位后 IOP 恢复正常进一步确诊 IOL 偏位引起色素播散继而引发青光眼。

表 31-1　人工晶状体相关色素播散综合征/色素性青光眼与原发性色素播散综合征/色素性青光眼鉴别要点

	人工晶状体相关色素播散综合征/色素性青光眼	原发性色素播散综合征/色素性青光眼
既往史	IOL 植入手术史	近视史
常见眼别	单眼	双眼
机制	IOL 位置不当+反向瞳孔阻滞	Campell 学说 [虹膜中周部后凹与悬韧带和（或）晶状体前表面相接触]+反向瞳孔阻滞
体征	类似色素播散体征，但色素颗粒形态大，数量多，下方重	虹膜中周部后凹+色素播散三联征：角膜后垂直梭形色素颗粒沉积（Krukenberg 梭）、小梁网均匀一致性色素颗粒沉积（Ⅱ级以上）及虹膜中周部轮辐状透照缺损
治疗原则	解除病因如 IOL 调位、取出或置换，解除反向瞳孔阻滞如缩瞳、激光虹膜周切，降眼压治疗	解除反向瞳孔阻滞如缩瞳、激光虹膜周切，降眼压治疗

PPG 的治疗原则包括降眼压治疗、针对其病因及发病机制的治疗策略。然而，常规的局部降眼压药物对 PPG 的治疗效果往往欠佳。目前研究认为 PPG 类似于原发性 PG，其发病机制为反向瞳孔阻滞，色素播散引起小梁网色素颗粒阻塞、小梁内皮细胞吞噬功能异常等。针对该机制，采取 Nd：YAG 激光虹膜周围切开术或氩激光虹膜成形术均可获得良好的效果。但对于一些难治性 PPG，则需要进行 IOL 置换、复位或取出，虹膜缝合术，甚至联合青光眼手术。在本例病例中，通过局部保守治疗使用降眼压药物并不能很好地控制患眼 IOP 波动。因此我们采取针对病因的治疗，即 IOL 调位术，同时鉴于患者已出现视野缺损，故采取同时行内镜下睫状体光凝联合降眼压治疗。术后第 1 天患眼视力明显提高，IOP 下降至正常范围并持续平稳。

王大江教授点评

PPDS/PDG 是一类较为少见的疾病，该患者在我院就诊时完善散瞳检查发现 IOL 偏位，上部位于睫状沟内，晶状体后囊膜可见处完整，玻璃体可见大量色素，同时房角镜下可见大量色素沉积，下方较重。UBM 检查进一步印证了 IOL 偏位，接触虹膜后表面。综上所述，初步考虑是一片式丙烯酸疏水型多焦 IOL 偏位摩擦虹膜后表面引起了 PD，继发 PG。在治疗方案上，因既往药物降眼压治疗效果不佳，选择以手术方式处理 IOL 为主，术中见晶状体囊袋完整，故采用 IOL 调位至囊袋内方案。此外，因患者青光眼病史较长，IOP 较高，C/D 较大，单纯 IOL 调位手术可能不能充分降眼压治疗，故联合内镜下睫状体光凝降眼压治疗。经手术治疗后，效果良好。

现如今 IOL 在白内障手术中使用较为常见，因此，认识到这种罕见的术后并发症是很重要的。一旦发现高眼压及眼前段色素播散体征，详细询问病史、及早进行散瞳、房角镜及 UBM 检查是诊断关键。

【参考文献】

[1] TONG N, LIU F, ZHANG T, et al. Pigment dispersion syndrome and pigmentary glaucoma after secondary sulcus transscleral fixation of single-piece foldable posterior chamber intraocular lenses in Chinese aphakic patients. J Cataract Refract Surg, 2017, 43（5）：639-642.

[2] SENTHIL S, GROVER I G. In-the-bag multifocal intraocular lens causing pigment dispersion and refractory secondary ocular hypertension. Indian J Ophthalmol, 2018, 66（9）：1339-1341.

[3] KOHNEN T, KOOK D. Solving intraocular lens-related pigment dispersion syndrome with

repositioning of primary sulcus implanted single-piece IOL in the capsular bag. J Cataract Refract Surg, 2009, 35（8）: 1459-1463.

[4] WINTLE R, AUSTIN M. Pigment dispersion with elevated intraocular pressure after AcrySof intraocular lens implantation in the ciliary sulcus. J Cataract Refract Surg, 2001, 27（4）: 642-644.

[5] MASKET S. Pseudophakic posterior iris chafing syndrome. J Cataract Refract Surg, 1986, 12（3）: 252-256.

[6] SCUDERI G, CONTESTABILE M T, SCUDERI L, et al. Pigment dispersion syndrome and pigmentary glaucoma: a review and update. Int Ophthalmol, 2019, 39（7）: 1651-1662.

[7] CANUT JORDANA M I, PÉRÉZ FORMIGÓ D, ABREU GONZÁLEZ R, et al. Pigment dispersion syndrome associated with intraocular lens implantation: a new surgical technique. Clin Ophthalmol, 2010, 4: 1263-1266.

[8] QING G, WANG N, TANG X, et al. Clinical characteristics of pigment dispersion syndrome in Chinese patients. Eye（Lond）, 2009, 23（8）: 1641-1646.

（荣丽媛　整理）

病例 032　双眼抗青光眼术后眼压失控的手术治疗

病历摘要

【基本信息】

患者，女性，65岁。主因"双眼闭角型青光眼术后8年，眼压失控1年"就诊于我院。

现病史：患者2012年于当地医院诊断为"双眼急性闭角型青光眼"，行"双眼激光周边虹膜切除术"。2018年1月因右眼眼压35 mmHg，当地医院行"右眼青光眼小梁切除+白内障超声乳化联合人工晶状体植入术（Phaco+IOL）"，术后右眼眼压15 mmHg，当时左眼眼压32 mmHg，给予左眼卡替洛尔+布林佐胺滴眼液治疗。2018年11月于当地医院行"左眼青光眼小梁切除术"，术后左眼眼压18 mmHg，当时右眼眼压20 mmHg，给予右眼卡替洛尔+布林佐胺滴眼液治疗。2019年1月左眼眼压突然升高，前房极浅，当地医院诊断为"左眼恶性青光眼"，给予全身及局部降眼压药物，阿托品维持，眼压控制可。2020年5月20日于我院门诊就诊，此时双眼眼压逐渐升高4个月，右眼52 mmHg，左眼38 mmHg，双眼卡替洛尔+布林佐胺+酒石酸溴莫尼定滴眼液治疗，左眼阿托品维持，眼压失控。

既往史：既往无高血压、糖尿病病史。

个人史：无特殊。

【眼科检查】

右眼裸眼视力0.15，矫正视力 –0.75 DS/–1.75 DC×145°→0.25；左眼裸眼视力0.05，矫正视力 –2.50 DS/–1.00 DC×120°→0.12。眼压：右眼52 mmHg，左眼38 mmHg。右眼结膜混合性充血，结膜上方可见滤过泡瘢痕（图32-1），角膜上皮粗糙，雾状水肿，颞侧7～11点位虹膜前粘连，超过角膜缘约2 mm，鼻侧2点位虹膜前粘连，呈帐篷状，角膜后散在色素KP，中央前房约3 CT，房水清，房角镜窥不清，周边广泛虹膜前粘连，未见明显周切口，瞳孔区虹膜后粘连，呈逗号状不规则形，瞳孔区虹膜与前囊膜全周粘连，对光反射消失，人工晶状体位正，前囊膜机化，隐见后囊膜破裂，玻璃体絮状混浊，眼底窥不清（图32-1B～图32-1D）。左眼结膜混合性充血，结膜上方可见滤过泡薄壁（图32-2A），角膜上皮粗糙，基轻度水肿，鼻侧角膜后可见较多色素KP，中央前房约2 CT，周边前房约1/4 CT（图32-2B），房角镜下见上方、鼻侧和颞侧均为窄Ⅵ，下方窄Ⅲ，鼻上方11点位虹膜周切口通畅（图32-2C～图32-2F），虹膜节段性萎缩，瞳孔药物性散大，圆形，直径约8 mm，晶状体皮质混浊，核硬度Ⅲ级，玻璃体絮状混浊，眼底见C/D为1.0，视盘苍白，周围脉络膜萎缩弧。

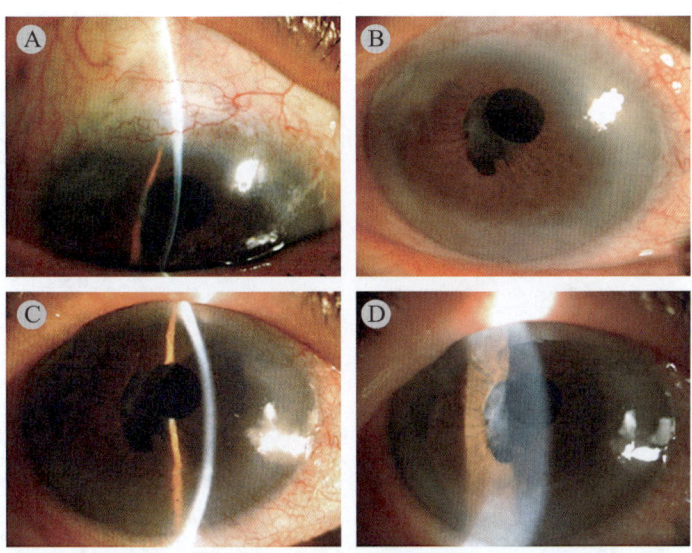

A. 上方滤过泡瘢痕；B～D. 裂隙灯下眼前节情况。

图32-1　治疗前右眼眼前节照相

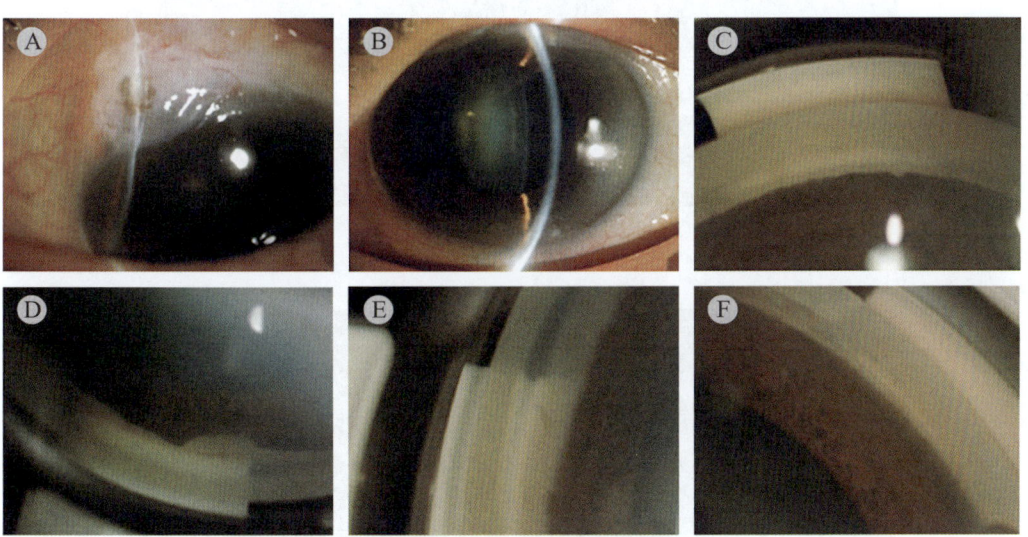

A. 上方滤过泡薄壁；B. 裂隙灯下眼前节情况；C～F. 前房角情况：上方、鼻侧和颞侧均为窄Ⅵ，下方窄Ⅲ，鼻上方11点位虹膜周切口通畅。

图32-2　治疗前左眼眼前节及前房角照相

【辅助检查】

UBM 提示右眼前房深度 2.60 mm，左眼前房深度 1.85 mm。双眼虹膜根部广泛前粘连，以右眼为著；右眼人工晶状体在位；双眼上方滤过通道可探及（图 32-3）。B 超提示双眼玻璃体轻度混浊。黄斑 OCT 提示右眼黄斑前膜，左眼黄斑结构基本正常（图 32-4）。IOL Master 提示右眼眼轴 22.11 mm，左眼眼轴 22.20 mm。角膜内皮镜检查提示细胞密度右眼 1046 个 /mm^2，左眼 779 个 /mm^2，内皮细胞形态明显变大，不规则（图 32-5）。

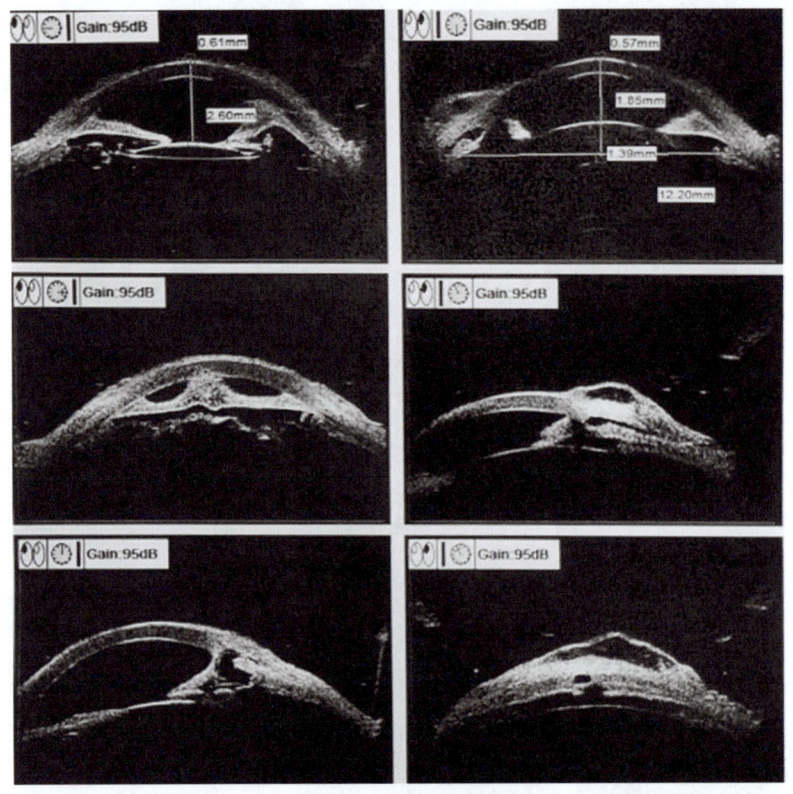

图 32-3　入院时双眼 UBM

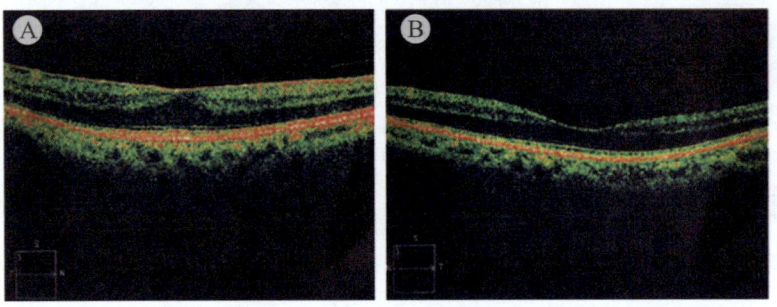

图 32-4　入院时双眼黄斑 OCT

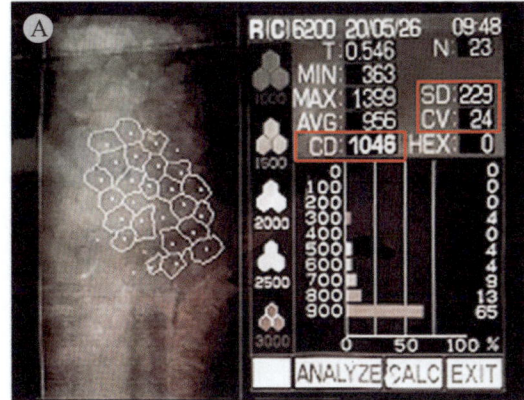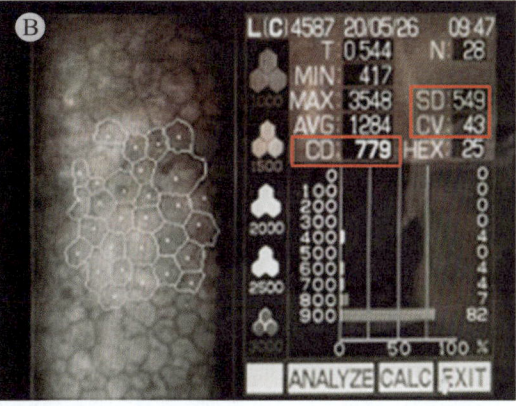

图 32-5 入院时双眼角膜内皮镜检查

【诊断】

双眼抗青光眼术后眼压失控；左眼年龄相关性白内障（混合型）；右眼人工晶状体眼；右眼黄斑前膜。

【治疗经过】

入院后完善术前检查，局部麻醉下行"左眼 Phaco+IOL+ 房角分离＋内镜下睫状体光凝术"，手术过程顺利。术后左眼前房浅，散瞳和静脉滴注甘露醇无效（图 32-6A），第 3 天在 11 点位周切口处用 Nd：YAG 激光打透晶状体囊膜和玻璃体前界膜，前房明显加深（图 32-6B）。术后 1 周左眼矫正视力 0.1，角膜透明，前房深，眼压为 13.1 mmHg。待左眼情况稳定后，行"右眼青光眼阀植入术"，特殊处理：引流管放在虹膜与晶状体前囊膜之间，斜面朝向人工晶状体，手术顺利（图 32-7）。术后 1 周右眼矫正视力为 0.2，前房同术前，下方少量积血，眼压为 12.4 mmHg。

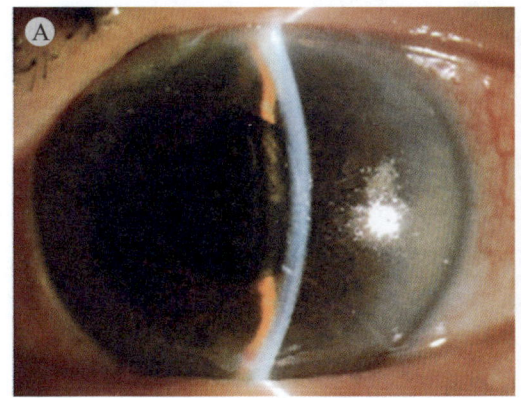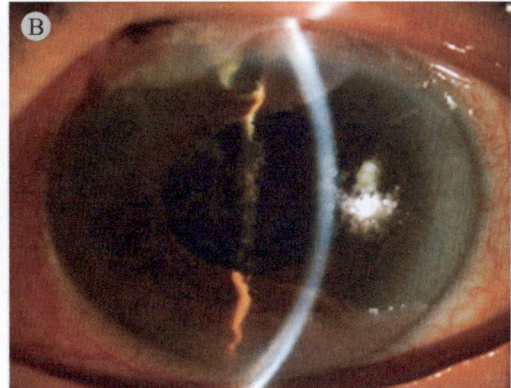

图 32-6 治疗后左眼眼前节照相

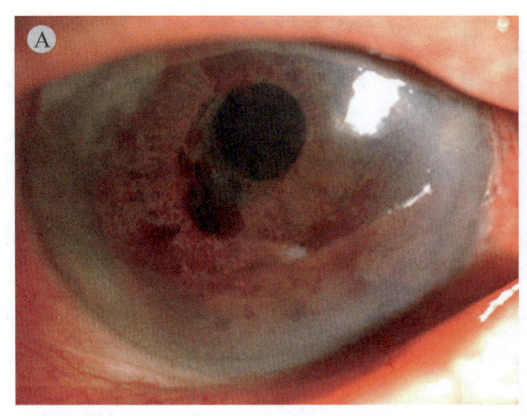
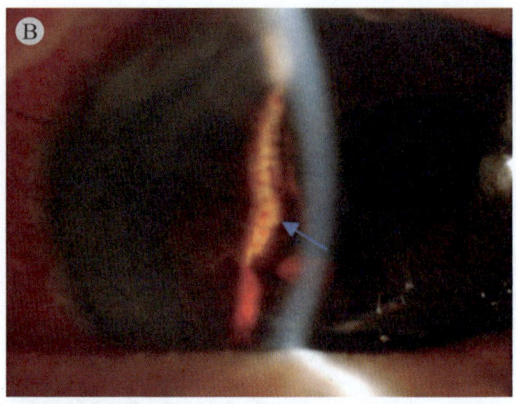

A. 右眼下方少量积血，前房深度较术前无明显变化；B. 颞侧虹膜局部突起（箭头位置），此处为引流管位置，在虹膜和晶状体前囊膜之间。

图32-7 治疗后右眼眼前节照相

【随访】

出院后1周我院复查：右眼矫正视力0.2，左眼矫正视力0.1；眼压：右眼12 mmHg，左眼13 mmHg。双眼角膜透明，右眼前房深度同出院，左眼前房加深。出院后1个月外院复查：右眼矫正视力0.2，左眼矫正视力0.12；眼压：右眼13 mmHg，左眼10 mmHg。出院后2个月我院复查：右眼矫正视力0.2，左眼矫正视力0.1；眼压：右眼12 mmHg，左眼14 mmHg。双眼角膜透明，右眼前房深度同出院，左眼前房加深。

病例分析

难治性青光眼的治疗策略通常应注意以下5点：①详细查体明确病因，分析眼压升高的具体原因；②与患者和家属充分沟通，让患者了解病情，同时了解患者的想法和需求；③针对不同病因、患者的条件（如眼局部状况、全身情况、经济状况及心理状况）、医生本身掌握的技术及医院的设备情况制定不同的治疗方案；④手术难度大、手段有限，可能是几种手术的组合，也可能多次手术；⑤医生对自己和手术风险有足够的认识和心理准备，让患者了解手术的收益和风险。

此患者病情复杂，我们团队综合评估患者的病情后认为，难点在于：①双眼抗青光眼术后眼压失控，长期应用降眼压药物效果不佳；②双眼周边虹膜广泛前粘连，前房过多操作，术后发生再次粘连的可能性大；③双眼晚期青光眼，中心视力差；④病情长，角膜内皮细胞数量严重减少（右眼1046个/mm^2，左眼779个/mm^2）伴形态异常；⑤双眼眼轴 22 mm 左右，先天前节解剖拥挤。经过多次讨论和分析，我们最终的治疗策略是先行左眼 Phaco+IOL+ 房角分离 + 内镜下睫状体光凝术，因左眼曾发生恶性青光眼为高危眼，术后再次发生恶性青光眼或浅前房的可能性很大，因此我们没有选择联合前部玻璃体切除术，如果术后出现浅前房，可计划通过 11 点位的虹膜周切口利用 Nd：YAG 激光实现前后房的沟通。如我们所预料，患者左眼术后出现浅前房，散瞳和静脉滴注甘露醇无效，于是在术后第 3 天在 11 点位虹膜周切口处用 Nd：YAG 激光打透晶状体囊膜和玻璃体前界膜，前房明显加深。术后左眼眼压控制良好，视力也得以保留。待左眼病情稳定后，右眼选择青光眼阀植入术，但引流管没有常规放在前房，一方面考虑角膜内皮的因素；另一方面考虑右眼广泛虹膜前粘连，过多的前房操作，势必会引起术中虹膜大量出血，于是选择放在虹膜后与晶状体前囊膜之间，这样对前房的扰动少，又成功降低了眼压。

王大江教授点评

这名患者在 2012 年当地医院诊断为"双眼急性闭角型青光眼"，当地医院行双眼 LPI 治疗，治疗 6 年后再次出现眼压升高，是一个很典型的例子，年轻医生一定要认识到急性闭角型青光眼行双眼 LPI 治疗后，并不能阻止病情发展，而是进入到慢性房角关闭过程，要规律随访，积极治疗，符合白内障诊断标准的要及早行白内障手术，以免延误病情。该患者比较突出的两个特点，虹膜前粘连严重和双眼内皮细胞数量明显减少。左眼曾发生恶性青光眼，有较长的浅前房病程，从而导致虹膜前粘连和角膜内皮受损。这就提示所制定的手术方案，一定要前房操作少，避免术中虹膜出血，同时不要大面积分离虹膜与角膜内皮的粘连，会进一步损伤角膜内皮。青光眼引流阀植入术是当前难治性青光眼的首选术式。但我们根据病情做了相应调整，就是需要医生与患者之间积极沟通，相互信任，才能最大限度地做到个体化治疗。

难治性青光眼是临床上治疗非常棘手的疾病，任何治疗都不能一劳永逸。我们能做的就是综合患者的病情，针对自身的手术操作水准和现有的医疗水平，选择相对完善的手术方案，但这并不会根本解决问题，只是在一定程度、一定时间内延缓了病情，在随后的复查随访中应做到发现问题、解决问题，坚持不懈地为患者争取视力的提升。

【参考文献】

[1] TIAN T, LI M, PAN Y, et al. The effect of phacoemulsification plus goniosynechialysis in acute and chronic angle closure patients with extensive goniosynechiae. BMC Ophthalmol, 2019, 19 (1): 65.

[2] FRANCIS B A, KAWJI A S, VO N T, et al. Endoscopic cyclophotocoagulation (ECP) in the management of uncontrolled glaucoma with prior aqueous tube shunt. J Glaucoma, 2011, 20 (8): 523-527.

[3] BIKBOV M M, KHUSNITDINOV I I. The results of the use of ahmed valve in refractory glaucoma surgery. J Curr Glaucoma Pract, 2015, 9 (3): 86-91.

（杜金林　整理）

病例 033　色素播散综合征

病历摘要

【基本信息】

患者，男性，34 岁。主因无明显诱因出现双眼眶周疼痛 1 月余就诊于我院。

现病史：1 个月前无明显诱因出现双眼眶周疼痛，10 天前外院就诊测眼压 55/46 mmHg，诊为"双眼虹膜睫状体炎"住院治疗。予以"地塞米松注射液、阿托品眼用凝胶、卡替洛尔滴眼液、布林佐胺滴眼液"治疗，"虹膜睫状体炎"痊愈后因眼压高（27/26 mmHg）继续予"卡替洛尔滴眼液、布林佐胺滴眼液"控制眼压，眼压无明显缓解。

既往史：既往无高血压、糖尿病病史。

个人史：无特殊。

【眼科检查】

右眼裸眼视力 0.4，矫正视力 –4.25 DS → 1.0；左眼裸眼视力 0.3，矫正视力 –4.50 DS → 1.0。眼压：右眼 26 mmHg，左眼 27 mmHg。双眼角膜后色素性 KP（+），房闪（±），虹膜纹理清，未见萎缩，瞳孔圆，轻度散大，直径约 4.0 mm，晶状体透明（图 33-1A，图 33-1B）。眼底检查双眼视盘色正，边界清，C/D < 0.3，视网膜血管走行正常，视网膜未见出血及渗出，黄斑中心凹反光可见（图 33-1C，图 33-1D）。散瞳检查未见其他部位色素。

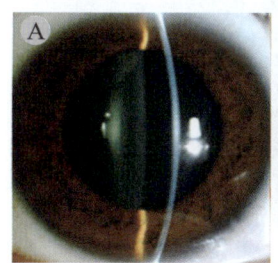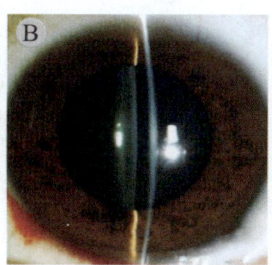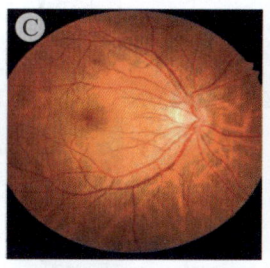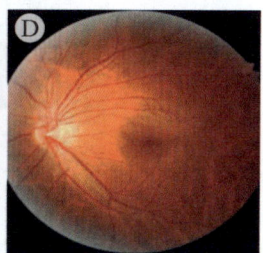

A. 右眼前节；B. 左眼前节；C. 右眼眼底；D. 左眼眼底。

图 33-1　治疗前双眼眼前节和眼底照相

【辅助检查】

视野检查：双眼未见明显异常（图 33-2）。UBM 检查：双眼房角开放，双眼虹膜中周部后凹（图 33-3）。房角镜检查：双眼小梁网色素颗粒沉着Ⅲ级（图 33-4）。

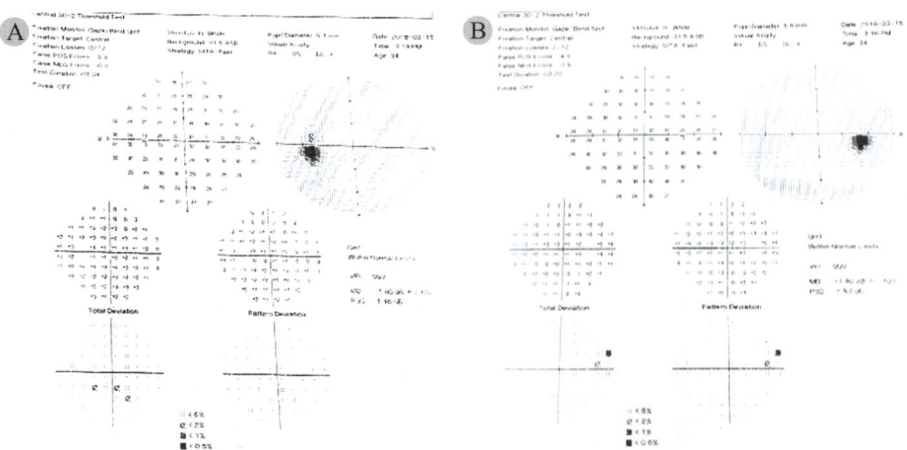

A. 右眼视野；B. 左眼视野。

图 33-2　治疗前视野检查

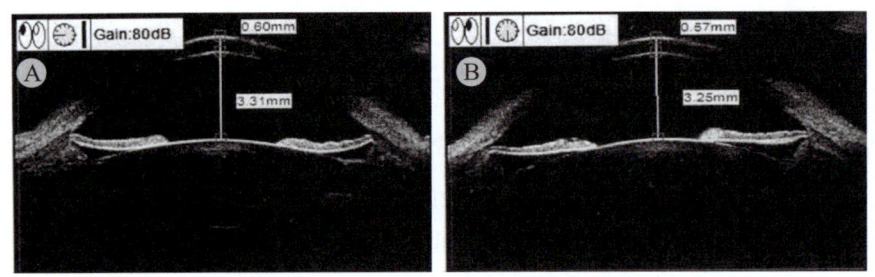

A. 右眼；B. 左眼。

图 33-3　治疗前 UBM 检查

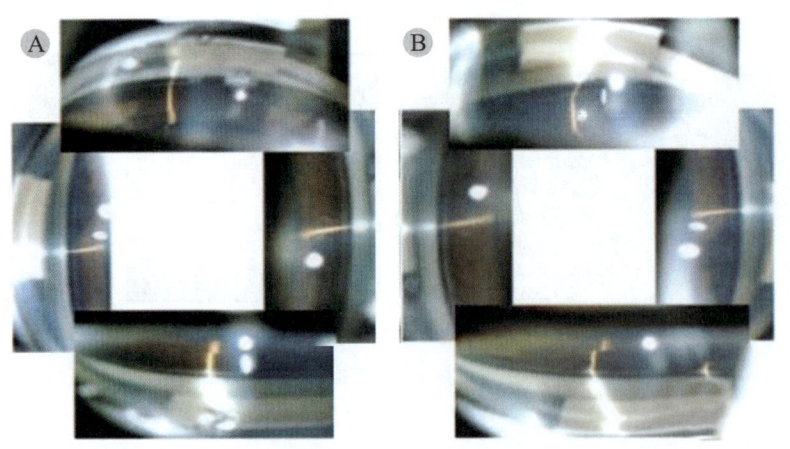

A. 右眼房角开放，色素分布Ⅲ级；B. 左眼房角开放，色素分布Ⅲ级。

图 33-4　治疗前房角镜检查

【诊断】

双眼色素播散综合征。

【治疗经过】

给予双眼激光周边虹膜切除术（LPI）+ 右眼选择性激光小梁成形术治疗，治疗后双眼继续点卡替洛尔滴眼液、布林佐胺滴眼液。

【随访】

术后第 1 天复查，眼压：右眼 12.9 mmHg，左眼 13.9 mmHg；双眼停用布林佐胺滴眼液。术后 1 周复查，眼压：右眼 20.6 mmHg，左眼 17.9 mmHg。1 个月后停用卡替洛尔滴眼液。术后半年复查，眼压：右眼 18.3 mmHg，左眼 18.6 mmHg。房角镜检查双眼小梁网色素分布仍为Ⅲ级。术后 2 年复查，双眼矫正视力均为 1.0，眼压：右眼 16.6 mmHg，左眼 17.6 mmHg。双眼角膜清亮，前房中深，周边虹膜激光孔畅，晶状体清亮，眼底杯盘比未见进展（图 33-5）。视野检查未见明显异常（图 33-6），眼前节 OCT 检查双眼房角开放，虹膜平坦（图 33-7）。房角镜检查双眼小梁网色素分布Ⅱ级（图 33-8）。

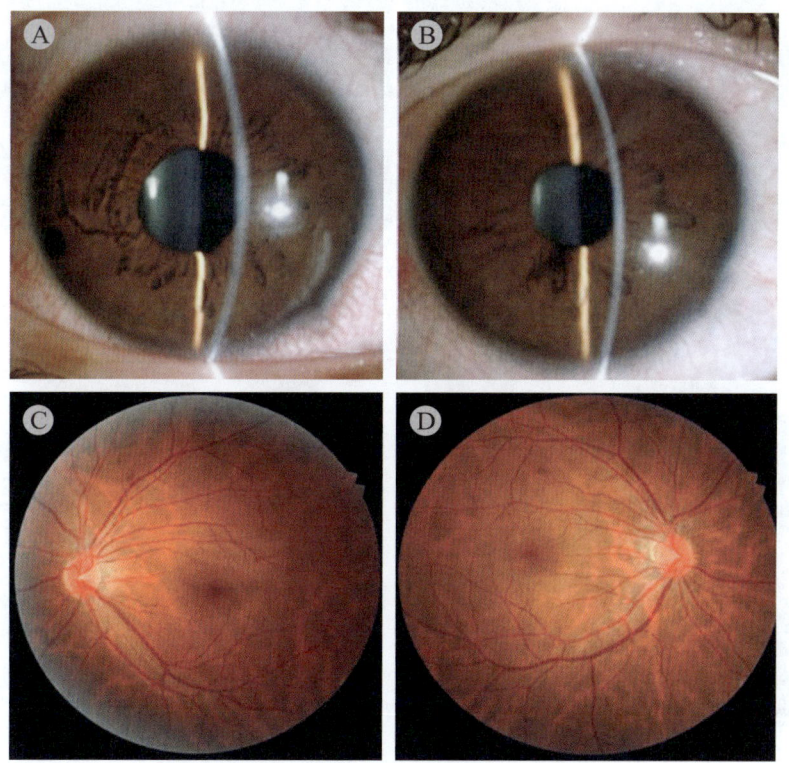

A. 右眼前节；B. 左眼前节；C. 右眼眼底；D. 左眼眼底。

图 33-5　治疗 2 年后眼前节和眼底照相

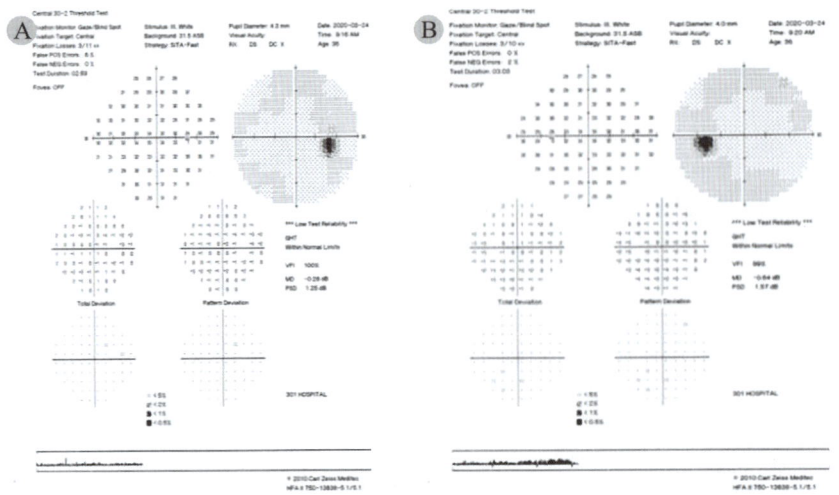

A. 右眼视野；B. 左眼视野。

图 33-6　治疗 2 年后视野检查

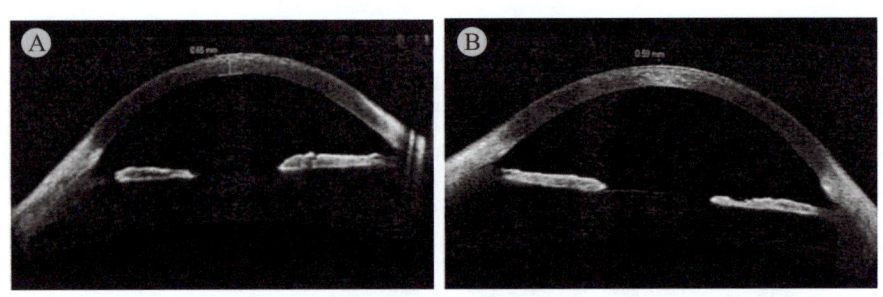

A. 右眼；B. 左眼。

图 33-7　治疗 2 年后眼前节 OCT

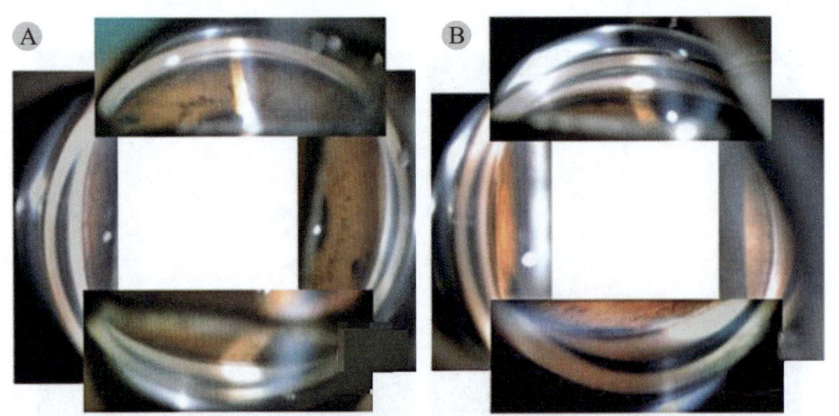

A. 右眼房角开放，色素分布Ⅱ级；B. 左眼房角开放，色素分布Ⅱ级。

图 33-8　治疗 2 年后房角镜检查

病例分析

色素播散综合征（pigment dispersion syndrome，PDS）是晶状体悬韧带和（或）晶状体前表面与虹膜后色素上皮层之间相互摩擦导致虹膜色素上皮内颗粒脱失，并随房水循环沉积于眼前段所引起的一组临床综合征。角膜后垂直梭形色素颗粒沉积（krukenberg spindle）、小梁网均匀一致性色素颗粒沉积和虹膜中周部轮辐状透照缺损被称为"色素播散三联征"，是PDS最主要的临床体征。色素播散的机制有以下2个学说：①发育性学说：周边虹膜凹陷、虹膜根赘长，虹膜较松弛、较后的虹膜附止等形态异常；②Campbell学说：凹陷的中周部虹膜紧贴着晶状体韧带前束，随着瞳孔生理性移动来往机械摩擦；反向性瞳孔阻滞，前房压力高于后房。当色素在小梁网中沉积导致房水流出速度的下降，使房水循环受阻于小梁网，引起眼压升高及视神经损害时可诊断为色素性青光眼。

PDS最早于1949年由Sugar和Babour在2例白种人中被发现并报道。此后，越来越多的患者被发现，临床表现逐渐得到详细描述和总结。不同种族间PDS的患病率相差悬殊。PDS在成年白种人中的患病率高达2.45%，而在黑种人和黄种人中患病率分别为0.7‰和1.1%。

PDS早期鲜有不适或视力障碍，部分患者继发色素性青光眼后有间断性眼胀和视物模糊。PDS多见于白种人，典型的白种人患者为成年男性、近视、Krukenberg色素梭、虹膜表面弥漫性色素颗粒沉积、中周部放射状虹膜透照缺损、晶状体悬韧带及玻璃体前界膜韧带色素颗粒沉积以及小梁网均匀一致的色素沉着（Scheie分级Ⅱ级以上）。但在黄种人和黑种人中，由于虹膜基质厚且包含大量的色素颗粒，很少见虹膜前表面色素颗粒沉积和中周部虹膜透照缺损。

早期的PDS患者应用缩瞳药物或LPI解除瞳孔反向阻滞，使虹膜"平复"，可避免更多的色素颗粒释放，有效阻止病程进展，甚至小梁网色素在房水冲刷下逐渐减少使病情缓解。但如果眼压仍高，还需辅以降眼压治疗。应根据眼压情况、小梁网残存功能、视盘及视野变化，决定是否长期药物治疗、行激光小梁成形术及滤过手术。

王大江教授点评

当患者出现不明原因眼压升高时，应进行详细的病史询问，仔细查体，尤其房角镜检查是青光眼医生手中一个不可替代的有力工具。

中国人群中 PDS 罕见，虹膜色素颗粒及虹膜透照现象更为少见，无书本上写的典型体征时，不能轻易排除此病。目前，角膜后 Krukenberg 梭；小梁网均匀一致性色素颗粒沉积（Ⅱ级以上）；晶状体悬韧带、晶状体后囊 Weiger 韧带附着处色素颗粒沉附体征中需同时具备以上任意两种体征即可确诊。该患者即虽无明显虹膜透照和悬韧带色素附着，但角膜后色素性 KP 和小梁网色素颗粒Ⅲ级可确诊。结合患者为青年男性、双眼中度近视、眼压高、虹膜后凹这些高危因素均支持该病诊断。

在治疗方面，缩瞳剂治疗 PDS 可引起瞳孔缩小和周边虹膜拉紧，从而减少虹膜与晶状体韧带接触和随后的色素释放，尚可改善房水外流，但会增加调节痉挛，增加视网膜脱离风险；激光虹膜切开术可平衡前后房压力差、解除虹膜向后凹陷（反向性瞳孔阻滞）。激光小梁成形术的降压效果开始较好，但随着时间推移会变差。最大剂量药物治疗和激光治疗失败时，青光眼滤过手术如小梁切除术效果较好。本患者双眼 LPI 和右眼选择性激光小梁成形术后眼压即得以控制，主要原因是 LPI 缓解了反向瞳孔阻滞，终止了色素的释放，同时小梁网色素被房水外流冲刷。该患者中周部虹膜形态由后凹转变为平坦，小梁网色素分级由治疗前的Ⅲ级降为Ⅱ级即为明确的证据。PDS 的尽早诊断和正确的治疗可避免严重的青光眼损害。

【参考文献】

[1] BUSTAMANTE-ARIAS A，RUIZ-LOZANO R E，CARLOS ALVAREZ-GUZMAN J，et al. Pigment dispersion syndrome and its implications for glaucoma. Surv Ophthalmol，2021，66（5）：743-760.

[2] SHARMA M，VANDERVEEN D K. Early presentation of pigment dispersion syndrome. Can J Ophthalmol，2020，55（1）：e47-e48.

[3] GAUTAM SETH N，AKELLA M，SINGH PANDAV S. Pigment dispersion syndrome. Ophthalmol Glaucoma，2019，2（2）：94.

[4] BUFFAULT J，LERAY B，BOUILLOT A，et al. Role of laser peripheral iridotomy in pigmentary glaucoma and pigment dispersion syndrome：a review of the literature. J Fr Ophtalmol，2017，40（9）：e315-e321.

[5] ZHOU R，TANG Q，PU L，et al. Changes of trabecular meshwork pigmentation in patients with pigment dispersion syndrome：a 15-year study. Medicine（Baltimore），2021，100（31）：e26567.

[6] LANDERS J. Selective laser trabeculoplasty：a review. Clin Exp Ophthalmol，2021，49（9）：1102-1110.

（李娜　整理）

病例 034　GATT 手术治疗激素性青光眼

病历摘要

【基本信息】

患者，青年男性，23岁，主因双眼视力下降伴眼痛6个月，右眼加重1周就诊于我院。

现病史：患者6个月前自觉视力下降伴眼痛、头痛，神经内科就诊后查颅脑CT未见明显异常，内科治疗后症状缓解不明显；1周前症状加重，来我院门诊，查眼压双眼40 mmHg，局部使用降眼压药物治疗后左眼眼压下降，右眼眼压缓解不明显，故于门诊行右眼透巩膜睫状体光凝术（transscleral cyclophotocoagulation，TCP）后收入院。

既往史：患者自学龄期近视，发病前双眼配戴 –7.00 DS 框架镜；1年前诊断为肾病综合征，口服甲泼尼龙冲击治疗，起始剂量40 mg/d，续贯减量至入院前2周停。

个人史：无特殊。

【眼科检查】

右眼裸眼视力光感，光定位仅颞侧准确；左眼裸眼视力0.15，矫正视力：–7.75 DS/–2.00 DC×170° → 0.5。右眼结膜混合性充血，角膜上皮粗糙，基质水肿，色素性KP，前房深，前房闪辉（+++），可见团块状渗出，瞳孔圆，药物性散大，对光反射消失；左眼前节未见明显异常。双眼晶状体后囊下混浊，玻璃体絮状混浊。眼底：双眼视盘色淡，边界清，C/D 约0.7，视网膜 A/V 约1/2，血管走行可，无出血、渗出，黄斑部未见明显异常。眼压：右眼25 mmHg，左眼18 mmHg。

【辅助检查】

双眼UBM提示双眼前房深，虹膜根部高褶，部分遮挡巩膜突（图34-1）；OCTOPUS视野检查：右眼弥漫性视野缺损；左眼管状视野伴颞侧视岛（图34-2）。

【诊断】

双眼激素性青光眼；双眼并发性白内障；右眼睫状体光凝术后；肾病综合征。

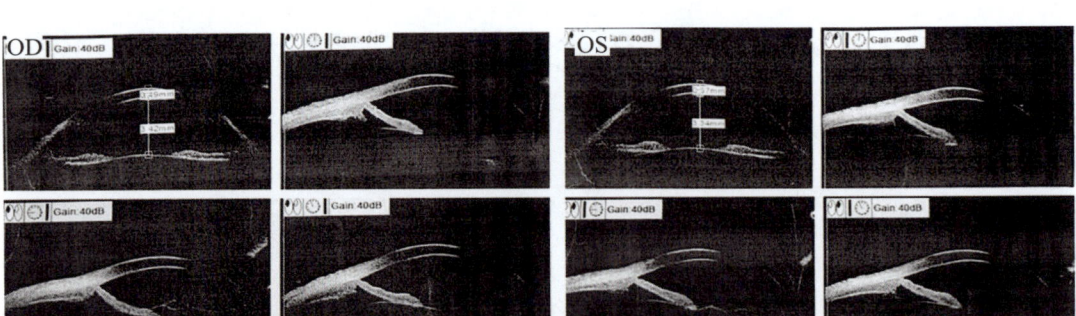

图 34-1　治疗前双眼 UBM

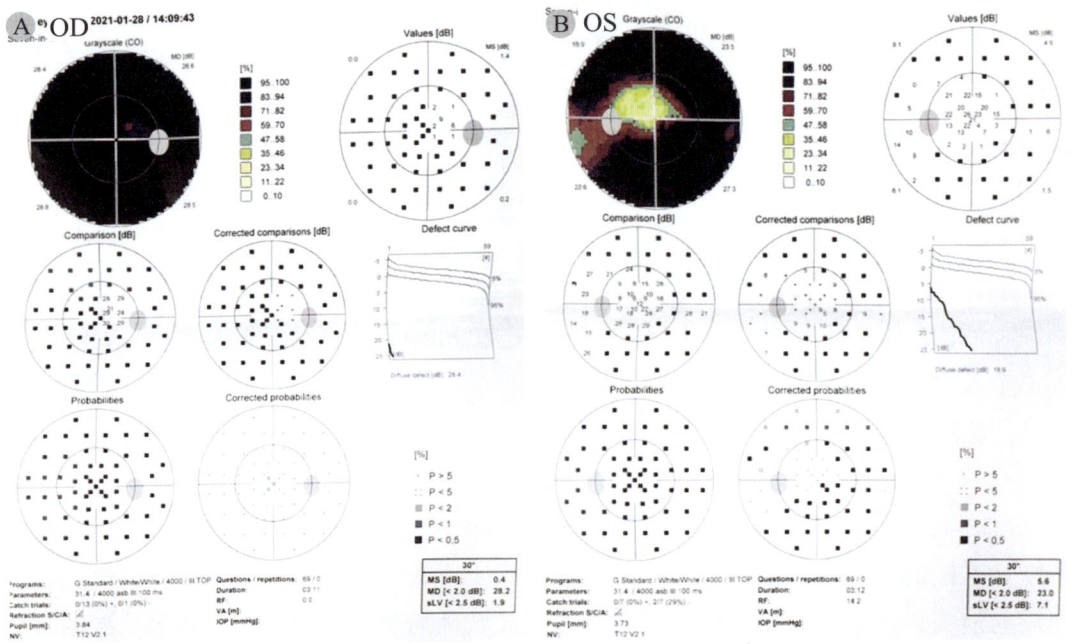

图 34-2　治疗前双眼 OCT、OPUS 视野检查

【治疗经过】

患者右眼 TCP 治疗后，前房渗出明显，右眼眼压升高（25 mmHg），入院后积极予以球旁注射 DG 合剂抗炎治疗，联合双眼局部使用降眼压药物。治疗 3 天后，右眼眼压控制可，前房渗出缓解（图 34-3A），左眼眼压升高（37 mmHg）。积极完善术前检查后，为患者在局部麻醉下行左眼白内障超声乳化吸除、人工晶状体植入、房角镜辅助下内路小梁切开术（gonioscopy-assisted transluminal trabeculotomy，GATT），手术顺利，术后予以抗炎、抗感染治疗，恢复可（图 34-3B）。

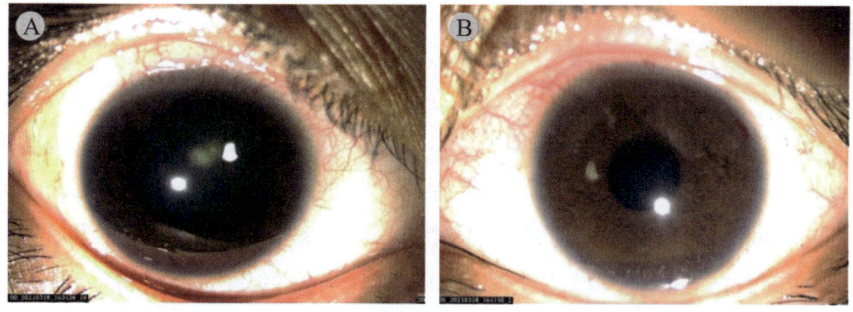

A. 右眼治疗后前房渗出缓解；B. 左眼白内障联合 GATT 术后，2 点位房角少量出血。

图 34-3　治疗后双眼眼前节照相

出院时右眼裸眼视力手动 /20 cm，左眼最佳矫正视力 1.0。眼压：右眼 11 mmHg，左眼 10 mmHg，院外局部降眼压药物治疗。门诊复查左眼眼压控制良好，行房角镜及前节 OCT 见前房角宽、小梁网切开表现（图 34-4）；出院 2 个月随诊右眼眼压复升，波动于 25～30 mmHg，故再次入院，完善术前检查后为患者行右眼白内障超声乳化、人工晶状体植入、内路小梁切开术（使用 KDB 刀切开下方 120° 小梁网），术后患者眼压控制稳定，出院时，右眼裸眼视力指数 /20 cm，左眼裸眼视力 0.8，矫正视力 –0.75 DS → 1.0；眼压：右眼 10 mmHg，左眼 12 mmHg。

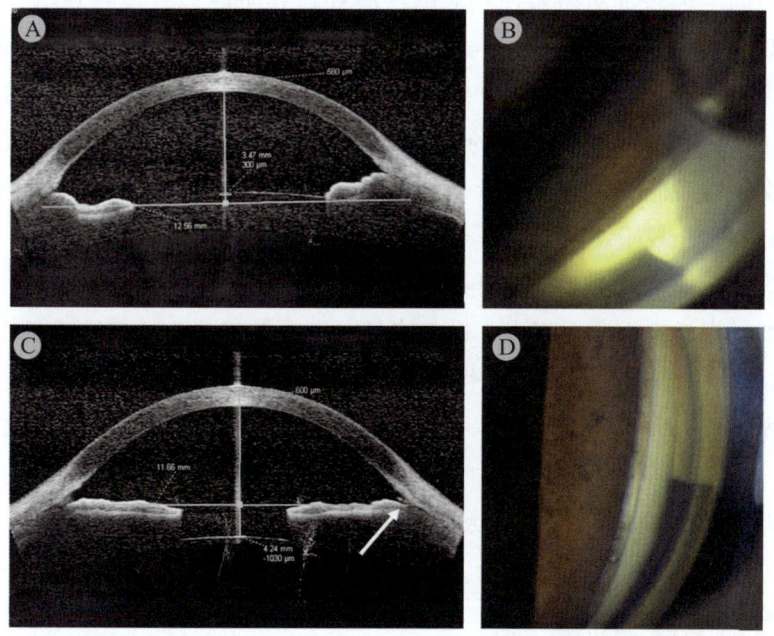

A. 右眼治疗后前节 OCT 检查见前房角宽开；B. 右眼治疗后前房角镜检查见小梁网色素堆积；C. 左眼术后前节 OCT 检查见前房角宽开，Schlemm's 管内壁切开（箭头）；D. 左眼治疗后前房角镜检查见小梁网切开表现。

图 34-4　治疗后双眼眼前节 OCT 及房角镜检查

病例分析

由于糖皮质激素的治疗性使用而造成的眼压升高称为激素性高眼压（steroid-induced ocular hypertension，SIOH），这进而会导致激素性青光眼（steroid-induced glaucoma，SIG）。有研究表明，人群中有5%的个体对糖皮质激素表现出高反应，即局部使用后眼压较基线升高超过15 mmHg。糖皮质激素引起眼压升高的确切机制尚不明确，但房水自小梁网流出受阻是目前较为公认的原因。及时识别及停用类固醇类药物能使大部分患者的眼压在2～4周内恢复至基线水平，但仍有1%～5%SIG患者对降眼压药物治疗不敏感，需要进行手术治疗，包括各种滤过、非滤过手术及睫状体破坏手术。

糖皮质激素受体（glucocorticoid receptor，GR）属于核激素受体，是一种配体依赖的转录活化因子，包括GRα和GRβ，GC主要通过结合GRα激活相关基因表达，而GRβ对GRα起负性调节作用，有研究表明两种受体表达比值与细胞对GC的反应敏感性相关。GC可以诱导小梁网在纤维结构方面发生机械性改变，还可以抑制蛋白酶和小梁网上皮细胞的吞噬作用，增加小梁网细胞外基质的沉积，使纤维连接蛋白、层粘连蛋白等细胞外基质成分明显增加，进而使房水流出阻力增加，眼压升高。

人群中不同个体眼部对激素使用后的反应存在异质性：61%～66%的个体对激素无反应，表现为局部使用激素2～4周后眼压升高较基线水平<5 mmHg；33%的个体对激素中度敏感（眼压升高在6～15 mmHg）；4%～6%个体对激素高度敏感（眼压升高超过15 mmHg），高敏感性的危险因素包括年龄增加、开角型青光眼病史、结缔组织病、高度近视眼、1型糖尿病等。其他如GC种类、滴眼液浓度、给药途径等因素亦可影响GC的升眼压效果。

Grover等在小梁切除术的基础上，于2014年首次提出GATT术式。该术式通过破坏小梁网组织，降低房水流出阻力，进而降低眼压，较经典小梁切除术具有损伤小、术后并发症少的优点，且其降眼压有效性及安全性在原发性开角型青光眼、激素性青光眼、青少年型青光眼及先天性青光眼群体中已得到初步验证。本例患者左眼行GATT手术治疗效果确切，术后眼压控制良好，右眼因既往行TCP治疗，大量色素堆积于房角，影响对小梁网结构的观察，故于内路行小梁网切开术，同样取得良好的降眼压效果。

王大江教授点评

激素类药物以其良好的抗炎、抗免疫等药理功能，广泛地应用于临床实践中。但其在发挥治疗作用的同时，也不可避免地会造成局部及全身的不良反应。既往研究多见眼局部使用激素所致的青光眼，但口服激素类药物所致 SIG 较为罕见。此病往往发生较为隐匿，不少患者可出现无症状性高眼压，故患者不易察觉，易造成青光眼的误诊与漏诊，导致视功能损害。及时诊断对此病具有重要意义，大部分患者停用激素或局部用药后眼压可逐渐降低至正常，只有 1%～5% 的患者需要手术治疗。GATT 作为微创青光眼手术（minimally invasive glaucoma surgery，MIGS）的一种，以损伤小、无缝线及植入物、不破坏正常房水流出通路的特点，越来越多地被应用于开角型青光眼的治疗，此外，因为不需做结膜切口，不影响以后做其他的滤过性抗青光眼手术，GATT 尤适用于以青年患者居多的激素性青光眼的治疗。

激素性青光眼作为一种继发性青光眼，其预防尤为重要。对于局部或全身长期使用激素的患者，应充分告知眼压升高的风险，在治疗初期即树立起预防观念，记录基线眼压并制定眼压随访方案，防患于未然。

【参考文献】

[1] ARMALY M F, BECKER B. Intraocular pressure response to topical corticosteroids. Federation proceedings, 1965, 24（6）: 1274-1278.

[2] SHEPPARD J D, COMSTOCK T L, CAVET M E. Impact of the topical ophthalmic corticosteroid loteprednol etabonate on intraocular pressure. Adv Ther, 2016, 33（4）: 532-552.

[3] CLARK A F, WILSON K, DE KATER A W, et al. Dexamethasone-induced ocular hypertension in perfusion-cultured human eyes. Invest Ophthalmol Vis Sci, 1995, 36（2）: 478-489.

[4] LEWIS-TUFFIN L J, CIDLOWSKI J A. The physiology of human glucocorticoid receptor beta（hGRbeta）and glucocorticoid resistance. Ann N Y Acad Sci, 2006, 1069: 1-9.

[5] CLARK A F, BROTCHIE D, READ A T, et al. Dexamethasone alters F-actin architecture and promotes cross-linked actin network formation in human trabecular meshwork tissue. Cell Motil Cytoskeleton, 2005, 60（2）: 83-95.

[6] GROVER D S, GODFREY D G, SMITH O, et al. Gonioscopy-assisted transluminal trabeculotomy, ab interno trabeculotomy: technique report and preliminary results. Ophthalmology, 2014, 121（4）: 855-861.

[7] WANG Y, WANG H, HAN Y, et al. Outcomes of gonioscopy-assisted transluminal trabeculotomy in juvenile-onset primary open-angle glaucoma. Eye（Lond）, 2021, 35（10）: 2848-2854.

[8] BOESE E A, SHAH M. Gonioscopy-assisted transluminal trabeculotomy（gatt）is an effective procedure for steroid-induced glaucoma. J Glaucoma, 2019, 28（9）: 803-807.

（李炫隆　整理）

第四章 眼底病

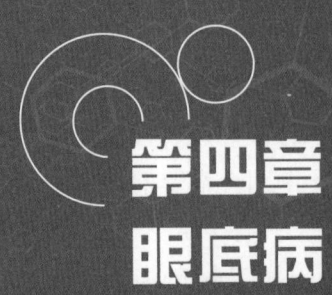

病例 035　猪疱疹病毒相关急性视网膜坏死

病历摘要

【基本信息】

患者，女性，52 岁。主因发热伴意识障碍后视力下降 2 个月，症状加重半个月入院。

现病史：患者 2 个月前因发热伴意识障碍于当地诊断为"病毒性脑炎"，脑脊液宏基因检测提示：伪狂犬病病毒置信度高，特异序列数 105，给予抗病毒及激素治疗，5 天后意识恢复，发现双眼严重视力下降，无眼部疾病史。

既往史：患者从事销售猪内脏工作 20 余年，既往无高血压、糖尿病病史。

个人史：无疫区旅居史，无吸烟、饮酒等嗜好。

【眼科检查】

右眼裸眼视力 0.1，矫正视力 −1.25 DC × 79° → 0.25；左眼视力无光感。眼压：右眼 18 mmHg，左眼 17 mmHg。双眼角膜后少量灰白色尘状 KP（图 35-1A），房闪（+），玻璃体腔可见中等量灰白色点状混浊（图35-1B）。右眼底视网膜动脉细，后极部可见暗红色病灶（图35-1C）；左眼隐约可见视网膜灰白色隆起呈漏斗状，血管闭塞呈白线，下方周边视网膜萎缩变薄，有多个圆形裂孔。

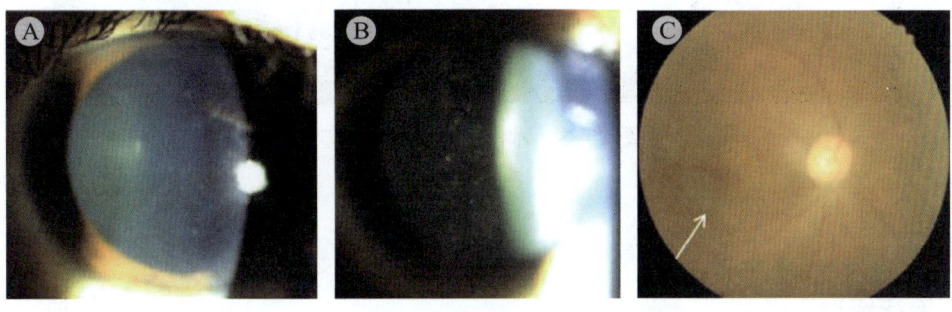

图35-1　治疗前眼前节及眼底照相

【辅助检查】

黄斑OCT提示右眼黄斑区视网膜萎缩变薄（图35-2A），左眼屈光间质差未扫入。眼部B超提示双眼玻璃体混浊，左眼视网膜脱离（图35-2B）。荧光素眼底血管造影（fluorescein fundus angiography，FFA）+吲哚菁绿眼底血管造影（indocyanine green angiography，ICGA）提示：右眼视网膜动脉充盈迟缓，周边视网膜可见大片无灌注区（图35-3A）；左眼视网膜脱离，血管管壁荧光着染、渗漏（图35-3B）。FERG提示：双眼五项反应各波波幅均降低，左眼显著；FVEP提示：左眼P2波峰时值较右眼延迟，双眼波幅均降低。实验室检查包括血常规、凝血功能、肝功能、肾功能、自身抗体谱和感染指标（HIV、乙肝、丙肝、梅毒血清学检测及结核菌素试验），结果未见明显异常。

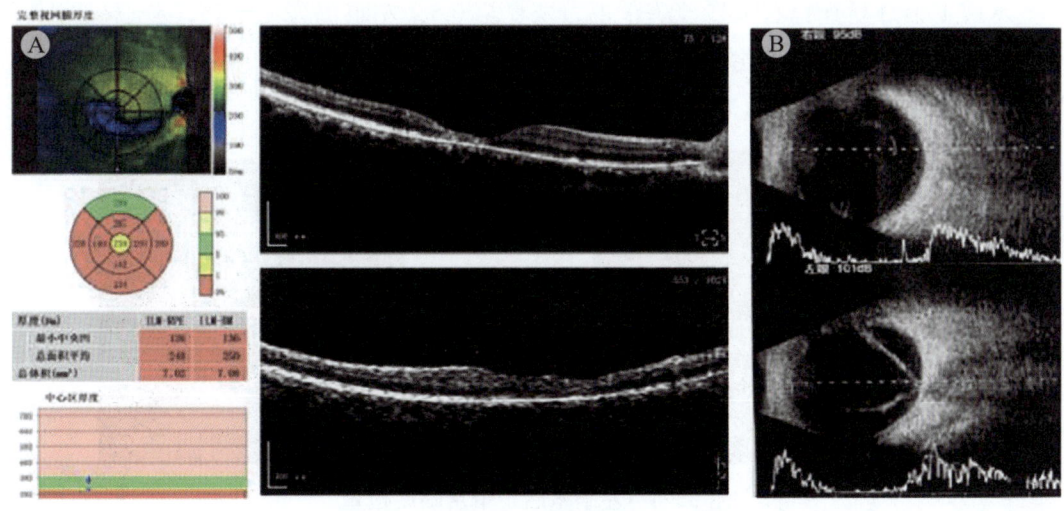

图35-2　眼部检查

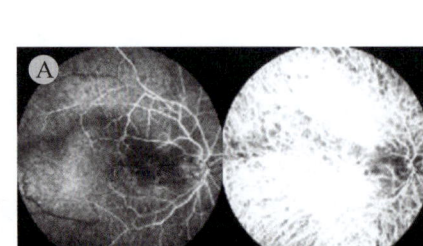
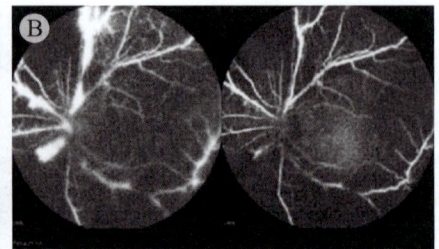

图 35-3　术前 FFA+ICGA 检查

【诊断】

左眼视网膜脱离；左眼急性视网膜坏死；病毒性脑炎。

【治疗经过】

完善术前检查后，在全身麻醉下进行左眼玻璃体切除、视网膜复位、视网膜光凝、硅油填充术，术中见视盘色淡，视网膜呈漏斗状脱离，周边视网膜可见虫蚀样萎缩变薄伴多发圆形裂孔，大部分视网膜动脉闭塞呈白线状，所有体征均符合急性视网膜坏死综合征（acute retinal necrosis syndrome，ARNS）晚期眼底表现。玻璃体液病原学检查（宏基因组检测）结果提示：猪疱疹病毒Ⅰ型（又称伪狂犬病病毒）高置信度，序列总数 75。根据 1994 年美国葡萄膜炎学会研究组和教育委员会制定的 ARNS 诊断标准，并结合患者有与猪内脏接触史、脑脊液及玻璃体液基因检测伪狂犬病病毒（pseudorabies virus，PRV）阳性结果，该患者最终诊断为 PRV 感染相关脑炎合并双眼急性视网膜坏死综合征。术后继续口服阿昔洛韦片治疗 6 周，监测肝功能、肾功能，给予改善循环、营养神经治疗。

【随访】

术后 1 个月复查：右眼最佳矫正视力恢复至 0.5，左眼仍为无光感，左眼视网膜在位良好，视盘色淡，大部分视网膜动脉闭塞呈白线状（图 35-4A），黄斑 OCT 提示左眼黄斑区视网膜萎缩变薄（图 35-4B）。

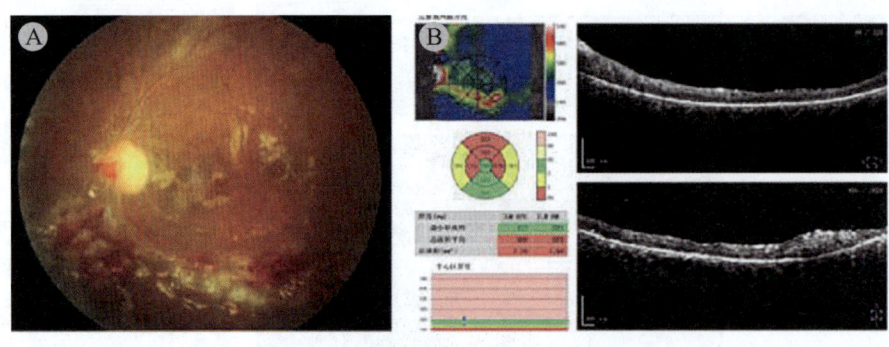

图 35-4　左眼术后 1 个月眼底检查

病例分析

PRV 是一种嗜神经病毒，属于疱疹病毒科的 α 疱疹病毒亚科和水痘病毒属。PRV 的主要自然宿主是猪，也可感染多种家畜及野生动物，病毒的污染物是主要感染源，空气传播和接触传播为主要传播方式，感染后主要累及中枢神经系统和眼部，因与狂犬病有相似表现，故命名为伪狂犬病。过去普遍认为，人对该病毒具有天然抵抗力，2018 年 Ai 等首次报道了在基因水平上确诊的人感染 PRV 的病例，2019 年 Wang 等再次报道了 1 例 PRV 感染引起脑炎并发双侧急性视网膜坏死的病例，之后相继有学者发现 PRV 在人类感染的证据。研究者回顾文献中 PRV 感染的临床特征并进行总结，发现患者在发病前均有与猪相关的职业暴露史，最初表现为流感样症状，如发热、头痛和嗜睡，然后迅速发展为癫痫发作、意识障碍等严重的中枢神经系统症状，可同时引起眼部感染及肺部感染，PRV 脑炎对阿昔洛韦和免疫治疗反应不佳，预后极差。PRV 感染导致的眼部病变和中枢神经系统病变相继发生，两者之间没有明显的时间间隔。有研究表明，该病毒可能是通过脑视神经轴突 – 视网膜途径传播。眼部主要表现为急性视网膜坏死，包括前葡萄膜炎、玻璃体炎、视网膜血管狭窄、视神经萎缩、大量周边视网膜坏死、视网膜萎缩变薄多发裂孔和视网膜脱离。眼内液宏基因检测寻找病原体具有较高的灵敏度和特异性。抗病毒及激素治疗有助于患者视功能恢复，玻璃体视网膜手术对 PRV 相关 ARNS 晚期合并视网膜脱离的患者具有较好的疗效。

金鑫教授点评

病毒感染日益成为威胁人类健康的重要因素，世界卫生组织（world health organization，WHO）提出新病毒性传染病对全球产生威胁。PRV 在动物中的传播和致病是比较常见的，过去一直被认为其不会感染人类。但近年来关于人类感染 PRV 并发病的报道层出不穷，PRV 对于人类的威胁不容忽视。PRV 可以感染人类，出现脑炎及 ARNS。该病发病急，病情重，预后差，多双眼发病。与常见单纯疱疹病毒和带状疱疹病毒引起的 ARNS 不同之处在于，患者具有明确的传染源密切接触史，双眼在脑炎先后或同时发病，眼前节反应和玻璃体炎较轻，而严重闭塞性血管炎和视网膜脱离发生率高，对视功能损害严重。

目前，在已报道的病例中尚未观察到典型的视网膜坏死灶，这也可能与患者神经系统症状严重而延误了早期眼专科检查相关。在疾病的晚期，眼底改变与其他常见病毒株导致的 ARNS 晚期眼底改变一致。

对于不明原因发热、脑炎合并双眼视功能损害的患者，应考虑 PRV 感染，并进行相应的流行病学调查。及时进行脑脊液及玻璃体液基因检测可为诊断提供快速准确的依据。人感染 PRV 的治疗目前尚无临床共识和经验，可在对症治疗的同时采用强化抗病毒联合激素治疗，并对患者进行密切随访。

【参考文献】

[1] MUTHIAH M N, MICHAELIDES M, CHILD C S, et al. Acute retinal nerosis: a national population-based study to assess the incidence, methods of diagnosis, treatment strategies and outcomes in the UK.Br J Ophthalmol, 2007, 91（11）: 1452-1455.

[2] 郭源源，朱丹，陶勇. 急性视网膜坏死的研究进展. 中华眼科医学杂志（电子版），2013，3（4）: 236-239.

[3] AI J W, WENG S S, CHENG Q, et al. Human endophthalmitis caused by pseudorabies virus infection, China, 2017. Emerg Infect Dis, 2018, 24（6）: 1087-1090.

[4] FAN S, YUAN H, LIU L, et al. Pseudorabies virus encephalitis in humans: a case series study. J Neurovirol, 2020, 26（4）: 556-564.

[5] 翁珊珊，张文宏. 人感染伪狂犬病病毒（猪疱疹病毒 1 型）研究进展. 传染病信息，2019，32（1）: 26-29.

[6] WANG Y, NIAN H, LI Z, et al. Human encephalitis complicated with bilateral acute retinal necrosis associated with pseudorabies virus infection: a case report. Int J Infect Dis, 2019, 89: 51-54.

[7] ZHOU Y, NIE C, WEN H, et al. Human viral encephalitis associated with suid herpesvirus 1. Neurol Sci, 2022, 43（4）: 2681-2692.

[8] HU F, WANG J, PENG X Y. Bilateral necrotizing retinitis following encephalitis caused by the pseudorabies virus confirmed by next-generation sequencing. Ocul Immunol Inflamm, 2021, 29（5）: 922-925.

（薛翠萍　整理）

病例 036　合并闭角型青光眼的先天性视网膜劈裂症

病历摘要

【基本信息】

患者，男性，30岁。主因左眼视力下降伴胀痛1个月就诊。

现病史：患者1个月前因左眼视力下降伴眼胀痛就诊于青光眼专病门诊，诊断为"双眼闭角型青光眼、黄斑病变"，行双眼激光周边虹膜切开术，术后辅助降眼压药物，眼压控制可。为进一步诊治"黄斑病变"就诊于眼底病门诊。

既往史：体健，无高血压、糖尿病病史。

个人史：无疫区旅居史，无吸烟、饮酒等嗜好。

家族史：无明显异常。

【眼科检查】

右眼裸眼视力0.6，矫正视力 –0.25 DS/+0.75 DC × 15° → 1.0；左眼裸眼视力0.2，矫正视力 –0.25 DS/+0.75 DC × 130° → 0.5。眼压：右眼13 mmHg，左眼20 mmHg。双眼角膜透明，前房稍浅，虹膜周切口通畅，晶状体无明显混浊，视盘色淡红，边界清，右C/D约0.6，左C/D约1.0，血管走行可，A/V约2/3，黄斑区呈轮辐状，视网膜未见出血及渗出。房角检查见图36-1。

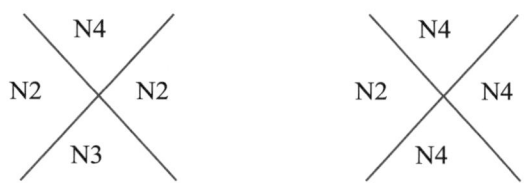

图36-1　房角检查

【辅助检查】

眼底照相（图36-2）：双眼视盘色淡，右C/D约0.6，左C/D约1.0。视野提示（图36-3）：左眼管状视野缺损。视盘OCT：左眼盘周视神经纤维层变薄。黄斑OCT

（图36-4）：双眼黄斑区神经上皮层分层样改变，右眼黄斑区见大小不等劈裂腔。FERG检查（图36-5）：暗适应0.01ERG，双眼b波波幅降低，暗适应3.0ERG，双眼b波波幅降低，暗适应3.0震荡电位，双眼Ops值降低，明适应3.0ERG，双眼b波波幅降低，明适应3.0闪烁光反应，双眼幅值可。双眼自发荧光提示黄斑区强荧光表现。FFA早期未见明显异常；ICGA早期黄斑区见强荧光表现。基因检测：*RS1 c.288G＞A p.W96X* 突变导致X连锁先天性视网膜劈裂症。

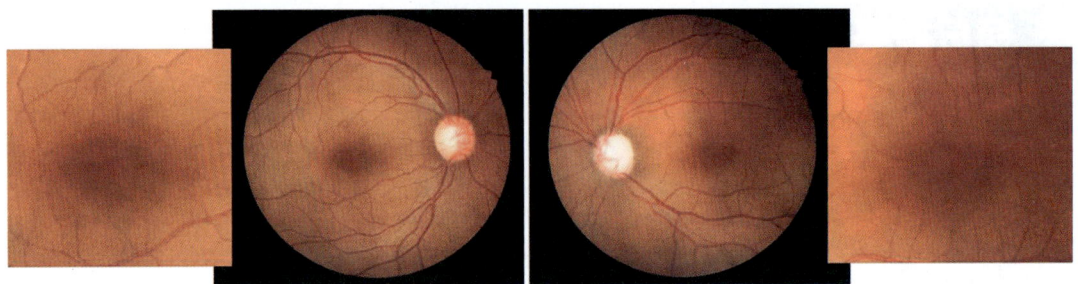

双眼黄斑区呈辐轮状改变。

图36-2　眼底照相

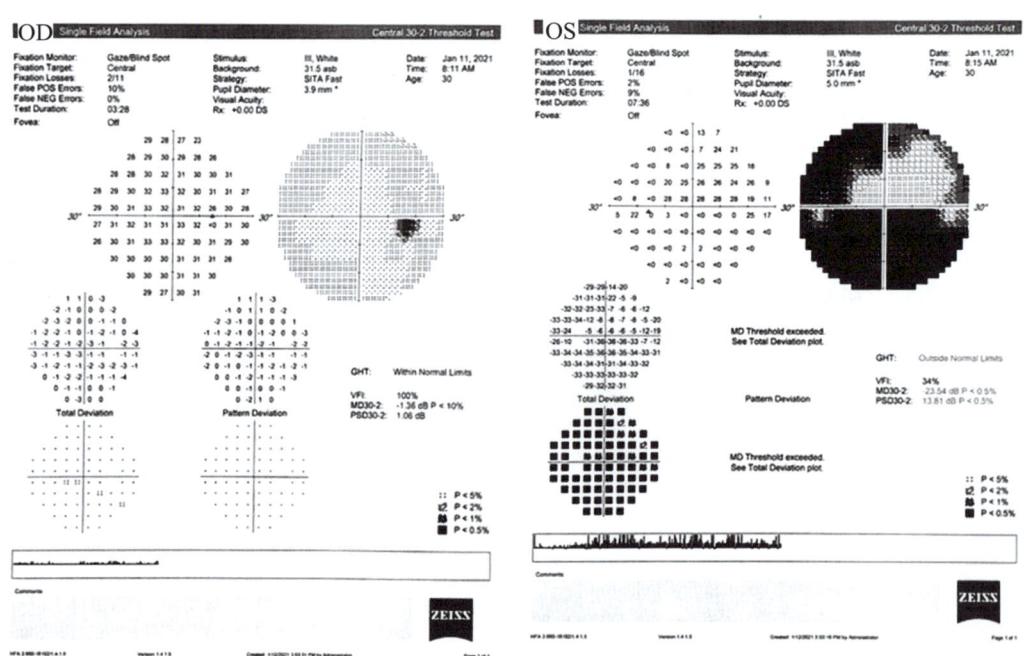

图36-3　眼视野检查

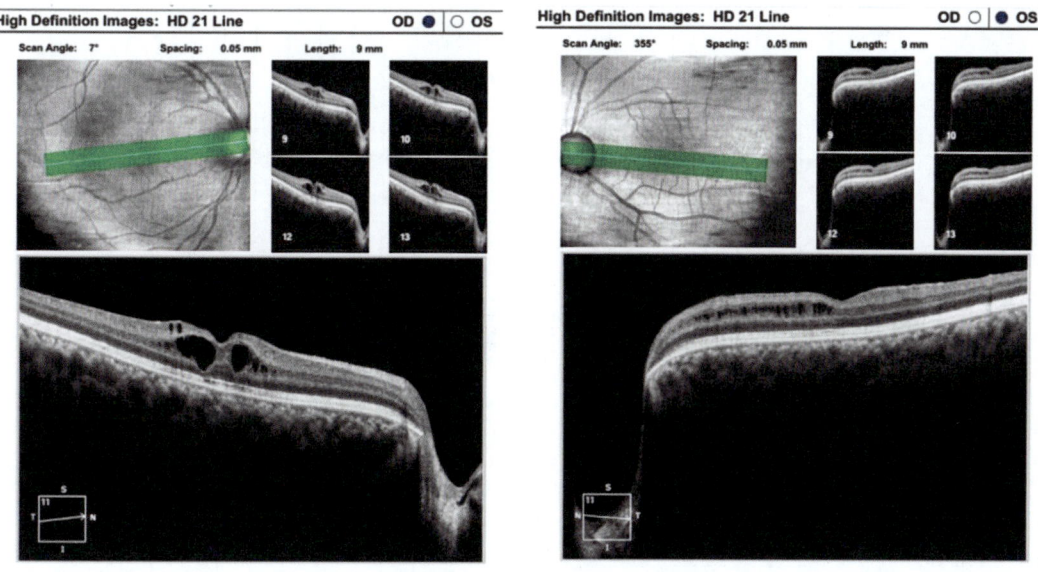

图 36-4　双眼黄斑 OCT

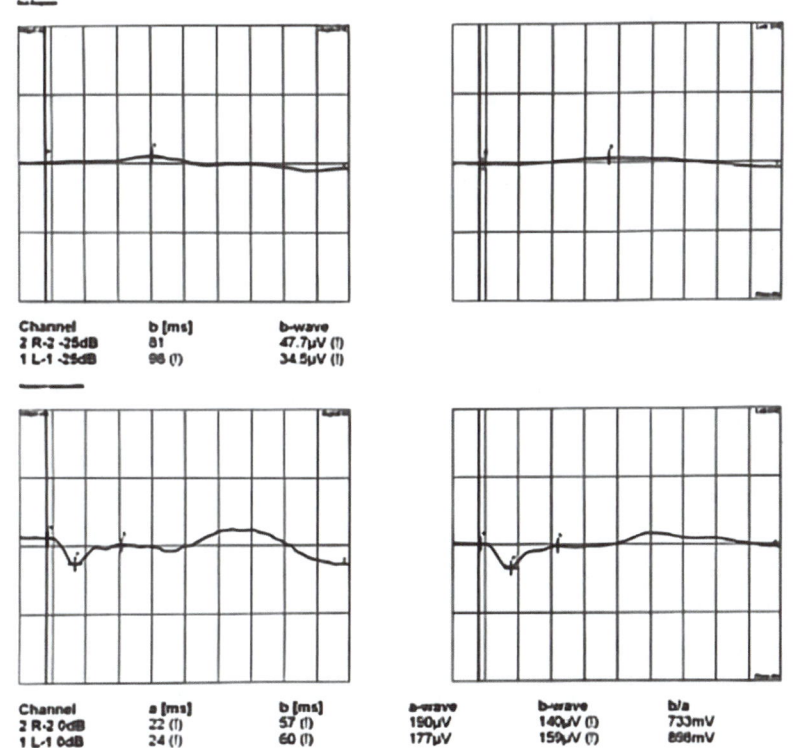

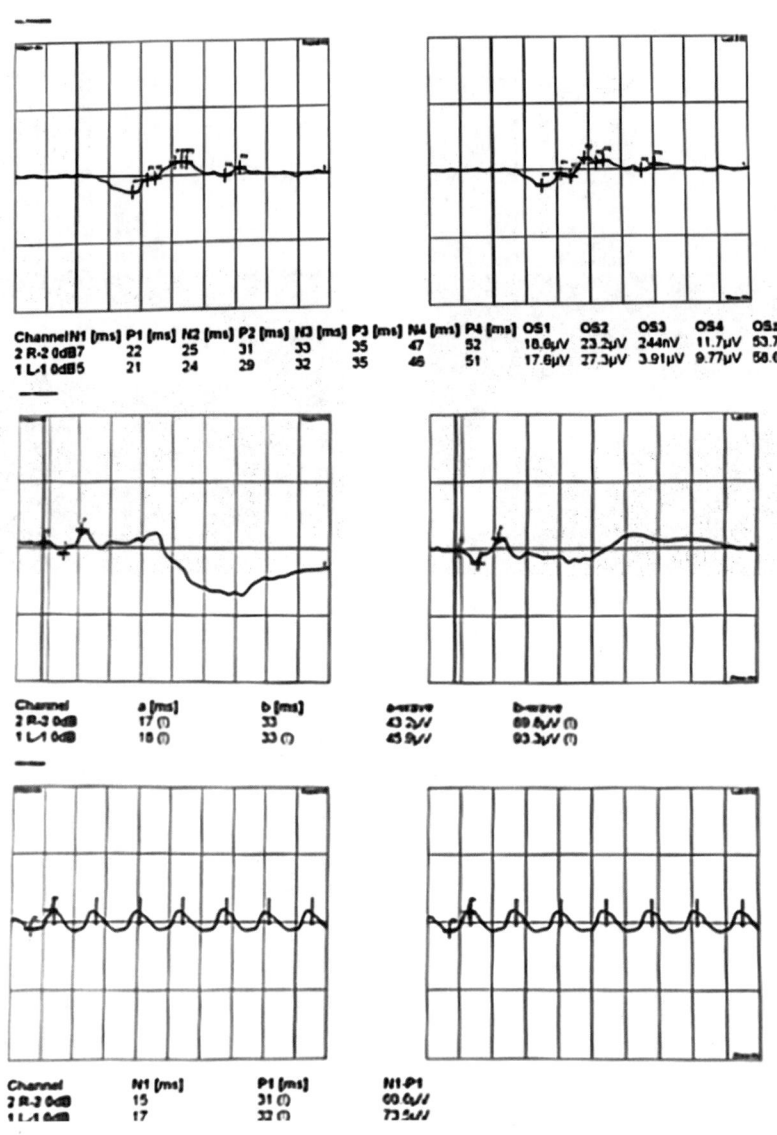

图 36-5 FERG 检查

【诊断】

双眼遗传性视网膜劈裂症；双眼闭角型青光眼。

【治疗经过】

建议患者口服多佐胺药物治疗，双眼降眼压药物治疗，监测眼压，定期观察眼底变化。

病例分析

遗传性视网膜劈裂症绝大多数为 X 性染色体连锁遗传，常见于常染色体隐性遗传，偶见常染色体显性遗传，男性患儿多见，女性携带者无临床症状。先天性视网膜劈裂症又称为 X 连锁遗传性视网膜劈裂症（X-linked retinoschisis，XLRS）通常发生在 10 岁以内患儿，双眼几乎同时受累，主要症状是幼年视力差、斜视、眼震，也可无症状，劈裂部位早期累及神经纤维层，随后可累及各层，内核层最常见，劈裂分布于黄斑及周边的视网膜，形态较规整，呈裂隙状，有柱状连接。玻璃体积血和视网膜脱离是 XLRS 最严重的并发症，玻璃体积血的发生率高达 40%，视网膜脱离发生率近 20%，裂孔性视网膜脱离可以是劈裂外层出现的裂孔、劈裂腔周围出现裂孔或由于玻璃体牵引而造成裂孔，液体可能通过外层裂孔或通过玻璃体脱离导致全层视网膜撕裂而进入视网膜下，玻璃体积血的发生率为 40%，通常是由于无支撑血管的破裂，极少数是由于新生血管引起。由于劈裂部位的微血管病变造成局部缺血而刺激新生血管形成，新生血管导致玻璃体反复出血。XLRS 中远视和斜视的发病率可高达 29%。其他少见的并发症有玻璃体牵引造成的黄斑牵拉、渗出性视网膜脱离、新生血管性青光眼视盘萎缩。XLRS 若危及黄斑时，可试用激光沿劈裂后缘未隆起的视网膜上，做预防性堤坝式光凝包围，以限制劈裂扩大至后极部。若出现视网膜新生血管，主张对闭塞区行光凝治疗，不过新生血管有时可自行退变。

黄斑中心凹劈裂被认为是 XLRS 的特征性表现，90%～100% 的患者发生黄斑中心凹劈裂，但典型黄斑中心凹劈裂的患者只有大约 70%。黄斑中心凹劈裂在年幼患者中最常见，被认为是儿童和青少年中最常见的黄斑部病变之一，患者黄斑区可出现车轮状囊样形态。年长的患者则出现典型的放射状条纹或色素界限和黄斑缺损等眼底表现。50 岁以上患者，发生黄斑色素变性，视网膜色素上皮萎缩较为常见。也有人认为视力渐进性下降可能与视网膜内界膜的塌陷而导致中心凹的小囊肿汇合成大囊肿这一变化有关。黄斑劈裂在遗传性视网膜劈裂症患者中非常常见，需要与黄斑水肿相鉴别。典型者表现为颗粒状或放射条纹样改变，黄斑劈裂 OCT 表现为大的囊腔主要位于内核层，其他层次一般无囊腔，呈裂隙状，囊腔内柱状连接常断裂，呈石笋、石钟乳状，FFA 检查多无荧光渗漏、积存；而黄斑水肿主要由于视网膜毛细血管内皮结构破坏，血管渗漏所致，OCT 表现为大的囊腔较常见于 Henle 纤维层，其他层次也可有，因囊腔内液体有压力，囊腔常呈垂直双凸椭圆形，可引起视网膜水肿，FFA 表现为晚期可见花瓣样荧光积存。

金鑫教授点评

视网膜劈裂是指视网膜神经上皮层的劈裂。由于青光眼视神经乳头（optic nerve head，ONH）结构变化，黄斑和视盘周围视网膜有时会发生劈裂，视盘周围视网膜劈裂（peripapillary retinoschisis，PPRS）通常发生在视网膜神经纤维层内，可能预示着青光眼的快速进展。其他的 ONH 结构异常，如视神经凹陷、视神经缺损、椎间盘倾斜综合征，可在黄斑发生视网膜劈裂。在 XLRS 中，视网膜劈裂是 *RS1* 基因遗传突变的结果，*RS1* 基因编码视网膜分裂素，这是一种由感光细胞表达和分泌的蛋白质，被认为参与细胞间黏附、发育过程中视网膜层的组织及感光细胞与双极细胞突触的维持。而闭角型青光眼已在多个 XLRS 家系中被证实与视网膜劈裂表型共分离，推测其与基因突变相关。因此，对于视网膜劈裂和青光眼同时存在的病例，需要通过仔细分析临床特征及基因检测辅助进行病因诊断。

【参考文献】

[1] MADJAROV B, HILTON G F, BRINTON D A, et al. A new classification of the retinoschises. Retina, 1995, 15（4）: 282-285.

[2] REGILLO C D, TASMAN W S, BROWN G C. Surgical management of complications associated with X-linked retinoschisis. Arch Ophthalmol, 1993, 111（8）: 1080-1086.

[3] ROESCH M T, EWING C C, GIBSON A E, et al. The natural history of X-linked retinoschisis. Can J Ophthalmol, 1998, 33（3）: 149-158.

[4] GREVEN C M, MORENO R J, TASMAN W. Unusual manifestations of X-linked retinoschisis. Trans Am Ophthalmol Soc, 1990, 88: 211-225.

[5] GEORGE N D, YATES J R, BRADSHAW K, et al. Infantile presentation of X linked retinoschisis. Br J Ophthalmol, 1995, 79（7）: 653-657.

[6] GEORGE N D, YATES J R, MOORE A T. Clinical features in affected males with X-linked retinoschisis. Arch Ophthalmol, 1996, 114（3）: 274-280.

[7] BRAD F, MA K N, GARDINER S K, et al. Peripapillary retinoschisis in glaucoma: association with progression and oct signs of müller cell involvement. Investigative Ophthalmology & Visual Science, 2018, 59（7）: 2818-2827.

[8] SELVAN H, SHARMA A, BIRLA S, et al. Molecular characterization of a rare phenotype of X-linked retinoschisis with angle-closure glaucoma. Indian J Ophthalmol, 2019, 67（7）: 1226-1229.

[9] HUANG X F, TU C S, XING D J, et al. R102W mutation in the RS1 gene responsible for retinoschisis and recurrent glaucoma. Int J Ophthalmol, 2014, 7（1）: 169-172.

（薛翠萍　整理）

病例 037　HELLP 综合征相关眼底病变

病历摘要

【基本信息】

患者，女性，35 岁，孕 33^{+3} 周。主因双眼视物模糊伴双下肢及颜面部水肿、头痛、恶心、呕吐 4 天就诊于我院。

现病史：患者于 4 天前因双眼视物模糊伴双下肢及颜面部水肿、头痛、恶心、呕吐 4 天就诊于产科，诊断为"宫内孕 33^{+3} 周头位、重度子痫前期、HELLP 综合征（hemolysis, elevated liver function and low platelet count syndrome, HELLP syndrome）、低蛋白血症、胎儿生长受限、视物模糊原因待查"，给予缓解痉挛、降低血压、镇静、促进肺功能、降低颅内压及输注血小板等产科治疗，并行"剖宫产术"，术后视物模糊无好转，于眼科会诊。

既往史：无高血压、糖尿病病史。

个人史：无特殊。

【眼科检查】

右眼裸眼视力 0.12，矫正视力 0.5；左眼裸眼视力 0.25，矫正视力 0.6。眼压：右眼 9.8 mmHg，左眼 10.3 mmHg。双眼外眼及眼前节未见明显异常。眼底：双眼视网膜动脉细，视盘周围及后极部视网膜下可见斑片状黄白色病灶，黄斑区皱褶、水肿（图 37-1）。

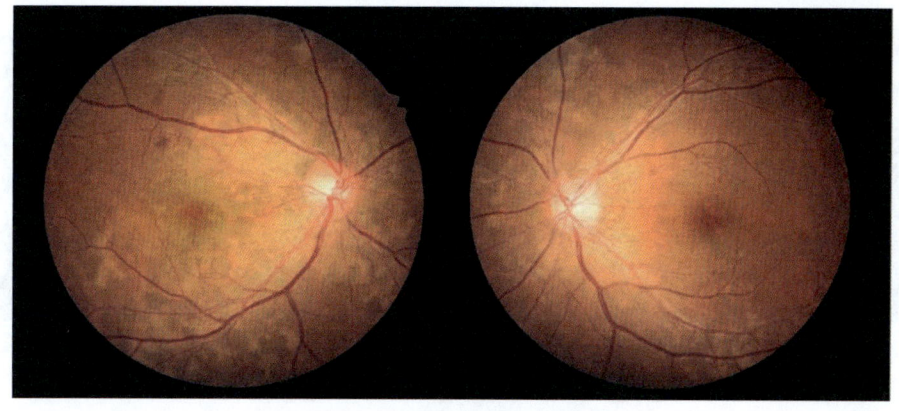

图 37-1　治疗前眼底照相

【辅助检查】

黄斑 OCT 提示：双眼黄斑区视网膜神经上皮层脱离伴视网膜层间水肿（图 37-2）。眼部 B 超提示：双眼视网膜局限性浅脱离。FFA+ICGA 提示：造影早期双眼后极部脉络膜充盈缺损，中晚期视网膜下可见强荧光（图 37-3）。眼球后血管超声提示：右眼球睫后短动脉流速增加，考虑为血管痉挛。PVEP 提示：双眼 P100 波峰时值延迟，双眼波幅均降低。全身检查：血压升高，血小板减少，血浆 D- 二聚体升高，转氨酶升高，血清白蛋白降低，尿蛋白升高。自身免疫相关检查及感染指标：HIV、乙肝、丙肝、梅毒血清学检测、TORCH 检查及结核感染 T 细胞检测，结果均未见明显异常。

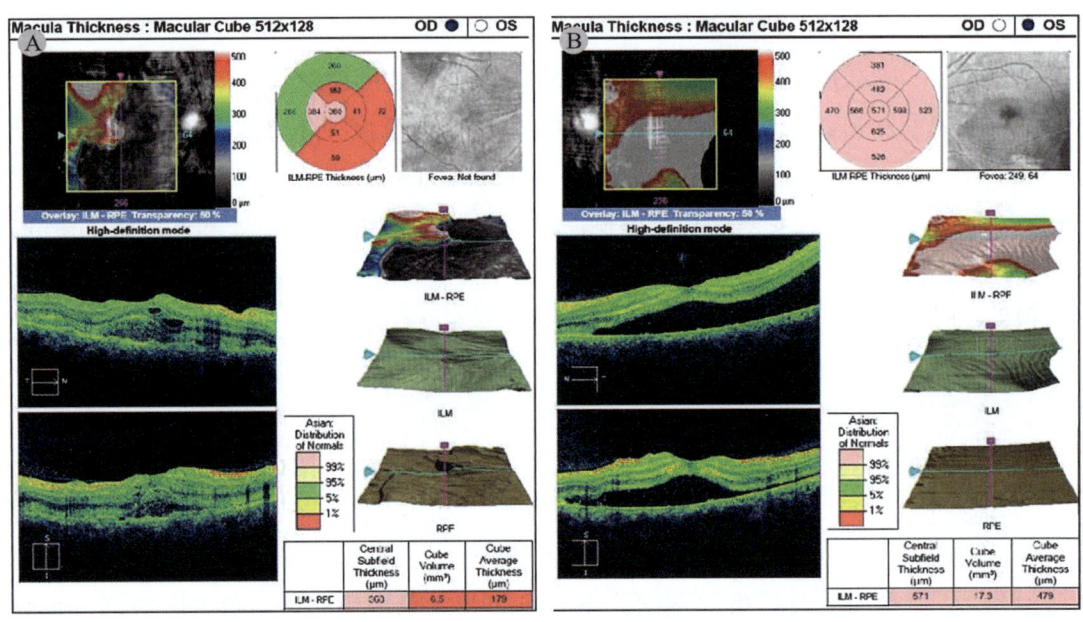

图 37-2　发病时黄斑 OCT

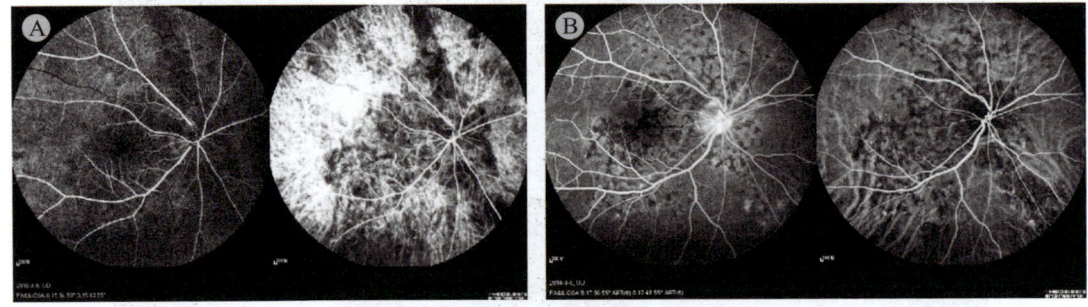

双眼脉络膜缺血、继发视网膜色素上皮病变。

图 37-3　发病时 FFA+ICGA 检查

【诊断】

双眼 HELLP 综合征相关眼底病变。

【治疗经过】

产科给予缓解痉挛、降低血压、镇静、促进肺功能、降低颅内压及输注血小板等对症支持治疗，并终止妊娠，眼科给予改善微循环、营养神经治疗。

【随访】

1 个月后复查：双眼视力恢复至 1.0，视网膜下黄白色病变基本消失（图 37-4），黄斑 OCT 提示双眼渗出性视网膜脱离及黄斑水肿基本消退（图 37-5）。

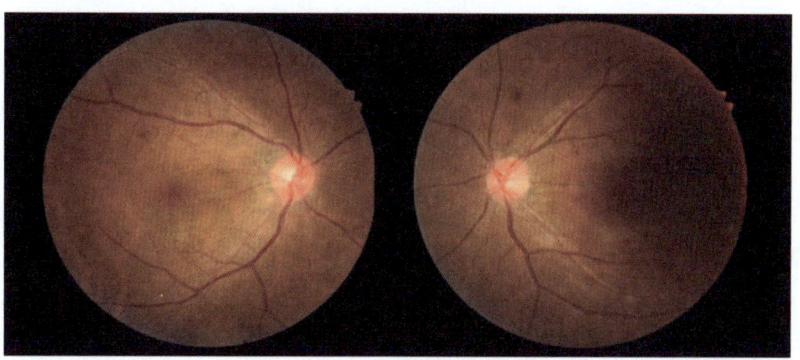

图 37-4　治疗后眼底照相

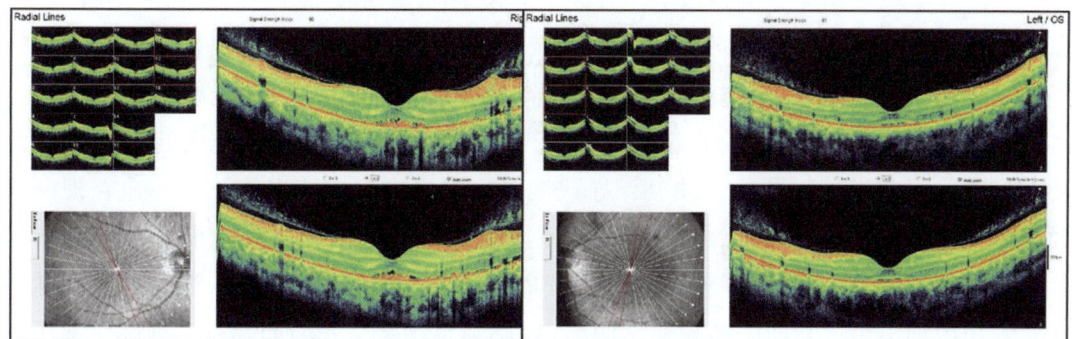

图 37-5　治疗后黄斑 OCT

病例分析

妊娠高血压综合征（pregnancy hypertentive syndrome）简称妊高征，是妊娠期特有的疾病，常发生于妊娠 20 周以后，包括妊娠期高血压、子痫前期、子痫、慢性高血压并发子痫前期，主要表现为高血压、蛋白尿、水肿及靶器官损害。HELLP综合征是子痫前期的严重并发症，主要特点为溶血、转氨酶升高及血小板减少，可严重威胁母婴安全。研究发现25%～50%的妊高征患者会出现眼底改变，表现为视网膜小动脉痉挛、动脉硬化、视网膜出血、渗出、水肿，严重时可造成渗出性视网膜脱离。该患者宫内孕33^{+3}周头位、重度子痫前期，属于HELLP综合征高危人群。

HELLP综合征是妊娠高血压疾病的一种严重并发症，是孕产妇死亡的重要原因之一，该病在妊娠女性中发病率为0.5%～0.9%，占重度子痫前期的10%～20%。HELLP综合征无特异的临床表现，症状多样化，可出现全身不适感、恶心、呕吐、视觉异常、头痛、出血等，多与其他内科合并症发生混淆，主要通过实验室检查明确诊断。其诊断标准为：①血管内溶血：外周血涂片中见破碎红细胞、球形红细胞等异形细胞；②转氨酶升高：ALT ≥ 40 U/L 或 AST ≥ 70 U/L，LDH水平升高；③ PLT降低：PLT < 100×10^9/L。妊高征并发HELLP综合征的发病机制尚不完全明确，可能由血管内血小板激活及微血管内皮细胞受损引起，其病理生理过程可能是由高血压引发，如全身小血管痉挛、血管内皮受损、组织缺血、纤维蛋白沉积、血液黏度增高、红细胞变性能力降低等，红细胞破碎，进一步可引发溶血、肝血管病变、血小板数量减少及肝细胞损伤等表现，最终致多脏器发生损伤。

妊高征导致眼底病变的发病率（8%～59%）各国报道不一，视网膜的改变与妊高征的严重程度呈正相关。研究显示，妊高征并发HELLP综合征时可使渗出性视网膜脱离的发生率增加7倍，高于单纯子痫前期及子痫患者，对视力的主要损害由高血压性视网膜病变和脉络膜病变、渗出性视网膜脱离和皮质盲引起。

妊高征合并HELLP综合征眼底病变最常见的病理改变是高血压引起的视网膜小动脉痉挛，引起视网膜缺血、缺氧，导致视网膜血管内皮功能损伤，破坏血-视网膜内屏障，使血管通透性增加，出现视网膜出血、渗出、水肿等改变。我国采用Duker-Elder分期标准将妊高征视网膜病变分为三期：Ⅰ期（动脉痉挛期）：视网膜小动脉狭窄，管径粗细不等；Ⅱ期（动脉硬化期）：视网膜小动脉反光增加，有动静脉交叉压迫症；Ⅲ期（视网膜病变期）：视网膜出血、渗出、水肿，严重时发生渗出性视网膜脱离。本例患者双眼视网膜动脉细，视盘周围及后极部视网膜下可见斑片状黄白色病灶，黄斑区皱褶、水肿，符合此类疾病表现。

HELLP综合征引起的渗出性视网膜脱离主要的病理基础是脉络膜收缩痉挛。脉络膜动脉分支很少，血压以直角传递到脉络膜毛细血管分支的血管下游，正是由于脉络膜这种特殊的解剖特征，使其比视网膜的分支血管更容易发生急性血压变化，会更早的引起血管收缩痉挛，导致脉络膜缺血和血管内皮损伤，从而继发视网膜色素上皮层缺血、缺氧和功能障碍，使血-视网膜外屏障破坏，蛋白质和液体从脉络膜血管渗漏到视网膜神经上皮层下，形成渗出性视网膜脱离。眼底造影早期可表现为脉络膜血管充盈延迟和无灌注区，晚期可见渗漏及Elschnig斑等脉络膜血管及视网膜色素上皮层受损表现。此外，HELLP综合征患者血小板降低，活化的血小板可促进白细胞聚集至动脉壁，引发并加剧血管炎症，血小板及凝血因子的激活，D-二聚体增加，造成血液高凝状态，也可影响视网膜和脉络膜的血液循环。

HELLP综合征的治疗主要以缓解痉挛、降低血压、镇静、补充血小板等对症支持治疗为主，终止妊娠能较快改善患者症状。HELLP综合征相关眼底病变一般在结束妊娠1周开始恢复，数周后可完全消退。但HELLP综合征往往发病急骤、凶猛，可累及全身多个系统，容易误诊、漏诊，若无法及早诊断并给予有效治疗，将严重危害母婴安全。而视网膜血管作为全身唯一可直接肉眼观察到的血管，能良好地反映全身血管情况，对评估妊高征或合并HELLP综合征患者的严重程度、监测疾病发生发展、指导治疗及改善母婴健康状况有重要意义。眼底检查对每一位妊高征患者来说都是一种有价值和必要的诊断程序。

金鑫教授点评

妊娠高血压患者常规需要眼科会诊，妊高征导致的视网膜小动脉狭窄、管径粗细不等及反光增加、动静脉交叉压迫症等是比较常见的表现。对于比较严重的视网膜出血、渗出、水肿及渗出性视网膜脱离等改变需要引起眼科医生的重视和警惕，妊高征眼底病变与妊高征的严重程度密切相关。HELLP综合征是妊娠高血压疾病的一种严重并发症，累及多脏器发生损害，眼底改变以脉络膜血管收缩痉挛为病理基础，表现为渗出性视网膜脱离，需要与中心性浆液性脉络膜视网膜病变及伏格特-小柳综合征等疾病进行鉴别。HELLP综合征眼底病变在原发疾病得到有效控制的基础上可以逐渐缓解，预后较好。

【参考文献】

[1] VAN RYSSELBERGE C，BALIKOVA I，JUDICE L，et al. Multimodal imaging in HELLP related chorioretinopathy. Retinal Cases Brief Reports Mar，2022，16（3）：333-337.

[2] EVCIMEN Y，ONUR I U，CENGIZ H，et al. Optical coherence tomography findings in pre-eclampsia：a preliminary receiver operating characteristic analysis on choroidal thickness for disease

severity. Current Eye Research, 2019, 44 (8): 916-920.

[3] MORGAN J, DELLA TORRE M, WHELAN A, et al. A case of massive hepatic infarction in a patient with HELLP syndrome. AJP Reports, 2019, 9 (1): e84-e87.

[4] 谢幸，孔北华，段涛. 妇产科学. 9 版. 北京：人民卫生出版社，2018：83-91.

[5] MANIPUR S R, ACHARYA P, RAMAMURTHY L B. 妊娠性高血压视网膜变化的临床研究. 国际眼科杂志，2017，17（6）：1033-1036.

[6] VELAZQUEZ-VILLORIA D, MARTI RODRIGO P, DENICOLA M L, et al. Swept source optical coherence tomography evaluation of chorioretinal changes in hypertensive choroidopathy related to HELLP Syndrome. Retin Cases Brief Rep Jan, 2019, 13 (1): 30-33.

（薛翠萍　整理）

病例 038　靶向药相关双眼药物性葡萄膜炎

病历摘要

【基本信息】

患者，女性，45岁。主因"双眼视力下降10天，加重2天"就诊于我院。

现病史：患者于10天前出现双眼视物模糊，伴眼红、眼痛、畏光、流泪，无头痛、耳鸣、脱发症状，外院诊断为"双眼虹膜睫状体炎；双眼葡萄膜炎"，给予局部抗炎+散瞳治疗。2天前情绪激动后出现左眼视力急剧下降。

既往史：2021年行颅内胶质瘤切除术。2022年1月开始使用达拉非尼（150 mg/12 h）联合曲美替尼（2 mg/24 h）行靶向药物治疗。

个人史：无特殊。

【眼科检查】

右眼裸眼视力0.2，矫正视力 –0.50 DS/1.50 DC×5°→0.5；左眼裸眼视力指数/眼前，矫正不提。眼压：右眼11 mmHg，左眼13 mmHg。双眼前房常深，房闪（+），晶状体未见明显混浊，玻璃体细胞（+）。眼底：右眼视盘色淡，边界清，C/D约0.3，视网膜血管走行可，黄斑区可见约1PD范围神经上皮层轻度隆起，未见明确裂孔；左眼视盘色淡，边界清，C/D约0.3，视网膜血管走行可，下方周边部视网膜弥漫性大疱性隆起脱离，颞侧周边部可见小范围脱离，黄斑区可见约3PD大小神经上皮层脱离，未见明确裂孔（图38-1）。

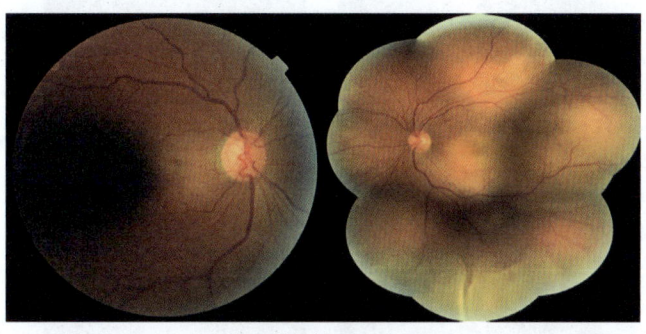

双眼眼底血管走行迂曲，后极部黄斑区可见大小不等的神经上皮下积液及渗出性视网膜脱离改变。散瞳后经三面镜详细检查双眼眼底未查到明确裂孔。

图38-1　入院时眼底照相

【辅助检查】

黄斑 OCT 提示双眼脉络膜皱褶及神经上皮下大量液体积聚（图 38-2）。眼部 B 超提示双眼视网膜脱离伴玻璃体混浊、球壁增厚（图 38-3）。胸部 CT、全身 B 超：均未见异常。颅脑 MIR：右侧颞叶基底节丘脑胶质瘤术后改变，与之前相比无明显变化。全身肿瘤标志物：无明显变化。自身免疫相关检查及感染指标：优生优育八项、血清术前八项、病毒全项、结核三项、T-SPOT、PPD 试验、新型冠状病毒抗原、红细胞沉降率、CRP、降钙素原结果均未见明显异常。因患者全身情况不佳，拒绝行脑脊液穿刺检查及眼底荧光血管造影检查。

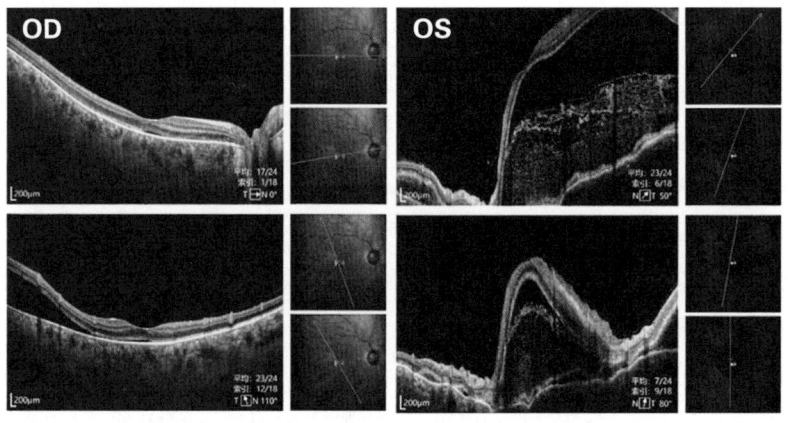

双眼黄斑区视网膜神经上皮层与色素上皮层分离，神经上皮层下可见大量密度不均液体积聚。

图 38-2　入院时黄斑 OCT

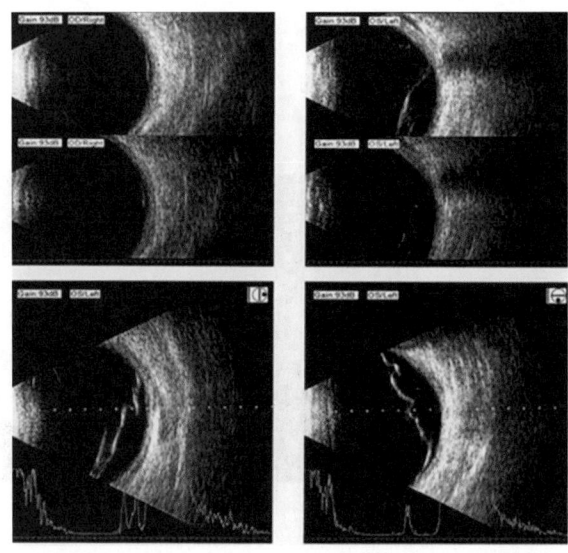

图 38-3　入院时眼部 B 超

【诊断】

双眼渗出性视网膜脱离；双眼药物性葡萄膜炎；颅内胶质瘤切除术后。

【治疗经过】

全身给予甲泼尼龙 120 mg，静脉滴注，3 天。后改为甲泼尼龙 48 mg（12 片）口服，序贯减量，每 3 天减 1 片。局部给予典必殊滴眼液，点双眼，4 次 / 天；复方托吡卡胺滴眼液，点双眼，1 次 / 晚。肿瘤内科在患者全身停用激素后，改用贝伐单抗继续治疗。

【随访】

治疗 3 天及 7 天后复查：眼底渗出明显减轻，视网膜基本复位（图 38-4，图 38-5）。

治疗 1 个月后门诊复查：右眼裸眼视力 0.25，矫正视力 –1.25 DS/–0.50 DC × 170° → 0.8；左眼裸眼视力 0.2，矫正视力 –1.25 DS/–0.75 DC × 18° → 0.5。黄斑 OCT 提示双眼视网膜渗出及积液吸收、黄斑结构恢复（图 38-6）。后续随访原发病及眼部病情稳定。

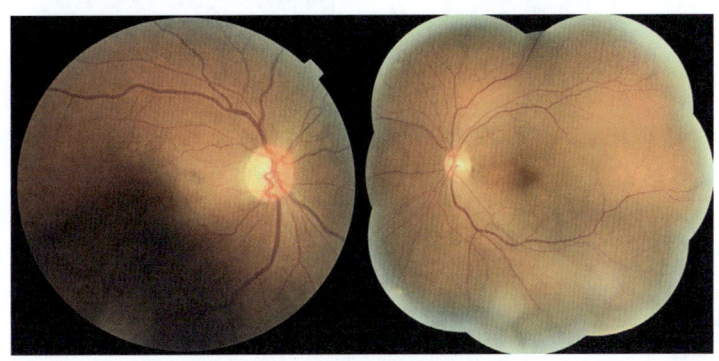

图 38-4　治疗 3 天后眼底照相

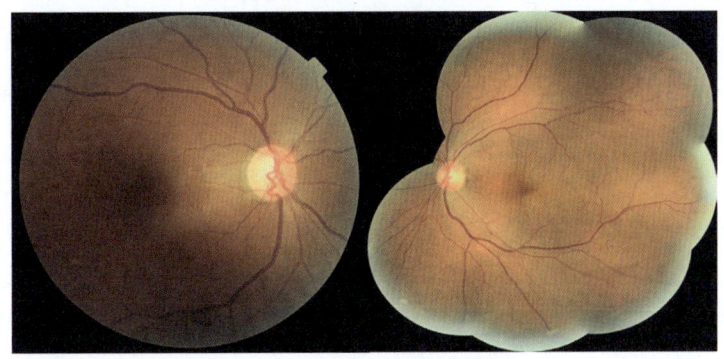

图 38-5　治疗 7 天后眼底照相

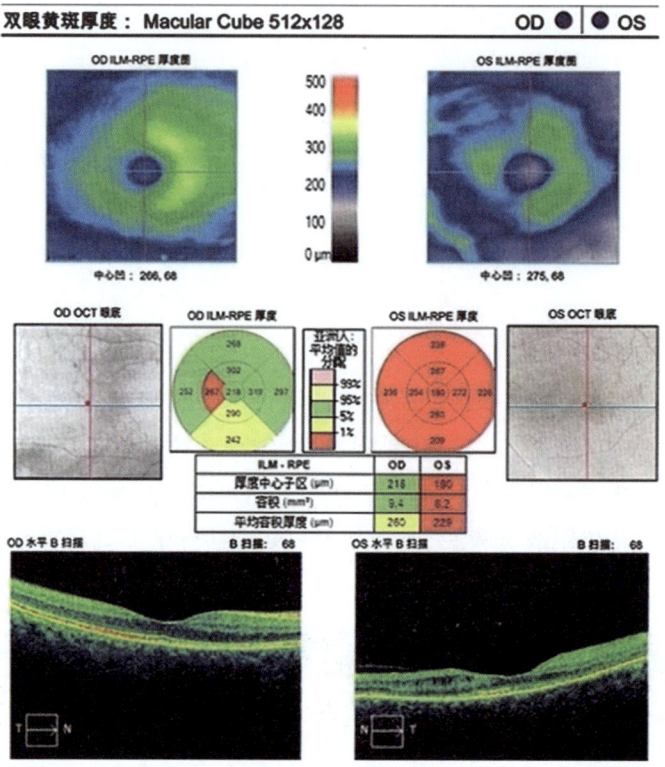

图 38-6　治疗 1 个月后黄斑 OCT

病例分析

近年来，随着用于治疗不同类型肿瘤的新型生物制剂的开发和应用，药物性葡萄膜炎大幅增加。研究表明，丝裂原活化蛋白激酶（MAPK）通路在黑色素瘤的发展中起关键作用，大约一半的晚期黑色素瘤患者存在 *BRAF V600* 基因突变，导致 MAPK 途径激活，从而导致黑色素细胞增殖和肿瘤发展。达拉非尼是一种 BRAF V600 抑制剂，适用于 *BRAF V600* 突变阳性不可切除或转移性黑色素瘤；抑制 MAPK 途径可导致上游 RAS 突变细胞中 MAPK 信号的反常激活。曲美替尼是一种 MEK 酪氨酸激酶抑制剂（MEK 是 MAPK 通路的一部分），与达拉非尼合用具有更好的疗效，可改善总生存率、提高无进展生存率和客观缓解率、延缓耐药性的发展、降低皮肤毒性。

MAPK 途径及成纤维细胞生长因子受体（FGFR）在视网膜色素上皮层的维持、存活和修复中起着重要作用。MAPK 途径受抑制可导致色素上皮细胞功能失调从而出现眼内炎症，如葡萄膜炎。已有临床报道，在使用这些药物治疗期间，观察到不同程度的全身及眼部不良事件。全身不良反应有发热、疲劳、恶心、关节痛、心室射血分数降低、皮肤角化病等。眼部毒性包括药物性葡萄膜炎、虹膜睫状体炎、渗出性视网膜脱离、视网膜色素上皮脱离、中心性浆液性脉络膜视网膜病变、视网膜静脉阻塞、眼眶周围水肿、干眼症和视力模糊等。眼部毒性与给药强度和时间安排有关，高剂量、连续性给药比低剂量、间歇性给药显示出更大的毒性。

生物制剂相关葡萄膜炎的治疗取决于眼部炎症的严重程度和全身的风险-效益平衡。目前的治疗主要是停用靶向药物或更换药物，同时引入全身或局部激素治疗。但由于患者样本量少，缺乏长期有效的随访，目前激素的用量及时长没有统一的标准。在不影响眼部病情的情况下，可以维持生物制剂的使用以稳定原发肿瘤。

综上所述，接受生物制剂治疗的患者在开始治疗前及治疗后都应进行定期的眼科检查，眼科医生应熟悉这类眼部不良反应，对患者做出快速诊断及密切监测，并与肿瘤内科、影像科等相关科室联合协作，及时处理可能出现的问题。

金鑫教授点评

分子靶向药物已成为多种癌症全身性治疗的重要组成部分，通过干扰肿瘤生长的细胞信号传导和血管生成通路发挥抗肿瘤作用。但许多药物具有明显的不良反应，其中一些会针对眼部。阿糖胞苷、免疫检查点抑制剂、BRAF抑制剂、小分子EGFR抑制剂、双特异性抗EGFR和MET受体抑制剂等药物可以发生药物相关的眼部炎症，表现为前葡萄膜炎、中间葡萄膜炎、后葡萄膜炎或全葡萄膜炎，包括伏格特-小柳综合征。对于不同药物，需要根据患者的具体病情调整分子靶向药物以评估引入激素治疗的风险。

【参考文献】

[1] LIM J, LOMAX A J, MCNEIL C, et al. Uveitis and Papillitis in the setting of Dabrafenib and trametinib therapy for metastatic melanoma: a case report. Ocul Immunol Inflamm, 2018, 26 (4): 628-631.

[2] CAMPOS POLO R, GARCÍA GUISADO D, RUBIO SÁNCHEZ C, et al. Usefulness of intravitreal dexamethasone implant in the management of «Vogt-Koyanagi-Harada-like syndrome» secondary to map kinase pathway inhibition. Arch Soc Esp Oftalmol (Engl Ed), 2020, 95 (10): 501-506.

[3] DRAGANOVA D, KERGER J, CASPERS L, et al. Severe bilateral panuveitis during melanoma treatment by Dabrafenib and Trametinib. J Ophthalmic Inflamm Infect, 2015, 5: 17.
[4] SCHOBERC, BEYER J M, FIORENTZIS M, et al. Tyrosinkinaseinhibitor-assoziierte Choroidopathie [Tyrosine kinase inhibitor-associated choroidopathy]. Ophthalmologe, 2020, 117(6): 566-570.

（郝晓璐　整理）

病例 039　改良硅油拦截缝线术治疗硅油异位至前房

病历摘要

【基本信息】

患者，女性，31岁。主因右眼玻璃体切除、晶状体切除、硅油填充术后1个月眼红、畏光、流泪3天入院。

现病史：患者1个月前因摔伤导致"右眼增生性玻璃体视网膜病变、右眼视网膜脱离、右眼外伤性白内障、右眼晶状体半脱位"，行右眼晶状体切除，视网膜前膜、下膜剥除，视网膜切开复位，硅油填充术。术后1个月患者出现右眼眼红、畏光、流泪，伴头痛，无恶心、呕吐，为进一步诊治入院。

既往史：患有先天性室间隔缺损，无高血压、糖尿病病史。

个人史：无疫区旅居史，无吸烟、饮酒等嗜好。

【眼科检查】

右眼视力0.1（矫正不提高）；左眼视力1.0。眼压：右眼38.2 mmHg，左眼19.2 mmHg。右眼球结膜混合充血，角膜轻度水肿，前房深，前房内硅油填充（图39-1A），瞳孔欠圆，约4 mm，直接、间接对光反射消失，晶状体缺如，玻璃体腔内硅油填充，眼底：视盘边界清，色淡红，血管走行可，A/V=2/3，视网膜复位好，周边视网膜可见陈旧性激光斑。

【诊断】

右眼硅油前房异位；右眼硅油填充眼；右眼无晶状体眼。

【治疗经过】

在球后阻滞麻醉下行右眼改良硅油拦截缝线术，手术方式：10-0聚丙烯双直针缝线经结膜距角巩膜缘2.5 mm处11点位水平方向进针，1 mL 27 G针头距角巩膜缘2.5 mm从1点位辅助出针；平行于角膜缘巩膜板层潜行向下约2 mm即2点位距角巩膜缘2.5 mm出针，2点位角膜缘后2.5 mm进针，1 mL 27 G针头10点位辅助出针；同样方法10点位进针，8点位出针；8点位进针，4点位出针；4点位进针，5点位出针；

5点位进针，向上1点位出针；1点位进针，12点位出针，12点位进针，向下6点位出针；6点位进针，7点位出针，7点位进针，11点位出针，打结，打结处1 mL 27 G针头潜行3 mm巩膜隧道，将线结埋藏于隧道内，形成三横线、三纵线组成的"网球拍"式硅油拦截网。

【随访】

术后1个月复查：术后右眼裸眼视力0.1，球结膜混合充血减轻，角膜透明，前房常深，前房残存少量硅油小滴，拦截线松紧适度，硅油回退至拦截线界面，眼底视网膜在位（图39-1B）。

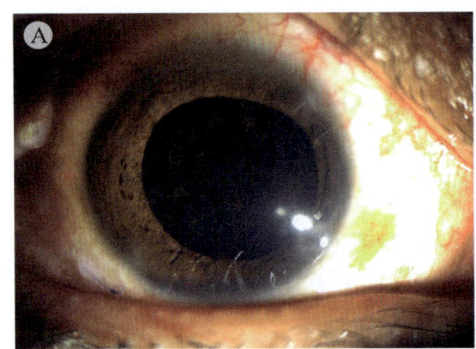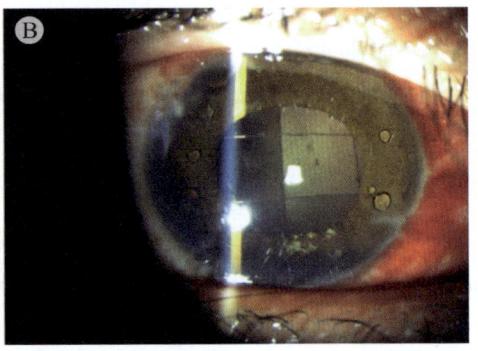

A. 术前无晶状体，前房硅油填充；B. 术后虹膜后可见拦截缝线，缝线界面可见硅油面，前房少许硅油滴。

图39-1 术前和术后眼前节照相

病例分析

无晶状体眼的硅油填充眼，术后硅油异位至前房的常规处理方法是制作Ando孔，即在下方周边虹膜根部切孔，可有效预防无晶状体眼硅油进入前房及解除瞳孔阻滞。但值得注意的是，该方法起效的前提是眼球睫状体功能可，能分泌足够的房水以填充前房，否则因前后房压差，硅油仍旧有进入前房的风险。临时性的硅油拦截缝线为这部分患者的治疗带来可能。硅油拦截缝线手术最早由Gentile和Eliott于2010年首次提出，其采用四针八线角膜缘后1 mm进针，并且避开瞳孔区，该方法相对繁琐，且不能有效阻拦硅油，之后在此基础上先后有人进行了改良。Yüksel采用两线法统计16只眼，随访12个月，认为（6-7条）×（6-7条），密度2 mm，Z形埋线，硅油拦截率约为69%。Jun等对于虹膜完整的患者采用井字形拦截线获得了满意效果。国内解来青等采用"网球拍"式硅油拦截缝线术。该术式1线1结，形成网格状硅油拦截平面，操作简单，对眼内组织扰动相对较小；进、出针部位均为角巩膜缘后 3.0～3.5 mm（既往多为 1 mm）的睫状体平坦部，避开睫状突，从而最大限度地减少多次穿线引起的睫状突损伤；拦截平面后移可减少硅油接触睫状突的机会，从而减少睫状突纤维渗出和机化引起房水低分泌的风险。拦截网缝线间距为 2～3 mm，硅油拦截效率理论上有所提高。此外杨来庆等五角星形状硅油拦截缝线是 5 个微创切口将瞳孔区分割为 11 个区间，拦截密度大，拦截效果好。我们的改良缝线术具有如下特点：①巩膜板层埋线技术，该技术不需打开球结膜，最大限度减少对眼球的损伤，术后恢复快，对外观影响小；②巩膜板层埋线结技术，该技术不需制作巩膜瓣，在巩膜做一板层隧道即可，操作方便；③拦截线密度分布均匀，不易引发增殖膜形成。我们可以利用该方法将硅油拦截于玻璃体腔内，术后早期采用前房填充黏弹剂以维持前房，并为睫状体功能恢复创造时间。

侯豹可教授点评

对于无晶状体眼的硅油填充眼，术后硅油异位至前房是常见的并发症，可导致继发性青光眼、角膜带状变性、角膜穿孔，严重甚至致眼球摘除。硅油拦截线技术用于模拟晶状体-虹膜隔，可以用于预防无晶状体、无虹膜硅油填充眼的硅油前移。当然该技术仅为临时性拦截硅油功能，尚不能替代虹膜，手术设计和操作尚有进一步改进空间。

【参考文献】

[1] GENTILE R C, ELIOTT D. Silicone oil retention sutures in aphakic eyes with iris loss. Arch Ophthalmol, 2010, 128（12）：1596-1599.

[2] YÜKSEL K, PEKEL G, ALAGÖZ N, et al. Silicone oil barrier sutures in aphakic eyes with iris defects. Retina, 2016, 36（6）：1222-1226.

[3] JUN S Y, SON G. Pound-shape silicone oil retention suture in aphakic eyes with intact iris. Retina, 2023, 43（8）：1399-1402.

[4] 解来青，张积，季晓燕，等."网球拍"式硅油拦截缝线手术治疗外伤性晶状体虹膜隔缺如二例. 中华眼底病杂志，2021，37（1）：59-61.

[5] 杨来庆，张沧霞，王庆金，等. 前后联合术中改良硅油拦截缝线缝置. 中国眼耳鼻喉科杂志，2020，20（3）：245-246.

（杨秀梅　整理）

病例 040　折叠式人工玻璃体球囊植入术治疗眼球萎缩

病历摘要

【基本信息】

患者，男性，26 岁。主因右眼视力下降伴眼球萎缩 2 年入院。

现病史：患者 2 年前诊断为"右眼视网膜中央静脉阻塞，右眼视盘血管炎"，药物保守治疗。1 年前因"右眼新生血管青光眼"给予右眼视网膜冷冻、睫状体冷冻、眼内注药术。术后视力逐渐下降伴瞳孔区变白以及眼球变小。

既往史：无高血压、糖尿病病史。无其他全身疾病及眼部外伤史。

个人史：无疫区旅居史，无吸烟、饮酒等嗜好。

【眼科检查】

右眼视力无光感；左眼视力 1.0。眼压：右眼 6 mmHg，左眼 15 mmHg。右眼角膜后大量色素性 KP，瞳孔散大，直径约 6 mm，直接、间接对光反射消失，颞侧虹膜萎缩至根部，晶状体前囊表面大量色素沉着，皮质呈瓷白色混浊（图 40-1），眼底窥不入。左眼前节未见明显异常，眼底未见出血、渗出等病变。

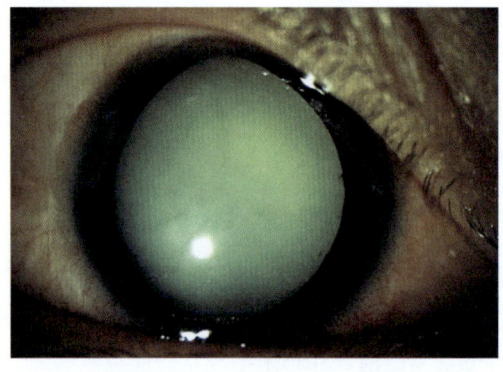

图 40-1　治疗前眼前节照相

【辅助检查】

眼科 B 超提示右眼玻璃体积血、机化，视网膜脱离（图 40-2）。左眼 FFA 提示静脉期下方周边视网膜血管管壁荧光着染（图40-3）。角膜内皮细胞计数：右眼2744个/mm²，左眼3025个/mm²。A超测量眼轴：右眼19.25 mm，左眼23.78 mm。眼眶CT测眼球最大径：右眼22.3 mm、左眼24.2 mm，提示：右眼球萎缩（图40-4）。实验室检查：PPD试验（－）、结核γ干扰素试验（＋），提示：结核感染（非活动期）。

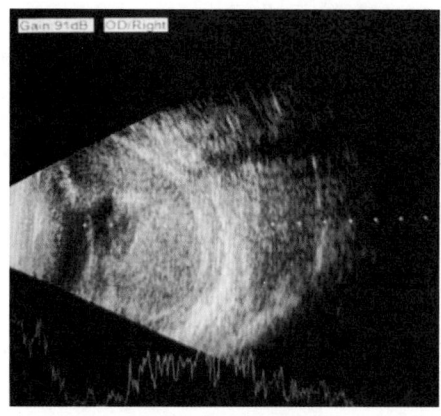

图40-2　术前B超

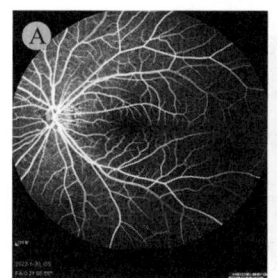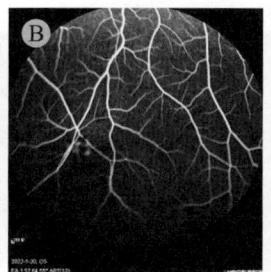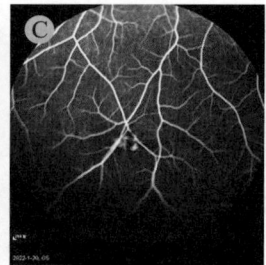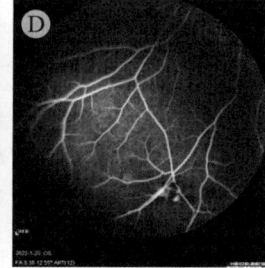

图40-3　术前左眼FFA

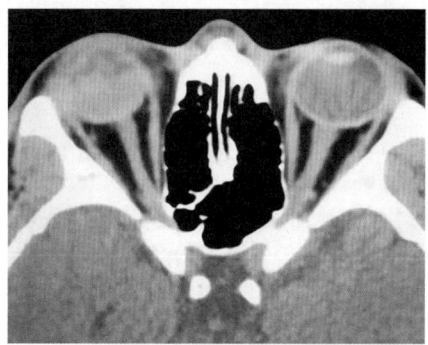

图40-4　术前眼眶CT

【诊断】

右眼球萎缩；右眼玻璃体积血；右眼视网膜脱离；双眼结核菌感染相关视网膜血管炎。

【治疗经过】

完善术前检查后，在全身麻醉下进行右眼白内障超声乳化、玻璃体切除、视网膜复位、人工玻璃体球囊植入术。手术经过：超声乳化晶状体，后囊完整，切除积血混浊的玻璃体，见视网膜增殖皱缩成团状，电凝止血，解除增殖牵拉、复位视网膜。颞上距角膜缘后 5 mm 处做与角膜缘平行的 L 形切口，长度 5 mm，折叠式人工玻璃体球囊（foldable capsular vitreous body，FCVB）折叠后用推注器送入玻璃体腔，间断缝合巩膜切口，针头刺入球囊的引流阀内，缓慢注入硅油至眼压 20 mmHg 左右，球囊引流阀沿巩膜表面放置于赤道后，6-0 丝线结扎球囊引流管，分层缝合筋膜和球结膜，覆盖引流阀。术后第 2 天，患者无特殊不适感，术眼睑裂大小基本正常，眼球饱满，右眼眼压 17 mmHg，FCVB 引流阀无异常暴露，角膜透明，前房常深，前房内少量积血（图 40-5），玻璃体腔内 FCVB 填充、位正、无出血，眼底视网膜在位（图 40-6）。

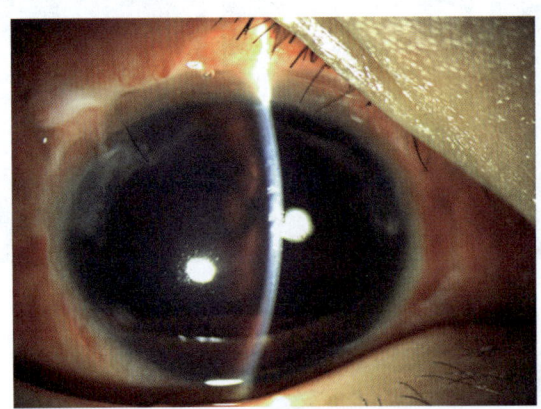 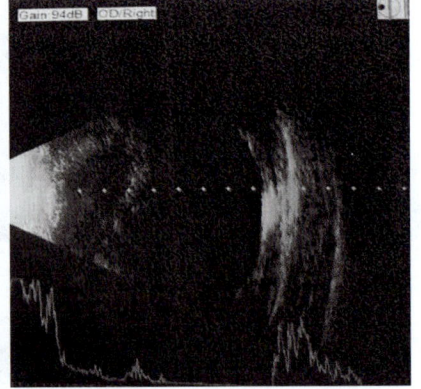

图 40-5　术后右眼前房照相　　　　图 40-6　术后右眼 B 超

【随访】

术后 1 个月复查：右眼仍为无光感，前房积血完全吸收，B 超显示右眼视网膜在位良好，玻璃体腔内 FCVB 内硅油填充（图 40-7），CT 显示右眼人工玻璃体球囊位置良好（图 40-8）。

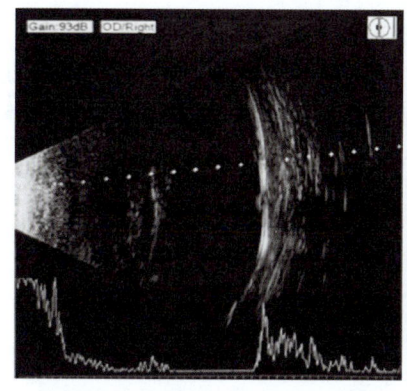
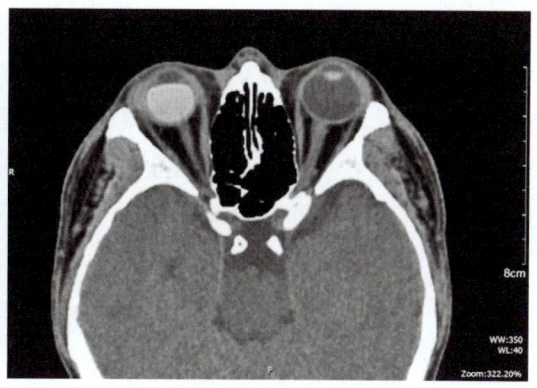

图 40-7　术后 1 个月右眼 B 超　　　　图 40-8　术后 1 个月右眼 CT

病例分析

　　FCVB 是由特制的改良性液体硅橡胶制备，由 30 μm 厚度的薄膜球囊、引流管和引流阀组成（图 40-9）。囊膜折叠植入眼内后，可向球囊内注入平衡盐溶液、硅油或水凝胶等介质对视网膜进行 360° 的弧形支撑，并可通过注入介质的量来控制眼压。FCVB 采用改良性液体硅橡胶，通过动物实验、体外实验及临床试验进行观察，显示出了良好的生物相容性，且透光率高，可耐受激光。因球囊内硅油不与房水接触，故硅油一般不会乳化，术后不需要特殊体位。手术治疗过程操作难度小，可重复治疗。FCVB 植入联合球囊内硅油填充术应用于临床严重眼球破裂伤及眼外伤玻璃体切除术后硅油依赖患者，可以安全、持久的维持眼球的形态和眼内压力，避免患者因眼球萎缩而行义眼台植入术所带来的心理上的痛苦及外观上的缺陷。

　　手术中常见的并发症以及处理原则：①术中并发症：误伤眼外肌、眼球，无法避免时应暂停手术，以免加重眼球损伤；如出现心率减慢、心前区不适等眼心反射症状，解除眼球压迫，减缓操作后可自行缓解。②术后并发症：术后高眼压：术后 24～48 小时内，静脉滴注高渗溶液，口服碳酸酐酶抑制剂，局部降眼压药物点眼，眼压 2 周内降至正常。若持续不降，必要时通过球囊的阀门放出部分硅油。术后低眼压：硅油注入量过少难以支撑眼球外形，球囊内补充硅油。前房积血：主要原因是残留的视网膜血管出血，也可为脉络膜及睫状体出血。量少，卧床休息，术后眼罩包封，避免碰撞；量多，半坐卧位，遵医嘱使用止血药。术后眼痛：Ⅰ～Ⅱ级，舒适体位，减少刺激，减轻紧张心理，转移疼痛注意力；Ⅲ级以上，口服止痛药物，保证睡眠，必要时口服巴比妥类镇静药。伴角膜上皮脱落：使用促角膜上皮生长药物，包眼制动。炎症反应：房闪、KP、纤维素样渗出，及时、准确使用皮质类固醇或者非甾体消炎药减轻炎症反应。角膜混浊：配戴美容性角膜接触镜，或薄型义眼片。FCVB 破裂、球囊排斥、植入相关感染：需要立即取出球囊或手术更换球囊。FCVB 偏位倾斜：再次手术调整 FCVB 位置。引流阀暴露：手术局部修补或更换引流阀象限位置。

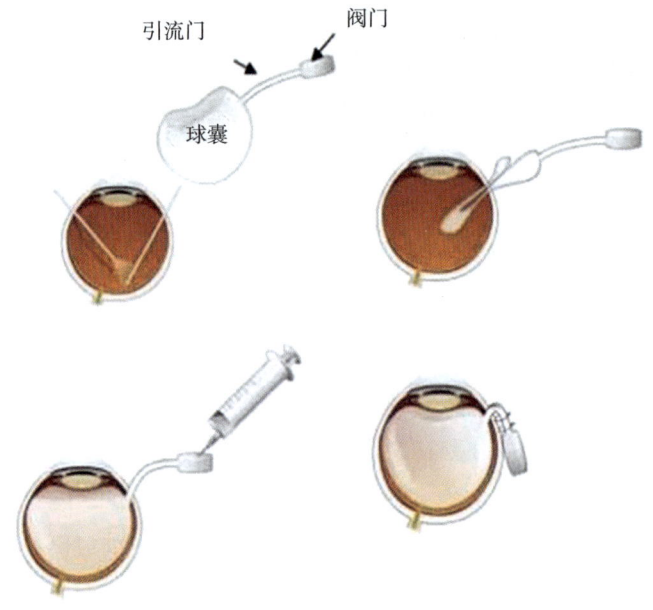

图 40-9　FCVB 结构示意

侯豹可教授点评

　　对于严重的眼球破裂伤、硅油依赖眼、轻度眼球萎缩者，传统的手术方式不能阻止眼球的进一步萎缩，FCVB 可以安全、持久的维持眼球形态和眼内压力，避免患者因眼球萎缩而行义眼台植入术所带来的心理上的痛苦及外观上的缺陷，为这些患者的治疗提供了一种新的思路。但其目前临床应用还较少，随访时间短，远期疗效尚不确切，如何能够维持玻璃体的氧浓度梯度、维持良好的眼内压又能进行代谢产物的运输及长期填充对视网膜是否具有毒性的问题还需更多研究来证实和解决。

　　另外，通过扫描电子显微镜检测发现 FCVB 的球囊上有很多 300 nm 的小孔，使其具有良好的透氧性，也为其作为药物缓释系统提供了结构基础。多项体外实验和兔眼的研究成功地通过FCVB持续而机械地释放左氧氟沙星，可为细菌性眼内炎的治疗提供一种新的治疗策略。通过FCVB的5-氟尿嘧啶可预防视网膜表面及表面下的瘢痕增生，为预防增生性玻璃体视网膜病变提供了崭新的途径。以上研究结果表明，FCVB还具备药物缓释功能，未来可为预防和治疗一些眼内疾病提供全新的思路方法。

【参考文献】

[1] XU X，GE H，LI J，et al. Outcomes of a foldable capsular vitreous body implantation：a retrospective study. Dis Markers，2021：6575195.

[2] CHEN S，TIAN M，ZHANG L，et al. Reattachment after foldable capsular vitreous body implantation in severe retinal detachment eyes. Transl Vis Sci Technol，2021，10（11）：8.

[3] LIU N，KANG L，YU X，et al. Preliminary clinical application of foldable capsular vitreous body in severe silicone oil-dependent eyes. Ann Palliat Med，2021，10（10）：10922-10929.

[4] ZENG B，WANG Q，SUI G，et al. Foldable capsular vitreous body implantation for treatment of traumatic retinal detachment：two case reports. J Int Med Res，2021，49（2）：300060521990257.

[5] LI M，TANG Y，LI S，et al. Foldable capsular vitreous body implantation for complicated retinal detachment caused by severe ocular trauma. Retina，2022，42（8）：1512-1519.

[6] YAN Y N，TIAN B，LIU Q，et al. Evaluation of the efficacy and safety of a foldable capsular vitreous body in the treatment of severe retinal detachment. Zhonghua Yan Ke Za Zhi，2019，55（4）：259-266.

（孟令蕊　整理）

病例 041　X 连锁青年型视网膜劈裂症

病历摘要

【基本信息】

患儿，男性，3 岁 10 个月。主因查体时被发现左眼视物不清 10 余天入院。

现病史：10 余天前常规查体时被发现左眼视物不清（具体视力不详），无眼红、眼痛等其他症状。就诊于当地医院，诊断为"左眼视网膜脱离"，建议手术治疗，遂就诊于我科。

既往史：6 个月前不慎将头部磕于桌角致左眼肿胀、眼周青紫，未予就诊。

个人史：足月顺产，父母体健，否认家族遗传病史。

【眼科检查】

矫正视力：右眼 0.5，左眼光感 /15 cm，光定位检查不配合。双眼前节未见明显异常，右眼玻璃体透明，左眼玻璃体腔见黄白色陈旧血性混浊。眼底检查（欠配合）：右眼后极部大致正常，左眼隐约见视盘色淡、边界清（图 41-1A，图 41-1B），余窥不清。眼压：右眼 19 mmHg，左眼 12 mmHg。

【辅助检查】

眼部 B 超显示右眼下方玻璃体腔内可见条带状中等回声影（图 41-1C），左眼玻璃体腔内可见致密点状弱回声，其内散在条带中等回声，其中一个条带与视网膜相连（图 41-1D），不排除视网膜脱离。实验室检查包括血常规、凝血、生化、血清八项、TORCH 四项等均未见明显异常。因患儿无法配合，黄斑 OCT 检查未出报告。

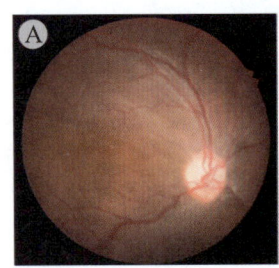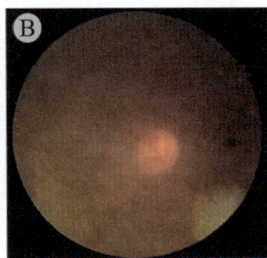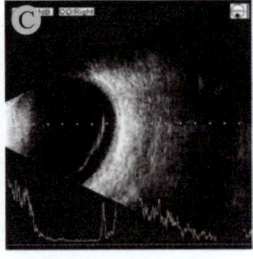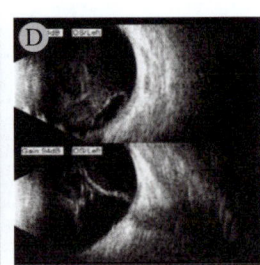

图 41-1　眼底照相和眼部 B 超

【诊断】

左眼玻璃体积血。

【治疗经过】

完善术前检查后在全身麻醉下行左眼玻璃体切除、眼内光凝、气液交换、消毒空气填充术，术中见玻璃体腔黄白色陈旧性积血（图41-2A），切除积血见视网膜在位，黄斑区呈轮辐样囊样水肿（图41-2B），下方周边视网膜表面见血管断端，其旁视网膜表面见棕黄色团块状沉积物（图41-2C），余周边视网膜未见裂孔及脱离。术毕检查对侧眼底见右眼下方玻璃体腔内一半透明纱膜样结构，与B超显示的一致，视网膜未见脱离及其他异常。术后第6天：左眼视力恢复到指数/10 cm，眼底照相显示：右眼下方视网膜前可见边界清晰的半透明膜样结构（图41-3A），表面未见血管；左眼黄斑区视网膜囊样改变（图41-3B）。黄斑OCT检查显示双眼黄斑区视网膜内核层呈囊样改变，左眼更显著（图41-3C，图41-3D）。结合术中表现及术后检查，考虑该患儿为X连锁青年型视网膜劈裂症，为进一步明确诊断完善全外显子基因检测，结果提示为X连锁青年型视网膜劈裂症[c.489G＞T（p.Trp163Cys），疑似致病]（图41-3E）。该患儿最终诊断：X连锁青年型视网膜劈裂症。

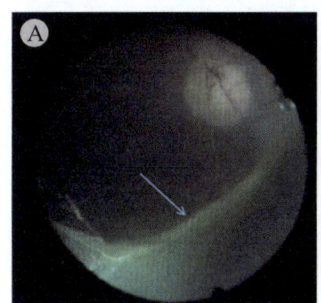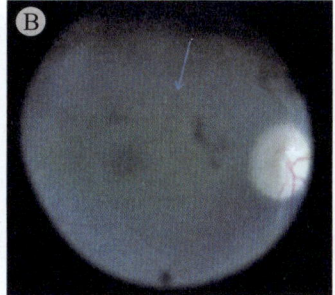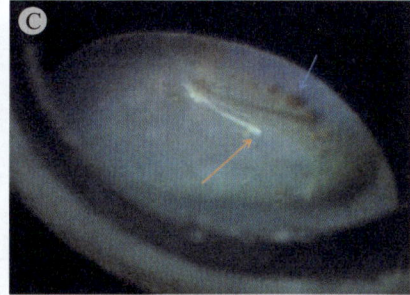

图41-2　左眼术中图片

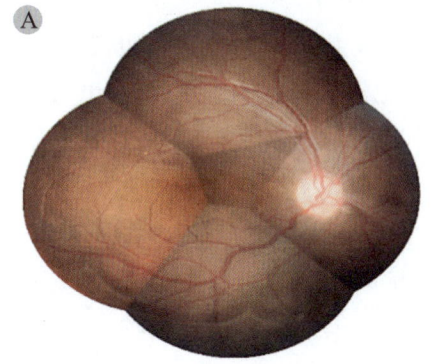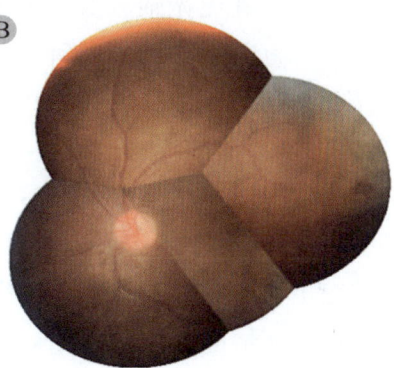

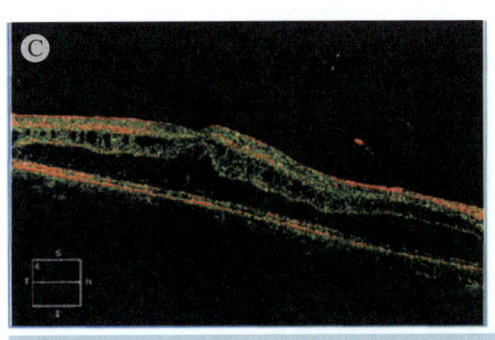
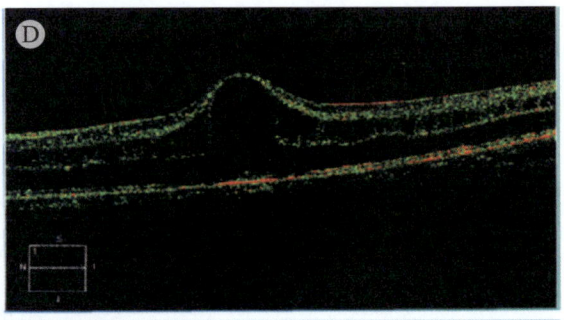

基因	染色体位置	转录本编号核苷酸变化（氨基酸变化）	基因亚区	基因型	致病性分类	相关疾病/遗传模式
主要基因检测结果							
RSI	chrX：18662583	NM 000330.3：c.489G>T（p.Trp163Cys）	EX5/CDS5	半合	疑似致病	X连锁青年型视网膜劈裂症（OMIM：312700）/X连锁遗传

图41-3　术后眼底照相、黄斑OCT、全外显子基因检测结果

病例分析

X连锁青年型视网膜劈裂症（X-linked juvenile retinoschisis，XLRS）是X染色体上 *RS1* 基因突变所致的遗传性视网膜病变，发病率在1∶5000～1∶25 000，首发年龄较小，多在儿童期发病，男性多见，多累及双眼，常于儿童期因视力差就诊而被发现，部分患儿往往由于出现失用性外斜视或眼球震颤而被发现，不同患者视力差异很大，最佳矫正视力在无光感至1.0。此病发展相对较缓慢，多累及黄斑，黄斑劈裂是其特征性表现，为典型的轮辐样囊样改变，而约<50%发生在周边视网膜，表现为伴有清晰分界线的劈裂，部分患者玻璃体内可见纱膜样结构，如本例患者右眼所示。OCT则表现为视网膜层间囊样改变，FFA无荧光渗漏，ERG表现为b波显著降低，a波正常或轻度减低。本例患儿与之相符。此病常见的并发症有玻璃体积血、视网膜脱离、黄斑裂孔（罕见）。治疗上对于病情稳定、无明显进展及并发症的患者多选择临床观察；药物治疗上主要有文献报道可应用碳酸酐酶抑制剂，以减小囊腔；当出现并发症或视网膜劈裂有病情进展的可采用激光治疗和手术治疗；基因治疗也是未来的发展方向。

陈晓菲教授点评

本例患儿年龄偏小，给病史采集与眼科检查带来不确定因素，结合眼底表现与眼B超检查，患儿左眼玻璃体积血诊断明确。虽既往有外伤史，但仍需要对儿童玻璃体积血的常见病因进行鉴别诊断，包括早产儿视网膜病变、家族性渗出性玻璃体视网膜病变、Coats病等，对侧眼的眼底表现往往有提示意义。本例患儿发现视力下降10余天，但结合玻璃体陈旧性积血的表现，考虑实际病史更长，并且患儿处于视觉发育关键期，一般认为玻璃体积血5～6周后可发生形觉剥夺性弱视，因此及时对患儿左眼进行了手术治疗。30%～50% X连锁青年型视网膜劈裂症患者出现玻璃体积血，可能为无支撑的视网膜血管受玻璃体牵拉所致，也可能为视网膜缺血继发新生血管所致，此病例结合术中所见考虑为前者。部分患者可见到玻璃体视网膜牵拉、玻璃体条索或玻璃体纱膜，如本例患者右眼所示。对于儿童玻璃体积血，鉴别诊断很重要，对侧眼的检查有提示意义，及时手术干预可避免发生形觉剥夺性弱视。

【参考文献】

[1] MOLDAY R S, KELLNER U, WEBER B H. X-linked juvenile retinoschisis: clinical diagnosis, genetic analysis, and molecular mechanisms. Prog Retin Eye Res, 2012, 31（3）: 195-212.

[2] 祝丽娜. X性连锁遗传性视网膜劈裂症. 国外医学眼科学分册, 2002（1）: 26-32.

[3] TSANG S H, SHARMA T. X-linked juvenile retinoschisis. Advances in experimental medicine and biology vol, 2018, 1085: 43-48.

[4] AMBROSIO L, HANSEN R M, KIMIA R, et al. Retinal function in X-Linked juvenile retinoschisis. Invest Ophthalmol Vis Sci, 2019, 60（14）: 4872-4881.

[5] 赵晨, 张琦, 赵培泉. 先天性视网膜劈裂发生严重并发症的手术疗效观察. 国际眼科杂志, 2013, 13（10）: 2054-2056.

[6] 刘正伟. 儿童玻璃体积血病因分析、治疗及预后. 上海: 上海交通大学, 2017.

[7] 杨欣悦, 王晨光, 苏冠方. Coats病的诊断与治疗进展. 眼科新进展, 2017, 37（2）: 196-200.

[8] 宁静静, 黄学林, 杨璇. 家族性渗出性玻璃体视网膜病变的临床研究. 国际眼科杂志, 2015, 15（12）: 2161-2163.

（潘春艳 整理）

病例 042 涡静脉扩张

病历摘要

【基本信息】

患者，女性，49岁。主因查体发现右眼黄斑劈裂2年，右眼视力下降3个月入院。

现病史：患者2年前外院体检发现"右眼黄斑劈裂"，自觉无视力下降、视物变形及其他不适，未予治疗。于3个月前无明显诱因自觉右眼视力逐渐下降，无视物变形、眼部不适等症状。

既往史：患者双眼高度近视20余年；既往高血压病史4年余，平素血压控制可；2年前行右侧乳腺原位癌根治手术。

个人史：无特殊。

【眼科检查】

右眼裸眼视力0.1，矫正视力 –7.00 DS → 0.4；左眼裸眼视力0.2，矫正视力 –5.50 DS → 1.0。眼压：右眼 16.3 mmHg，左眼 17.9 mmHg。双眼前节未见明显异常。双眼豹纹状眼底，视盘色淡红，边界清，C/D 约0.3，血管走行可，A/V 约2/3，黄斑区中心凹反光消失，余未见明显异常。间接检眼镜检查发现右眼鼻下方赤道部脉络膜局限性隆起，大小约1PD，无色素改变，无出血渗出（图42-1）。

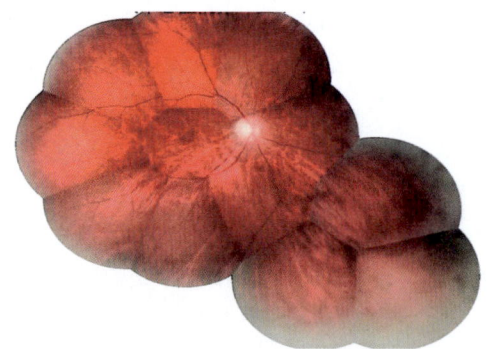

图 42-1 右眼眼底照相

【辅助检查】

黄斑OCT提示右眼黄斑劈裂（图42-2A），左眼黄斑部未见明显异常（图42-2B）。眼部 B 超显示右眼鼻下方脉络膜可见一处局限性囊性隆起，隆起高度为 1.58 mm，底径为 3.30 mm（图 42-3）。实验室检查包括血常规、凝血、肝功能、肾功能、自身抗体谱和感染指标（HIV、乙肝、丙肝、梅毒血清学检测），结果均未见明显异常。

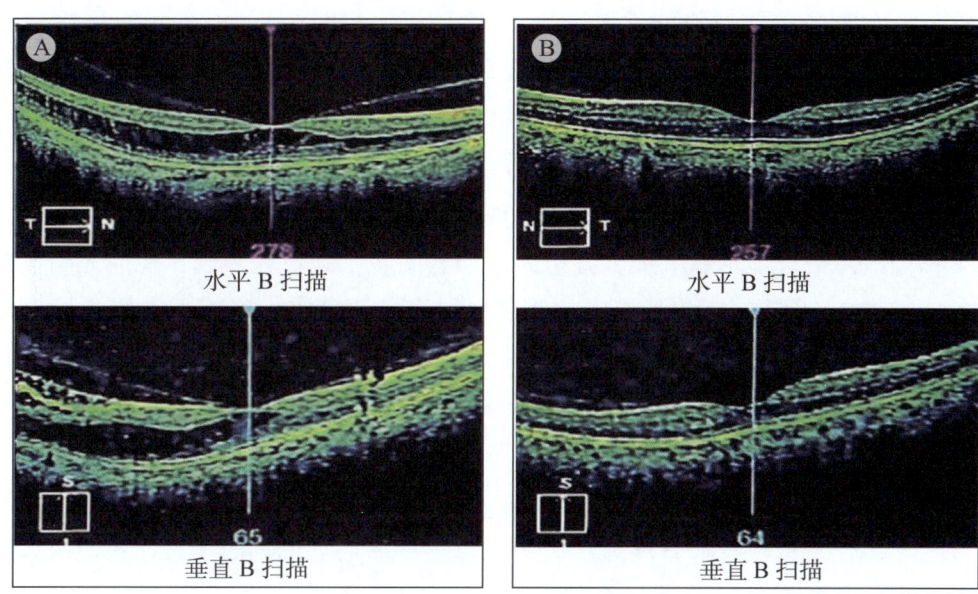

图 42-2　双眼黄斑 OCT

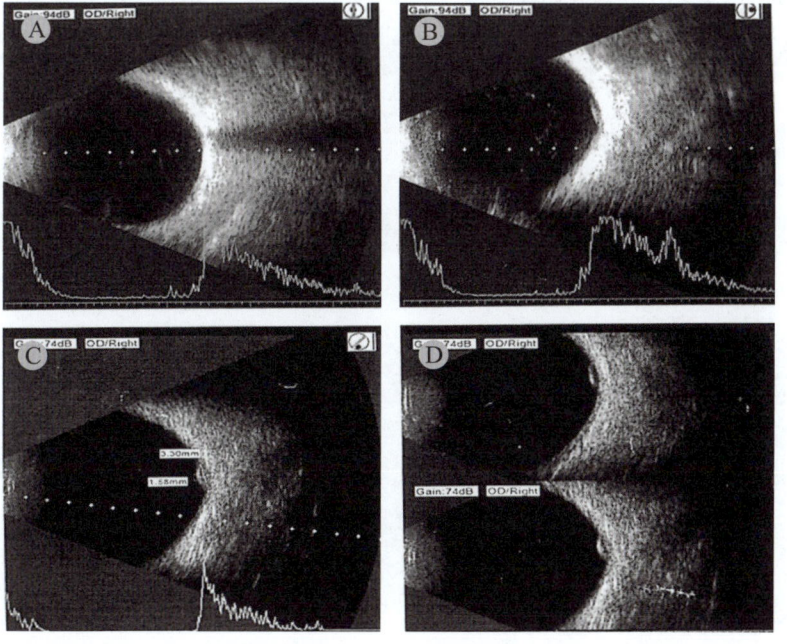

图 42-3　右眼 B 超

【诊断】

右眼黄斑劈裂；右眼脉络膜占位性质待查；双眼高度近视；乳腺癌术后；高血压。

【治疗经过】

患者因右眼黄斑劈裂拟行手术治疗入院，在常规眼底检查时发现患者右眼鼻下方脉络膜局限性隆起。脉络膜占位性病变可分为两类：肿瘤性疾病（脉络膜黑色素痣、脉络膜黑色素瘤、脉络膜血管瘤、脉络膜骨瘤、脉络膜转移癌等）和非肿瘤性疾病（脉络膜上腔出血、结核性葡萄膜炎等）。为了明确病变性质，对患者进行了如下检查：双眼球后血管超声未见明显异常；双侧眼眶磁共振（平扫+增强）未见明显异常（图42-4）。FFA检查显示右眼鼻下方造影早期有团状中强荧光表现，晚期无明显渗漏（图42-5）。ICGA检查显示右眼鼻下方涡静脉处条状强荧光，晚期无渗漏（图42-6）。检查结果提示右眼鼻下方涡静脉扩张。根据涡静脉扩张的临床特征（当眼球向病变方向注视时隆起明显，恢复正位注视或对眼球施压后隆起消退或消失），为患者进行了如下验证性检查：①间接检眼镜下行眼底动态检查：嘱患者向鼻下方（病变位置）注视时，病变隆起明显；嘱患者向下方注视时，病变隆起消失；嘱患者再次向鼻下注视时，病变再次隆起。②复查右眼B超显示给予眼球施压后病灶的动态变化：B超探头对眼球施压后病灶隆起高度下降（图42-7）。

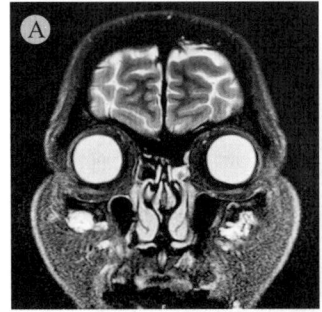
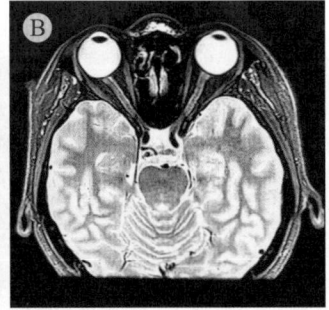
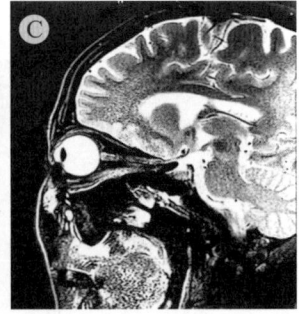

图 42-4　双侧眼眶磁共振（平扫+增强）

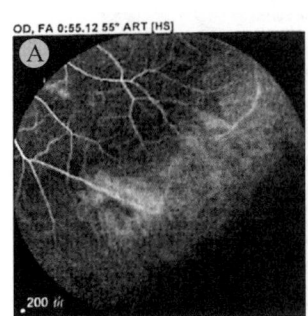
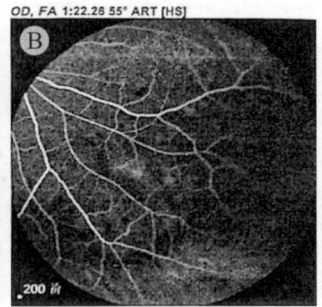
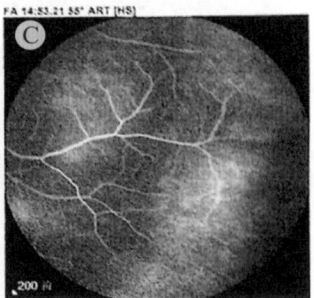

图 42-5　FFA 检查

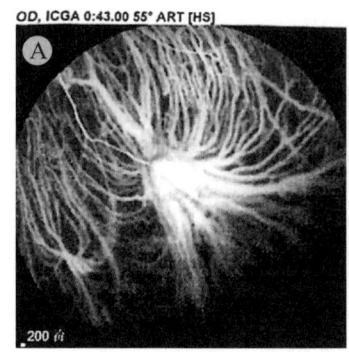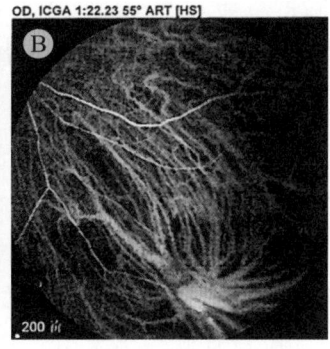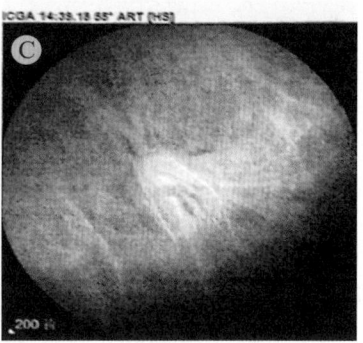

图 42-6 ICGA 检查

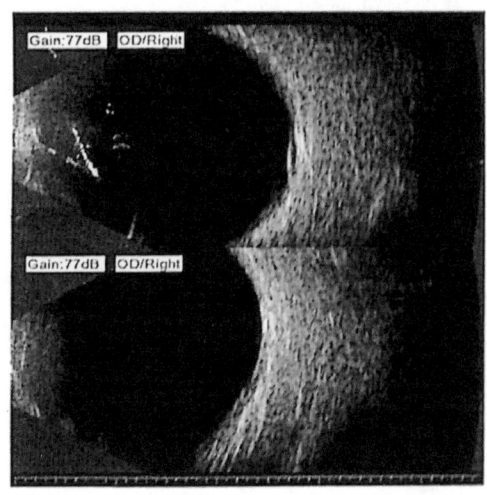

图 42-7 右眼 B 超

明确诊断后拟按原计划行右眼玻璃体切除术治疗黄斑劈裂，患者因顾虑手术相关风险经考虑后放弃手术，于门诊定期复查。

【随访】

1年后复查：右眼最佳矫正视力0.3，复查黄斑OCT提示黄斑劈裂程度无明显进展。

病例分析

涡静脉扩张是一种临床上较为罕见的疾病，主要表现为涡静脉壶腹部的扩张。涡静脉也称涡状静脉，是引流脉络膜、睫状体和虹膜的主要血管，每只眼内有4～7支涡静脉。在眼底的静脉循环中，脉络膜后部的静脉向前集合，赤道部前的脉络膜静脉则向后集合。开始由2、3支静脉汇合成一个小的主干，再由3、4支主干汇合成涡静脉，在汇合处膨大形成壶腹。涡静脉在上下直肌两侧赤道部后穿出巩膜，斜穿巩膜的长度为2～5mm。涡静脉在上下直肌两侧赤道部后穿出巩膜，出现在颞上、颞下、鼻上、鼻下赤道部以后的眼球表面，最后引流入眼上、眼下静脉。

当患者侧向注视时涡静脉巩膜外段纠结、巩膜内段狭窄，或者眼内静脉压力升高时，涡静脉壶腹部便会扩张，从而在眼底形成红色或棕褐色圆形隆起。国外文献报道涡静脉扩张好发于鼻侧近赤道部视网膜，可单眼或双眼发病，亦可同一只眼具有多发病灶。单纯的涡静脉扩张无明显的临床症状，多是由于其他疾病发病行眼科检查所被发现。本病例患者即是因右眼黄斑劈裂导致右眼视力逐渐下降3月余收入我院，入院后经过检查发现右眼鼻下方赤道部涡静脉扩张。

涡静脉扩张虽然是一种罕见的、良性的无症状病变，但其易与脉络膜黑色素瘤、脉络膜血管瘤等脉络膜肿瘤相混淆。其特征性的临床表现为当眼球向病变方向注视时隆起明显，恢复正位注视或对眼球施压后隆起消退或消失。此动态表现可作为与其他疾病的鉴别诊断要点。同时吲哚菁绿脉络膜血管造影可以明确显示涡静脉扩张的壶腹，表现为早期病变处即可呈现荧光均匀充盈状态。

当在脉络膜发现局部隆起性病变，特别是在涡静脉壶腹周围时，要想到涡静脉扩张的可能。根据其特征性临床表现及眼底血管造影检查可明确与其他疾病相鉴别，有助于避免不必要的辅助检查。

陈晓菲教授点评

涡静脉扩张在临床中相对少见，是一种良性病变，由于其不引起任何症状，在眼底为脉络膜局限性隆起表现，因此多是在因为其他原因行眼底检查时被发现，并容易被认为是脉络膜占位，从而需要额外进行一系列检查。此病变有以下3个特点：①病变位于涡静脉壶腹部，同时可看到涡静脉壶腹部管径较正常人偏大；②眼球转向特定方向，可引起涡静脉受压，血液回流受阻，从而使壶腹部脉络膜呈丘样隆起，而当转向其他方向时，涡静脉受压改善，壶腹部隆起可迅速消失；③其在眼B超多表现为眼球壁局限囊样隆起，在用B超探头给予眼球加压时，由于眼内压对涡静脉的压迫作用，促进壶腹部血液回流，因此可见到囊样病变减小或消失。以上特点是其他病变不具备的。了解此病变的特点，即可以通过相对简单的检查明确诊断，从而避免不必要的检查，减少患者经济负担。

【参考文献】

[1] 胡毅倩，周秀莉，余文晶，等．眼部 B 超发现涡静脉扩张一例．中华眼科杂志，2011，47（8）：750-751.

[2] DE CARLO T E，MIELER W. Dynamic echography of varix of the vortex vein ampulla. Retin Cases Brief Rep，2021，15（5）：548-551.

[3] MURTAGH P，O'DWYER G，HORGAN N. Vortex vein ampulla. Ophthalmology，2021，128(12)：1707.

[4] CABRAL D，NOGUEIRA V. Varix of a vortex vein ampulla induced by nodular scleritis. Retin Cases Brief Rep，2022，16（3）：325-328.

[5] VERONESE C，STAURENGHI G，PELLEGRINI M，et al. Multimodal imaging in vortex vein varices. Retin Cases Brief Rep，2019，13（3）：260-265.

[6] RIMSAITE A，ANDERSEN C U. En varice i vortexvenens ampul er en sjælden differentialdiagnose til malignt melanom i årehinden [A varix of the vortex vein ampulla is a rare differential diagnosis of malignant melanoma of the choroid]. Ugeskr Laeger，2015，177（8）：V09140489.

（李琳俞　整理）

病例 043　Leber 多发性粟粒状动脉瘤

病历摘要

【基本信息】

患者，男性，53岁。主因右眼突发视物模糊半月入院。

现病史：患者半月前无明显诱因下突发右眼视物模糊，无眼红、眼痛，无眼胀、头痛。就诊于当地医院，诊断为"右眼玻璃体积血"，予雷珠单抗玻璃体腔注射治疗，症状未见缓解。为进一步检查及治疗来我院就诊。

既往史：无特殊。

个人史：无特殊。

【眼科检查】

右眼裸眼视力 0.1，矫正不提高，左眼裸眼视力 1.0。双眼角膜透明，前房深度正常，房水清，虹膜纹理清，无新生血管、色素外翻、结节，瞳孔圆，直径约 3.0 mm，对光反射灵敏，晶状体轻度混浊；右眼玻璃体血性混浊，左眼玻璃体轻度絮状混浊。眼底：右眼视盘色淡红，边界欠清，C/D 约 0.3，视网膜 A/V 约 2/3，血管走行可，后极部可见视网膜前出血、视网膜内出血，上方及鼻下赤道部可见黄白色渗出及微血管瘤，鼻下方渗出呈环形分布，黄斑区视网膜水肿；左眼视盘色淡红，边界清，C/D 约 0.3，视网膜 A/V 约 2/3，血管走行可，无渗出，黄斑区未见出血及渗出（图 43-1）。眼压：右眼 11 mmHg，左眼 10 mmHg。

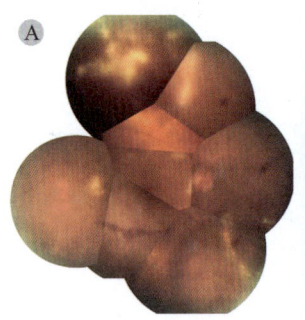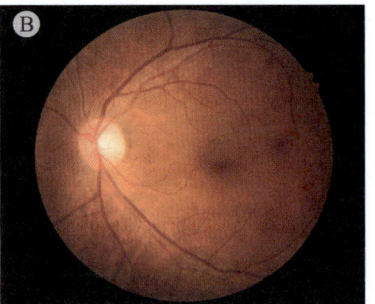

图 43-1　双眼眼底照相

【辅助检查】

黄斑 OCT 可见右眼黄斑前膜及黄斑水肿，左眼未见明显异常（图 43-2）。FFA+ICGA 检查显示眼底造影可见右眼动脉瘤样强荧光，多处血管管壁的渗漏，晚期可见黄斑区荧光积存，左眼未见明显异常（图 43-3）。

【诊断】

右眼玻璃体积血；右眼 Leber 多发性粟粒状动脉瘤；右眼黄斑前膜。

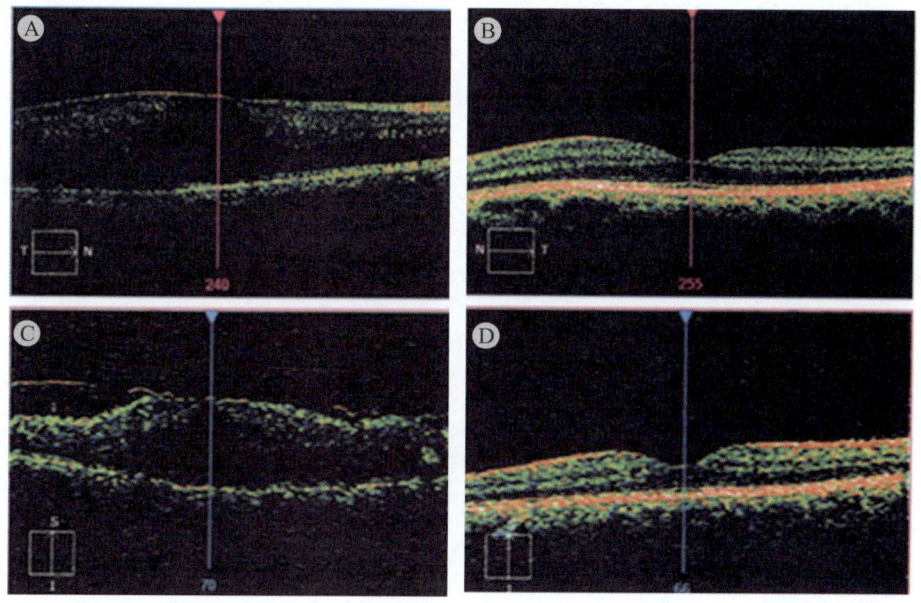

图 43-2　黄斑 OCT

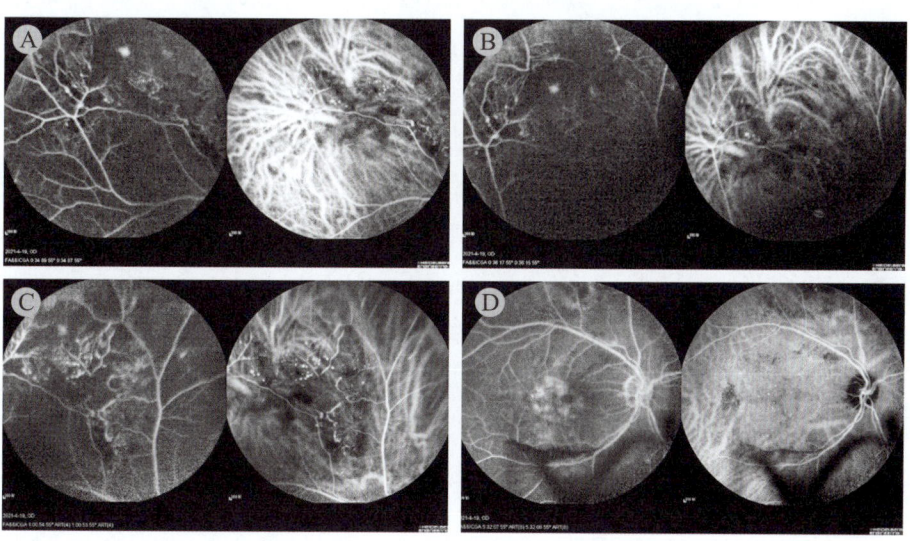

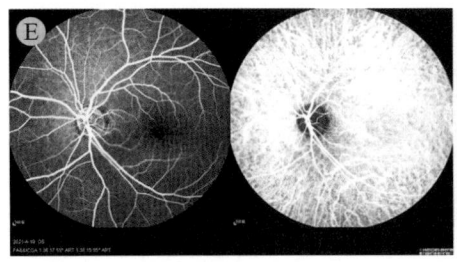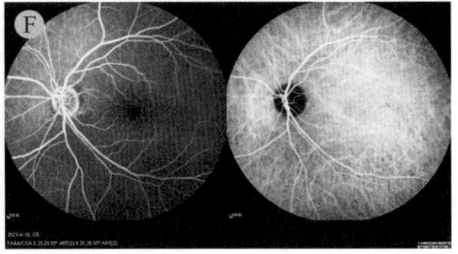

图 43-3 FFA+ICGA 检查

【治疗经过】

行右眼微创玻璃体切除、黄斑前膜剥除、眼内光凝、硅油填充术，术后右眼矫正视力 0.15。

病例分析

Leber 多发性粟粒状动脉瘤（Leber multiple military aneurysms）是一种原发性视网膜血管改变。主要的临床特征为男性多见，通常是单侧发病，病变较为局限，进展非常缓慢，眼底可见多发视网膜动脉瘤（多位于颞侧）、不同程度的渗漏和脂质渗出物的沉积。眼底造影 FFA 典型表现为早期毛细血管扩张、动脉瘤样强荧光（灯泡征），晚期荧光渗漏，可见视网膜无灌注区，ICGA 一般无特征性表现。黄斑 OCT 用于检测黄斑区病变，可见黄斑水肿，视网膜下积液、脂质渗出等改变。过去主要与 Coats 病相鉴别。Coats 病是一种好发于婴幼儿和年轻男性的视网膜血管渗出性疾病，多侵犯单眼，进展缓慢，其特征是特发性视网膜渗漏性毛细血管扩张和微血管异常，通常伴有视网膜内或视网膜下渗出，晚期出现渗出性视网膜脱离。本病发生机制有待明确。与 Coats 病相比，Leber 多发性粟粒状动脉瘤病变较轻，特征性病变为多发性动脉瘤，病变局限，较少出现玻璃体积血及渗出性视网膜脱离，而 Coats 病病变由轻到重多变，病变表现为大量视网膜下及视网膜内渗出，视网膜毛细血管扩张，动静脉均可受累，常伴有玻璃体积血、渗出性视网膜脱离、青光眼。目前则认为 Leber 多发性粟粒状动脉瘤是 Coats 病的早期改变或轻型。另外，还需与 Eales 病、糖尿病视网膜病变、BRVO 相鉴别。Eales 病在眼底表现可与本病类似，其特点是青年男性，双眼发病，反复玻璃体积血，荧光造影可见静脉管壁渗漏、无灌注区、新生血管渗漏，而无动脉瘤样的改变；糖尿病视网膜病变多为微动脉瘤，比此病的动脉瘤小；陈旧性的 BRVO 眼底也会出现类似表现，眼底造影也可见无灌注区，但是无动脉瘤样改变。

在治疗方面，有药物治疗、激光光凝、冷冻治疗及手术治疗，根据其病情轻重有不同的选择。药物治疗常见的是抗血管内皮生长因子（vascular endothelial growth factor，VEGF）玻璃体腔注射，减少水肿及渗出，有研究显示当抗 VEGF 效果不好时，曲安奈德的作用可能更好，类固醇的保护作用包括抗炎作用，还包括它们在稳定血-视网膜屏障方面的作用，从而减少异常毛细血管扩张导致的血管渗漏，但是有眼压升高及白内障的风险。大部分的治疗为玻璃体腔注药联合激光治疗，激光治疗后使其形成瘢痕，减少渗出。当存在渗出性视网膜脱离不能行激光光凝时，可以行冷冻治疗，但是冷冻治疗会造成视网膜前增殖，增加牵拉性视网膜脱离的风险。当出现渗出性视网膜脱离不能行激光治疗或者冷冻治疗，或者出现玻璃体积血不能吸收时，需行玻璃体切除治疗。

陈晓菲教授、刘铁城教授点评

Leber 多发性粟粒状动脉瘤是一种以视网膜血管瘤样扩张和视网膜下渗出为表现的疾病，一般认为是 Coats 病的早期改变或轻型，病变较局限，需与糖尿病视网膜病变等其他可引起玻璃体积血的疾病相鉴别，FFA 对鉴别诊断发挥重要作用，早中期可见病变区动脉瘤样强荧光。治疗原则同 Coats 病，轻者可行玻璃体腔注射、激光及冷冻治疗，当出现玻璃体积血时应行手术治疗，以挽救患者视力。

【参考文献】

[1] QUERQUES G，BUX A V. Leber miliary aneurysms and multiple sclerosis. Eur J Ophthalmol，2009，19（4）：690-693.

[2] LEE A，BAEK J，RA H. A case of Leber's miliary aneurysms with diffuse peripheral retinal vascular sheathing. Indian J Ophthalmol，2018，66（10）：1496-1498.

[3] SIGLER E J，RANDOLPH J C，CALZADA J I，et al. Current management of Coats disease. Surv Ophthalmol，2014，59（1）：30-46.

[4] MAGLIYAH M，ALSHAMRANI A A，SCHATZ P，et al. Clinical spectrum，genetic associations and management outcomes of Coats-like exudative retinal vasculopathy in autosomal recessive retinitis pigmentosa. Ophthalmic Genet，2021，42（2）：178-185.

[5] GANESH A，KALIKI S，SHIELDS C L. Coats-like retinopathy in an infant with preclinical facioscapulohumeral dystrophy. J aapos，2012，16（2）：204-206.

（李钊　整理）

病例 044　白内障术后暴发性脉络膜上腔出血

病历摘要

【基本信息】

患者，男性，54 岁。主因右眼白内障术中突然视物不见 5 天入院。

现病史：患者近年自觉双眼视力下降就诊当地医院，诊断为"双眼白内障；右眼晶状体脱位；双眼小梁切除术后"。5 天前在当地医院行"右眼白内障手术"具体术式不详。术中患者疼痛剧烈，术者发现脉络膜上腔出血。经脉络膜上腔放液、重水填充及部分前部玻璃体切除操作后关闭切口。术后给予"甘露醇、地塞米松"等局部、全身治疗共 4 天，具体不详，视力不佳，来诊。

既往史：4 年前长时间看手机后出现左眼视物模糊伴眼红、胀痛、流泪，就诊于当地医院发现眼压升高，诊断为"双眼青光眼"给予对症处理。病情缓解后，相继行左眼和右眼小梁切除手术，术后双眼眼压降至正常范围，视力自诉无变化，未规律用药及复诊至今，测眼压双眼在 20～30 mmHg。血压升高 5 年，目前口服贝那普利片 10 mg 1 次/天，血压控制在 140/100 mmHg 左右。甲状腺功能减退 3 年，目前口服优甲乐 1/4 片每天，病情稳定。乙肝病毒表面抗原阳性。

个人史：吸烟史 30 年，每天半包。偶有饮酒。

【眼科检查】

一般情况好，右眼轻磨痛。眼科检查：右眼光感，光定位不准，颞侧优于鼻侧；右眼全周结膜高度充血、水肿，上方结膜滤过泡消失。颞侧可见手术结膜巩膜切开缝合缝线数根，角膜透明无血染，内皮皱褶，血性房水填充（图 44-1）。向下注视时重水进入前房，此时可见瞳孔 7 mm 药物性散大偏向颞侧，颞侧虹膜似有缺损，晶状体缺如（图 44-2）。向右下注视时，玻璃体腔内重水推挤颞侧及下方睫状上皮涌向前房（图 44-3）。下方眼底可见两处黑色球形隆起，部分脱离的视网膜呈团样漂浮于重水房水界面上（图 44-4），上方眼底因血性房水不可见。眼压：右眼 7 mmHg，左眼 17 mmHg。

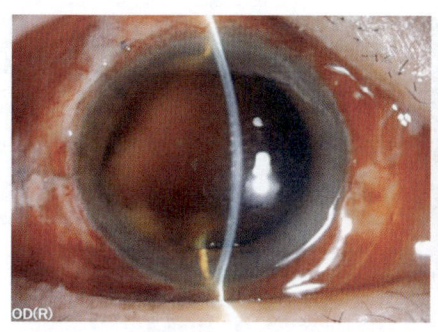
图 44-1 右眼平视，血性房水填充眼底窥不清

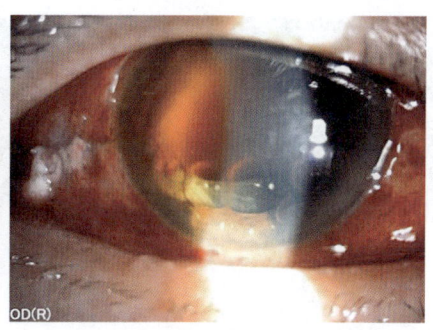
图 44-2 右眼重水滴后可见膜样睫状上皮

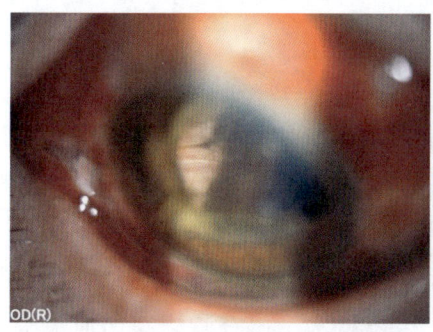
图 44-3 右眼球下转后，重水中可见颞下巩膜内壁脉络膜附着区

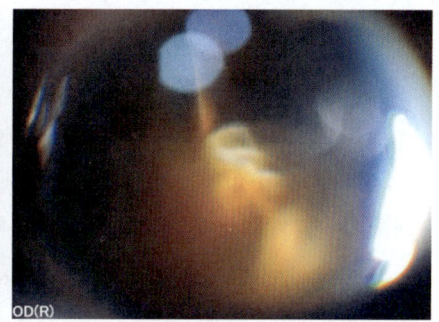
图 44-4 右眼内重水中可见团状漂浮的视网膜和不规则隆起的脉络膜

【辅助检查】

B超（图44-5）：右眼球壁前带状回声与视盘处相连，周边部球壁前可探及多个弧状较粗糙的强回声光带，凸向玻璃体腔内，其下为密集点絮状低回声，脉络膜下积液。

UBM（图44-6）：左眼晶状体前推虹膜向前房膨隆致前房变浅、前房角广泛闭合状，上方虹膜孔可探及；右眼前房积血、虹膜皱缩，前房角广泛闭合，晶状体未探及，右眼睫状体广泛脱离。

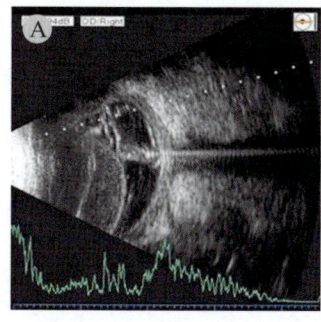
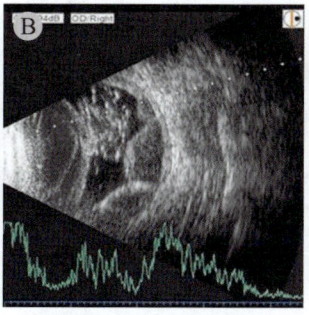
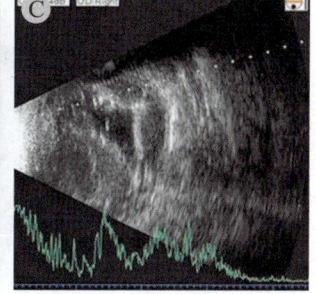

图 44-5 右眼 B 超

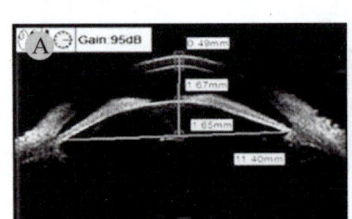 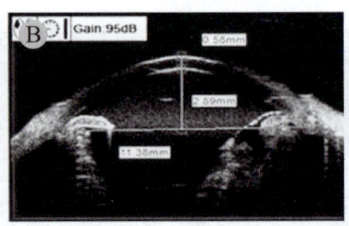 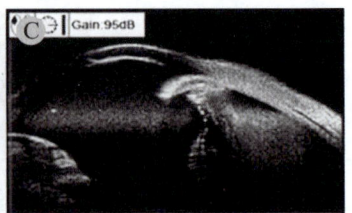

图 44-6　双眼 UBM

【诊断】

右眼暴发性脉络膜上腔出血；右眼脉络膜视网膜脱离；右眼玻璃体积血；右眼玻璃体腔重水残留；右眼无晶状体眼；左眼白内障；双眼抗青光眼术后；甲状腺功能减退；高血压。

【治疗经过】

入院后采用抗炎、睫状肌麻痹、浓缩脉络膜下出血、控制眼压、观察病情变化择机手术的策略。给予妥布霉素地塞米松滴眼液和硫酸阿托品眼用凝胶局部点眼，球旁 DG 合剂和静脉注射甘露醇每天 1 次，观察眼底脉络膜脱离大小及形态变化。

手术思路：二期手术时机宜选择出血后 7～14 天，待出血发生液化后进行。术中建立玻璃体手术通道，行脉络膜上腔放液，取出重水，探查脉络膜出血范围及视网膜等眼内容物缺损情况，行玻璃体切除和硅油填充术，尽可能复原眼内结构。

在伤后 9 天全身麻醉下行右眼玻璃体切除、视网膜增殖膜剥除、视网膜脱离复位、脉络膜上腔放液、眼内光凝、气液交换、硅油填充术。术中于颞上穿刺口放出约 1.5 mL 脉络膜上腔液化积血（图 44-7）。切除残余血性玻璃体，吸除重水，见多处脉络膜隆起，视网膜全周脱离，呈漏斗样与视盘相连。切除周边脱离的睫状上皮及玻璃体基底部，剥除视网膜粘连增殖，重水复位视网膜，周边部分视网膜缺失（以颞侧为著），气液交换，激光光凝周边视网膜断端处共 361 点，填充硅油 4.5 mL 至充满前房（图 44-8～图 44-12）。缝合切口。历时 1 小时 20 分钟。

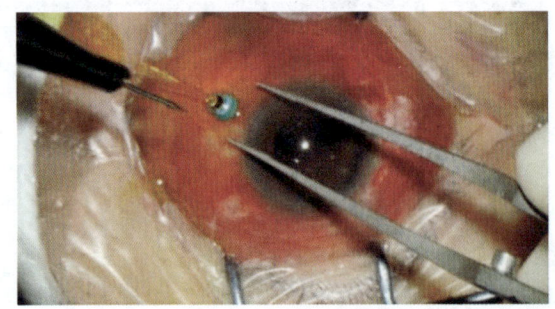

图 44-7　鼻下建立灌注口，放出棕黄色脉络膜上腔液体

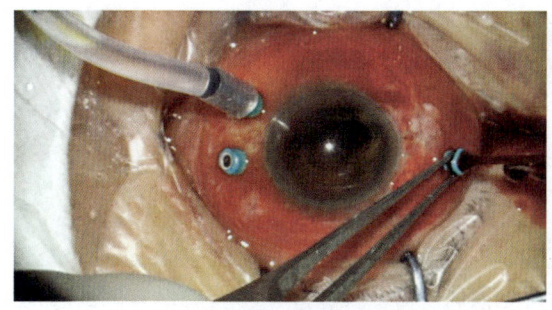
图 44-8　颞侧穿刺后提拉套管随即喷射出大量深红色积血

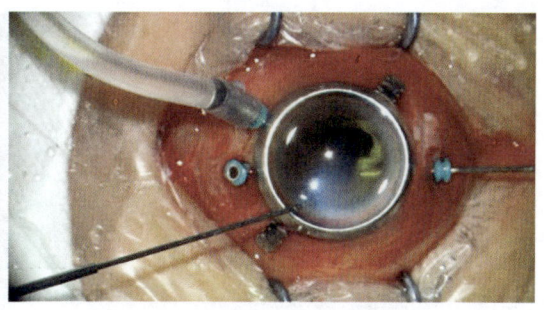
图 44-9　切除部分游离的睫状上皮

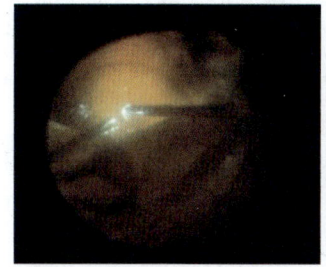
图 44-10　吸除视网膜下重水，探查脉络膜脱离情况

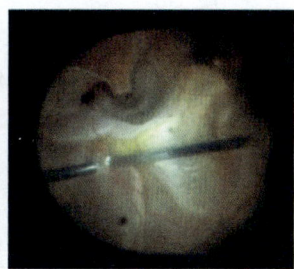
图 44-11　分离视网膜粘连，切除增殖膜

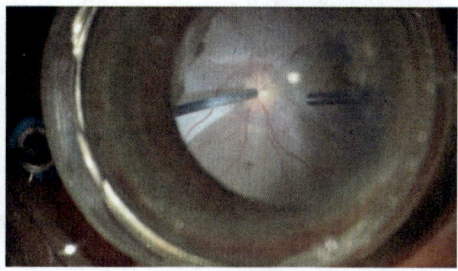
图 44-12　注入重水重新压平视网膜

【随访】

术后第 1 天，患者右眼裸眼视力 0.04，矫正视力 +5.00 DS → 0.06，光定位准确，眼压 25 mmHg。前房硅油填充饱满未见渗出，硅油下见视网膜平伏，颞侧部分视网膜缺如，颞侧脉络膜隆起，激光斑反应好，后极部可见黄斑中心凹结构存在。嘱患者严格俯卧位，局部点眼抗炎、观察眼压变化，球旁 DG 注射 3 天。术后第 3 天查体，视力稳定，眼压 23 mmHg，前房出现水油界面，眼底可见硅油下脉络膜脱离较前减轻（图 44-13～图 44-16）。嘱患者出院，门诊复查。

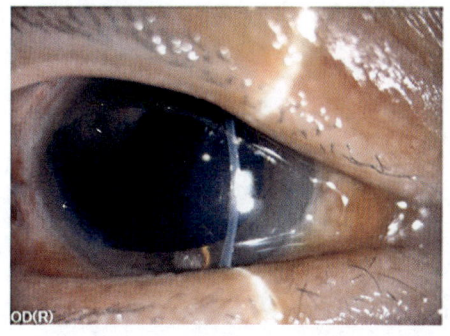
图 44-13　右眼术后 3 天眼前节照相，可见前房形成水油界面

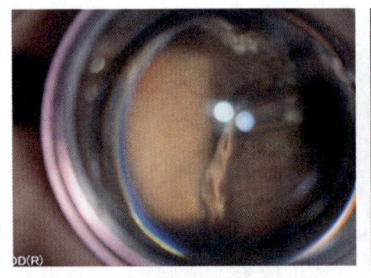 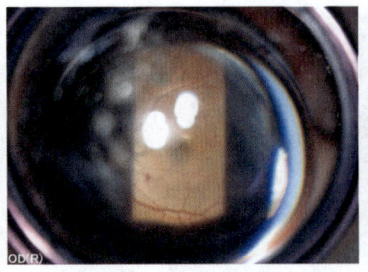 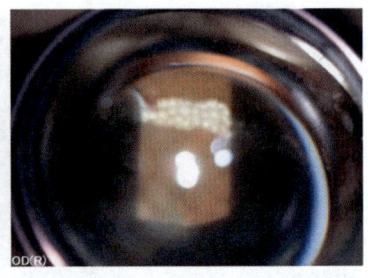

图 44-14　硅油下颞侧脉络膜脱离尚未完全复位　　图 44-15　术后可见黄斑中心凹复现　　图 44-16　下方缺如的视网膜及残端处激光斑

病例分析

暴发性脉络膜上腔出血（suprachoroidal hemorrhage，SCH）指脉络膜与巩膜之间的潜在间隙内突然积聚大量血液引起脉络膜脱离，是一种灾难性的眼科手术并发症，视力预后极差。在囊外白内障和穿透性角膜移植等有较大开放性切口的手术时，可将眼内组织推出眼外，因此又称驱逐性脉络膜上腔出血。Wetzel 在 1760 年首次记录本病，Terson 医生在 1894 年描述其为"驱逐性出血"。

术中发生暴发性脉络膜上腔出血，最重要的是快速关闭切口，防止眼内容物随出血涌出。一旦没有及时妥善处理，那结果无异于发生严重的眼球破裂伤。本例患者既往有双眼青光眼病史，小梁切除手术史，在当地做白内障手术过程中发生意外，来我院时已是意外发生 5 天后。

姚毅教授点评

脉络膜上腔出血的发病中心环节是以低眼压为起始环节的眼压剧烈波动，组织学上多原有脉络膜血管硬化、血管壁变性、坏死灶等危险因素。

临床上玻璃体手术中发生率较低，在青光眼（滤过手术、青光眼阀植入术）、白内障（囊外摘除）、角膜移植（穿透性角膜移植）手术中容易出现。病理生理机制有以下几个方面：①血管内压和眼内压差增大→脉络膜毛细血管充血→毛细血管网拉伸、断裂→大量出血；②眼球形变→组织移位、眼内容物牵拉→机械性损伤；③低眼压→房水排出增加，脉络膜上腔液体蓄积；④涡静脉回流受阻：全身、局部因素。

其按大小可分为：①脉络膜上腔血肿：多见于眼内手术后自发形成，小范围、良性、可自愈；②巨大脉络膜上腔出血：出血量甚大，驱赶视网膜向中轴隆起呈对合状，直视下可见，又称 kissing SCH。按发病时限可分为：①术中发生型：在眼内手术操作时发生，通常出血量甚大、范围甚广，推挤眼内容物于手术切口涌出，即"驱逐性脉络膜出血"；②术后延迟型：术后延迟发生，因切口闭合而不会发生眼内容物涌出，但仍有可能出现 kissing-type。

SCH 发生时手术中会出现突发眼痛、头痛、烦躁不安伴心率、血压升高；眼压突然升高（眼球骤然坚硬）、红光反射消失、前房变浅、虹膜前移、晶状体和玻璃体上涌；玻璃体切除术中观察到球壁深色球形隆起并逐渐增大；更甚者，晶状体、玻璃体伴鲜血从切口涌出，视网膜、脉络膜随之涌出。

该病最好的治疗是防患于未然，发生时最重要的就是手术关闭切口防止眼内容物失控式地涌出，造成不可挽回的损失。准确地识别术前危险因素，评估风险与收益、技术能力和应对措施后选择最适合的治疗方式，同时进行充分的医患沟通，才能找到医患双方的"最优解"。

该例患者的手术经过是一次教训，发生暴发性脉络膜上腔出血最重要的是"止损"而非即刻补救，因为手术时凶险的出血往往不给医生任何补救的机会。遇事冷静，反应迅速，想尽一切办法关闭手术切口，可以采取以下方法：①手指压和粗线缝合，恢复眼球完整，止血和防止内容物驱逐。②前房可用气泡、黏弹剂恢复；玻璃体腔注入灌注液、维持眼压。③对于大量涌出组织，尽可能还纳不要放弃关切口。④如遇眼内空间不足，内容物无法还纳、前房无法形成的可慎行巩膜切开放液术。但上腔中出血易凝固，即刻处理恐难以见效。全身药物治疗包括镇静、止痛、降血压、止血、预防感染；眼部药物治疗包括激素、散瞳、降眼压、甘露醇。

对于二期手术时机多数认为 SCH 发生后 1～2 周进行手术治疗最为合适。本例所采用的手术策略是玻璃体手术联合放液术，手术中应注意：①根据术前检查选取各处出血区域放液。②平坦部建立灌注时，确保进入玻璃体腔（在脉络膜无脱离区穿刺最佳，积血吸收较好处次之，避免灌注口伸入积血腔造成二次伤害）。③行玻璃体切除、视网膜粘连松解、脉络膜、视网膜复位等操作。④眼内填充物选择包括硅油、重硅油、气体、平衡盐等。

玻璃体手术的优势在于可方便重建眼内正常结构，清除残余玻璃体，恢复脉络膜、视网膜结构。有助于视力快速恢复、防止脉络膜上腔再出血、抑制 PVR 发生、降低术后低眼压发生率。

【参考文献】

[1] CHU T G, GREEN R L. Suprachoroidal hemorrhage. Surv Ophthalmol, 1999, 43（6）: 471-486.

[2] DAVISON J A. Acute intraoperative suprachoroidal hemorrhage in capsular bag phacoemulsification. J Cataract Refract Surg, 1993, 19（4）: 534-537.

[3] ERIKSSON A, KORANYI G, SEREGARD S, et al. Risk of acute suprachoroidal hemorrhage with phacoemulsification. J Cataract Refract Surg, 1998, 24（6）: 793-800.

[4] BOZKURT T K, MILLER K M. Suprachoroidal hemorrhage during femtosecond laser assisted cataract surgery. Am J Ophthalmol Case Rep, 2016, 4: 45-46.

[5] LAKHANAPAL V, SCHOCKET S S, ELMAN M J, et al. Intraoperative massive suprachoroidal hemorrhage during pars plana vitrectomy. Ophthalmology, 1990, 97（9）: 1114-1119.

[6] WOLTER J R. White thrombi in massive subchoroidal hemorrhage: indicators of the site of its origin and of the mechnism of its control. Br J Ophthalmol, 1985, 69（4）: 303-306.

[7] MEIER P, WIEDEMANN P. Massive suprachoroidal hemorrhage: secondary treatment and outcome. Graefes Arch Clin Exp Ophthalmol, 2000, 238（1）: 28-32.

[8] WANG L C, YANG C M, YANG C H, et al. Clinical characteristics and visual outcome of non-traumatic suprachoroidal haemorrhage in Taiwan. Acta Ophthalmol, 2008, 86（8）: 908-912.

（马天驹　整理）

病例 045　内层视网膜移植治疗黄斑裂孔

病历摘要

【基本信息】

患者，男性，54 岁。主因右眼自幼视力不佳，左眼渐进性视力下降半年入院。

现病史：右眼自幼视力不佳，左眼渐进性视力下降半年，就诊于当地医院，诊断为右眼黄斑裂孔，建议手术治疗。

既往史：无特殊。

个人史：无特殊。

【眼科检查】

右眼裸眼视力 0.1，矫正不提高；左眼裸眼视力 0.15，矫正不提高。眼底检查：右眼视盘色淡，颞侧见弧形萎缩，萎缩区见多发色素增殖，黄斑部见 1PD 大小近圆形裂孔，孔周视网膜萎缩变薄，下方 6～8 点位见局限性内层视网膜高度隆起，视网膜血管走行其上（图 45-1A）。左眼视盘色淡，黄斑区萎缩（图 45-1B）。

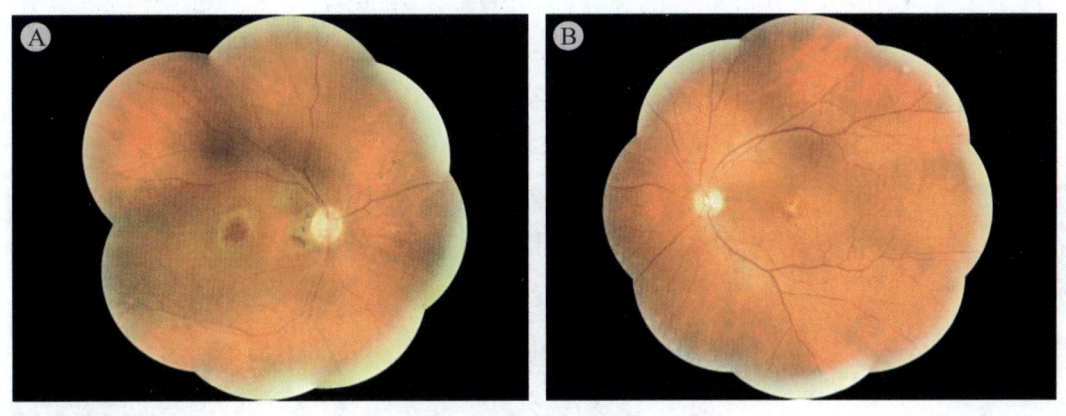

图 45-1　治疗前眼底照相

【辅助检查】

眼部 B 超显示右眼鼻下方周边球壁局部隆起，与眼底检查所见相吻合（图 45-2）。OCT 显示右眼黄斑裂孔，最窄处直径为 1232 μm；左眼黄斑区网膜变薄。VEP 显示双眼 P2 潜伏期/振幅未见明显异常。基因检测：*RS1* 染色体 c.574 C＞T。

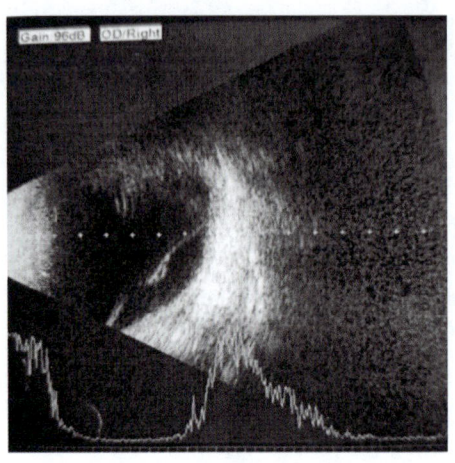

图 45-2 眼部 B 超

【诊断】

双眼先天性视网膜劈裂；右眼巨大黄斑裂孔。

【治疗经过】

本例患者右眼巨大黄斑裂孔，传统治疗方法难以完全闭合裂孔，结合患者特殊病情，制定个性化手术方式：右眼经结膜微创玻璃体切除 + 视网膜内界膜剥除 + 视网膜移植术，术中剥除上下血管弓内的视网膜内界膜，避开血管取适宜大小的颞下方劈裂处内层视网膜，移植至黄斑裂孔处，闭合黄斑裂孔，眼内消毒空气填充。

【随访】

术后 1 个月复查：右眼黄斑区视网膜植片在位（图 45-3A），黄斑裂孔封闭良好（图 45-3B）。视力同术前，患者自觉视力改善。

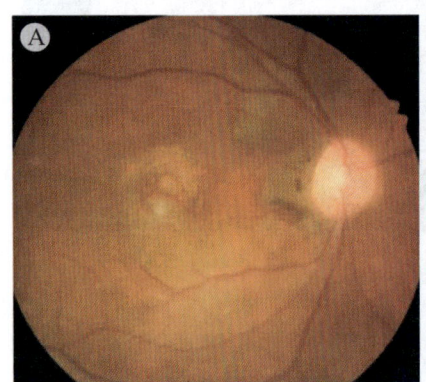
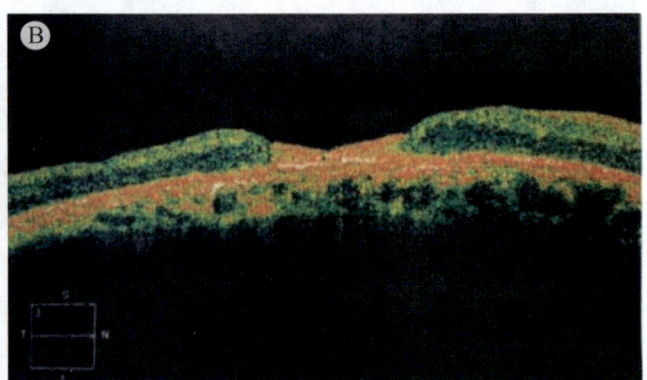

图 45-3 术后 1 个月眼部检查

病例分析

XLRS 多见于儿童及青年人，患者几乎全为男性，女性为病理基因携带者。其特征表现为黄斑部内界膜形成的放射状皱襞，周围围绕许多小囊肿，外观如花瓣，后期皱襞消失，留有色素紊乱，中心凹反射消失。其周边视网膜劈裂多见于颞下方，劈裂常发生于神经纤维层，所以内层薄如纱膜。目前并未找到非常有效预防及治疗 XLRS 的方法，对于静止期的 XLRS，一般不给予特殊治疗，但应密切观察。对于进展期 XLRS 或者出现并发症的 XLRS，需要对症治疗。

国际玻璃体黄斑牵拉研究依据 OCT 特征对玻璃体黄斑界面疾病进行了新的定义及分期，依据 OCT 水平方向上的黄斑裂孔大小将其分为 < 250 μm 小黄斑裂孔，> 250 μm 且 ≤ 400 μm 中等黄斑裂孔，> 400 μm 大黄斑裂孔及全层黄斑裂孔不伴玻璃体黄斑牵拉。本例患者 OCT 显示右眼黄斑裂孔最窄处直径为 1232 μm，考虑为巨大黄斑裂孔。XLRS 患者黄斑裂孔形成原因考虑为黄斑中心凹处劈裂、囊肿受切线方向牵引力作用，囊性劈裂去顶。对于此种巨大黄斑裂孔，单纯手术剥除视网膜内界膜难以闭合。目前报道的提高黄斑裂孔术后闭合率的方式包括扩大内界膜剥除术、内界膜翻转覆盖术、内界膜填塞术、自体晶状体囊膜填塞术、人羊膜覆盖术、视网膜细胞移植术、自体血液或血浆填充术、自体视网膜神经上皮层移植术等。本例患者术中采取扩大视网膜内界膜剥除联合颞下方劈裂处内层视网膜移植术治疗右眼黄斑裂孔，内界膜剥除可以在解除纤维组织对黄斑裂孔牵拉的同时刺激视网膜上皮增生，促进裂孔的闭合；移植至黄斑处的内层视网膜起到支架的作用，辅助黄斑裂孔闭合。有研究表明，光感受器是黄斑功能的重要决定因素，椭圆体带连接的完整性可以作为衡量光感受器功能的替代标准。本例患者术后 OCT 可见黄斑裂孔闭合良好，视网膜植片较周围视网膜略薄，裂孔断端与植片对接处解剖结构不清晰，故患者术后视力改善不明显，这与术前预期相符。

姚毅教授点评

XLRS 为先天性遗传病，以双眼发病多见，以黄斑区视网膜劈裂为主要表现，仅有 50% 患者表现为周边视网膜劈裂，且以颞下方劈裂最为常见。劈裂是视网膜神经上皮层间的分离，其视网膜内层较薄，常伴有裂孔，故位于周边的视网膜劈裂易误诊为视网膜脱离，检查时应更为仔细。部分患者因出现玻璃体积血、视网膜脱离等严重影响视力的并发症而就诊。

黄斑劈裂是 XLRS 的特征性改变，早期黄斑劈裂比较稳定，在患者 40～50 岁时黄斑劈裂可进展至黄斑区萎缩从而导致视力下降。黄斑裂孔临床上较为少见。患者右眼黄斑裂孔考虑为黄斑劈裂进展所致的萎缩孔，这种裂孔通常无须治疗，本例患者裂孔较大，且孔周视网膜轻微隆起，有视网膜脱离风险，且患者手术意愿强烈，结合患者周边存在视网膜劈裂故决定给予手术治疗。术前预测内层视网膜移植可辅助黄斑裂孔闭合，但因为内层视网膜不具有椭圆体带，所以内层视网膜移植对于视力恢复作用较小，且患者自幼视力不佳，存在弱视，故手术后可能视力不改善。通常巨大黄斑裂孔术后需要硅油填充支撑视网膜，术后 3 个月后再根据情况择期行手术取出眼内硅油，患者术后生活质量较差，本次手术取下方视网膜劈裂处内层视网膜覆盖于黄斑裂孔处，仅使用消毒空气眼内填充，气体 1 周后被吸收，植片在位，裂孔闭合良好。术后 1 个月复查见黄斑裂孔闭合良好且患者视力稳定，自觉略有改善，无须二次手术。

【参考文献】

[1] 张志华，聂红平，甘晓玲. 先天性视网膜劈裂症. 中国斜视与小儿眼科杂志，2015，24（2）：19-20.

[2] 赵晨，张琦，赵培泉. 先天性视网膜劈裂发生严重并发症的手术疗效观察. 国际眼科杂志，2013，13（10）：2054-2056.

[3] DUKER J S，KAISER P K，BINDER S，et al. The international vitreomacular traction study group classification of vitreomacular adhesion，traction，and macular hole. Ophthalmology，2013，120（12）：2611-2619.

[4] 鲍庆，邢怡桥. 特发性黄斑裂孔治疗及预后判断研究现状. 中华眼底病杂志，2016，32（5）：549-553.

[5] AL-SWAINA N，NOWILATY S R. Macular hole in juvenile X-linked retinoschisis. Saudi J Ophthalmol，2013，27（4）283-286.

[6] SASAKI H，SHIONO A，KOGO J，et al. Inverted internal limiting membrane flap technique as a useful procedure for macular hole-associated retinal detachment in highly myopic eyes. Eye（Lond），2017，31（4）：545-550.

[7] CHEN S N，YANG C M. Lens capsular flap transplantation in the management of trfractory macular hole from multiple etiologies. Retina，2016，36（1）：163-170.

（王雪　整理）

病例 046　单纯疱疹病毒相关性双眼急性视网膜坏死

病历摘要

【基本信息】

患者，男性，36岁，内蒙古人，主因感冒后出现双眼视力下降入院。

现病史：1个月前无明显诱因出现反复头疼、发热、嗜睡、言语不清，于当地医院行输液治疗，无好转。7天后于北京某医院神经外科就诊，诊断为"病毒性脑炎"，给予更昔洛韦注射液静脉滴注+全身营养治疗，1周后意识恢复后发现双眼明显视力下降，于外院行双眼玻璃体腔注药术（更昔洛韦），治疗1月余，神经症状明显好转，视力无明显好转，于我院眼科进一步就诊。

既往史、个人史：无特殊。

【眼科检查】

双眼光感不确定；双眼角膜透明，右眼瞳孔直径 5.0 mm，左眼瞳孔不规则，直接、间接对光反射迟钝；双眼晶状体前可见色素沉着，晶状体轻度混浊，右眼玻璃体轻度血性混浊，左眼玻璃体黄白色混浊明显（图 46-1A，图 46-1B）。眼底：右眼视盘色白，视网膜呈灰白色隆起，有散在点片状出血（图 46-1C）；左眼隐约可见视盘色白，视网膜灰白色隆起，部分血管呈白线（图 46-1D）。

【辅助检查】

黄斑 OCT 显示右眼视网膜变薄，黄斑萎缩（图 46-2A），左眼视网膜脱离（图 46-2B）。眼部 B 超显示双眼玻璃体混浊、视网膜脱离（图 46-3）。行血常规、凝血、肝功能、肾功能、自身抗体谱和感染指标检测以及结核菌素试验，结果显示纤维蛋白降解产物、血浆 D-二聚体高凝指标明显增高，脑脊液潘氏试验（+），其余未见明显异常。

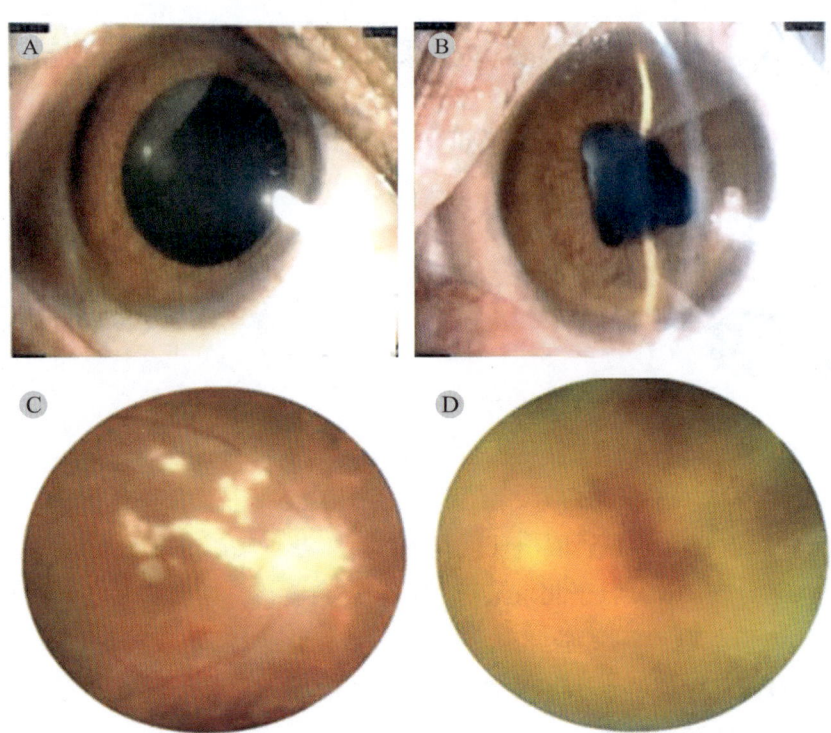

图 46-1　治疗前眼前节及眼底照相

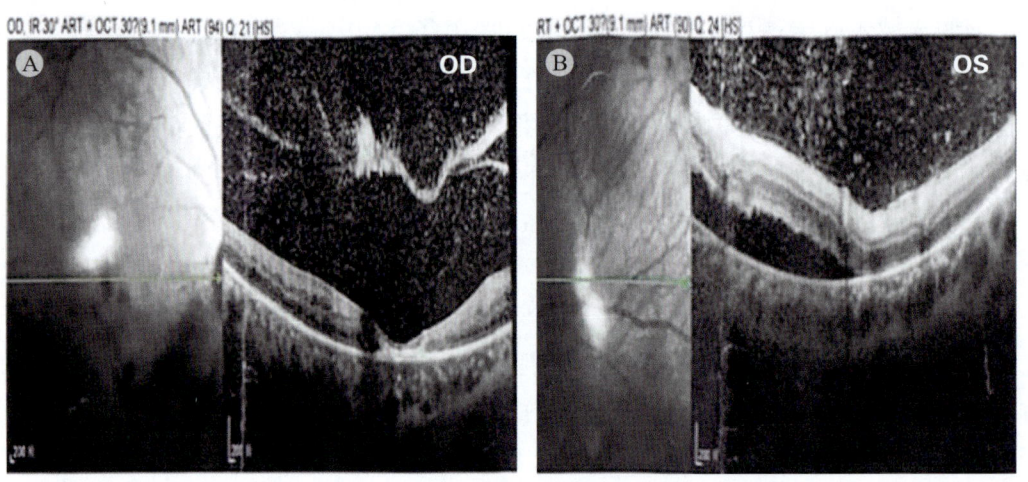

图 46-2　双眼 OCT

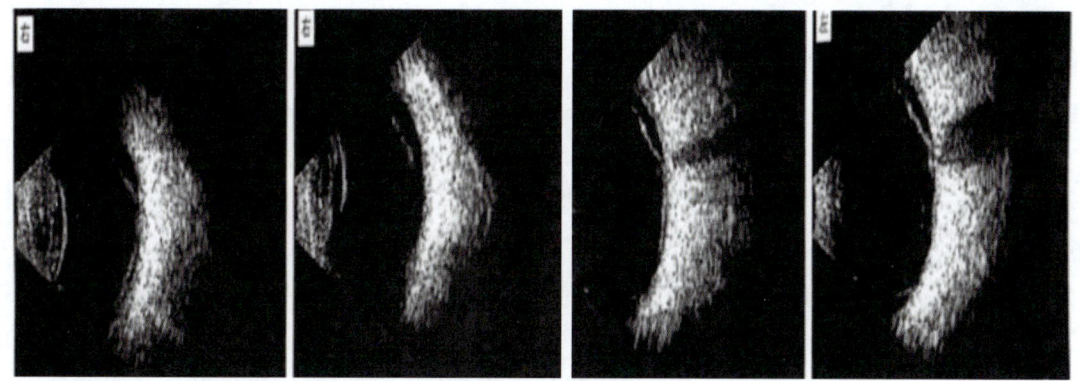

图 46-3 术前 B 超

【诊断】

双眼急性视网膜坏死；病毒性脑炎；双眼视网膜脱离。

【治疗经过】

完善术前检查后在全身麻醉下行双眼玻璃体切除、视网膜脱离复位、视网膜光凝、硅油填充术，术中见双眼玻璃体血性混浊增殖，视盘色白，大部分视网膜动脉闭塞呈白线状，黄斑圆形大裂孔，周边见多个坏死病灶，呈虫噬样改变，部分视网膜缺失，视网膜完全脱离，所有体征均符合 ARNS 晚期眼底表现。玻璃体液病原学检查（宏基因组检测）结果提示：单纯疱疹病毒Ⅰ型。根据 1994 年美国葡萄膜炎学会研究组和教育委员会制定，脑脊液及玻璃体液基因检测 *HSV-1* 阳性结果，该患者最终诊断为 *HSV-1* 感染相关脑炎合并双眼急性视网膜坏死综合征。术后给予改善循环、营养神经治疗，术后 1 周复查，视力右眼影动，左眼影动，双眼角膜透明，右眼瞳孔直径为 5.0 mm，直接、间接对光反射迟钝，左眼瞳孔形状不规则，直接、间接对光反射迟钝，双眼晶状体前少许色素沉着，晶状体轻度混浊，双眼硅油填充，眼底：双眼视盘色白，部分血管呈白线状，视网膜在位良好，无出血，黄斑萎缩（图 46-4）。

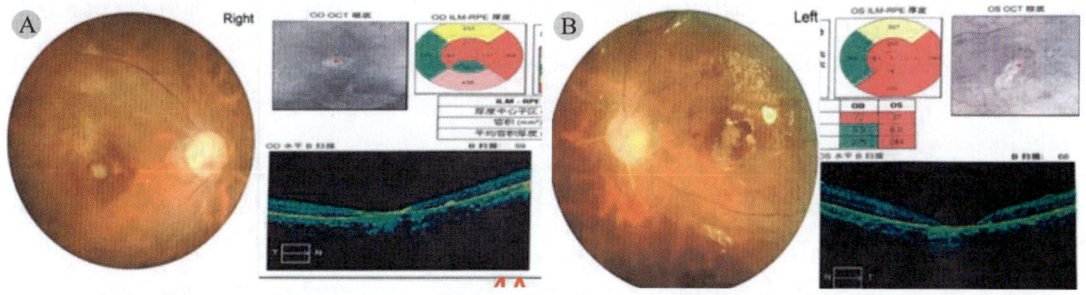

A. 右眼术后视网膜复位良好，视盘色淡，大部分视网膜动脉闭塞呈白线状；B. 左眼黄斑区视网膜萎缩变薄。

图 46-4 双眼术后 1 周复查结果

病例分析

ARNS 于 1971 年由 Urayama 等首次描述为急性全葡萄膜炎综合征，伴有视网膜动脉周围炎进展为弥漫性坏死性视网膜炎和视网膜脱离。ARNS 由疱疹病毒科成员引起，最常见的是水痘 - 带状疱疹病毒（VZV）和单纯疱疹病毒（HSV），偶尔也有 EB 病毒（EBV）和巨细胞病毒（CMV）。对 ARN 及时的诊断和治疗对防止视力进一步下降至关重要。

单纯疱疹病毒属于甲型疱疹病毒亚科的人类病原体，根据抗原性差别分为 HSV-1、HSV-2。HSV-1 脑炎以发热为首发表现，病情进展迅速，1 周内可出现意识障碍、癫痫等症状，病死率常在 50% 以上，是成人致死性脑炎的首要病因之一。ARNS 常见临床特征为前房和玻璃体的显著炎症反应，周边视网膜至少有一个坏死病灶并向周围扩散，进展迅速，以动脉血管闭塞为主，坏死视网膜与正常视网膜边界清楚，视网膜可出现少量出血。尽管有临床的特征诊断，但取眼内液行宏基因检测寻找病原体鉴定致病病毒，具有较高的灵敏度和特异性。抗病毒及激素治疗有助于患者视功能恢复，视网膜激光光凝预防视网膜脱离是否有益还存在争论。尽早采用玻璃体切除术来预防 ARNS 患者发生视网膜脱离以及改善其预后仍没有足够证据支持。

刘晓萃教授点评

急性视网膜坏死综合征是一种潜在的致盲性眼病，主要由水痘 - 带状疱疹病毒、1 型和 2 型单纯疱疹病毒感染引起，少数也可由巨细胞病毒感染引起。目前，ARNS 在临床中越来越多见，但是有关 ARNS 诊断及治疗的相关研究相对较少，尚未形成一套标准化、精准化、科学化的诊治标准，ARNS 因病情进展十分迅速，并常常伴随复杂的全身炎症反应并发症，在治疗上显得比较困难。

目前在治疗 ARNS 中，我们较常使用抗病毒治疗、预防性激光治疗、抗凝治疗、在抗病毒基础上全身或局部应用类固醇皮质激素、玻璃体切除联合视网膜脱离复位及玻璃体切除联合视网膜激光光凝术等。虽然抗病毒药物、类固醇皮质激素的使用，玻璃体手术等对 ARNS 的治疗已经取得了很大进步，但 ARNS 患者的预后总体来说仍然不理想，视网膜脱离发生率仍然很高。由于现阶段各地区急性视网膜坏死综合征的诊治水平参差不齐，眼科医生的水平不同及各地区各医院的眼科设备配置差别等原因，我国ARNS的诊治现状仍不容乐观，因此，我们应重视眼科医生的培训及早期诊断在疾病治疗及预后中的意义。随着分子生物学、神经科学、电子计算机科学等技术的飞速发展，其对于眼科诊治的推动作用将促进急性视网膜坏死综合征诊治的进一步发展。

【参考文献】

[1] URAYAMA A，YAMADA N，SASAKI T. Unilateral acute uveitis with periarteritis and detachment. J Clin Ophthalmol，1971，25：607-619.

[2] ANTHONY C L，BAVINGER J C，YEH S. Advances in the diagnosis and management of acute retinal necrosis. Ann Eye Sci，2020，5：28.

[3] KUMAR A，NARDE H K. Commentary：Pars plana vitrectomy for acute retinal necrosis related rhegmatogenous retinal detachment. Indian J Ophthalmol，2021，69（3）：640-641.

[4] GANDHI J S. Ultra-wide-field fundus imaging of acute retinal necrosis：clinical characteristics and visual significance. Eye（Lond），2021，35（1）：353.

[5] NASHAWI M，BAHR T，PALMER T. Acute retinal necrosis in an immunocompetent patient treated with intravitreal ganciclovir. Cureus，2021，13（9）：e17816.

[6] MING W，DEWAN N，YEUNG S N，et al. Concomitant herpetic keratitis and acute retinal necrosis：clinical features and outcomes. Eye（Lond），2020，34（12）：2322-2327.

[7] HERMOSO-FERNÁNDEZ F M，GONZALEZ-GALLARDO C，CRUZ-ROJO M. Acute retinal necrosis：time to consider double dose of Foscarnet in the first 72 hours. Rom J Ophthalmol，2021，65（3）：267-270.

[8] FENG L，ZHOU D，LUO C，et al. Clinically applicable artificial intelligence algorithm for the diagnosis，evaluation，and monitoring of acute retinal necrosis. J Zhejiang Univ Sci B，2021，22（6）：504-511.

[9] LEI B，ZHOU M，WANG Z，et al. Ultra-wide-field fundus imaging of acute retinal necrosis：clinical characteristics and visual significance. Eye（Lond），2020，34（5）：864-872.

[10] KAZA H，PATEL A，PATHENGAY A. Persistence of Kyrieleis arteriolitis in bilateral acute retinal necrosis. Indian J Ophthalmol，2020，68（9）：1974.

[11] LEE J Y，KIM D Y，LEE H J，et al. Atypical acute retinal necrosis accompanied by Terson's syndrome：a case report. BMC Ophthalmol，2017，17（1）：255.

（张奇　整理）

病例 047　外伤性眼内炎

病历摘要

【基本信息】

患者，男性，51岁。主因左眼被铁钉崩伤后视力下降3天入院。

现病史：患者2022年3月8日中午工作时左眼被铁钉崩伤，当时铁钉扎入左眼，患者自行拔出，发现左眼出血、视力下降。就诊于当地医院，诊断为"左眼球破裂伤"，建议转院，患者当天下午就诊于某医院眼科急诊，查体：左眼前房清，4点位巩膜伤口处见玻璃体及色素膜组织嵌顿，建议患者急查眼眶CT及核酸，急诊入院行眼球破裂伤缝合。患者因个人原因，拒绝急诊入院手术，仅同意眼眶CT检查。给予左氧氟沙星滴眼液点左眼预防感染，嘱患者CT检查后复诊阅片，但患者未再复诊。3天后，患者因左眼视力下降就诊于我院眼科急诊，以"左眼球破裂伤"急诊收入院。

既往史、个人史：无特殊。

【眼科检查】

右眼裸眼视力1.0；左眼裸眼视力FC/5 cm，矫正不提高。右眼前节及眼底检查未见明显异常。左眼结膜睫状充血，4点位角巩膜缘外3 mm处见玻璃体嵌顿，表面可见脓苔，隐见巩膜裂伤口（图47-1），前房未见积脓，房闪（++），玻璃体大量絮状混浊。眼底：大量混浊玻璃体遮挡，仅鼻下方视网膜可见，鼻下方视网膜在位，视网膜动脉呈白线样改变，静脉迂曲，见沿血管走行的小片状出血。眼压：右眼15 mmHg，左眼7 mmHg。

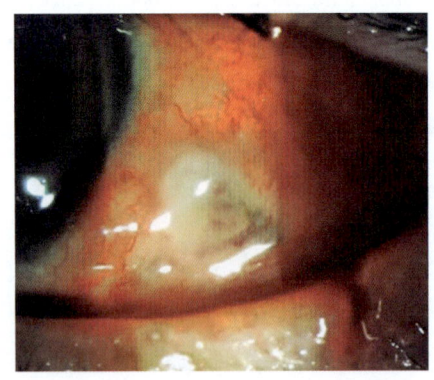

图47-1　左眼眼前节照相

次日晨起查视力左眼 HM，房闪（++++），瞳孔欠圆，玻璃体大量黄白色絮状混浊，眼底窥不见。

【辅助检查】

眼眶 CT 显示左眼球较对侧略小，左眼眼环形态欠规则（图 47-2）。实验室检查包括血常规、凝血、肝功能、肾功能和感染指标（HIV、乙肝、丙肝、梅毒血清学检测），结果未见明显异常。

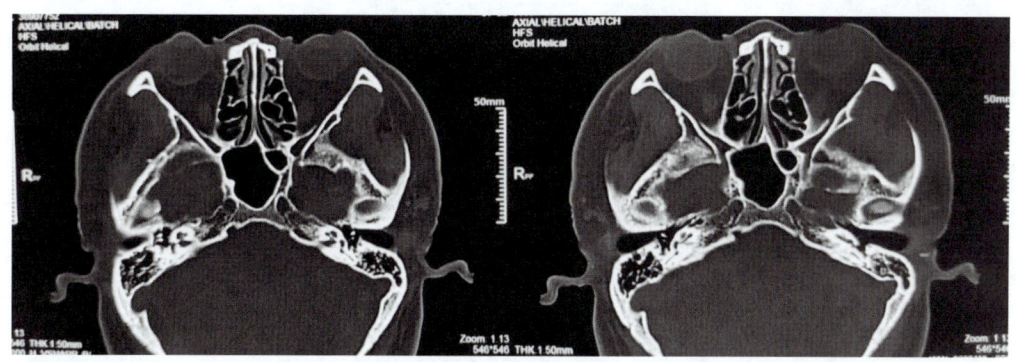

图 47-2 眼眶 CT

【诊断】

左眼球破裂伤；左眼眼内炎。

【治疗经过】

完善术前检查后，于 3 月 12 日急诊全身麻醉下行左眼巩膜裂伤探查、前房冲洗、经结膜微创玻璃体切除、视网膜脱离复位、眼内光凝、气液交换、硅油填充、眼内注药（万古霉素 1 mg+ 头孢他啶他唑巴坦 2 mg）术。术后给予妥布霉素地塞米松滴眼液、普拉洛芬滴眼液局部点眼抗炎，拉氧头孢钠注射液 1 g 静滴 2 次 / 天抗感染等治疗。术后第 1 天：视力 HM/5 cm，眼压 15 mmHg，眼底因玻璃体混浊窥不清。术后第 2 天：视力 HM/5 cm，眼压 18 mmHg，玻璃体混浊较昨日减轻，眼底仍视不清。术后第 3 天：视力 HM/20 cm，眼压 13 mmHg，眼底：隐见视盘边界清、色淡，视网膜激光斑明确。玻璃体液培养检出表皮葡萄球菌 G$^+$ 球菌产 β- 内酰胺株 MRS 株。术后第 6 天：视力 FC/40 cm，矫正视力 +7.5 DS/+1.0 DC × 165° → 0.15，眼压 15 mmHg。眼底：视盘边界清、色淡，视网膜色略白，网膜平伏，表面散在少量片状出血，视网膜血管走行可，血管较前充盈，周边视网膜裂孔激光封闭可见（图 47-3A），OCT 显示左眼黄斑区上方视网膜轻度水肿（图 47-3B）。出院后继续给予妥布霉素地塞米松滴眼液、普拉洛芬滴眼液抗炎治疗。

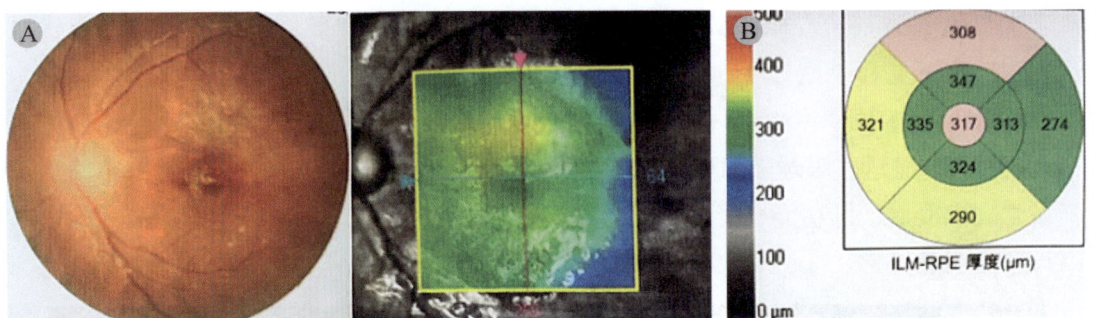

图 47-3 术后第 6 天眼部检查

【随访】

术后 1 个月复查，左眼视力 0.03，矫正视力 +6.0 DS/+0.75 DC×120° → 0.15，眼压 12 mmHg。眼底：左眼视盘色略白，网膜平伏，视网膜血管走行可，周边视网膜裂孔激光封闭良好（图 47-4A），OCT 显示左眼黄斑区上方视网膜水肿较前消退（图 47-4B）。

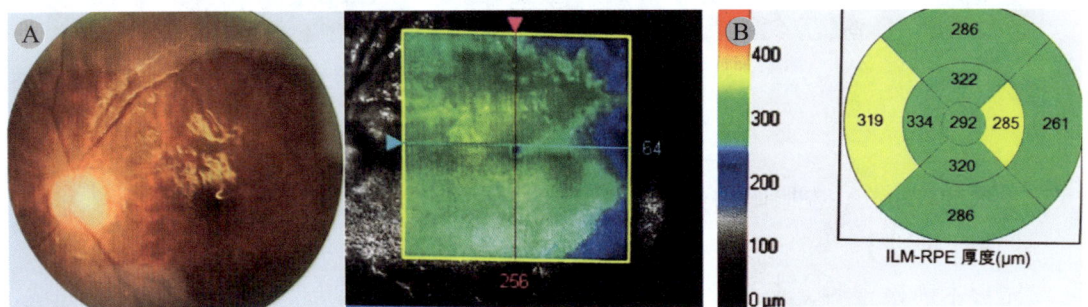

图 47-4 术后 1 个月眼部检查

病例分析

外伤性眼内炎是指眼球完整性被破坏后，病原微生物由致伤物带入或经伤口直接侵入眼球造成的玻璃体炎症。眼外伤破坏了眼球的完整性，致使微生物更易进入眼内，是眼内炎发生最常见的原因。

外伤性眼内炎多继发于开放性眼外伤，闭合性眼外伤继发眼内炎的情况较为罕见。从年龄上看，学龄前儿童及青壮年职业工人为外伤性眼内炎的主要发病人群，青壮年外伤性眼内炎患者的发病原因多为金属丝扎伤或眼球内磁性异物伤，这可能与青壮年从事的工作性质有关。而学龄前儿童天性好玩，缺乏自我保护意识，故儿童外伤性眼内炎患者的发病原因多为锐器扎伤,这一现象应引起家长的重视,以预防此类事件的发生。从性别方面分析,男性眼内炎患者的发病率是女性的3.15倍,可能是由于高风险工作岗位男性多于女性。与城市相比,乡村人群眼内炎的发病率更高,乡村患者眼内炎发病率高于城市患者的原因较为复杂,如乡村的卫生条件较差,病原微生物较多;乡村患者的文化水平普遍偏低,创伤发生后应及时就诊治疗的观念较弱;乡村的经济条件相对较差,伤者普遍存在侥幸心理,最终导致治疗延误等。而此例患者为中年男性,工人,工作时被金属异物扎伤的开放性眼外伤,该患者文化水平较低,伤后就诊观念薄弱,延误治疗,致外伤性眼内炎的发生。

玻璃体是微生物良好的培养基,尤其是细菌在玻璃体内的繁殖、生长和代谢极为迅速、旺盛,且细菌的代谢产物会对视网膜及血管组织造成严重损伤,造成视功能的丧失,因此外伤性眼内炎治疗的目的为迅速降低眼内微生物浓度,同时促进玻璃体内抗生素的扩散分布。目前普遍认为一旦临床确诊眼内炎,应立即局部和(或)全身给予抗生素,同时应取患眼前房水和玻璃体标本进行细菌性检测,必要时行玻璃体腔注射抗生素或玻璃体切除术。正常情况下,由于血-视网膜屏障的存在,使眼内更容易维持无菌状态,形成免疫赦免,防止有害物进入眼内,同时因血-眼屏障的存在使眼部及全身用药疗效较差。玻璃体腔注药术将抗生素直接注入玻璃体内,避免了血-视网膜屏障对于药物的阻碍作用。玻璃体腔注药术是治疗细菌性眼内炎的有效方法,如感染不能控制,则需及时行玻璃体切除术。对于急性外伤性眼内炎患者,特别是初诊视力仅存光感或无光感,瞳孔红光反射消失,或抗生素玻璃体注药48~72 h,B超检查玻璃体内大量脓液或脓腔者,应尽早给予玻璃体腔切除术。对于致病菌毒性较强的外伤性细菌性眼内炎,或已出现视网膜裂孔、视网膜脱离的患眼,应尽早行玻璃体切除术。

刘晓萃教授点评

外伤性眼内炎的发生受多种因素影响,如贯通伤相对穿通伤而言更易导致外伤性眼内炎的发生,高速度弹射损伤引起的外伤性眼内炎较低速度弹射损伤引起的外伤性眼内炎少见等。目前国内外学者普遍认为首次创伤修补时间是影响眼内炎预后效果最为重要的因素之一,通常24 h内就诊的患者恢复效果最好,延误伤口处理超过24 h的患者的感染概率显著增加,超过72 h的患者,由于已造成一定程度的眼球内部组织结构破坏,治疗后恢复效果较差。眼内异物残留、伤口污染、晶状体(包括囊袋)的破损是引发外伤性眼内炎的重要因素。

由于致病菌不能穿透硅油，硅油填充将玻璃体分为前段（接近前房）和后段（视网膜和硅油之间），抗生素、糖皮质激素滴眼液能在眼前段达到有效浓度，因此可以控制眼前段反应。与感染临近的玻璃体腔，全身用药能达到有效浓度，从而控制后段的炎症。另外，硅油不含微生物生长所需的营养，使其生长受到抑制，故硅油具有抑制病原微生物生长的作用，并且硅油中的低分子量杂质和低活性催化剂导致的硅油毒性可抵抗微生物的生长，因此玻璃体切除术后眼内硅油填充也具有抑制眼内炎的作用。

【参考文献】

[1] YANG X B，LIU Y Y，HUANG Z X，et al. Clinical analysis of 1593 patients with infections endophthalmitis：a 12-year study at a eertiary referral center in western China. Chin Med J（Engl），2018，131（14）：1658-1665.

[2] 王娟，陈梦平，贾雪松，等. 感染性眼内炎 697 例的临床及致病菌分析. 中华眼外伤职业眼病杂志，2019，41（1）：54-58.

[3] THE CHINESE MEDICAL ASSOCIATION OF CATARACT AND INTRAOCULAR LENS GROUP. Expert consensus on prevention and treatment of infectious endophthalmitis after cataract removal（2017）. Chin J Ophthalmol，2017，53（11）：810-813.

（王雪　整理）

病例 048　复杂眼外伤

病历摘要

【基本信息】

患者，女性，56岁。主因右眼被老鹰抓伤后视力下降3周余入院。

现病史：患者于2021年5月9日上山途中不慎被老鹰抓伤右眼，随即出现睁眼困难，热泪盈眶感，就诊于当地医院，急诊行右眼睑皮肤裂伤清创缝合及巩膜裂伤缝合手术，建议上级医院进一步治疗。后于2021年5月26日于当地眼科医院，完善眼科检查，行右眼白内障超声乳化吸除、玻璃体切除、眼内探查手术，术中发现视网膜脱离，范围较大，建议转上级医院手术治疗。遂患者于2021年5月31日急诊就诊我院。

既往史：体健，无高血压、糖尿病、心脏病病史，无眼部疾病史。

个人史：患者农民，无疫区旅居史，无吸烟、饮酒等嗜好。

【眼科检查】

右眼裸眼视力手动/眼前，矫正不提高；左眼裸眼视力0.1，矫正视力+12.00 DS/–4.00 DC×75°→0.25。眼压：右眼7 mmHg，左眼13 mmHg。右眼结膜轻度充血，距角膜缘6 mm处平行于角膜缘可见长度约8 mm巩膜裂伤，已缝合，缝线在位，角膜水肿，后弹力层褶皱(+)，前房深，角膜后KP(–)，房闪(+)，瞳孔近圆，散大，直径约5 mm，直接及间接对光反射减弱，晶状体缺如；左眼球睑结膜无充血，角膜透明，前房常深，瞳孔圆，直径约3 mm，瞳孔对光反射正常，晶状体轻度混浊（图48-1）。右眼玻璃体血性混浊，左眼玻璃体轻度混浊。右眼眼底窥不清，左眼视盘边界清，色淡红，视网膜动静脉比例为2∶3，下方血管弓可见交叉压迹，黄斑区未见明显异常。

【辅助检查】

眼底照相（图48-2）提示左眼视盘边界清，色淡红，视网膜动静脉比例为2∶3，下方血管可见交叉压迹，黄斑中心凹反光隐约可见。黄斑OCT（图48-3）提示右眼窥不入，左眼黄斑结构大致正常。眼部B超（图48-4）显示双眼玻璃体混浊，右眼著；右眼玻璃体混浊性质待定（玻璃体积血）；右眼视网膜脱离。眼眶CT平扫

（图48-5）检查提示右眼球内晶状体未见明显提示，双侧眼球对称，眼环完整，眼外肌无增厚，球后脂肪层清楚。双眼视神经及视神经管未见异常。

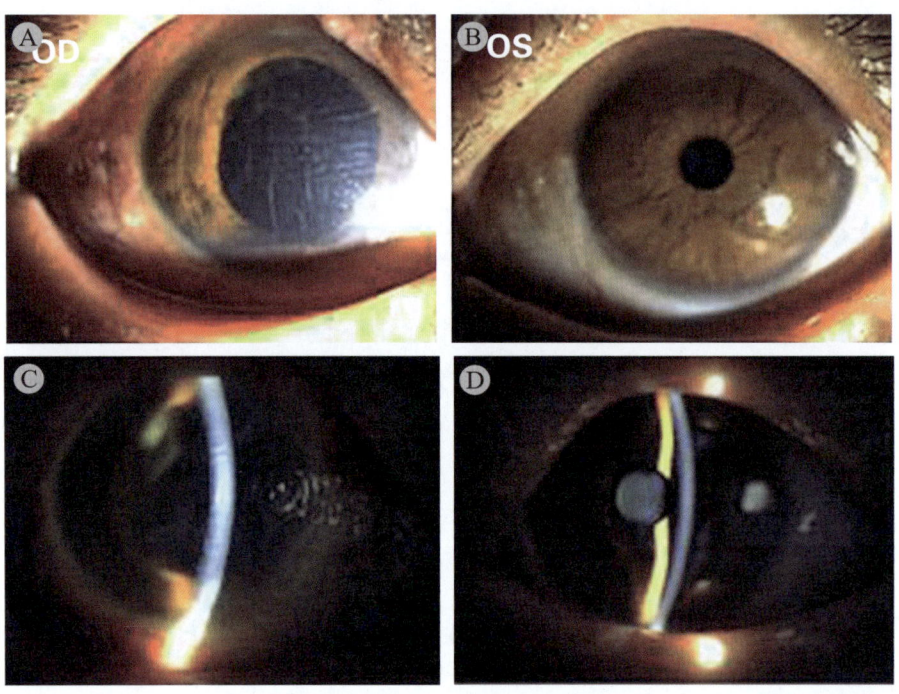

图48-1 治疗前眼前节照相

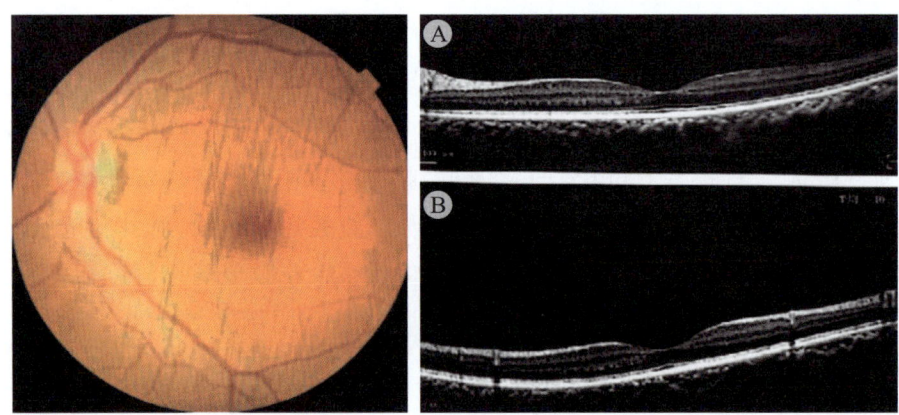

图48-2 治疗前眼底检查　　　图48-3 黄斑OCT

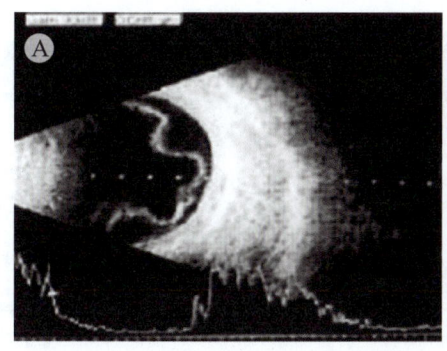
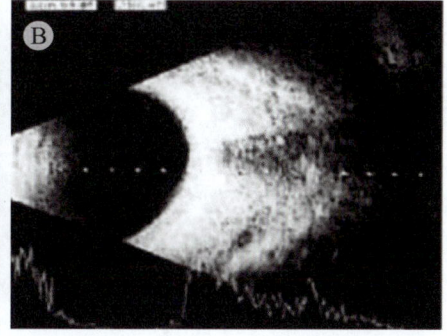

图 48-4　眼部 B 超

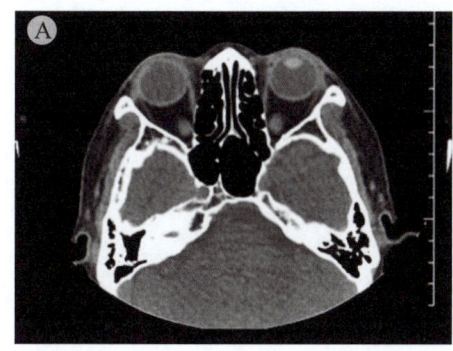
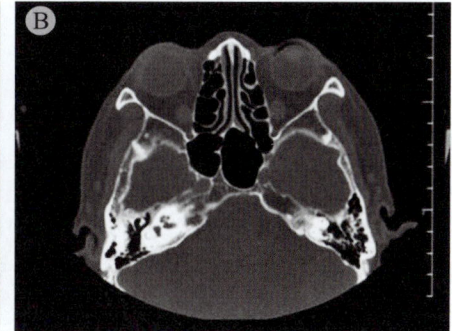

图 48-5　眼眶 CT

【诊断】

右眼视网膜脱离；右眼玻璃体积血；右眼巩膜裂伤缝合术后；右眼无晶状体眼；左眼年龄相关性白内障。

【治疗经过】

完善术前检查后在局部麻醉下行右眼玻璃体切除、视网膜复位、视网膜光凝、眼内注药、气液交换、硅油填充术。术中见玻璃体血性混浊，视网膜宽漏斗样脱离，切除周边混浊的玻璃体及积血后，见下方大量视网膜下积血，鼻上方周边两个钟点位锯齿缘离断；9 点及 3 点位大裂孔，后极部多处小裂孔。行气液交换，视网膜复位，激光光凝裂孔周围 940 点。硅油填充玻璃体腔，注入曲安奈德 0.05 mL。术后诊断：右眼视网膜脱离；右眼玻璃体积血；右眼巩膜裂伤缝合术后；右眼无晶状体眼；左眼年龄相关性白内障；左眼高度远视。

患者手术后眼科查体：右眼裸眼视力手动 /10 cm，指测眼压 Tn，角膜上皮粗糙，基质稍水肿，瞳孔区可见纤维素性渗出膜。予以绷带镜促进角膜上皮愈合分别于术后第 1、第 2、第 4、第 5 及第 7 天（出院）予以球旁注射地塞米松抗炎治疗（图 48-6）。

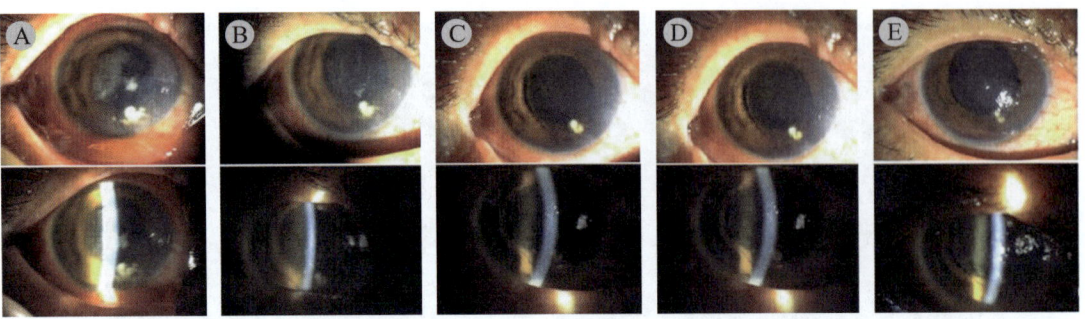

A. 右眼术后第 1 天结膜充血，绷带镜在位，缝线在位，角膜水肿，前房深，Tyn（+），前房可见纤维素性渗出膜，可见 TA 残留，晶状体缺如；B～D. 右眼术后第 2、第 4、第 5 天右眼角膜水肿减轻，瞳孔区可见纤维素性渗出膜逐渐吸收；E. 右眼术后第 7 天右眼角膜上皮稍粗糙，瞳孔区可见纤维素性渗出膜明显吸收。

图 48-6　右眼手术后眼前节变化

病例分析

　　开放性眼外伤是眼科常见急症，受伤后视力可急剧下降，是中青年单眼盲的主要原因。依据 1997 年美国眼外伤分类研究组制定的标准，眼球裂伤分Ⅰ区（伤口位于角膜缘内）、Ⅱ区（伤口位于角巩膜缘 5 mm 以内）、Ⅲ区（伤口超过角巩膜缘 5 mm 以外）。开放性眼外伤的治疗效果可能与受伤的部位及眼部分区密切相关。

　　开放性眼外伤合并损伤中最为常见的是虹膜脱出或虹膜嵌顿、视网膜脱离、玻璃体脱出、前房积血或积脓、玻璃体积血、外伤性白内障。以上损伤若不能及时处理，后期可能会发生角膜血染、眼内炎、外伤性增生性玻璃体视网膜病变（proliferative vitreoretinopathy，PVR）等，进而导致眼球萎缩甚至失明。玻璃体切除术及联合手术处理并发症不仅要达到解剖重建，更重要的是功能康复。外伤类型及眼内出血程度等多种因素密切影响预后。目前，玻璃体切除术为开放性眼外伤的主要治疗方法，但学者们对于手术时机的选择仍存在争议。以往观点认为，开放性眼外伤在 7～14 天时行玻璃体切除术较为适宜，且 10～14 天是最佳手术时机。此时巩膜伤口基本愈合，伤眼渡过了组织充血期，玻璃体后脱离多已形成，而眼内细胞增生刚刚开始，此阶段是外伤眼行二期玻璃体手术的最佳时机，该手术时段能够避免由于过早手术带来的并发症。但是近年来也有研究表明，早期行玻璃体切除术（3 天内）能够促进整个视网膜的复位，在减少增生性玻璃体视网膜病变的同时，有利于提高视力，改善预后。随着受伤时间增长，外伤眼的 PVR 将明显加重，组织机化僵硬，手术难度明显加大，视力预后不良。目前国内外对于开放性眼外伤玻璃体手术方面的研究结论多倾向于尽早行玻璃体手术。早期行玻璃体手术可以获得更好的治疗效果，并能有效地预防玻璃体再出血、视网膜脱离、化脓性眼内炎等并发症的发生。

姚毅教授点评

眼外伤是指任何机械性、物理性和化学性的外来因素作用于眼部，造成视觉器官结构及功能性损害。根据外伤的致伤因素，国际眼外伤学会提出分类方法，分为机械性眼外伤和非机械性眼外伤。其中机械性眼外伤分为闭合性眼外伤和开放性眼外伤。开放性眼外伤是一个锐器造成眼球壁有入口和出口的损伤，亦称穿通伤，是眼科急诊入院的首要原因。开放性眼外伤又分为眼球破裂伤和眼球裂伤，是视力丧失和眼球摘除的主要原因。开放性眼外伤伤后Ⅰ期清创缝合十分重要，缝合要细致，伤口中嵌顿的葡萄膜、视网膜组织能够还纳尽量还纳。另外，Ⅰ期清创缝合时尽可能减少眼内容脱失，减少驱逐性出血的可能，为Ⅱ期手术解剖复位创造条件。

延迟取出眼内异物、晶状体后囊破裂、清创缝合延迟进行均是开放性眼外伤后眼内炎的危险因素。眼内异物患者早期积极正确使用抗生素、异物取出以及清创缝合则会降低眼内炎的发生。眼内炎一旦出现，其毒素对视网膜的损伤就已经发生，导致视网膜水肿、缺血甚至溶解坏死，而此时行玻璃体切除术发生医源性视网膜损伤的可能性更大，术后发生外伤性PVR更常见。

一般情况下，二期玻璃体手术的时机应把握在2周之内为宜。此时巩膜伤口基本愈合，葡萄膜组织高度充血状态明显缓解，术中出血的概率显著降低，出现玻璃体后脱离、血凝块液化，均有利于手术操作及缩短手术时间。同时，能够有效预防PVR的发生，有利于视网膜的解剖复位。开放性眼外伤后玻璃体成纤维细胞持续增生，此时尽早清除玻璃体腔内积血、炎性介质及细胞，阻止炎症发展，有利于减少并发症的发生。

本例患者是一例老鹰抓伤眼睛致严重开放性眼球损伤的患者，且该患者为Ⅲ区伤，患者已于当地行一期巩膜裂伤缝合手术，二期玻璃体切除手术中发现视网膜大范围脱落，无法完成手术，来我院就诊时距离受伤已经3周时间，错过了行玻璃体手术的最佳时机，这可能是患者术后视力恢复不佳的主要原因。对于开放性眼外伤Ⅰ期清创缝合联合玻璃体切除术以及合理的外伤并发症处理是重建眼球正常解剖结构及挽救视功能的有效手段。而术后严密随访并发症的防治则对术后有效视功能的恢复起关键作用。

【参考文献】

[1] 孙志敏，黄晓波，吴莹，等．机械性眼外伤分类系统对开放性眼外伤预后判断的价值．中华眼外伤职业眼病杂志，2015，37（5）：349-353.

[2] 邓瑾，孙文涛，宋虎平，等．机械性开放性眼外伤532例调查研究．陕西医学杂志，2019，48（5）：671-674.

[3] WEI Y, ZHOU R, XU K, et al. Retinectomy vs vitrectomy combined with scleral buckling in repair of posterior segment open-globe injuries with retinal incarceration. Eye（Lond），2016，30（5）：726-730.

[4] BOJIKIAN K D, STEIN A L, SLABAUGH M A, et al. Incidence and risk factors for traumatic intraocular pressure elevation and traumatic glaucoma after open-globe injury. Eye（lond），2015，29（12）：1579-1584.

[5] YONEKAWA Y, PAPAKOSTAS T D, MARRA K V, et al. Endoscopic pars plana vitrectomy for the management of serve ocular trauma. Int Ophthalmol Clin，2013，53（4）：139-148.

[6] XUE C, YANG L C, KONG Y C. Application of pediatric ocular trauma score in pediatric open globe injuries. Int J Ophthalmol，2020，13（7）：1097-1101.

[7] AGRAWAL R, RAO G, NAIGAONKAR R, et al. Prognostic factors for vision outcome after surgical repair of open globe injuries. Indian Ophthalmol，2011，59（6）：465-470.

[8] SINGH S, SHARMA B, KUMAR K, et al. Epidemiology, clinical profile and factors, predicting final visual outcome of pediatric ocular trauma in a tertiary eye care center of Central India. Indian Ophthalmol，2017，65（11）：1192-1197.

（洪博　整理）

病例 049　免疫球蛋白黄斑病变

病历摘要

【基本信息】

患者，男性，63岁。主因眩晕、乏力3个月，症状明显加重且出现双眼视物模糊一个半月就诊。

现病史：患者3个月前无明显诱因出现眩晕、乏力，未引起重视，近1个月症状明显加重，且出现双眼视物模糊，就诊当地医院眼科，诊断为"双眼视网膜中央静脉阻塞"，给予改善微循环及营养神经治疗2周后视力进一步下降，患者为进一步诊治就诊我院。

既往史：体健，无高血压、糖尿病、心脏病病史，无眼部疾病史。

个人史：无特殊。

【眼科检查】

右眼裸眼视力0.2，矫正不提高；左眼裸眼视力0.5，矫正不提高。双眼前节未见明显异常，双眼瞳孔圆，直径约为3.0 mm，对光反射灵敏，RAPD（-）；玻璃体未见明显混浊。眼底：双眼视盘色红，边界可，视网膜静脉迂曲扩张明显，视网膜可见斑片状浅层及深层出血（图49-1）。眼压：右眼12.8 mmHg，左眼14 mmHg。

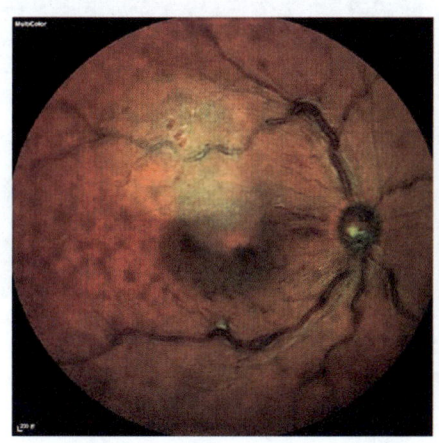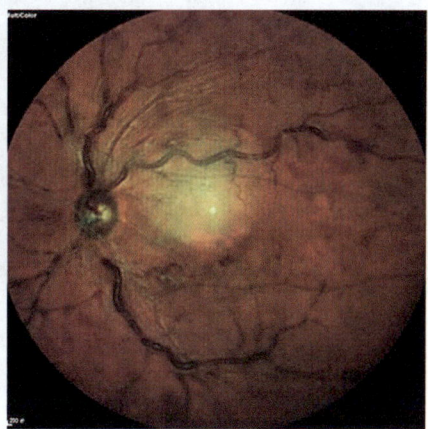

图49-1　眼底照相

【辅助检查】

黄斑 OCT 显示双眼黄斑水肿（图 49-2）。视盘 OCT 显示双眼神经纤维层大致正常（图 49-3）。荧光血管造影检查显示双眼视盘充盈正常，视网膜静脉层流迟缓，视网膜见斑片状出血遮蔽荧光，大量点状强荧光，随时间未见明显渗漏，周边网膜毛细血管可见轻度扩张渗漏（图 49-4）。化验结果：血常规、凝血、性病、结核、肝炎、自身免疫抗体、病毒全项等均未见明显异常。彩超：双颈部、腋下及腹股沟多发淋巴结可见。生化：肌酐 121 μmol/L、尿酸 522 μmol/L、血 $β_2$ 微球蛋白 5.13 mol/L，球蛋白 70.8 g/L↑、白蛋白 24.9 g/L↓、总蛋白 95.7 g/L↑、白球比 0.4↓（倒置）；免疫球蛋白测定：IgM 59.5 g/L↑（高近 30 倍）；通过免疫固定电泳分型为 IgM lambda 型。转至血液科行骨髓穿刺检查，考虑骨髓浆细胞病；免疫组化结果：考虑为有浆细胞分化的小 B 细胞淋巴瘤可能性大；基因检测（金域医学检验）：*MYD88-L265P* 突变。

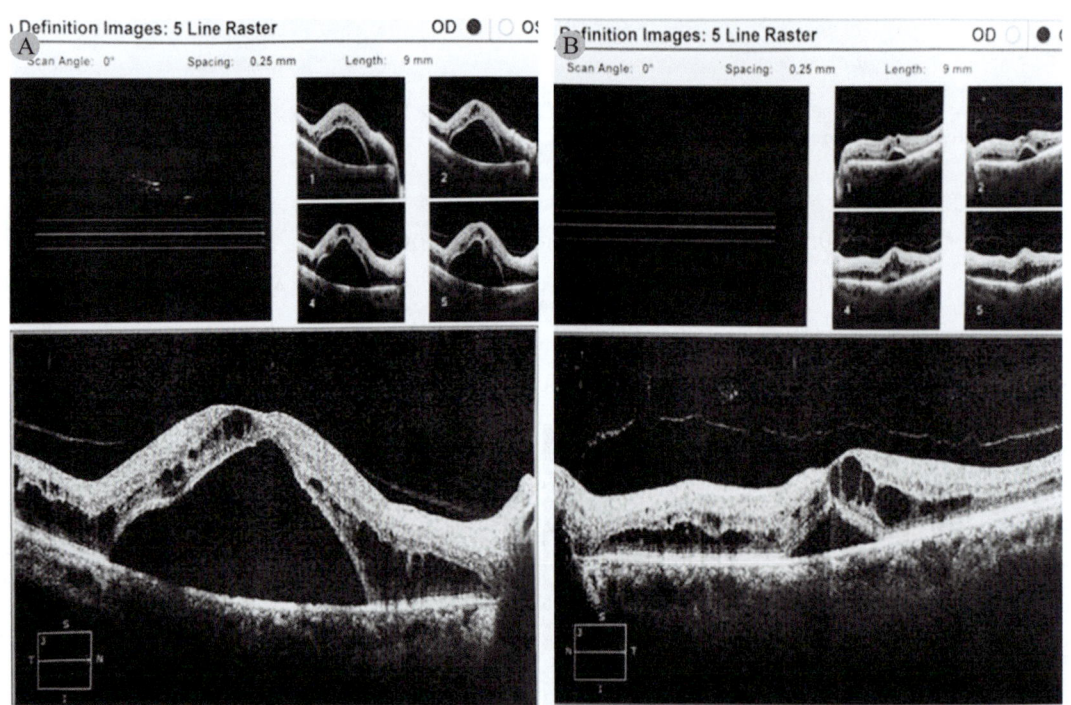

图 49-2 黄斑 OCT

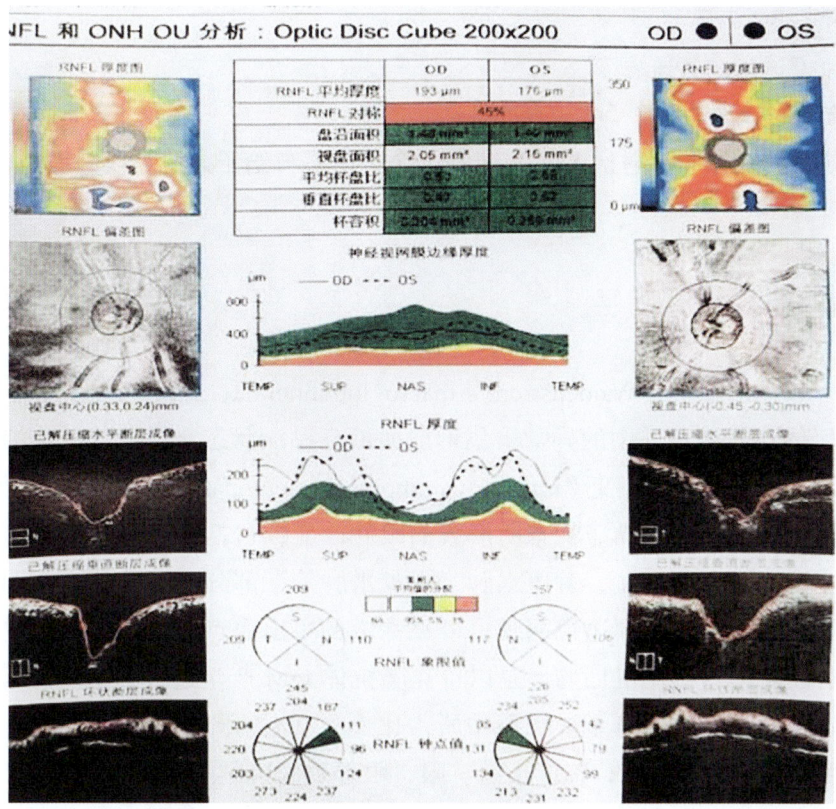

图 49-3 视盘 OCT

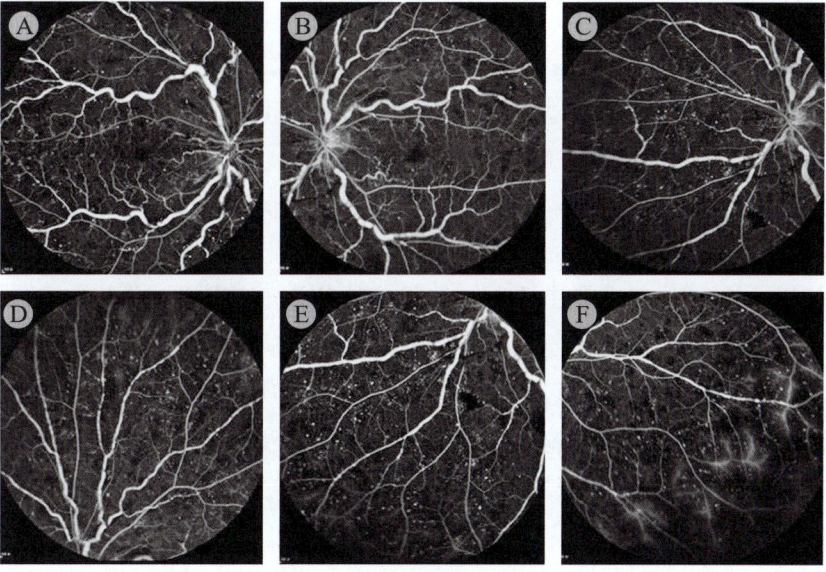

图 49-4 荧光血管造影检查

【诊断】

双眼免疫球蛋白黄斑病变。

【治疗经过】

双眼给予玻璃体腔注射抗 VEGF 药物 1 次。血液科给予血浆置换 2 次及化疗。

病例分析

华氏巨球蛋白血症（Waldenstrom's macroglobulinemia，WM）患者免疫球蛋白 M（IgM）三聚体在血液循环中的异常聚集形成血液高黏滞状态，导致静脉瘀滞性视网膜病变，即免疫球蛋白黄斑病变（immunogammopthy maculopathy）。Gass 于 1997 年首次报道。眼底表现为血液高黏滞状态所形成的眼底改变，包括视网膜静脉血管迂曲扩张以及弥漫性视网膜层间出血、黄斑水肿、视盘水肿等，部分患者即使没有明显的视网膜静脉迂曲扩张，但在其周边视网膜也可见弥散的小出血点。华氏巨球蛋白血症是一种少见的惰性成熟 B 细胞淋巴瘤，是以单克隆抗体 IgM 产生过多为主要特征的恶性淋巴浆细胞淋巴瘤，在非霍奇金淋巴瘤中所占比例＜ 2%。眼底异常有可能是 WM 的最初表现。目前该病发病率低，临床报道有限，眼部发病机制尚不明确。

目前发现免疫球蛋白黄斑病变多为中老年患者，无性别差异，双眼视力下降，有明确的巨球蛋白血症病史，血液 IgM 指标升高。眼底检查可见视网膜静脉血管迂曲扩张以及弥漫性视网膜层间出血、黄斑水肿、黄斑区局限性视网膜脱离、黄斑区豹纹状色素改变、视盘水肿等，随病程延长，脱离区 RPE 发生萎缩性变化。通过多模式影像学检查可以显示黄斑区类似视网膜劈裂样的视网膜内液和造影显示无异常的浆液性黄斑脱离。血管 OCT 显示视网膜及脉络膜的血流密度正常。作为免疫性丙种球蛋白病，WM 可以形成在 FFA 中无荧光渗漏的浆液性黄斑脱离，形成这种黄斑病变的致病机制目前不明。目前较为公认的是局部外层视网膜的缺损，层间的 IgM 进入视网膜下间隙并聚集，大分子的 IgM 产生高渗透压，使得液体积聚于视网膜下间隙，形成神经视网膜局限脱离。在脱离区光感受器细胞层、外界膜均有缺损，光感受器细胞层和 RPE 层的破坏有以下两个因素：一是免疫球蛋白沉积在此处所造成的毒性作用，细胞内渗透压增高，细胞连接及营养微环境发生变化，组织结构受损；另一个可能因素是免疫球蛋白与光感受器蛋白间的免疫反应，导致结构受损。

根据巨球蛋白血症病史及眼底表现，该病诊断并非困难。但在全身病史不明确时，仍需与慢性中心性浆液性脉络膜视网膜病变、视网膜劈裂、副肿瘤综合征等相鉴别。

目前该病主要是针对全身疾病治疗。有治疗指征患者的一线选择主要依据患者年龄、主要症状以及是否行自体造血干细胞移植等，伴有症状性高黏滞血症、冷球蛋白血症的患者，建议先行血浆置换2～3次后续以化疗。IgM对视网膜色素上皮的长期毒性可能导致持续性浆液性黄斑脱离，影响视力恢复。因此，早期诊断和尽早通过血浆置换和化疗减少血清副蛋白，对于提高患者生存率和避免视力永久性损害至关重要。在全身疾病得到控制后，随着全身IgM水平的降低，眼部病变也逐渐趋于稳定。玻璃体腔注射抗VEGF联合血浆置换、硼替佐米与利妥昔单抗进行化疗以及地塞米松治疗可改善WM患者黄斑区浆液性脱离及视网膜静脉的迂曲扩张。依鲁替尼（ibrutinib）是一种用于抑制布鲁顿酪氨酸激酶（BTK）功能的靶向治疗用药。美国FDA及欧洲委员会批准可用于治疗华氏巨球蛋白血症，有文献研究显示全身治疗有效，这也可能是伴有视网膜病变患者的首选治疗方法。

刘晓萃教授点评

免疫球蛋白黄斑病变是近年新发现的一种与巨球蛋白血症相关的视网膜病变，根据眼底表现和全身病史，该病诊断并不难，但如果眼部表现为首发症状，眼科医生应根据双眼底表现及眼科辅助检查仔细分析避免漏诊。

免疫球蛋白黄斑病变在FFA以及OCT上都有特征性改变。超广角FFA可见周边视网膜小血管荧光素渗漏，但无明显无灌注区，这一点可以和视网膜中央静脉阻塞及糖尿病视网膜病变等其他血管性眼底病相鉴别。FFA显示黄斑区周围微血管瘤点状强荧光，但无渗漏，晚期见与黄斑脱离区相对应处荧光素积存，即便原发病治疗好转，局限视网膜脱离也会持续存在。OCT检查可见视网膜层间积液形态类似于视网膜劈裂，浆液性脱离区域可见不规则结节样强反射物质聚集在RPE上。在血液高黏滞状态改善后，血管腔的变化也是可逆的。有文献报道，玻璃体腔注射抗VEGF药物及糖皮质激素药物治疗对视网膜层间积液的减少以及视网膜厚度的降低有益，但对视网膜下积液的消退及视力的提高无明显疗效。针对视网膜脱离区光感受器细胞层、RPE层的萎缩尚无治疗方法。

总结，免疫球蛋白黄斑病变临床少见，但眼科医生应当增加对该病的了解。对疾病早期诊断和治疗可以提高患者的生存率和视功能。发现双眼视网膜眼底出血改变应首先考虑全身因素，血常规和生化检查结果应仔细判读。

【参考文献】

[1] BAKER P S, GARG S J, FINEMAN M S, et al. Serous macular detachment in Waldenström macroglobulinemia: a report of four cases. Am J Ophthalmol, 2013, 155（3）: 448-455.

[2] 周楠，魏文斌. 免疫球蛋白黄斑病变研究现状. 中华眼底病杂志，2019，35（4）: 417-419.

[3] BOURAOUI R, EL MATRI K, FALFOUL Y, et al. Multimodal imaging of bilateral immunogammopathy maculopathy associated to Waldenström's macroglobulinemia. Eur J Ophthalmol, 2023, 33（1）: NP83-NP87.

[4] RATRA D, RATRA V, KISHNANI M. Localized retinal degeneration secondary to Waldenström's macroglobulinemia. Oman J Ophthalmol, 2017, 10（3）: 244-246.

[5] LAI C C, CHANG C H. Hyperviscosity-related retinopathy and serous macular detachment in Waldenström's macroglobulinemia: a mortal case in 5 years. Eur J Ophthalmol, 2022, 32（4）: NP109-NP114.

[6] LI J, ZHANG R, GU F, et al. Optical coherence tomography angiography characteristics in Waldenström macroglobulinemia retinopathy: a case report. World J Clin Cases, 2020, 8（23）: 6071-6079.

[7] LESKOV I, KNEZEVIC A, GILL M K. Serous macular detachment associated with Waldenstrom macroglobulinemia managed with ibrutinib: a case report and new insights into pathogenesis. Retin Cases Brief Rep, 2021, 15（4）: 490-494.

（刘晓萃　整理）

病例 050　急性特发性生理盲点扩大综合征

病历摘要

【基本信息】

患儿，10岁，男性，主因无意中发现左眼中心区视野遮挡，同时伴有视物变暗及色觉障碍一个半月。

现病史：患儿1个月前无意中发现左眼中心区视野遮挡，同时伴有视物变暗及色觉障碍来诊。

既往史：患者3年前曾患病毒性脑炎，已痊愈；4岁时患肠系膜淋巴结炎，已治愈。否认肝炎、结核、疟疾等传染病病史，否认手术史、外伤史及药物食物过敏史。

个人史：无特殊。

【眼科检查】

右眼裸眼视力1.2，左眼裸眼视力0.1，矫正不提高；右眼色觉正常，左眼红色辨色敏感性下降。右眼：瞳孔圆，直径约3.0 mm，直接、间接对光反射灵敏；左眼：瞳孔圆，直径约3.0 mm，RAPD（+）。右眼眼底检查显示视盘色淡红，边界清，C/D约0.3，视网膜及黄斑部未见明显异常；左眼眼底检查显示视盘及周围神经纤维轻度肿胀，视网膜及黄斑部未见明显异常（图50-1）。双眼眼压均为12 mmHg。

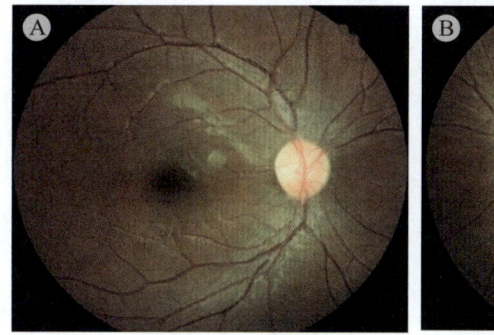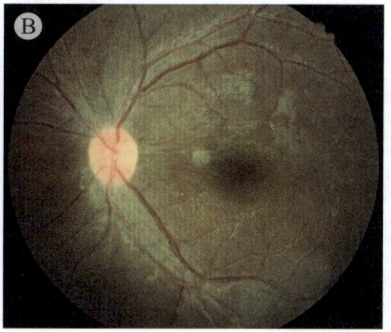

A. 右眼；B. 左眼。

图50-1　眼底照相

【辅助检查】

30°视野显示左眼与生理盲点相连的颞侧至鼻下方视野缺损（图50-2A）；60°视

野显示左眼颞侧包含生理盲点的巨大暗点，累及中央 5° 以内，颞侧到达中心 50° 以外（图 50-2B）。右眼视野正常。左眼 FERG 五项反应各波波幅相对右眼略有降低。PVEP：左眼 P100 波幅降低，潜时延迟。多焦 ERG 显示左眼后极部视网膜及黄斑功能受损。OCT 显示右眼黄斑区结构正常（图 50-3A）；左眼视盘周围视网膜椭圆体带缺失，外界膜、外核层萎缩，内界膜扭曲（图 50-3B）。钴蓝光及自发荧光检查显示右眼正常，左眼可见环绕视盘，与视野缺损范围一致的强自发荧光（图 50-4）。FFA 显示左眼视盘荧光充盈正常，静脉期视盘周围至上方后极部视网膜下可见大量密集点状透见荧光；右眼造影未见异常荧光（图 50-5）。颅脑 MRI（平扫 + 增强）显示左侧上颌窦囊肿，余未见异常。Leber 基因检测：线粒体基因 *14484*、*17748*、*3460* 位点序列未见异常。

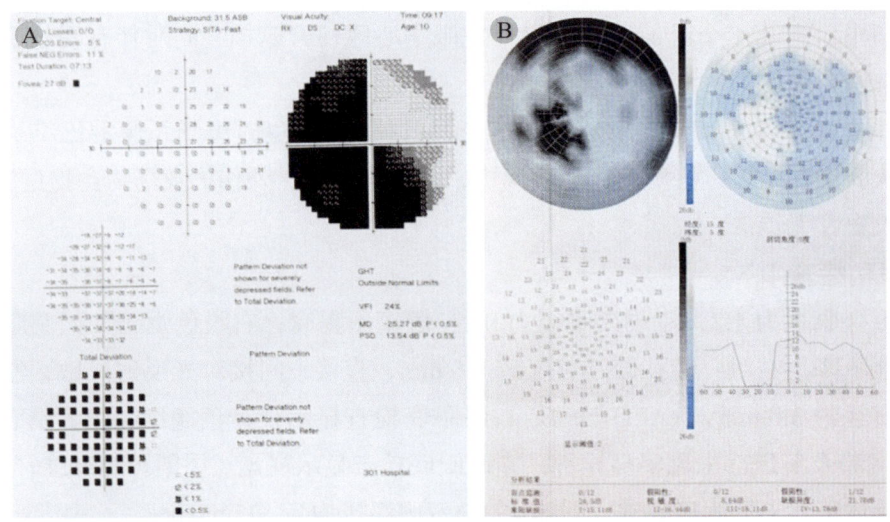

图 50-2 视野检查

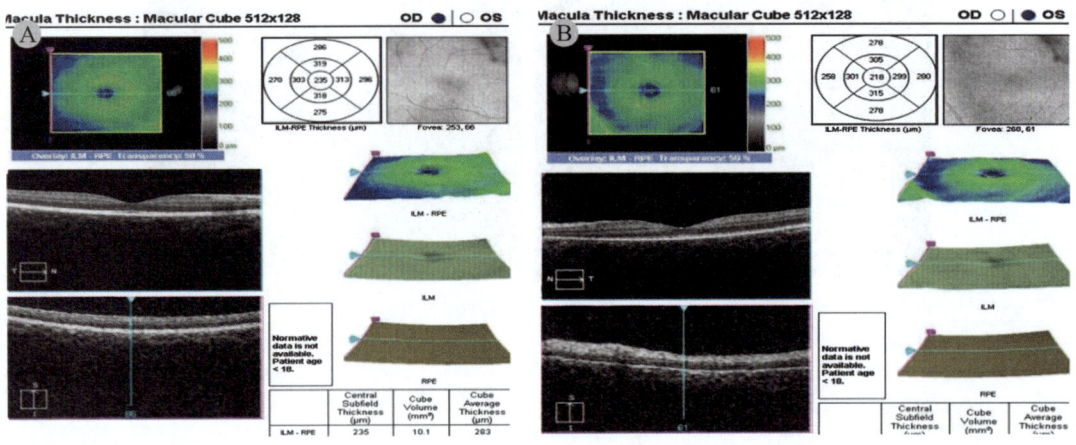

图 50-3 黄斑 OCT

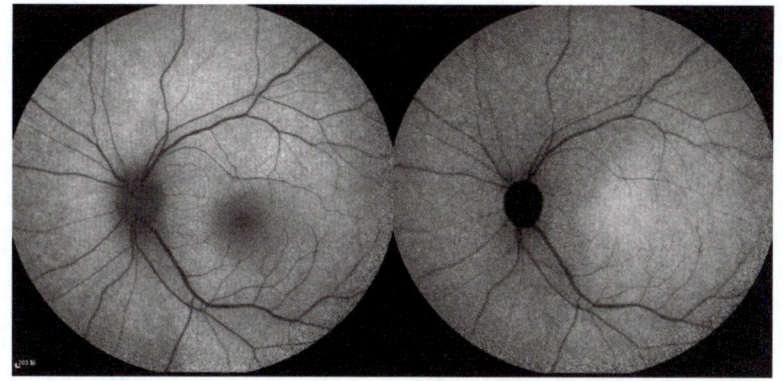

图 50-4　自发荧光检查

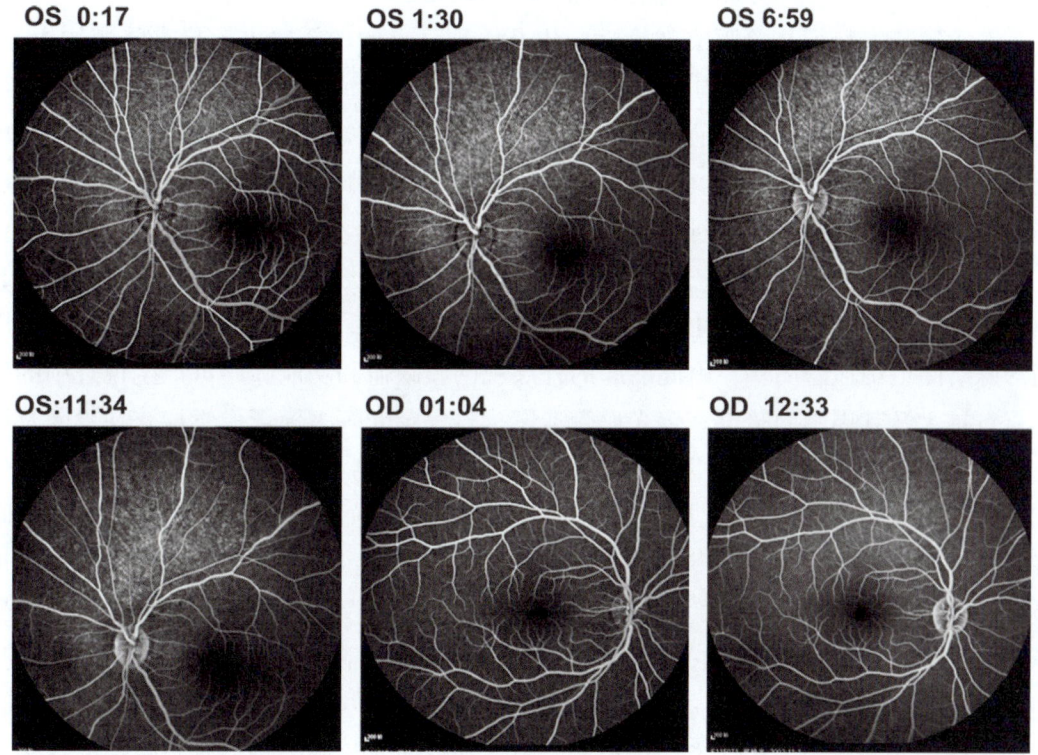

图 50-5　荧光血管造影检查

【诊断】

左眼急性特发性生理盲点扩大综合征。

【治疗经过】

给予改善微循环药物治疗，随诊观察。

病例分析

急性特发性生理盲点扩大综合征（acute idiopathic blind spot enlargement syndrome，AIBSES）是一种较少见的外层视网膜疾病，主要表现为视物模糊或发现黑影遮挡，伴有闪光感。其基本特征为单眼突然发病，累及生理盲点的颞侧暗点，检眼镜下眼底检查基本正常，全视野视网膜电图振幅基本正常，视盘周围可见强自发荧光，En-face OCT 可见视盘周围高反射点，黄斑 OCT 显示视网膜外层病变。自1988年 Fletcher 等首次报道以来，国外已有近数十篇病例报道，目前 AIBSES 的病因和发病机制尚不十分清楚。近几年有病例报告，疫苗接种可能是潜在的诱发因素，目前有流感病毒疫苗和麻疹腮腺炎风疹联合减毒活疫苗接种后发生 AIBSES 的病例。

本病的基本特征是单眼突然发病，累及生理盲点的颞侧暗点，具有陡峭的边缘，范围在 15°～20°，视盘周围光感受器的功能障碍导致受累病变部位出现闪光感，眼底检查基本正常。该病目前报道的发病年龄为 10～57 岁，常伴有中高度近视，单眼多见，好发于女性。有报道认为可能与雌激素及女性服用避孕药有关，男性的发病率约为 28%。目前的报道白种人比亚洲人多见，与猫等动物接触史无关。

目前研究认为 AIBSES 属于原发性的脉络膜毛细血管炎性病变（primary inflammatory choriocapillaropathies，PICCPs），其发病机制仍不明确，猜测炎症反应可激发视盘周围的脉络膜毛细血管闭塞，由此引起的外层视网膜缺血和功能障碍可产生视野中的生理盲点扩大及其周围的暗点。荧光血管造影、自发荧光等多模影像学检查在诊断及评估外层视网膜病变方面具有重要意义。有文献报道推测 AIBSES 的发病过程可能为：①急性炎症期（2周内）。此期为视盘周围脉络膜毛细血管轻微急性炎症的表现，眼底可有一些轻微改变，如视盘肿胀、轻微充血红润，视盘周围组织肿胀、视盘周围神经纤维轻度肿胀、视盘周围的视网膜外层改变、视盘周围的结节样病灶、视盘周围晕环状或颞侧局限性瘢痕等，FFA 上无明显改变或轻微的视盘着染；ICGA 可表现为弥漫的弱荧光；FAF 可表现为弥漫的自发荧光增强；OCT 可见轻微的视网膜外层受损，如椭圆体带断裂或消失。②炎症消退期。急性期后，脉络膜毛细血管急性炎症逐渐消退，ICGA 和 FAF 的改变开始变得不明显，但 FFA 上可出现由脉络膜毛细血管的炎症导致视网膜色素上皮细胞受损所引起的轻微透见荧光或无明显表现；OCT 显示椭圆体带、外界膜断裂或消失。③慢性期。病变进一步发展，无论 FFA 和 ICGA 均无明显表现，而此时 OCT 显示的视网膜外层组织的丢失或变薄可能会更加明显。④恢复期。3～4个月后，OCT 显示的外层病变逐渐修复，患者视功能也相应逐渐改善。

大部分 AIBSES 患者在 3～4 个月视觉症状逐渐恢复，视力可逐渐提高，闪光感减轻，部分丢失的外层视网膜可恢复，但有些患者症状持续的时间会更长。即使患者已无自觉症状，生理盲点仍可持续轻微扩大，且通常存在视盘周围瘢痕化。视野缺损及 ICGA 异常超过 4 周才可能逐渐好转，但近一半患者视野缺损会继续进展，25% 患者复发。AIBSES 和 AZOOR 复合体病容易被误诊为视神经疾病，神经眼科医生应该仔细鉴别。

刘晓萃教授点评

本病例应与急性黄斑部神经视网膜病变（acute macular neuroretinopathy，AMNR）相鉴别，虽然都有突发眼前暗点、ERG 异常，但 AMNR 患者视力正常或轻度下降，而本例患者视力下降明显；AMNR 患者检眼镜下可见黄斑区一个或多个边界清楚的平坦楔状病灶，尖端指向中心凹，而本例患者眼底检查大致正常；AMNR 患者视野为一个或多个旁中心暗点，且形态与视网膜病灶的外观形状吻合，而本例患者为生理盲点扩大；AMNR 患者视网膜厚度无明显变化，而本例患者外层视网膜明显变薄。

AIBSES 虽然表现为生理盲点扩大，但其实它不是视神经疾病，也不是由视盘肿胀引起的，而可能是由于视盘周围脉络膜毛细血管病变继发视网膜外层的功能障碍导致的生理盲点扩大。虽然最初文献把多灶性脉络膜炎（multifocal choroiditis，MC）、点状内层脉络膜病变（punctate inner choroidopathy，PIC）、多发性一过性白点综合征（multiple evanescent white dot syndrome，MEWDS）、急性黄斑神经视网膜病变（acute macular neuroretinopathy，AMNR）AIBSES 等均归为急性区域性隐匿性外层视网膜病变（acute zonal occult outer retinopathy，AZOOR），但实际上，MC、PIC、MEWDS、AMNR、AIBSES 等均有自己的特征。因此，严格地说，诊断 AZOOR 时，应先将上述疾病排除。虽然其确切病因和发病机制尚不清楚，是否为 MEWDS 的一种亚群也尚在讨论之中，但并不是所有伴有生理盲点扩大的外层视网膜病变都是 AIBSES。

总结，急性特发性生理盲点扩大综合征在国内报道不多，或许其发病率并不低下，只是被误诊为其他眼底疾病。眼科医生应了解 AIBSES 的基本临床特征，并在诊断时考虑到疾病的发生发展过程。

【参考文献】

[1] MOLL-UDINA A, HERNANZ I, DOTTI M, et al. Multimodal imaging in acute idiopathic blind spot enlargement syndrome. Arch Soc Esp Oftalmol（Engl Ed）, 2021, 96（8）: 449-452.

[2] QUINONES X, ORTIZ J, SANTOS C, et al. Acute idiopathic blind spot enlargement syndrome following influenza vaccination. Am J Ophthalmol Case Rep, 2020, 20: 100949.

[3] WONG M, CAMPOS-BANIAK M G, COLLEAUX K. Acute idiopathic blind spot enlargement syndrome following measles, mumps and rubella vaccination. Can J Ophthalmol, 2019, 54（4）: e199-e203.

[4] WATZKE R C, SHULTS W T. Clinical features and natural history of the acute idiopathic enlarged blind spot syndrome. Ophthalmology, 2002, 109（7）: 1326-1335.

[5] ZASLAVSKY K, ESHTIAGHI A, JEEVA-PATEL T, et al. Bitemporal hemianopia secondary to acute zonal occult outer retinopathy. J Neuroophthalmol, 2021, 41（4）: e749-e751.

[6] 刘晓萃, 黄厚斌. 急性特发性生理盲点扩大综合征. 中国眼耳鼻喉科杂志, 2014, 14（3）: 202-205.

[7] FLETCHER W A, IMES R K. Acute idiopathic blind spot enlargement and acute zonal occult outer retinopathy: potential mimics of neuro-ophthalmic disease. J Neuroophthalmol, 2020, 40（1）: S43-S50.

（刘晓萃　整理）

病例 051　特发性视网膜血管炎、动脉瘤、视神经视网膜炎综合征

病历摘要

【基本信息】

患者，女性，34 岁。主因左眼前黑影 1 月余入院。

现病史：患者自诉 2 个月前有鼻塞、感冒及头痛，未给予特殊处置，1 个月前出现左眼前黑影，就诊于我院门诊，门诊初步诊断为"左眼玻璃体积血"。

既往史：体健，无高血压、糖尿病、心脏病病史，无眼部疾病史。

个人史：无特殊。

【眼科检查】

视力：右眼 0.3，左眼 0.06；双眼前节（-），双眼视盘充血，可见后极部视网膜大动脉分叉旁有多个瘤样扩张，视网膜可见浅层点片状出血，静脉轻度迂曲，可见白鞘改变，左眼玻璃体轻度血性混浊，颞侧视网膜可见新生血管团及出血，黄斑区可见膜样增生反光（图 51-1）。

【辅助检查】

FFA 检查见双眼视盘表面毛细血管扩张荧光渗漏，视网膜动脉瘤强荧光，视网膜毛细血管扩张渗漏明显，周边可见大片无灌注区，静脉晚期荧光着染，左眼颞侧可见新生血管荧光渗漏明显（图 51-2）。颅脑 MRI 平扫显示脑内多发小缺血灶，颈椎 MRI 平扫未见异常，乙肝、艾滋病、梅毒（-），弓形体、单纯疱疹病毒、风疹病毒、巨细胞病毒 IgM 抗体（-）。

【诊断】

双眼 IRVAN 综合征；左眼玻璃体积血；左眼黄斑前膜。

【治疗经过】

右眼给予全视网膜激光光凝治疗，左眼给予玻璃体切割＋眼内光凝＋黄斑前膜及内膜剥除术，术后病情稳定。

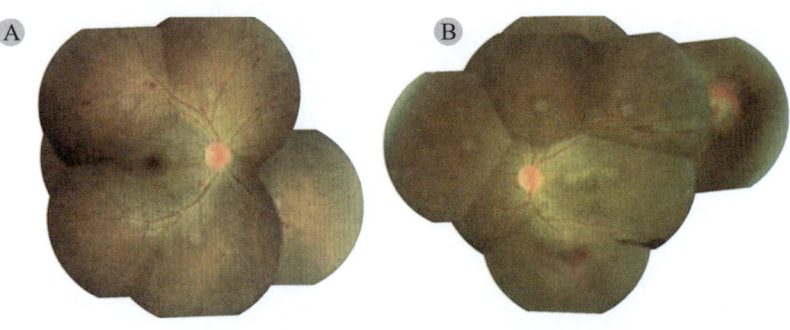

图 51-1 彩色眼底照相

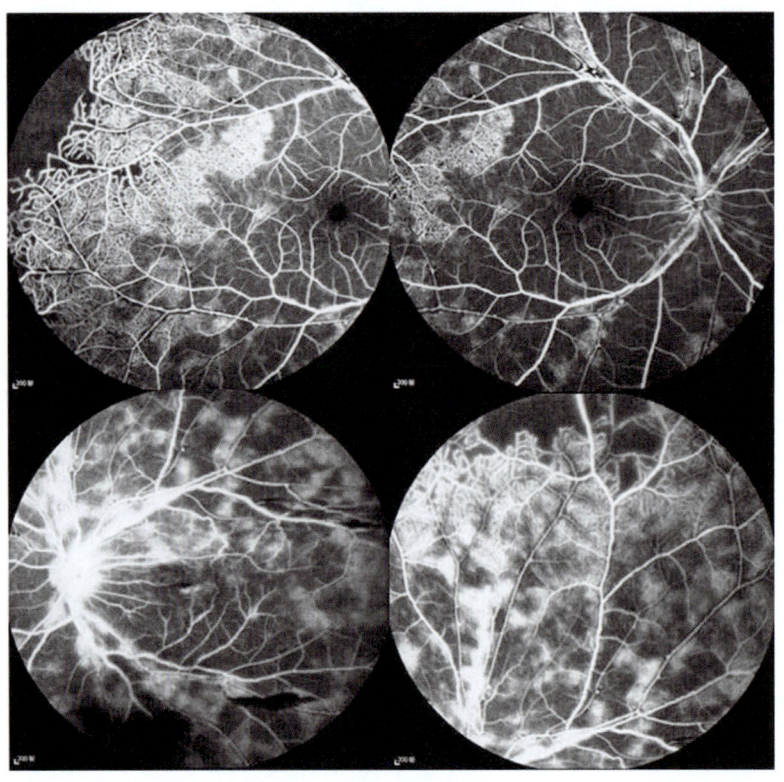

图 51-2 荧光血管造影检查

病例分析

IRVAN 综合征（Idiopathic Retinal Vasculitis, Aneurysms, and Neuroretinitis syndrome）指特发性视网膜血管炎、动脉瘤、视神经视网膜炎综合征，又称多发性动脉瘤样视网

膜血管炎，是一种病因不明、较为少见的视网膜血管炎性疾病。本病无种族差异，无家族史，各年龄段均可发病，多见于年轻健康的女性，双眼发病，可双眼同时或先后发病，但也有单眼发病的报道。

本病是一种特殊类型的视网膜血管炎，同时合并有分布在视网膜后极部的动脉瘤及视神经视网膜炎。视网膜血管炎的表现具有一般血管炎的特征，如管径不匀、血管白鞘、新生血管、纤维增生、出血渗出、黄斑水肿等，FFA见视网膜动静脉均受累，粗细不均，以动脉显著，晚期管壁均荧光着染。随着视网膜血管的游走性炎症反应，视网膜动脉瘤的数目、位置和形态也在不断变化，病变后期视网膜缺血持续进展出现广泛周边毛细血管无灌注，无灌注区边缘大量动静脉吻合支呈花冠状、锯齿状。病变晚期由于大面积视网膜缺血导致视网膜及视盘新生血管、玻璃体视网膜纤维血管增殖甚至新生血管性青光眼及牵拉性视网膜脱离，引起视力严重下降。IRVAN综合征的视神经视网膜炎是由视盘内或视盘表面动脉瘤或视盘近周围或视盘表面视网膜动脉管壁炎症的渗漏导致视盘颜色潮红、边界不清、黄斑部水肿、星芒样渗出以及FFA晚期的视盘荧光渗漏着染，这些渗漏可能会影响到相应区域的视神经纤维甚至视网膜上的某些神经元以及其他非神经元的组织细胞的结构和功能，导致相应的功能障碍，如视野出现暗点及视野缺损，而不是同时存在视神经炎和视网膜炎，事实上视神经视网膜炎并没有典型视神经炎脱髓鞘的病理改变和临床表现，即不存在神经节细胞轴突的炎症。

患者一般无相关系统性疾病，实验室检查及其他辅助检查无明显异常。由于IRVAN综合征的一个突出特征是血管进行性闭塞、视网膜缺血，从周边开始出现广泛的毛细血管无灌注区，即使进行了无灌注区的激光治疗，IRVAN综合征的新生血管化仍进展很快，因此，在病变早期就应考虑行全视网膜激光光凝（panretinal photocoagulation，PRP）。激光不可直接光凝动脉瘤，否则可能会加重炎症、加重血管壁的损害，导致动脉瘤管壁通透性进一步增加，出血、水肿加重，或者导致继发的血管闭塞。目前研究认为，IRVAN综合征治疗包括PRP、全身免疫抑制以及玻璃体腔注射抗血管内皮生长因子（vascular endothelial growth factor，VEGF）和长效类固醇皮质激素，如氟轻松及地塞米松。全身使用激素意见不一，初始口服激素并给予无灌注区的激光治疗，仍可出现反复的玻璃体积血。免疫抑制剂如英夫利昔单抗，可缓解动脉瘤扩张和视网膜血管炎，并逆转部分视网膜毛细血管非灌注，可考虑病变早期就进行英夫利昔单抗治疗。

刘晓萃教授点评

IRVAN综合征是特发性视网膜血管炎、动脉瘤、视神经视网膜炎综合征。视网膜动脉瘤可以不断发生变化，荧光血管造影显示管壁着染是病情活动的指标，视神经视网膜炎没有脱髓鞘视神经炎的表现，而是由视盘表面血管的炎症导致。IRVAN综合征的一个突出特征是血管呈进行性闭塞、视网膜缺血，从周边开始出现广泛的毛细血管无灌注区，因此早期行PRP治疗可尽快改善视网膜缺血状态，稳定病情发展，一旦出现视网膜新生血管化则可考虑行玻璃体腔注射抗VEGF药物来改善预后，对其病因尚需进一步深入研究和探讨。

IRVAN综合征比较少见，近年来国外不断有病例报道，国内报道不多，国内大多数患者就诊时病变已进入晚期，临床眼科医生应该提高对本病的认识，及早进行治疗。

【参考文献】

[1] YESHURUN I, RECILLAS-GISPERT C, NAVARRO-LOPEZ P, et al. Extensive dynamics in location, shape, and size of aneurysms in a patient with idiopathic retinal vasculitis, aneurysms, and neuroretinitis (IRVAN) syndrome. Idiopathic retinal vasculitis, aneurysms, and neuroretinitis. Am J Ophthalmol, 2003, 135 (1): 118-120.

[2] QI Y, ZHANG Y, LIU W, et al. Long-term outcome of a Chinese cohort idiopathic retinitis, vasculitis, aneurysms, and neuroretinits (IRVAN) patients. Int Ophthalmol, 2021, 41 (10): 3487-3496.

[3] KHAIRALLAH M, KHOCHTALI S, KSIAA I. Is there a true neuroretinitis in idiopathic retinal vasculitis, aneurysms, and neuroretinitis (IRVAN) Syndrome? Ocul Immunol Inflamm, 2020, 17: 1-3.

[4] LIU XC, ZHANG MN, CHEN B, et al. A new perspective for analyzing clinical characteristics of idiopathic retinal vasculitis, aneurysms, and neuroretinitis syndrome. Int Ophthalmol, 2019, 39 (7): 1475-1482.

[5] MORENO-CASTRO L, GARCÍA-GARCÍA G P, ARTARAZ J, et al. Fluocinolone implant for idiopathic retinal vasculitis, aneurysms, and neuroretinitis syndrome: a case report. Case Rep Ophthalmol, 2021, 12 (3): 824-830.

[6] SAMALIA P, SIMS J, DEVA N. Idiopathic retinal vasculitis, aneurysms and neuroretinitis: clinical improvement with infliximab. Ocul Immunol Inflamm, 2022, 26: 1-8.

（刘晓萃　整理）

病例 052　匍行性脉络膜炎

病历摘要

【基本信息】

患者，男性，31岁。主因左眼突然视物变形2个月就诊。

现病史：患者2个月前突然发现左眼视物变形，无眼红、眼痛等不适，来我院门诊就诊。

既往史：体健，无外伤史，吸烟，每天1包，2周前曾患上呼吸道感染，抗生素使用后好转。

个人史：否认肝炎、结核、疟疾等传染病病史，否认手术史、外伤史及药物、食物过敏史。

【眼科检查】

视力：右眼1.0，左眼0.6；双眼眼压：16 mmHg；双眼前房房水细胞（–），双眼虹膜纹理清，瞳孔直接、间接对光反射灵敏；双眼晶状体透明；左眼玻璃体腔可见尘状浮游细胞。左眼眼底可见自视盘边缘向黄斑区进展的条带状黄白色病灶，且视盘周围存在多处灰白色病灶，边界不清，进一步检查右眼，发现右眼眼底可见以视盘为中心的多处斑片状深层灰白色水肿病灶（图52-1）。

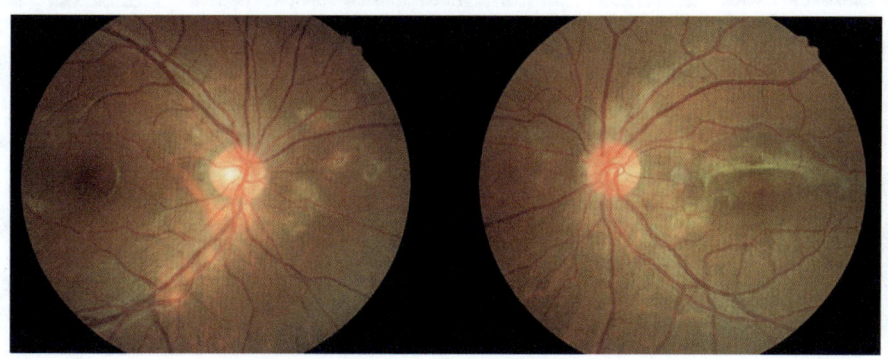

图 52-1　彩色眼底照相

【辅助检查】

钴蓝光及红外自发荧光显示左眼见自视盘边缘向黄斑区进展的条带状强自发荧光

以及环绕视盘的多处斑片状强荧光，相应病灶在红外自发荧光上呈现弱荧光；右眼见环绕视盘的多处斑驳状强荧光，相应病灶在红外自发荧光上呈现弱荧光（图52-2）。黄斑OCT显示左眼黄斑中心凹旁视网膜增厚，RPE不规则隆起，其下可见强反射团（图52-3）。眼底血管造影检查：FFA显示早期左眼视盘至黄斑区条带状病灶及双眼以视盘为中心的灰白色病灶呈弱荧光，病灶边缘呈强荧光，晚期强荧光着染。ICGA显示早期相应病灶荧光遮蔽，至晚期未见明显变化，未见脉络膜血管异常荧光渗漏（图52-4）。

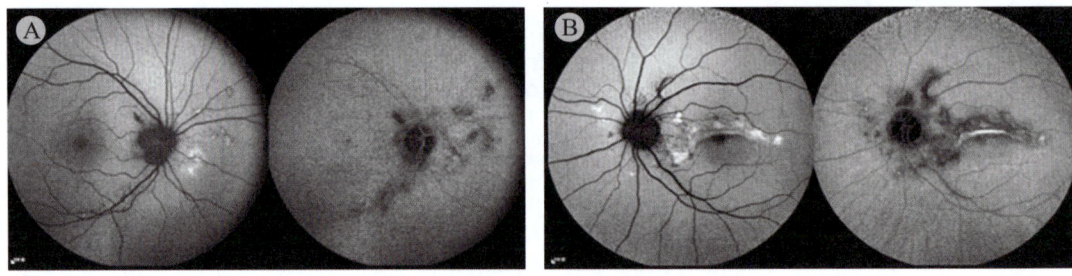

图 52-2　钴蓝光及红外自发荧光检查

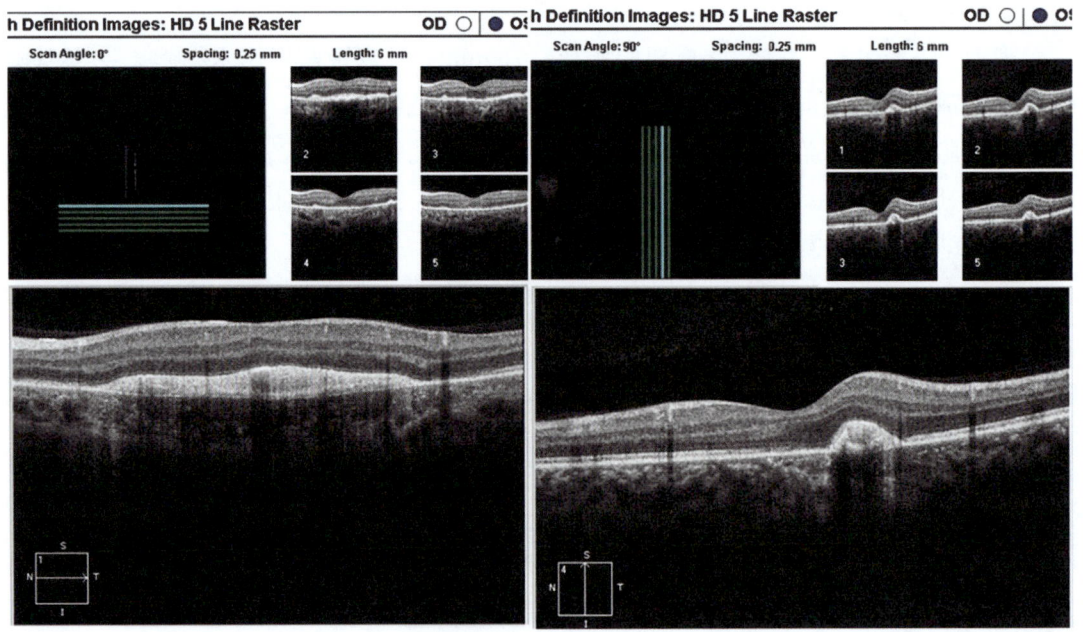

图 52-3　黄斑 OCT

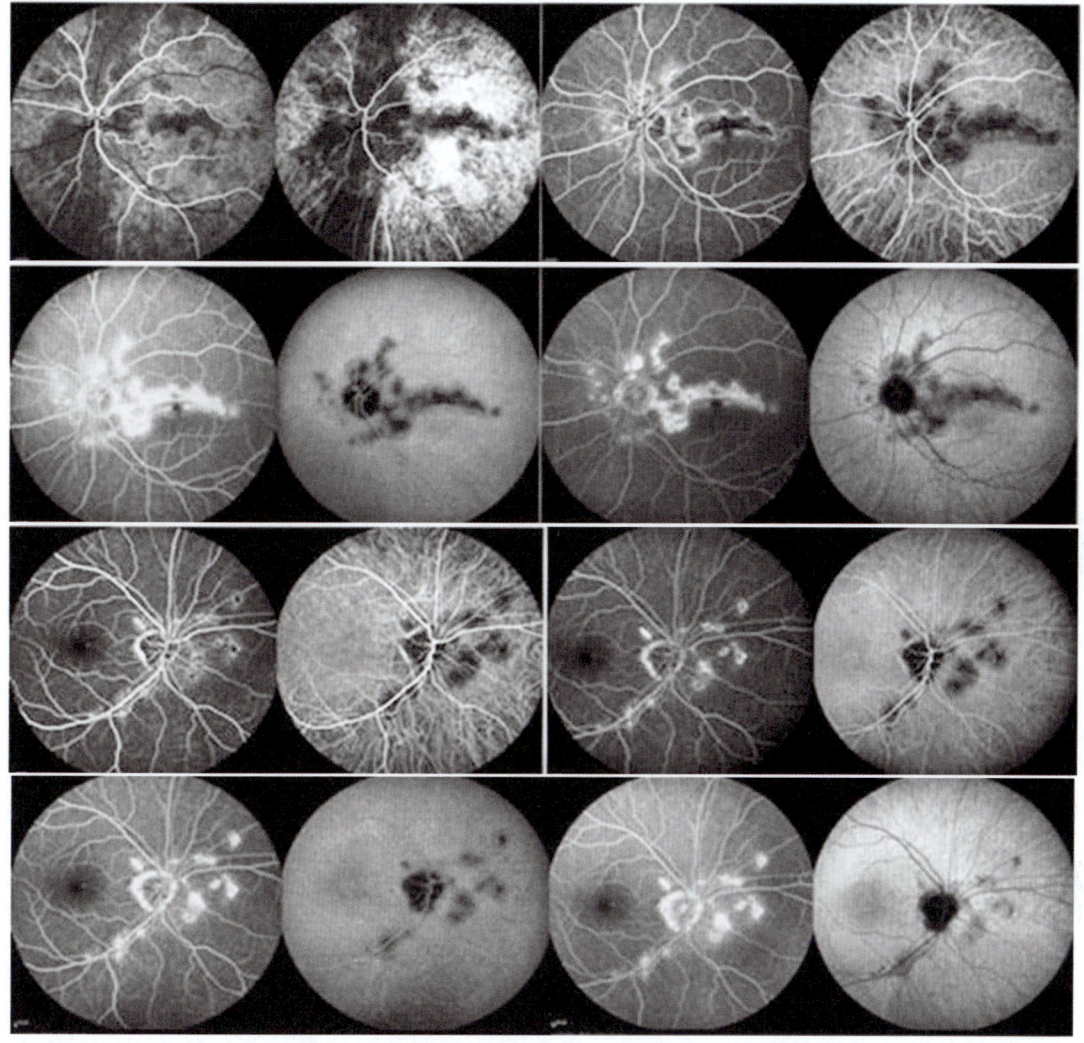

图 52-4　眼底血管造影检查

【诊断】

双眼匍行性脉络膜炎。

【治疗经过】

行结核菌素试验及 T-sport 检查，结果为阴性，给予泼尼松 60 mg 口服，1 周后逐渐序贯减量，用药 1 个月，同时给予补钾、补钙、抑酸及保护胃黏膜药物，随诊观察。

病例分析

匍行性脉络膜炎（serpiginous choroiditis，SC）是一种少见的双眼慢性进行性脉络膜炎，易复发，多见于中青年体健者，常累及双眼。发病原因至今仍不清楚，考虑与自身免疫、感染、血管病变和变性等因素相关，脉络膜毛细血管炎可能是其主要病理类型。

典型眼底表现为视盘周围青灰色或灰黄色的地图状或多角状病变，呈不规则的离心性匍行性方式向后极部蔓延，可伴有视网膜水肿，偶尔也会发生浆液性视网膜脱离。炎症逐渐静止，视网膜水肿渗出吸收，最后形成与原病灶一致的脉络膜视网膜萎缩，萎缩病灶境界清楚，出现色素改变及纤维性萎缩，痊愈后形成深层瘢痕。炎症静止后可能经过一段时间后在陈旧病灶边缘又伸展出舌尖状、伪足状的新病灶，复发再复发，病灶面积不断扩大，如果黄斑乃至中心凹受累，会引起中心视力不可逆性严重损害。后部玻璃体可见炎症细胞，轻重不等。根据眼底表现可分为视盘周围型、黄斑型、变异型 SC。

SC 最初是在结核病和梅毒患者中被诊断出来，被认为是机体的自身免疫反应，随着分子诊断学的发展，将 SC 分出与感染相关的亚型，如类匍行性脉络膜炎（serpiginous-like choroiditis，SLC）和多灶性匍行性脉络膜炎（multifocal serpiginoid choroiditis）等表示与感染（尤其是结核病）相关的 SC 亚型。2021 年葡萄膜炎标准化命名小组把匍行性葡萄膜炎的主要诊断标准列为：①病灶形态为条带变形虫样或者蛇形样的脉络膜炎；②有特征性的荧光素血管造影或眼底自发荧光改变；③无或者轻度前房及玻璃体炎症；④排除结核病。

眼底自发荧光检查能更清晰地显示出萎缩的范围及眼底多处孤立的病灶。FFA 早期表现为病灶区由于脉络膜毛细血管萎缩而呈弱荧光，病灶边缘呈强荧光，非活动期病灶呈透见荧光，晚期出现纤维瘢痕和巩膜染色。OCT 早期表现为病变区水肿，RPE 和脉络膜毛细血管光带呈轻度增厚，晚期萎缩时 RPE 光带不均匀变薄，并伴有圆形或条形暗区的脉络膜毛细血管萎缩。通过增强深部 OCT（EDI-OCT）检查，可见活动性 SC 患者脉络膜增厚，脉络膜总面积及血管体积增加。Rifkin 等也在活动性的 SLC 患者中发现脉络膜浸润，RPE-Bruch 膜隆起及局限性脉络膜增厚改变。光学相干断层扫描血管造影（OCTA）可以提供病灶区脉络膜毛细血管血流图像，清楚显示脉络膜毛细血管的萎缩和灌注不足。

脉络膜新生血管（choroidal neovascularization，CNV）是匍行性脉络膜炎的一个常见并发症，发病率为 10% ～ 25%，约 1/3 的患者有玻璃体炎，有的患者也可伴视网膜血管炎及视网膜分支动脉或静脉阻塞。CNV 通常发生在脉络膜病变的边缘附近，OCTA 可以更清楚地诊断 CNV，从而指导玻璃体内注射抗 VEGF 治疗。

　　SC 治疗可给予皮质激素及免疫抑制剂，球后注射泼尼松或者采用口服，持续数月。激素单独使用或与免疫抑制剂联合使用尚无共识。由环孢菌素 [最初为 5 mg/（kg·d）]、硫唑嘌呤 [1.5 mg（kg·d）] 和泼尼松龙 [1 mg/（kg·d）] 组成的三联免疫抑制方案可减少 SC 复发。玻璃体内注射皮质类固醇可治疗活动性 SC 及有全身激素治疗禁忌的患者。生物制剂方面可选用阿达木单抗，但必须先进行抗结核治疗。黄斑型匐行性脉络膜炎可能是眼结核的早期表现，因此在治疗时一定要注意结核病筛查。

刘晓萃教授点评

　　匐行性脉络膜炎是一种少见的慢性反复发作的炎性疾病，多见于中青年体健者，常累及双眼，先后发生。病因不明，可能与结核菌血行感染或结核蛋白过敏反应有关。匐行性脉络膜视网膜炎是一种损害脉络膜毛细血管层，Bruch 膜及视网膜色素上皮层复合体的局限性渗出性炎症。始发于视盘旁，然后在旧病灶的一侧边缘，反复产生新病灶，并不断向前推进，甚至累及黄斑。双眼先后发病，所以单眼受害者应长期观察另侧眼。视野检查可见与病灶相应的相对性或绝对性暗点，当发现以生理盲点为顶端的扇形视野缺损时，可能为视盘邻接处脉络膜后短睫状动脉小分支炎症性阻塞。炎症初期，中心视力无严重障碍，但累及黄斑区则急剧下降。

　　本病应与多灶性脉络膜炎、急性后部多灶性鳞状色素上皮病变等脉络膜炎相鉴别，虽然都属于脉络膜炎，但眼底病灶的形态不一样，治疗方案和预后也不一样。多灶性脉络膜炎患者眼底可见后极部及周边部大小不等的灰黄色病变，而本病例病灶为视盘边缘向黄斑区进展的条带状黄白色病灶。

　　匐行性脉络膜炎在国内报道不多，容易在不同发病阶段被误诊为其他眼底疾病，眼科医生应了解 SC 的基本临床特征及分析疾病多模式影像学检查结果，并在疾病的活动期积极治疗，早期发现和及时有效治疗可防止发生永久性视力损害。

【参考文献】

[1] DUTTA MAJUMDER P, BISWAS J, GUPTA A. Enigma of serpiginous choroiditis. Indian J Ophthalmol, 2019, 67 (3): 325-333.

[2] STANDARDIZATION OF UVEITIS NOMENCLATURE (SUN) WORKING GROUP. Classification criteria for serpiginous choroiditis. Am J Ophthalmol, 2021, 228: 126-133.

[3] AGARWAL A, AGRAWAL R, KHANDELWAL N, et al. Choroidal structural changes in tubercular multifocal serpiginoid choroiditis. Ocul Immunol Inflamm, 2018, 26 (6): 838-844.

[4] RIFKIN L M, Munk M R, Baddar D, et al. A new OCT finding in tuberculous serpiginous-like choroidopathy. Ocul Immunol Inflamm, 2015, 23 (1): 53-58.

[5] Mandadi S K, Agarwal A, Aggarwal K, et al. Novel findings on optical coherence tomography angiography in patients with tubercular serpiginous-like choroiditis. Retina, 2017, 37 (9): 1647-1659.

[6] PERENTE A, KOTSILITI D, TALIANTZIS S, et al. Serpiginous choroiditis complicated with choroidal neovascular membrane detected using optical coherence tomography angiography: a case series and literature review. Turk J Ophthalmol, 2021, 51 (5): 326-333.

[7] VIANNA R N G, VANZAN V, DA FONSÊCA M L G, et al. Unilateral macular serpiginous-like choroiditis as the initial manifestation of presumed ocular tuberculosis. Int J Retina Vitreous, 2021, 7 (1): 1.

（刘晓萃　整理）

病例 053　视网膜母细胞瘤

病历摘要

【基本信息】

患儿，男性，13 个月。主因 3 天前左眼眼红伴眼睑浮肿入院。

现病史：患儿于 3 天前无明显诱因出现左眼眼红伴眼睑红肿、哭闹不止，遂来我院门诊就诊。

既往史：无特殊。

个人史：无特殊。

【眼科检查】

视力：右眼可追物，左眼视力检查时遮挡右眼不配合。右眼角膜横径 11.5 mm，纵径 11 mm，眼前节及眼底检查均未见异常。左眼睑高度红肿，结膜混合充血、水肿，睁眼困难，角膜横径 12 mm，纵径 11.5 mm，左眼角膜灰白色水肿混浊，隐约见瞳孔圆形，直径约 6 mm，对光反射消失，眼底白色反光余窥不清。眼压：右眼 14 mmHg，左眼 34 mmHg。

【辅助检查】

血液学检查结果：白细胞计数 14.76×10^9/L，NSE 49.67 ng/mL。眼部 B 超提示左侧玻璃体内可见一不均质回声团，范围约 1.9 cm×1.8 cm×1.4 cm，回声团内可见多发点状强回声，丰富血流信号（图 53-1）。头颈部 CT 显示左侧眼球内占位性病变，其内钙化（图 53-2）。左侧眼环、眼睑下局部增厚并积气，考虑炎性改变。全组鼻旁窦炎、鼻炎。眼眶磁共振检查提示双侧眼球无突出；左侧眼球玻璃体腔后部见不规则形等 T1、稍短 T2 信号，边界尚清楚，左侧晶状体显示欠清；左侧上颌窦黏膜增厚。余未见明显异常信号（图 53-3）。

病理检查：左眼小细胞性恶性肿瘤伴坏死，结合临床符合视网膜母细胞瘤，肿瘤大小为 2 cm×2 cm×1.2 cm，瘤组织向球内生长，浸润视网膜，未侵犯巩膜及视神经，自取视神经断端未见肿瘤。其余眼球各部位均未见显著改变（图 53-4）。

【诊断】

视网膜母细胞瘤（左眼）；继发性青光眼（左眼）。

【治疗经过】

左侧眼球摘除术。

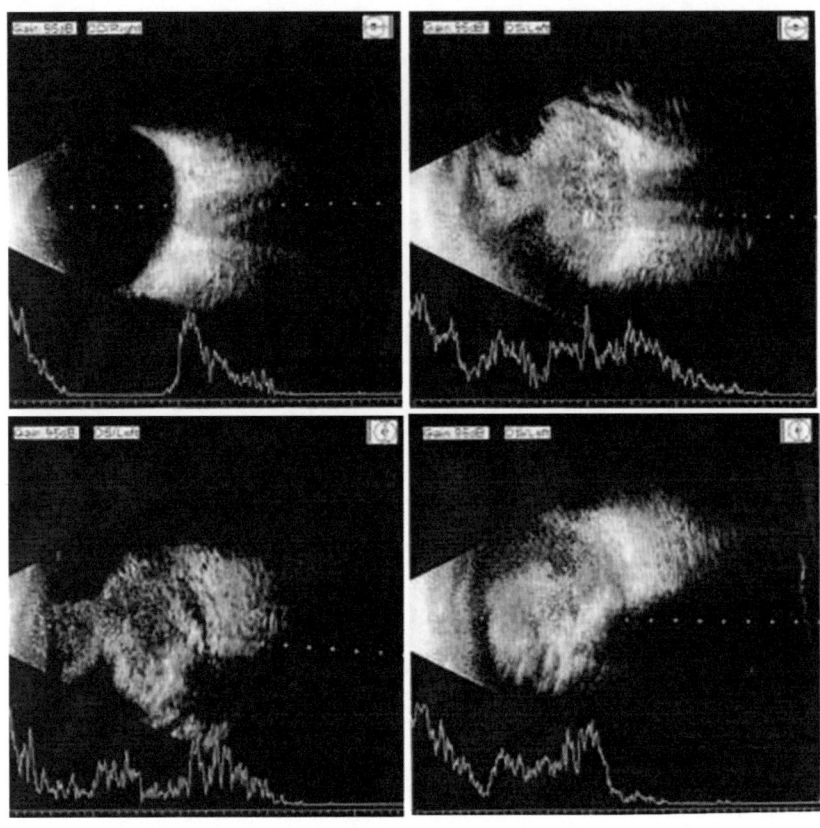

图 53-1 眼部 B 超

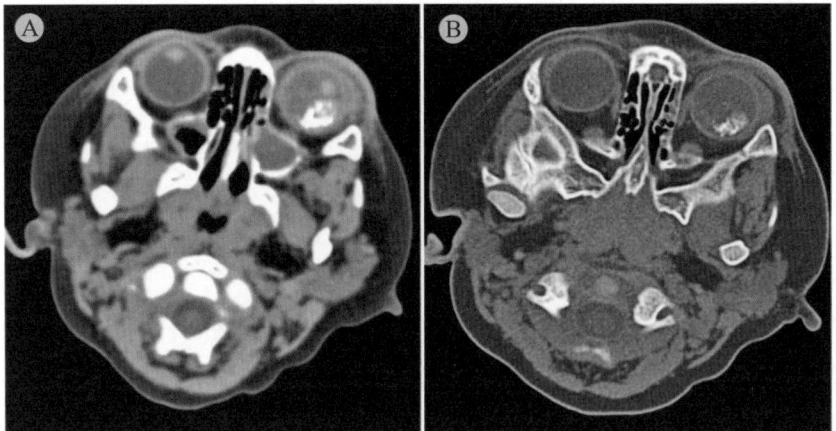

图 53-2 头颈部 CT

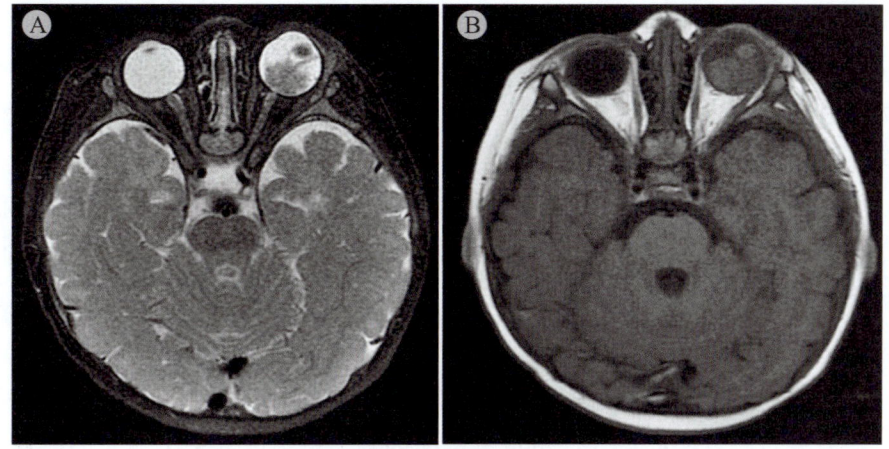

图 53-3　眼眶磁共振检查

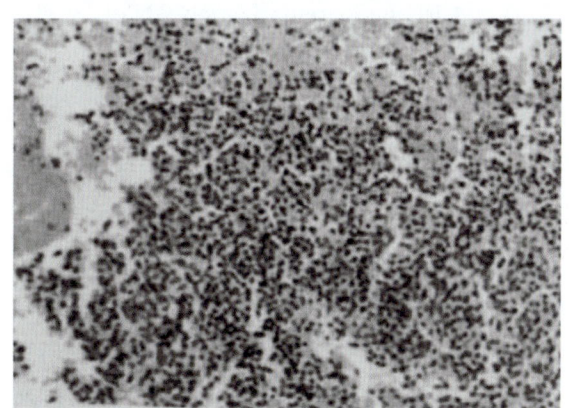

图 53-4　病理检查

病例分析

视网膜母细胞瘤（retinoblastoma，RB）是儿童最常见的球内恶性肿瘤，分为遗传性或非遗传性方式发生。遗传性者多为双侧多灶性，非遗传性者通常是单侧局灶性。多表现为白瞳症、斜视、眶蜂窝织炎等。发病年龄多在 2 岁以下，但也在较大年龄儿童中发生。

RB 是来源于视网膜的恶性肿瘤，临床上多以白瞳症就诊，未见明显种族、地域、性别和眼别的差异。目前全球年均发病率为 1/15 000 ～ 1/20 000，年新增病例约

9 000例，中国年发病约1100例。

RB1 基因是最先发现的抑癌基因，位于染色体13 q上，其编码的pRB是一种位于细胞核内的磷蛋白，对细胞周期起负调控作用，*RB1* 基因出现缺失、突变、灭活等改变即可导致肿瘤的发生。

RB依据CT、MRI表现可简单地分为4期，Ⅰ期（眼内期）：肿瘤局限于眼球内，眼球大小和体积无改变；Ⅱ期（青光眼期）：肿瘤造成眼球体积增大；Ⅲ期（眼外期）：肿瘤穿破巩膜形成眶内肿块，或侵犯视神经；Ⅳ期（转移期）：肿瘤沿视神经侵犯颅内或远处转移。

RB恶性程度高，可以突破眼球侵入眼眶及眼眶周围组织，也可以经视神经侵犯颅内，还可引起全身转移而死亡。严重危害患儿的视力、眼球甚至生命。RB肿瘤在生长过程中，随着瘤体体积增大，视网膜中央血管及大分支视网膜血管阻塞引起视网膜缺血，导致虹膜新生血管形成（iris neovascularization，NVI），此外，肿瘤坏死、炎症，肿瘤血管生成因子也可以引起NVI，形成眼压正常的青光眼前期，后期由于虹膜色素外翻、房角关闭、新生血管不断生成又加速了眼压的升高。

RB是一种潜在的具有致盲性及致命性的恶性肿瘤，目前临床上单一的治疗方案已较少使用，而根据RB不同的分期及临床表现给予个体化综合治疗方案为主。冷冻、热疗、光动力及光凝治疗、化学治疗是治疗这类恶性肿瘤最常见的方法。放射治疗包括外照射治疗和局部照射治疗。局部照射治疗主要有质子放射治疗、巩膜敷贴、立体定向放射治疗等。外照射治疗有可能造成继发肿瘤、发育缺陷等，通常不作为首选疗法，但是对于晚期肿瘤体积过大、双侧肿瘤、视力保存尚可的患儿而言，外放射治疗仍然是一种重要的治疗方法。对于病情严重、肿瘤可能发生转移而危及生命的晚期RB患儿，眼球摘除仍是一种重要、有效的手段。分子治疗、基因治疗及中药治疗目前大多处于实验阶段，有待进一步探索。

尹东芳教授点评

RB是儿童眼球内最常见的恶性肿瘤，随着生存率的提高，诊疗的目标和重点逐渐转向尽可能保留眼球和挽救视力的综合治疗。当肿瘤侵犯视神经或其他眼外结构时，仍必须采用眼球摘除术以提高患儿生存率。目前RB的治疗原则是延长生命、保留眼球，治疗决策的关键是要明确有无眼球外侵犯或筛板后视神经侵犯。2017年美国癌症联合委员会（American Joint Committee on Cancer，AJCC）第8版TNM临床分期根据肿瘤侵犯范围和高危因素对 RB 进行了更细致的划分，为选择治疗方案提供了更全面的评估标准，在 cTNM 分期系统中，当肿瘤局限于眼球内且视网膜脱离范围≤5 mm 时，为 cT1 期；当出现肿瘤眼球内扩散时（视网膜脱离范围＞5 mm 或出现玻璃体、视网膜下种植），为 cT2 期；当肿瘤局限于眼球内，但出现较严重的眼球内扩散（侵犯眼前节、眼内出血或无菌性蜂窝织炎）时，为 cT3 期；当肿瘤侵犯视神经或其余眼球外结构时，为 cT4 期。cT1～cT3 期患儿均可进行保眼治疗，而 cT4 期患儿需要进行眼球摘除。我国 RB 患者生存率较低，主要原因是各地区医疗水平差异以及就诊时患儿多已进入晚期。本例患儿就诊时肿瘤已发展到青光眼期，综合考虑患儿的病情和家庭经济状况，为了保住生命选择眼球摘除，病理提示肿瘤并未突破巩膜及筛板向眶内，随访患儿全身情况良好，二期义眼台植入术后效果满意。

【参考文献】

[1] KIVELÄ T.The epidemiological challenge of the most frequent eye cancer：retinoblastoma, an issue of birth and death. British J Ophthalmol，2009，93（9）：1129-1131.

[2] ALSAAB H，ALZHRANI R M，KESHARWANT P，et al. Folate decorated nanomicelles loaded with a potent curcumin analogue for targeting retinoblastoma. Pharmaceutics，2017，9（2）：15.

[3] DE LEON J M，WALTON D S，LATINA M A，et al. Glaucoma in retinoblastoma. Semin Ophthalmol，2005，20（4）：217-222.

[4] 中华医学会眼科学分会眼底病学组，中华医学会儿科学分会眼科学 组，中华医学会眼科学分会眼整形眼眶病学组 . 中国视网膜母细胞瘤诊断和治疗指南（2019 年）中华眼科杂志，2019，55（10）：726-738.

[5] TOMAR A S，FINGER P T，GALLIE B，et al. A multicenter, international collaborative study for American Joint Committee on Cancer Staging of Retinoblastoma：part Ⅰ：metastasis-associated mortality. Ophthalmology，2020，127（12）：1719-1732.

[6] TOMAR A S，FINGER P T，Gallie B，et al. A multicenter, international collaborative study for American Joint Committee on Cancer Staging of Retinoblastoma：part Ⅱ：treatment success and globe salvage. Ophthalmology，2020，127（12）：1733-1746.

（赵杰　整理）

病例 054　早产儿视网膜病变

病历摘要

【基本信息】

患儿，女性，早产儿。主因胎龄 29^{+6} 周，脑积水进行性加重 20 天入院。

现病史：患儿为第 3 胎第 1 产，胎龄 29^{+6} 周，自然受孕，因孕母"妊娠糖尿病，子宫肌瘤，肥胖，臀位"于 2022 年 2 月 28 日在外院剖宫产分娩，出生体重 1350 g，生后 Apgar 评分 6-8-9，于外院新生儿科住院治疗，诊断为"新生儿窒息；新生儿呼吸窘迫综合征；新生儿脑病？脑积水；新生胎儿和新生儿颅内（非创伤性）出血？新生儿菌血症；新生儿低蛋白血症；急性肾功能不全；新生儿黄疸；新生儿贫血；新生儿低钾血症；早产儿视网膜病变；早产儿；极低出生体重儿；母亲伴有妊娠糖尿病的婴儿综合征"。

既往史、个人史：早产儿。

【眼科检查】

2022 年 4 月 8 日散瞳查眼底：结膜无充血，角膜透明，前房深度可，瞳孔散大约 6 mm，晶状体透明，眼底视盘边界清、色可，视网膜血管长入 I 区，血管迂曲扩张，周边血管未发育，动静脉短路，其内可见新生血管，血管末端可见出血灶（图 54-1）。

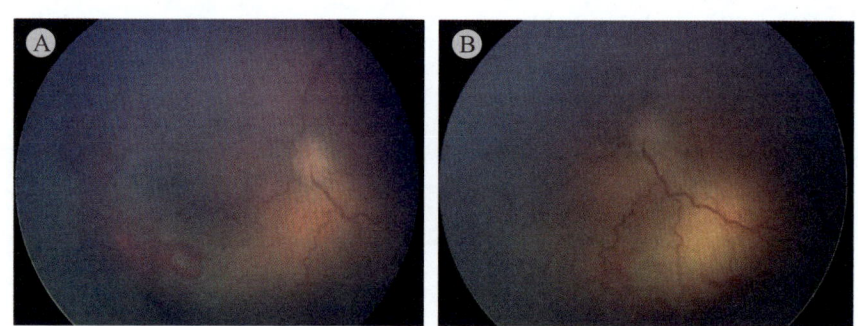

图 54-1　治疗前眼底

【诊断】

急进型早产儿视网膜病变；余诊断同新生儿科诊断。

【治疗经过】

完善术前检查后，于 2022 年 4 月 10 日在局部麻醉下双眼分别注射抗 VEGF 药物 0.025 mL。

【随访】

术后 2 周复查：血管迂曲扩张消失，新生血管消退，周边部分血管化，血管末端出血部分吸收（图 54-2）。

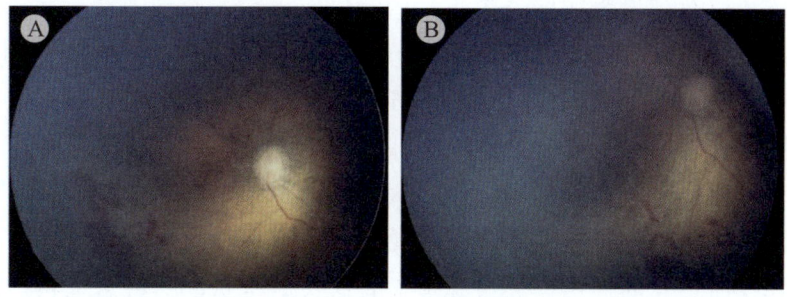

图 54-2　术后 2 周眼底检查

术后 2 个月复查：病变复发，可见血管轻度迂曲扩张，嵴形成（图 54-3A，图 54-3B）；于 2022 年 6 月 7 日全身麻醉下行视网膜激光凝固术，激光术后 10 天复查眼底，血管轻度迂曲扩张消失，嵴消退（图 54-3C，图 54-3D）；激光术后 2 个月眼底周边视网膜可见陈旧激光斑，视网膜血管终止于激光斑附近，其他范围视网膜血管发育至锯齿缘（图 54-3E，图 54-3F）。

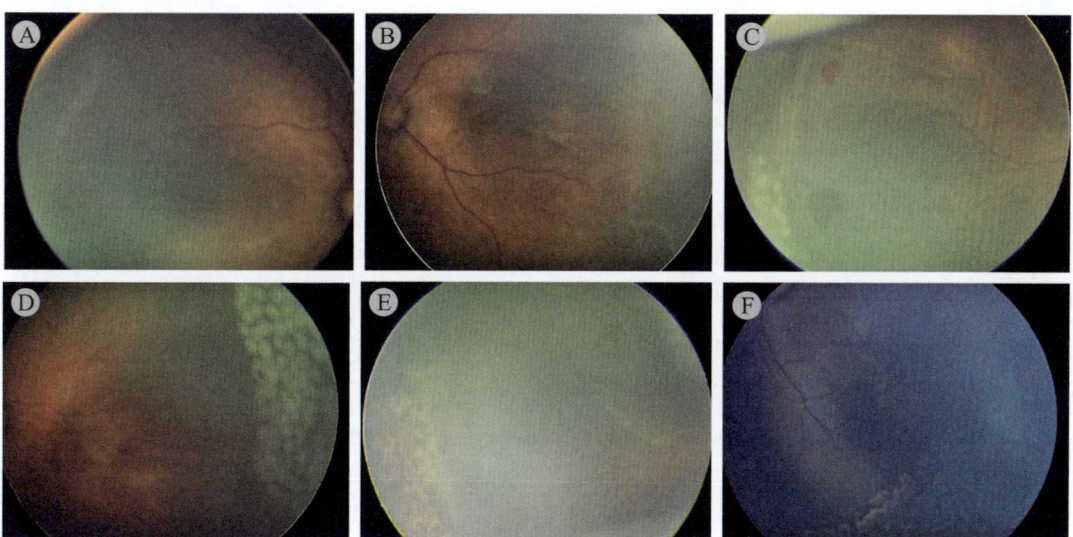

图 54-3　术后眼底检查

病例分析

早产儿视网膜病变（retinopathy of prematurity，ROP）是早产儿常见合并症之一，是以视网膜血管发育异常为特征的可控性致盲性眼病。调查显示，ROP 近年来已成为我国儿童盲的主要原因之一。ROP 的发展通常包含两个阶段，第 1 阶段是早产儿生后由于高氧刺激，以及孕母来源的各类生长因子供应中断等病理因素，导致视网膜血管发育停滞。常氧状态下，早产儿氧动脉分压是 55～80 mmHg，而在子宫内，氧动脉分压为 30 mmHg。这使得早产儿在出生后处于相对高氧的环境，进而导致促血管生成因子减少，而抑血管生成因子增多，导致 ROP 早期血管发育停滞。之后由于代谢需求增加，而局部血氧供应不足，而导致视网膜局部缺血、缺氧，引起促血管生成因子大量产生，进一步导致异常新生血管增生，即第 2 阶段，也就是新生血管期。目前临床治疗主要针对第 2 阶段，即通过激光破坏无血管区以减少氧需，或者通过玻璃体内注射抗 VEGF 以降低局部促血管生成因子的水平以达到消退新生血管的目的。ROP 依据发生部位及病变严重程度分为 3 区 5 期，病变越靠后极部，进展的危险性越大，大部分 ROP 可自然消退，部分 ROP 需要医疗干预以防止病变进一步恶化，导致视网膜脱离而致盲。目前依据临床经验当病变发展至阈值前 1 型就是临床干预的时期。主要干预手段有激光治疗和（或）抗 VEGF 治疗，当病变发展至视网膜脱离，就需要巩膜外加压术或玻璃体切除术，通常发展至晚期，预后亦较差。

杨秀梅教授点评

ROP 是早产儿的一种严重并发症，导致儿童失明的概率在英国为 3%，美国为 13%。在发展中国家其发生率更高。患儿出生体重、胎龄及用氧时间是发生 ROP 的主要危险因素。

本例患儿为急进型 ROP（aggressive ROP，A-ROP）。A-ROP 是 ROP 的一种特殊类型，为一种少见、进展迅速而严重的 ROP 病变，多见于胎龄小、体质量较低的极不成熟儿，预后较差；治疗不及时，可很快进展至 5 期。此种病变多见于 1 区，少数也见于 2 区，4 个象限均可见病变，动静脉难以辨别，Plus 表现明显，但 1～3 期分期界限常不明显。A-ROP 对激光治疗反应相对较差，往往因为病变位于 1 区，需要大量激光光凝治疗，视力预后通常较差，近年抗 VEGF 治疗对 A-ROP 显示了突出的优势。经过抗VEGF治疗的ROP，病变嵴不仅可以消退，正常的视网膜血管还可以继续向周边视网膜发育。对比于其他类型的ROP，A-ROP具有病情更易于复发的倾向，因而需要更长时间的随访观察。对于再次复发的ROP，根据病变特点可以选择再次注药治疗，或是激光治疗，而选择的依据则是根据病变特点而决定，如果病变显著，新生血管明显，可选择注药治疗，而如果病变增殖，建议激光治疗。虽然抗VEGF治疗相对简单、安全，治疗时间短，学习曲线短，但不能忽视激光治疗的重要性。

【参考文献】

[1] CHIANG M F, QUINN G E, FIELDER A R, et al. International Classification of Retinopathy of Prematurity, Third Edition. Ophthalmology, 2021, 128（10）: e51-e68.

[2] SABRI K, ELLS A L, LEE E Y, et al. Retinopathy of prematurity: a global perspective and recent developments. Pediatrics, 2022, 150（3）: e2021053924.

[3] BANCALARI A, SCHADE R. Update in the treatment of retinopathy of prematurity. Am J Perinatol, 2022, 39（1）: 22-30.

[4] GOOD W V. Retinopathy of prematurity incidence in Children. Ophthalmology, 2020, 127（4S）: S82-S83.

[5] HARTNETT M E. Retinopathy of prematurity: evolving treatment with anti-vascular endothelial growth factor. Am J Ophthalmol, 2020, 218: 208-213.

[6] STAHL A, SUKGEN E A, WU W C, et al. Effect of intravitreal aflibercept vs laser photocoagulation on treatment success of retinopathy of prematurity: The FIREFLEYE randomized clinical trial. JAMA, 2022, 328（4）: 348-359.

[7] TSAI A S, CHOU H D, LING X C, et al. Assessment and management of retinopathy of prematurity in the era of anti-vascular endothelial growth factor（VEGF）. Prog Retin Eye Res, 2022, 88: 101018.

[8] KUMAWAT D, SACHAN A, SHAH P, et al. Aggressive posterior retinopathy of prematurity: a review on current understanding. Eye（Lond）, 2021, 35（4）: 1140-1158.

[9] 中华医学会眼科学分会眼底病学组，中国医师协会眼科医师分会眼底病专委会.中国早产儿视网膜病变分类和治疗专家共识（2023年）.中华眼底病杂志，2023，39（9）：720-727.

（杨秀梅　整理）

病例 055　Stickler 综合征

病历摘要

【基本信息】

患者，男性，7 岁，主诉左眼视物模糊 8 天就诊于我院。

现病史：患者 8 天前无明显诱因出现左眼视物模糊，无眼红、眼痛，无头晕、头痛。

既往史：否认外伤史；否认慢性病史；足月顺产；3 年前因"右眼视网膜脱离"在当地医院行白内障超声乳化联合玻璃体切除、硅油填充手术治疗。

家族史：否认家族性遗传病史。

【眼科检查】

右眼裸眼视力光感；左眼裸眼视力手动 /10 cm；双眼矫正视力无提高。眼压：右眼 4 mmHg，左眼 7 mmHg。双眼角膜透明，前房深度正常；右眼前房上方见直径约 3 mm 硅油滴悬浮，虹膜全周或广泛后粘连，瞳孔约 3 mm，瞳孔区可见白色晶状体状钙化囊膜（图 55-1A），玻璃体及眼底不可见；左眼前节照相未见明显异常（图 55-1B）；左眼见玻璃体液化明显，眼底视盘颜色稍淡，全周视网膜呈漏斗状脱离，累及黄斑，11～3 点视网膜锯齿缘离断（图 55-1C），血管走行尚可。眼部 B 超显示左眼视网膜脱离（图 55-1D）。

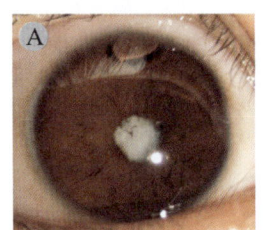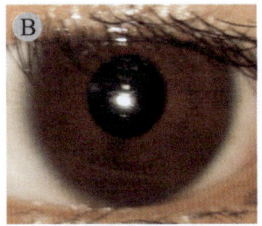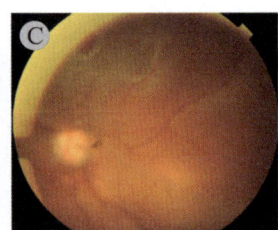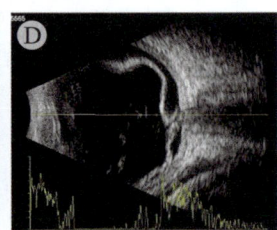

图 55-1　治疗前眼前节照相、眼底照相及 B 超检查

【辅助检查】

实验室检查包括血常规、凝血、肝功能、肾功能、感染指标（HIV、乙肝、丙肝、梅毒血清学检测）等结果均未见明显异常；髋关节、肘关节及膝关节等影像学检查未见异常；听力正常；基因检测结果显示 *COL2A1* 基因杂合突变，患者父母及弟弟检测该基因均正常（图 55-2）。

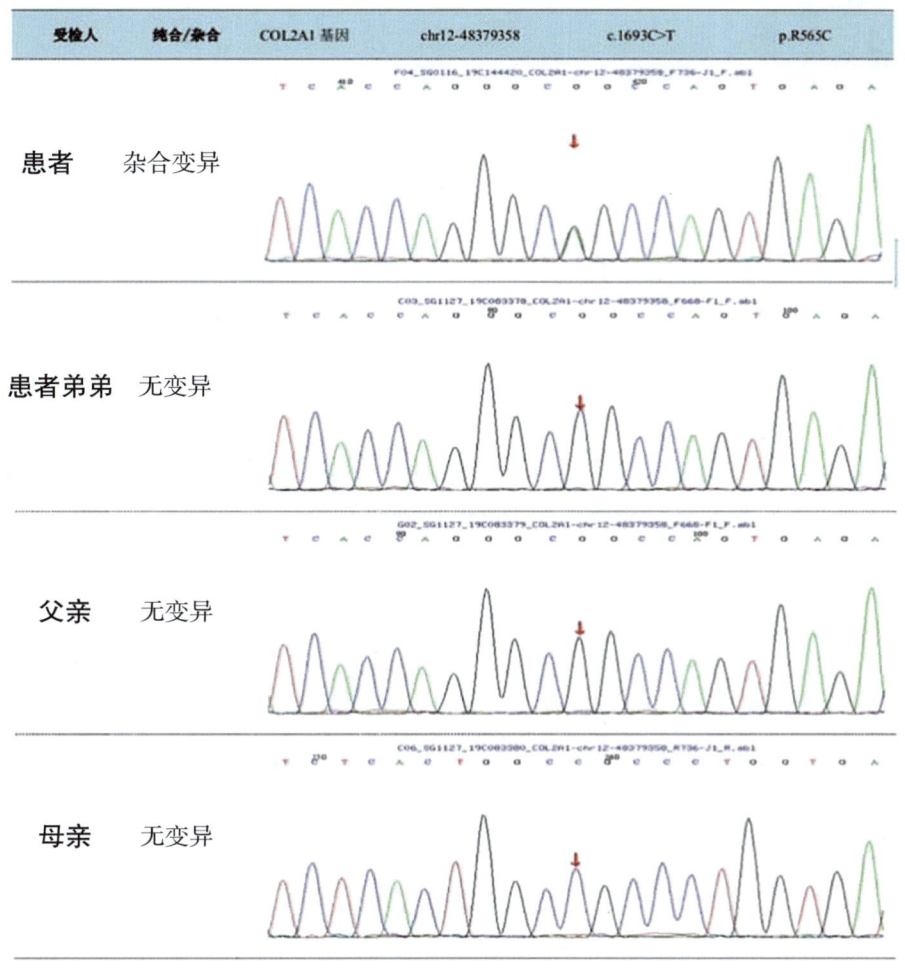

图 55-2　基因检测

【诊断】

Stickler 综合征。

【治疗经过】

完善术前检查后在全身麻醉下行左眼玻璃体切除、视网膜复位、视网膜光凝、硅油填充术，术中见视盘色淡，全视网膜脱离，11～3 点可见锯齿缘离断，血管走行尚可。

【随访】

术后 1 个月复查：左眼最佳矫正视力恢复至 0.1。患者 5 个月后行硅油取出术，术后视网膜在位，视力为 0.1。

病例分析

Stickler 综合征是 Gunnar B. Stickler 在 1965 年首次报道的遗传性胶原结缔组织病，当时命名为"hereditary progressive arthro-ophthalmopathy"，发病率为 1∶7500～1∶9000。其是一种遗传性纤维胶原结缔组织疾病，主要以眼部、口面部、关节及听力损伤为特征性病变。眼部表现包括先天性近视、玻璃体异常、白内障、青光眼和视网膜脱离；口面部改变包括腭裂、面中部扁平、低鼻梁和小颌；关节异常包括关节活动度过大和骨关节炎；听力损伤包括感觉神经性或传导性听力障碍。

Stickler 综合征是儿童孔源性视网膜脱离的常见病因。有文献报道了 108 例 127 只眼儿童孔源性视网膜脱离，其中先天性病因占 37.8%（48 例），仅次于外伤 42.5%（54 例）；在先天性病因中，Stickler 综合征是最常见的病因，占 29.2%（14 只眼），所以不明原因的儿童视网膜脱离均需全面查体，排除是否为 Stickler 综合征。Stickler 综合征是一组具有遗传异质性和临床异质性的疾病，目前根据是否存在眼部异常、玻璃体表型及分子遗传学特征其分为六型。Ⅰ型 Stickler 综合征由 *COL2A1* 基因突变所致，表现为膜型玻璃体异常，最为常见，在所有患者中占 80%～90%；Ⅱ型 Stickler 综合征为念珠型玻璃体异常，由 *COL11A1* 基因突变所致；Ⅲ型由 *COL11A2* 基因突变所致，只有全身表现而无眼部异常；Ⅳ型、Ⅴ型、Ⅵ型 Stickler 综合征分别由 *COL9A1*、*COL9A2*、*COL9A3* 基因突变所致。其中Ⅰ、Ⅱ、Ⅲ型为常染色体显性遗传；Ⅳ型、Ⅴ型、Ⅵ型为常染色体隐性遗传，但有 50% 的患儿是首发者。

胶原的命名是由其被发现顺序及肽链结构决定的。目前发现人体约有胶原蛋白 28 种，分别命名为Ⅰ型、Ⅱ型、Ⅲ型、Ⅳ型等。胶原蛋白可由 3 条相同的链（同型三聚体）组成，如胶原蛋白Ⅱ，COL2A1 编码 1 条 α1 链，3 条完全相同的 α1 链折叠形成一种左手螺旋的螺旋分子结构。其他的则由 2 条或更多不同的链（异源三聚体）组成，如胶原蛋白Ⅸ，其是由 3 条不同的 α 链组成，这 3 条链分别由 *COL9A1*、*COL9A2*、*COL9A3* 基因编码而成。

Ⅱ型胶原又称软骨胶原，在软骨内骨形成、生长和在正常关节功能中起重要作用，对眼和内耳的正常发育和功能也非常重要。Ⅱ型胶原蛋白异常疾病包括骨骼发育不良、眼部疾病（如白内障、近视、晶状体半脱位、玻璃体异常、视网膜脱离）、听力障碍和口面部特征等多种临床表型。①关节病变。包括Ⅱ型软骨生成不全（achondrogenesis type Ⅱ）、软骨发育不良（hypochondrogenesis）、托兰斯型扁平椎体致死型发育不良（platyspondylic dysplasia, Torrance type）、克尼斯特发育不良（kniest dysplasia）、先天性椎体骨骺结构不良（spondyloepiphyseal dysplasia congenita，SEDC）、先天性脊柱骨骺发育不全（spondyloepimetaphyseal dysplasia，SEMD）、先天性脊柱骨骺发育不良（spondyloepiphyseal dysplasia，SED）。②口面部发育异常。约20%腭正中裂（特征性，无症状，不合并唇裂）；面中部扁平、低鼻梁、短鼻、鼻孔前倾、小颌（症状可随年龄增长而减轻）。③听觉障碍。腭裂或高腭弓会发生浆液性中耳炎引起传导性听力下降或口面部发育不良导致感音性听力下降。④眼部异常。a. 视网膜变性：放射状血管旁视网膜变性、后极部脉络膜视网膜萎缩、周边部视网膜格子样变性。b. 视网膜裂孔及视网膜脱离：超过70%患者可有视网膜裂孔或视网膜脱离，其中一半为双眼，并常伴有锯齿缘截离或巨大裂孔。c. 近视：患者多在6岁即有高度近视，常合并散光，进展缓慢、多无高度近视萎缩弧。d. 先天性白内障：具有特征性，呈象限内片状的皮质混浊。e. 青光眼：房水流出系统异常，少见的为视网膜脱离或玻璃体视网膜增殖后发生的慢性房角关闭。f. 玻璃体异常。这是Ⅱ型胶原异常最重要的一部分。正常玻璃体中主要包含有4种胶原蛋白：Ⅱ型（占60%～75%）、Ⅸ型（占25%）、Ⅴ/Ⅺ型（占10%～25%）、少量的Ⅵ型。Ⅱ型胶原是形成原纤维主要的胶原。Ⅸ型胶原以规则的周期与原纤维表面相连，但不能单独形成原纤维。Ⅴ/Ⅺ型胶原形成原纤维的核心。在正常玻璃体中，成束的胶原原纤维连接在一起，并由Ⅸ型胶原隔开，胶原成板层平行排列。原纤维表面的正常Ⅸ型胶原丢失，Ⅱ型胶原表面暴露，导致胶原原纤维聚集。无论任何一种胶原蛋白异常，均可导致玻璃体异常。常见的即为Ⅱ型胶原异常所致的膜型玻璃体异常及Ⅺ型胶原异常所致的念珠型玻璃体异常。

Stickler综合征易发生视网膜锯齿缘截离或巨大裂孔，主要原因是玻璃体与视网膜的相互作用，它与玻璃体纤维结构的变化密切相关。在Stickler综合征中，由玻璃体变性引起的切向玻璃体视网膜牵引应是视网膜撕裂的原因。

Stickler综合征眼部最严重并发症即为孔源性视网膜脱离。有学者认为周边视网膜冷冻对预防Stickler综合征患者视网膜脱离有效，但也有学者认为视网膜激光及冷冻预防效果还需要大样本量进一步研究。总之，在临床工作中，对患者介绍疾病特点后，做定期随访，尤其对于在治疗患眼的同时对对侧眼的查体及随访更重要。

黄厚斌教授点评

Stickler综合征需与Wagner综合征相鉴别。2005年，首次报道了玻璃体中与透明质酸结合的硫酸软骨素蛋白多糖（*CSPG2*）突变。Wagner综合征为常染色体显性遗传，其病变基础是发生于染色体 5q14.3 上的 *CSPG2* 基因突变，视网膜脱离发生率约 75% 左右。其特征为假性外斜视、夜盲症、近视、葡萄膜炎、白内障、玻璃体腔无玻璃体、视网膜前玻璃体浓缩、进行性脉络膜视网膜变性、牵拉性视网膜脱离、先天性畸形（小眼球、晶状体脱位、虹膜萎缩等）；晚期 ERG 低平或消失；但 Wagner 综合征无全身症状。总之，对于这类遗传性玻璃体视网膜疾病，基因检测仍是金标准。在临床诊疗过程中，尤其对于非外伤性儿童视网膜脱离，积极寻找病因，对治疗及预后非常关键。

【参考文献】

[1] SNEAD M P, MCNINCH A M, POULSON A V, et al. Stickler syndrome, ocular-only variants and a key diagnostic role for the ophthalmologist. Eye（Lond）, 2011, 25（11）: 1389-1400.

[2] SOHEILIAN M, RAMEZANI A, MALIHI M, et al. Clinical features and surgical outcomes of pediatric rhegmatogenous retinal detachment. Retina, 2009, 29（4）: 545-551.

[3] BOOTHE M, MORRIS R, ROBIN N. Stickler syndrome: a review of clinical manifestations and the genetics evaluation. J Pers Med, 2020, 10（3）: 105.

[4] GELSE K, PÖSCHL E, AIGNER T. Collagens--structure, function, and biosynthesis. Adv Drug Deliv Rev, 2003, 55（12）: 1531-1546.

[5] MIENALTOWSKI M J, GONZALES N L, BEALL J M, et al. Basic structure, physiology, and biochemistry of connective tissues and extracellular matrix collagens. Adv Exp Med Biol, 2021, 1348: 5-43.

[6] ACKE F R, DHOOGE I J, MALFAIT F, et al. Hearing impairment in Stickler syndrome: a systematic review. Orphanet J Rare Dis, 2012, 7: 84.

[7] MITRY D, FLECK B W, WRIGHT A F, et al. Pathogenesis of rhegmatogenous retinal detachment: predisposing anatomy and cell biology. Retina, 2010, 30（10）: 1561-1572.

[8] COUSSA R G, SEARS J, TRABOULSI E I. Stickler syndrome: exploring prophylaxis for retinal detachment. Curr Opin Ophthalmol, 2019, 30（5）: 306-313.

[9] FINCHAM G S, PASEA L, CARROLL C, et al. Prevention of retinal detachment in Stickler syndrome: the Cambridge prophylactic cryotherapy protocol. Ophthalmology, 2014, 121（8）: 1588-1597.

（谢海南　整理）

病例 056 von Hippel-Lindau 综合征

病历摘要

【基本信息】

患者，女性，32岁，主因左眼视物模糊2年，突然视物不见4天就诊于我院。

现病史：患者于2年前无明显诱因出现左眼视物模糊，未予重视及诊治。4天前突然出现左眼视物不见，无眼红、眼痛等不适，为求进一步诊治来我院就诊。

既往史：7年前因"右眼视物模糊"，诊为"眼底血管瘤"（具体不详），患者因经济原因未特殊诊治，此后右眼视力逐渐下降，2年前视物不见，偶伴眼红，否认眼痛不适。2天前因"右眼继发性青光眼"于门诊行右眼虹膜Nd：YAG激光切开治疗，治疗后眼压下降。3年前因"头痛、呕吐"至当地医院就诊，行"枕下开颅，左侧小脑肿瘤切除术"；术后诊断为"小脑血管母细胞瘤；脊髓空洞症；小脑扁桃体下疝"。否认家族史，父母非近亲结婚。

个人史：无特殊。

【眼科检查】

右眼无光感；左眼矫正视力0.04。眼压：右眼26 mmHg，左眼17 mmHg。双眼外眼未见明显异常。眼前节（图56-1A）：右眼结膜轻度充血，角膜透明，颞下方周边虹膜前粘连，前房中深，周边＞1/2 CT，虹膜纹理欠清，未见虹膜新生血管，5点位虹膜周切口通畅；瞳孔闭锁，欠圆，直径约3.0 mm，晶状体全白混浊，前囊表面见色素颗粒沉着；左眼眼前节未见明显异常。眼部彩色多普勒超声显示左眼视网膜脱离；右眼玻璃体腔内异常团块状高回声，可见动静脉血流信号（图56-1B）。眼底：右眼眼底窥不入。左眼视盘色淡红、边界清，C/D为0.3；12：00～5：30点位视网膜呈灰白色隆起、脱离，以黄斑区为中心形成视网膜皱褶；颞侧视网膜血管明显扩张、迂曲，其上方、颞上、颞下中周部可见4处血管瘤，最大者直径达1PD，位于颞上方，其表面玻璃体腔内可见血管增殖膜形成、牵拉黄斑区视网膜，颞下血管瘤旁可见一裂隙状视网膜裂孔（图56-2）。

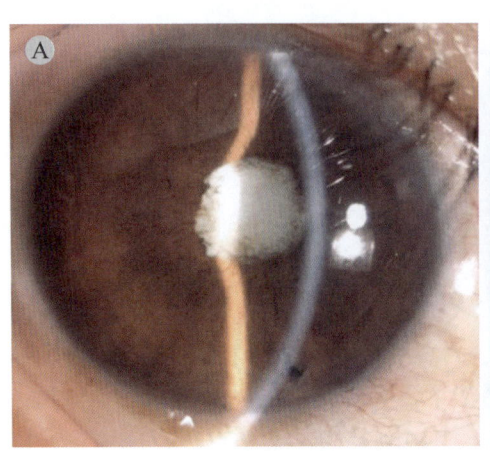
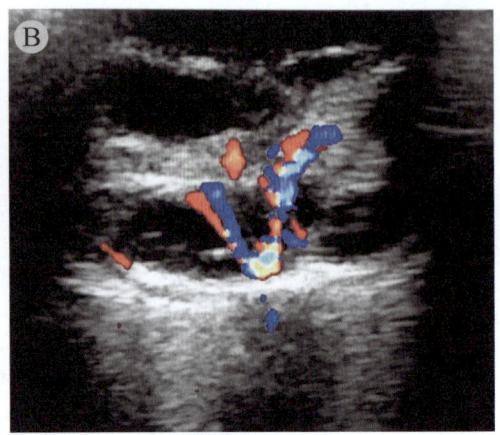

图 56-1　右眼眼前节外观及彩色多普勒超声检查

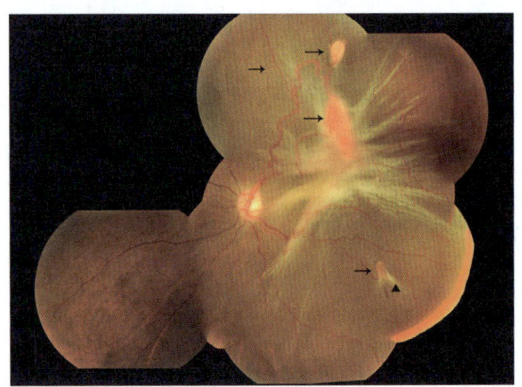

左眼眼底见大小不等的视网膜血管瘤（黑箭头）。

图 56-2　左眼眼底照相

【辅助检查】

FFA：左眼动静脉期中周部，尤其颞上方视网膜沿血管走行可见多处点状、团状强荧光，随时间延长渗漏明显，其中颞上方一处异常团状荧光渗漏处可见一粗大滋养血管走行迂曲、扩张，周边视网膜毛细血管异常扩张，轻微渗漏（图 56-3）。全身检查：颅脑磁共振（平扫＋增强）检查提示延髓背侧占位病变伴颈髓空洞形成。腹部超声提示胰腺多发囊肿及左肾囊肿。

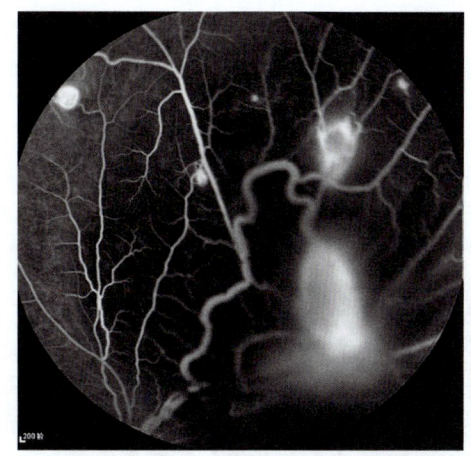

左眼共6处大小不一的点状、团状强荧光；相较于眼底像，FFA更有利于辨别体积较小的血管瘤。

图 56-3　左眼颞上方 FFA 检查

【诊断】

左眼牵拉性视网膜脱离；右眼并发性白内障；右眼继发性青光眼；von Hippel-Lindau 综合征。

【治疗经过】

局部麻醉下行左眼玻璃体切除、视网膜前膜剥除、眼内光凝、电凝、视网膜血管瘤切除、玻璃体腔注药（抗 VEGF、TA）、硅油填充术。术中体积较小的视网膜血管瘤眼内激光处理反应可，视网膜血管瘤偏大、激光效果不佳者眼内电凝处理，颞上方最大的瘤体电凝反应不佳，遂切除，送病理。术后病理：少量增生的小血管，局部管腔扩张，免疫组化 CK（-）、CD31（+）、CD34（+）、EMA（-）、PR（-）、Vimentin（+）、Ki-67（+＜1%）、Inhibin（-）；考虑为毛细血管瘤。术后常规局部抗炎、抗感染治疗。

神经外科会诊考虑延髓小脑血管母细胞瘤可能性大，建议手术切除。患者拒绝。

【随访】

1 个月后复查显示左眼最佳矫正视力恢复至 0.5，左眼视网膜在位良好，未见新发的视网膜血管瘤（图 56-4）。

完善患者及家属基因检测，明确突变为 *VHL* 基因（c.349 T＞A，p.W117R，新发现的突变），结合其既往中枢神经系统血管细胞瘤的病史，确诊为 Von Hippel-Lindau 综合征（简称 VHL 综合征）。行患者家系内筛查：患者女儿（12 岁），右眼矫正视力 1.0，左眼矫正视力 0.8，双眼眼压正常，眼底检查显示右眼颞下方周边部一小血管瘤（予以光凝治疗），左眼下方视网膜周边部见一大小约 2.5 PD 视网膜血管瘤，网膜下见大量黄白色渗出，可见迂曲怒张的滋养血管，瘤体及视盘表面见纤维增殖（图56-5）。患者儿子（6岁），双眼视力均1.0，查体见右眼周边部一小血管瘤（光凝治疗），左眼未见明显异常。

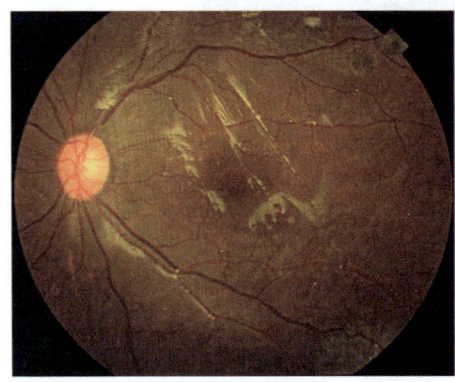

左眼术后颞上及颞下见激光斑反应好，视网膜表面见硅油界面反光及曲安奈德颗粒。

图56-4　左眼术后1个月眼底照相

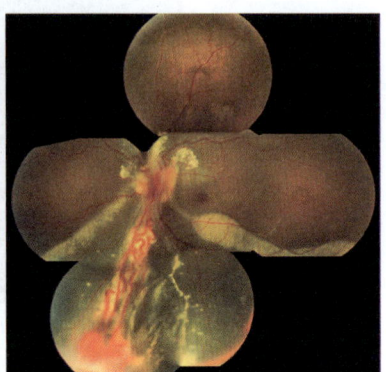

图56-5　左眼眼底照相

病例分析

　　von Hippel-Lindau综合征是一种常染色体显性遗传的肿瘤性疾病，以多发良性、恶性肿瘤，多脏器囊肿为特点，包括中枢神经系统及视网膜血管细胞瘤、肾透明细胞癌、胰腺癌、嗜铬细胞瘤等，临床中因未及时发现和治疗肾透明细胞瘤、中枢神经系统血管细胞瘤而于50岁前死亡的VHL综合征患者不在少数。视网膜血管瘤常为von Hippel-Lindau综合征最早的临床表现之一，病灶常出现在颞侧视网膜；患者可在20～30岁发病，仅为视网膜血管瘤病时也可称为von Hippel病。von Hippel-Lindau综合征的病因目前认为是VHL基因的突变；VHL基因是一种抑癌基因突变，位于3号染色体，其突变多为错义突变和无义突变，突变可抑制VHL蛋白、导致过量VEGF的产生，从而促进血管增生、在非缺氧情况下形成视网膜血管细胞瘤。

　　结合典型眼底改变、既往中枢神经系统肿瘤病史以及基因诊断结果，该患者VHL综合征诊断明确。视网膜血管瘤是VHL综合征最重要的眼部表现，可表现为毛细血管异常，也可表现为视网膜的巨大血管瘤并发牵拉性视网膜脱离。对VHL综合征发病机制中分子层面的研究发现VHL基因的突变会导致过量VEGF、促红细胞生成素、转移生长因子、血小板源性生长因子的产生，视网膜血管瘤的形成可能与其有关。目前有关于使用抗 VEGF 药物治疗的报道，抗 VEGF 药物可以减轻视网膜的渗出反应、改善黄斑水肿，但并不能改变瘤体大小。早期瘤体可呈直径几百微米的红色点状改变，逐渐增长至结节状；小的病灶可以通过眼底激光光凝使其闭塞、纤维化、萎缩，周边部、大的瘤体可通过冷冻处理，但后极部、更大的病灶（直径＞1.5 mm）治疗较为棘手，需要反复多次激光，且激光过程中渗出反应严重，可出现渗出性视网膜脱离。对于牵拉性视网膜脱离、严重玻璃体积血者，需要行玻璃体视网膜手术，术中周边较大病灶可通过冷冻或直接切除处理。

黄厚斌教授点评

因 VHL 综合征的肿瘤特性，视网膜会不断出现新的血管瘤病灶，且瘤体会不断增大，伴有渗出、出血，甚至牵拉性视网膜脱离，对患者的视力威胁巨大。因此，应强调并反复告知患者务必定期、密切随访，必要时行眼底荧光血管造影检查，在瘤体体积尚小时予以处理。同样，应告知患者进行全身包括中枢神经系统、腹部重要器官的定期检查，以期尽早诊治可能威胁生命的疾患。

【参考文献】

[1] CHEW E Y. Ocular manifestations of von Hippel-Lindau disease：clinical and genetic investigations. Trans Am Ophthalmol Soc，2005，103：495-511.

[2] DOLLFUS H，MASSIN P，TAUPIN P，et al. Retinal hemangioblastoma in von Hippel-Lindau disease：a clinical and molecular study. Invest Ophthalmol Vis Sci，2002，43（9）：3067-3074.

[3] LATIF F，TORY K，GNARRA J，et al. Identification of the von Hippel-Lindau disease tumor suppressor gene. Science，1993，260（5112）：1317-3020.

[4] SINGH A D，SHIELDS C L，VON SHIELDS J A. von Hippel-Lindau disease. Surv Ophthalmol，2001，46（2）：117-142.

[5] CHAN C C，COLLINS A B，CHEW E Y. Molecular pathology of eyes with von Hippel-Lindau（VHL）disease：a review. Retina，2007，27（1）：1-7.

[6] HRISOMALOS F N，MATURI R K，PATA V. Long-term use of intravitreal bevacizumab（avastin）for the treatment of von hippel-Lindau associated retinal hemangioblastomas. Open Ophthalmol J，2010，4：66-69.

（陈兰兰　整理）

病例 057　永存原始玻璃体增生症

病历摘要

【基本信息】

患儿，女性，6岁，足月顺产。因"双眼视力模糊半年余"入院。

现病史：2017年6月25日患儿告诉家长出现视物不清。2017年7月初老师发现右眼内斜，就诊于当地三甲医院，诊断为"右眼角膜炎、并发性白内障、内斜视"，给予氟米龙滴眼液、普拉洛芬滴眼液治疗。

既往史：于2017年3月摔倒时，右眼撞上水泥地，出现右眼红肿，予以当地打"消炎针"后缓解。后反复出现右眼红，自行点"地塞米松滴眼液"可缓解。

个人史：无特殊。

【眼科检查】

右眼视力手动（10 cm），矫正无助，光定位准确；左眼最佳矫正视力0.8，光定位准确。眼压：右眼14 mmHg，左眼15 mmHg。右眼内斜约15°；右眼9～3点位中央角膜带状变性，前房浅、虹膜后粘连，晶状体混浊（图57-1A）；左眼前节（图57-1B）及眼底（图57-1C）未见异常。

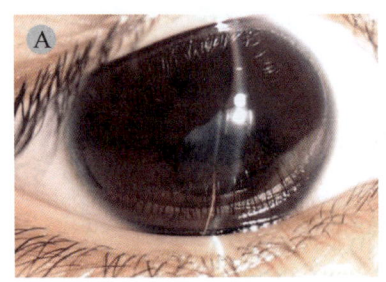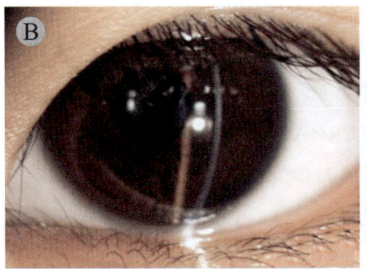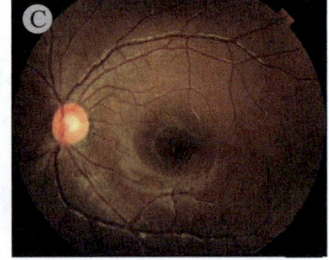

图 57-1　入院时眼前节和眼底照相

【辅助检查】

眼前节OCT提示右眼前房浅，虹膜贴于角膜内皮（图57-2A，图57-2B）；超声提示右眼后极部视网膜脱离（图57-3A）、玻璃体混浊（图57-3B）。基因检测：*EPHA 2*基因1339位杂合突变，与患儿母亲一致（图57-4）。

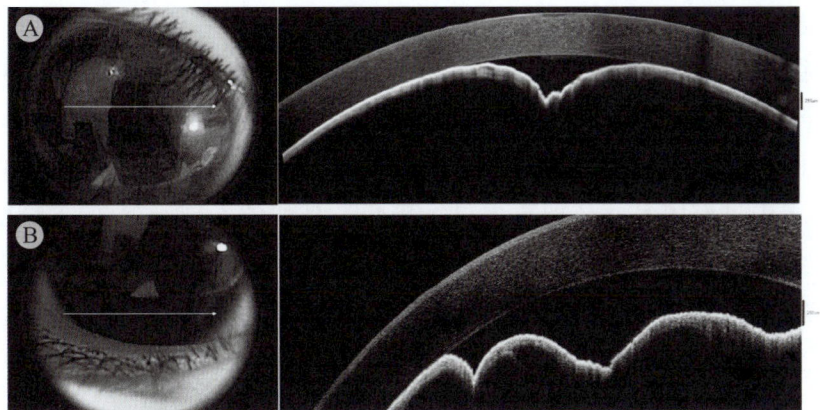

A. 右眼睑裂区虹膜紧贴角膜内皮；B. 下方房水深度约 1 CT。

图 57-2　术前眼部检查

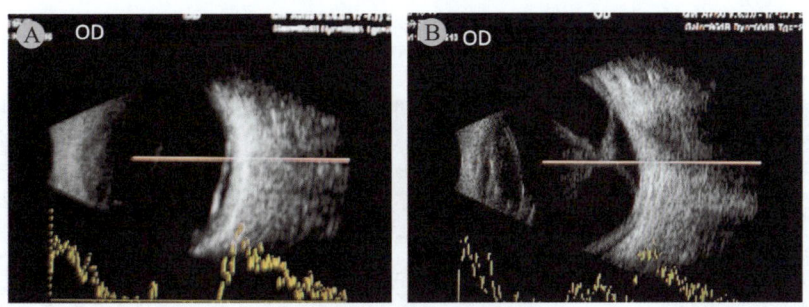

图 57-3　术前右眼 B 超

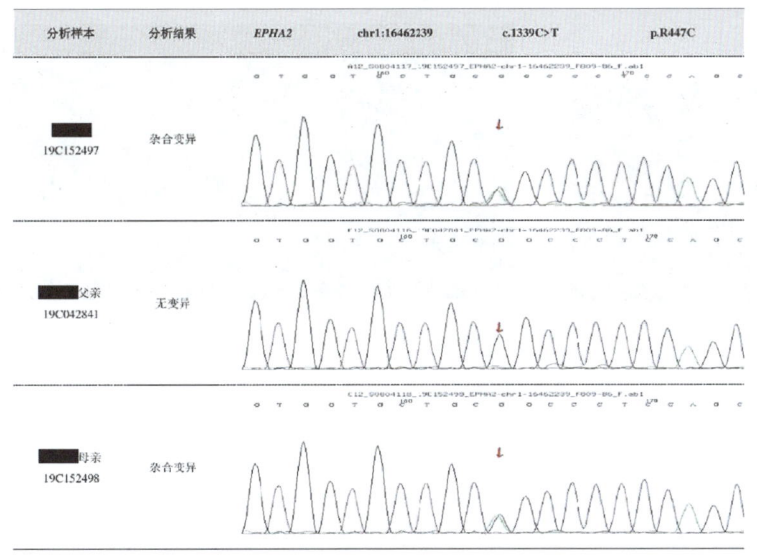

图 57-4　患儿及父母基因检测

【诊断】

右眼永存原始玻璃体增生症（persistent hyperplasia of primary vitreous，PHPV）。

【治疗经过】

完善术前检查后在全身麻醉下行右眼白内障超声乳化＋玻璃体切除＋视网膜裂孔封闭术。术中见右眼晶状体前表面见纤维膜；晶状体不规则混浊伴钙化，晶状体后皮质与后囊粘连，后囊钙化；白色 cloquet 管与视盘相连，牵拉盘周视网膜；后极部视网膜浅脱离，视网膜呈灰白色，血管纤细，鼻侧盘沿裂孔，赤道前全周视网膜在位。术中分离虹膜后粘连，撕除虹膜后纤维膜；超声乳化吸除前部皮质；玻璃体切割头自玻璃体切割通道切除晶状体后皮质及囊膜；切除 cloquet 管及周围玻璃体，可疑孔周围注入透明质酸钠凝胶封闭裂孔。术后 20 天复查 OCT（图 57-5）提示右眼后极部视网膜浅脱离。术后 40 天复查前房深（图 57-6A），视盘前玻璃体少量增殖（图 57-6B），OCT 提示视网膜复位（图 57-6C）。

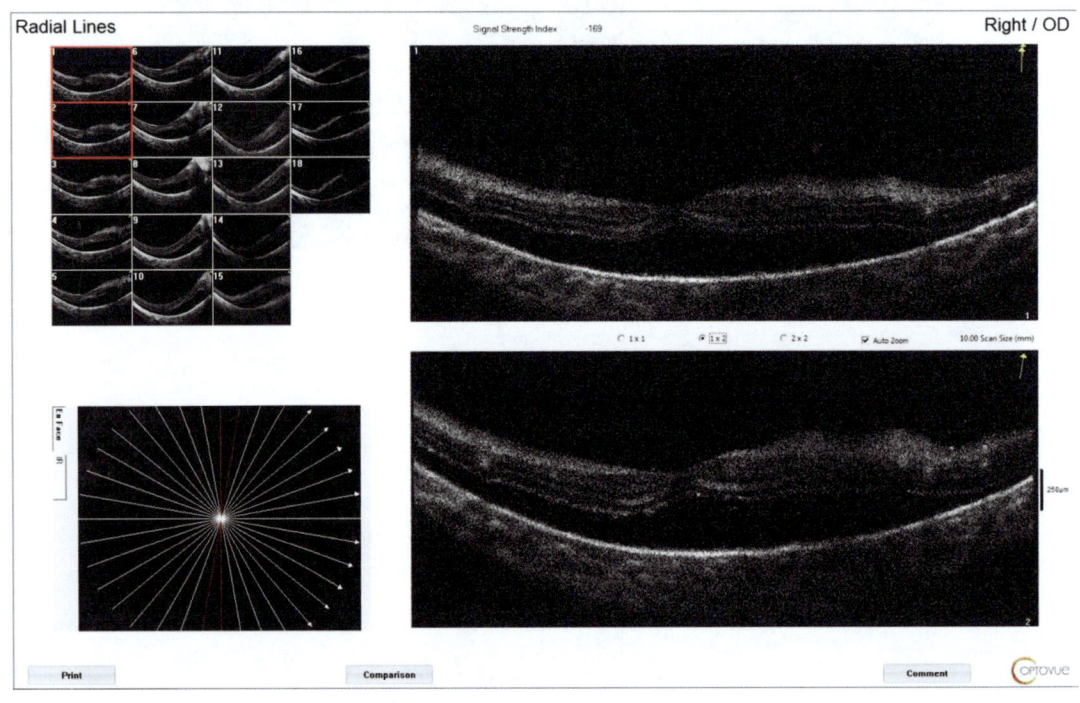

图 57-5　术后 20 天 OCT

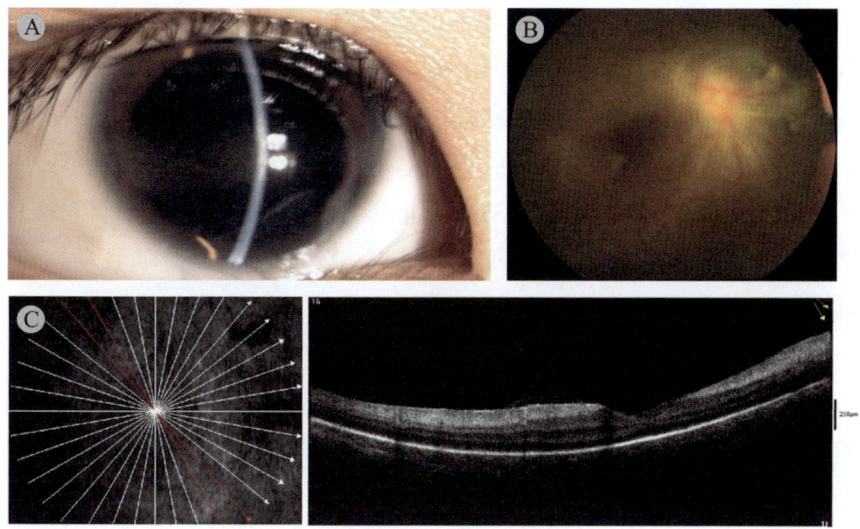

图 57-6　术后 40 天复诊

病例分析

永存原始玻璃体增生症为胚胎期原始玻璃体不能正常消退所致。大多数患儿因出生后白瞳被家长发现就诊。绝大多数为单眼，白瞳外尚有小眼球、小角膜、浅前房、小晶状体。特征为灰白色膜样组织覆盖于晶状体后囊，中央部分较浓厚，瞳孔扩大后可看见晶状体周围有被拉长的睫状突（图 57-7A），为特征性表现。偶有玻璃体动脉残留。一旦晶状体后囊膜破裂，则晶状体皮质发生肿胀混浊，堵塞房水通道，引发青光眼。在眼底时常可窥见玻璃体内机化条索（图 57-7B）、视盘前膜及其边缘视网膜的牵引皱褶。

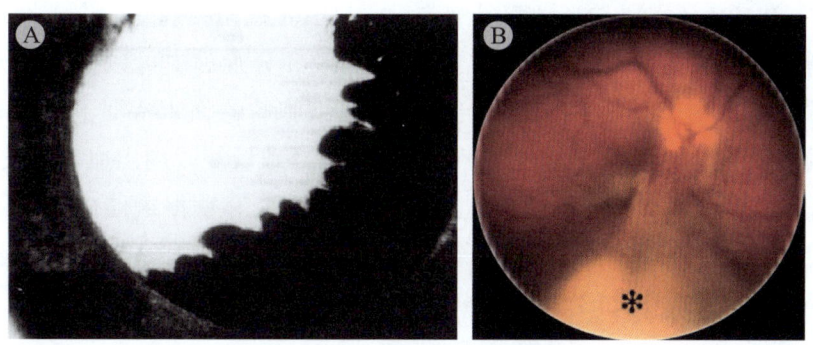

图 57-7　PHPV 前后节表现

EPHA2 编码 Eph 酪氨酸激酶受体家族的膜蛋白，该蛋白与相邻细胞上的膜结合型 ephrin 配体结合，进行双向信号传导。EPHA2 蛋白与连接蛋白的相互作用证实其在调节细胞连接中发挥作用。细胞连接的完整性在维持晶状体细胞间通信和稳态方面起着关键作用。EPHA2 信号在发育过程到成年期上皮内环境稳定中均发挥作用。EPHA2 缺失小鼠随着年龄的增长逐渐发展为皮质性白内障。晶状体中 EPHA2 配体 EPHRIN-A5 的缺失也会导致小鼠的年龄相关性白内障。因此，EPHA2 信号对哺乳动物整个生命周期中晶状体发育和维持晶状体透明度至关重要。但该基因突变与 PHPV 的关联尚无文献报道。

黄厚斌教授点评

原始玻璃体在胚胎期第 1 个月形成，在第 9 周次级玻璃体形成时开始消退。到第 3 个月底，次级玻璃体填充大部分玻璃体腔，原始玻璃体凝结成一条窄带（Cloquet 管），从视神经延伸到晶状体后部。PHPV 是原始玻璃体异常发育的结果，它持续到胚胎期 7～8 个月时未能退化吸收而异常增殖为目前公认的病因。大多数情况下，PHPV 为散发的、单眼受累，与身体其他组织疾病无关，但玻璃体血管退化的失败与多种眼部病变相关。在某些 PHPV 病例中，纤维血管组织可能与晶状体后囊相连并脱落，导致晶状体后囊破裂和诱发眼内炎。PHPV 分为两种类型：①当残余血管附着在晶状体后表面，而不再延伸到视神经时，则为前部 PHPV；②当残余血管从视神经发出但未到达晶状体，未引起白内障时，则为后部 PHPV。后部 PHPV 可能与视神经或视神经周围视网膜的发育异常有关。视盘周围的视网膜可能会形成瘢痕，甚至出现视网膜脱离。如果视神经或视网膜严重受累，则视力预后较差。大多数患者通常同时存在前部 PHPV 和后部 PHPV。PHPV 还需要与视网膜母细胞瘤、早产儿视网膜病变、先天性白内障、视网膜脱离等疾病进行鉴别。正常的胎龄、出生体重和分娩病史可以排出早产儿视网膜病变。小眼球、白内障和正常眼压则与视网膜母细胞瘤的临床特征不符。B 超及多普勒彩超有助于 PHPV 的诊断。未经治疗的 PHPV 可导致反复眼内出血、继发性青光眼，最终需要摘除眼球。因此，为了预防进行性的病理改变和获得最佳视力预后需尽早进行手术治疗。在本例中小儿表达能力有限难以准确采集病史，家长粗心大意，单眼疾病往往容易忽略。因此小儿的诊疗过程中，应详细检查避免误诊、漏诊。

【参考文献】

[1] KANIGOWSKA K, GRALEK M, KLIMCZAK-SLACZKA D, et al. Persistent hyperplastic primary vitreous--developmental anomaly of the eye in children. Klin Oczna, 2006, 108（4-6）: 225-227.

[2] SHASTRY B S. Persistent hyperplastic primary vitreous: congenital malformation of the eye. Clin Experiment Ophthalmol, 2009, 37（9）: 884-890.

[3] DAVE A, MARTIN S, KUMAR R, et al. EPHA2 mutation contribute to congenital cataract through diverse mechanisms. Mol Vis, 2016, 22: 18-30.

[4] POLLARD Z F. Persistent hyperplastic primary vitreous: diagnosis, treatment and results. Trans Am Ophthalmol Soc, 1997, 95: 487-549.

[5] GOLDBERG M F. Affiliations persistent fetal vasculature（PFV）: an integrated interpretation of signs and symptoms associated with persistent hyperplastic primary vitreous（PHPV）. Am J Ophthalmol, 1997, 124（5）: 587-626.

[6] WAKAYAMA Y, MIURA K, SABE H, et al. EphrinA1-EphA2 signal induces compaction and polarization of Madin-Darby canine kidney cells by inactivating ezrin through negative regulation of RhoA. J Biol Chem, 2011, 28651: 44243-44253.

[7] DAVE A, CRAIG J E, ALAMEIN M, et al. Genotype, age, genetic background, and sex influence Epha2-Related cataract development in mice. Invest Ophthalmol Vis Sci, 2021, 62（12）: 3.

[8] CAUDILL J W, STREETEN B W, TSO M O. Phacoanaphylactoid reaction in persistent hyperplastic primary vitreous. Ophthalmology, 1985, 92（8）: 1153-1158.

（伍桐　整理）

病例 058　周围型视锥细胞营养不良

病历摘要

【基本信息】

患者，女性，26 岁。主因双眼自幼畏光，自觉畏光缓慢加重 2 年就诊于我院。

现病史：患者于自幼双眼畏光，近 2 年来畏光症状缓慢加重，无明显视力下降，否认夜盲、色觉改变。

既往史：体健，无长期药物服用史（羟氯喹、避孕药）。否认家族史，父母非近亲结婚。

个人史：无特殊。

【眼科检查】

右眼裸眼视力 0.25，矫正视力 –1.25 DS/–0.50 DC × 80° → 0.5；左眼裸眼视力 0.5，矫正视力 –0.75 DC × 15° → 0.6。眼压：右眼 19 mmHg，左眼 20 mmHg。双眼外眼及眼前节未见明显异常。眼底：双眼视盘边界清、色可，C/D 为 0.3，视网膜血管走行正常，双眼黄斑区细小脱色素改变，余未见明显异常（图 58-1）。

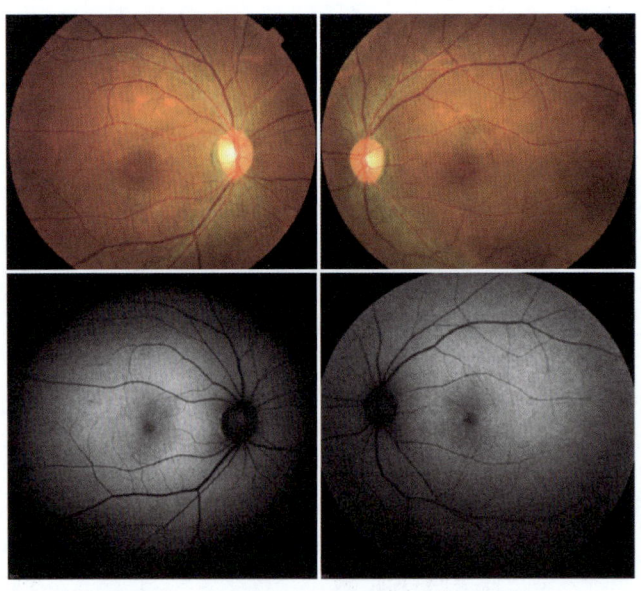

图 58-1　双眼眼底照相及蓝光自发荧光

【辅助检查】

FFA、ICGA：双眼眼底未见异常强、弱荧光（图58-2）。SD-OCT：双眼黄斑中央区旁椭圆体带、嵌合体带信号减弱（图58-3）。Octopus视野（10-2）：双眼中心区内环形视野缺损（图58-4）。ERG：双眼暗适应反应基本正常，视锥细胞反应、30 Hz闪烁光反应振幅重度降低（图58-5）。

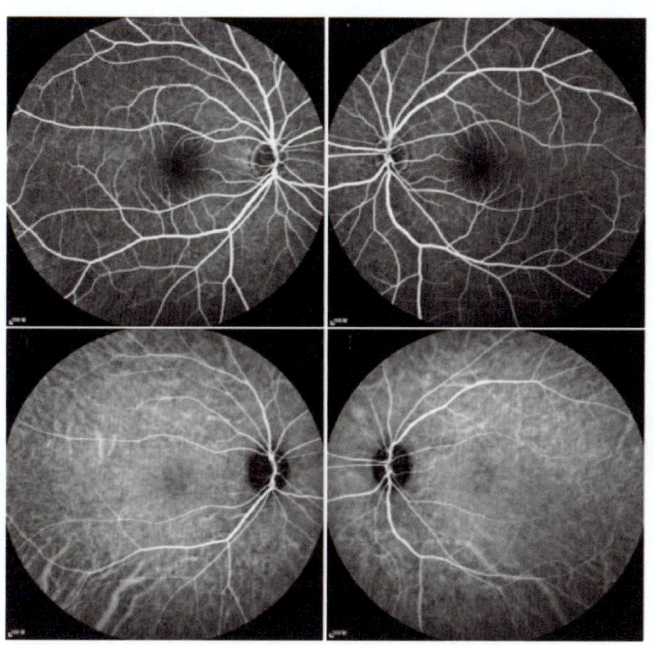

图58-2　FFA及ICGA检查

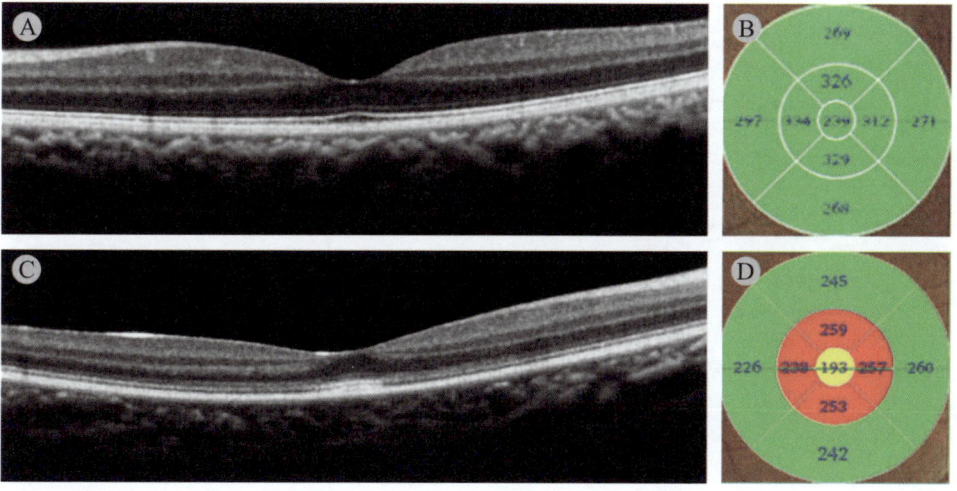

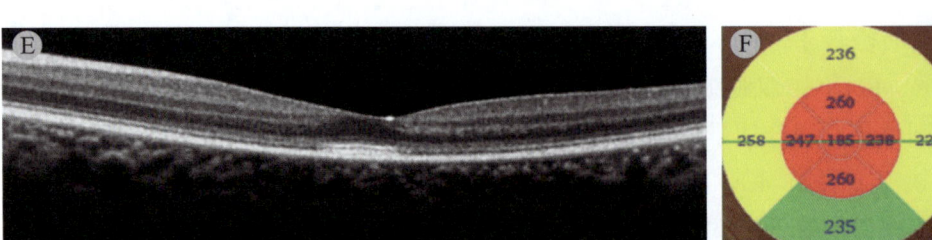

A、C、E. 经黄斑水平扫描，B、D、F. 黄斑区视网膜厚度图。C、E. PCD 患者黄斑中央区（右眼约 500 μm、左眼约 600 μm）之外椭圆体带、嵌合体带反射减弱，且外核层较正常对照（A）变薄。D、F. 双眼黄斑区直径 3 mm 内视网膜厚度变薄。

图 58-3　就诊时双眼 SD-OCT

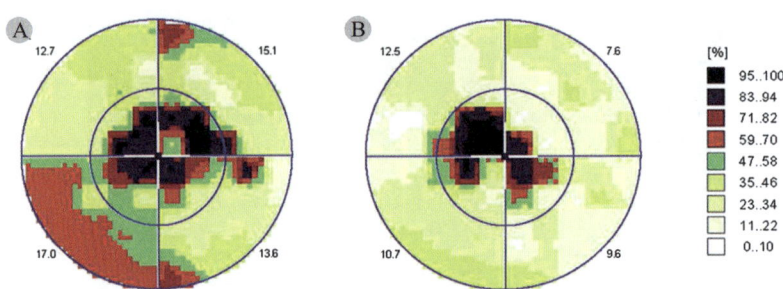

右眼（A）、左眼（B）显示中央 5°中央视野内的环形暗点。

图 58-4　Octopus 视野检查（10-2）

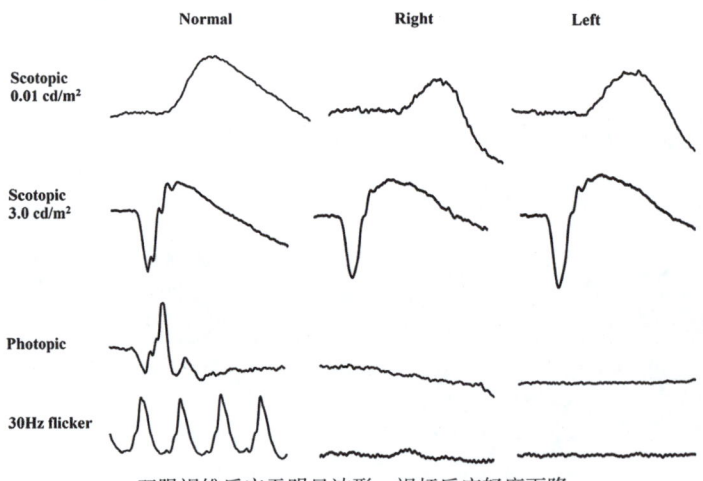

双眼视锥反应无明显波形，视杆反应轻度下降。

图 58-5　全视野 ERG

【诊断】

双眼周围型视锥细胞营养不良。

【治疗经过】

完善患者及家属基因检测，发现为此前未报道的 *POC1B* 基因的复合杂合突变类型（c.1354C＞T、c.710A＞G）（图58-6），最终确诊为中心凹旁视锥细胞营养不良。嘱患者密切随访、基因筛查指导下优生优育。

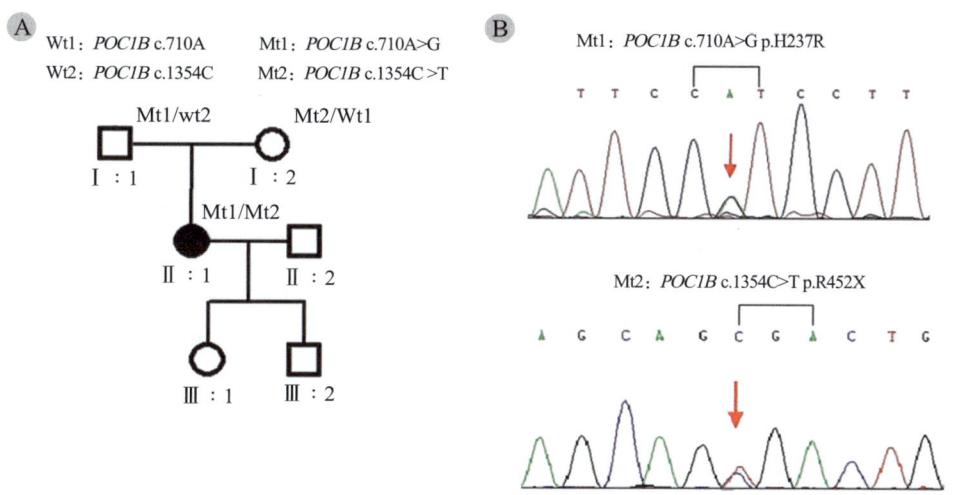

A. 患者的家系图，方形、圆形分别表示男性、女性，黑色实心表示患病者。B. 通过 Sanger 测序发现 *POC1B* 基因的杂合突变，箭头提示突变位点。

图 58-6　家系图及突变基因

【随访】

1个月后复查显示双眼视力、眼底像、OCT 及视野检查较前无明显改变。

病例分析

视锥细胞营养不良（cone dystrophy，COD）是一类进展性的遗传性视锥细胞疾病，ERG 表现为无或低视锥细胞反应而视杆细胞反应正常；但临床中相当一部分 COD 患者同时出现视杆细胞功能下降，最终出现全视网膜功能下降，即视锥视杆细胞营养不良（cone-rod dystrophy，CORD）。CORD 可通过多种遗传方式患病，包括常染色体显性遗传、常染色体隐性遗传和 X 连锁遗传。COD 或 CORD 中，视锥细胞功能受损可进一步分为中央型和周围型，此处周围型实际上是为中心凹旁。周围型视锥细胞营养不良（peripheral cone dystrophy，PCD）是一种罕见的视网膜营养不良，在2004年首次由Kondo等报道，主要累及中心凹旁的视锥细胞，视杆细胞多不受累。目前既有的文献认为PCD是COD或CORD中进展非常缓慢的一类。患者临床表现不一，可出现畏光、视力下降和色觉异常，眼底像及造影无异常。其诊断主要依赖多焦ERG、视锥视杆细胞视野检查、SD-OCT、自适应光学成像检查。全视野ERG和视锥视杆视野检查可以证实患者中央视锥细胞功能和视杆细胞功能轻微异常，但中心凹旁视锥细胞功能下降明显。PCD早期，mfERG可发现中央视锥反应相对完好而中心凹旁视锥反应严重受损，相应地，SD-OCT可见中心凹旁的椭圆体带和嵌合体带反射减弱。随着疾病的进展，mfERG的所有波形均下降、黄斑区外层结构模糊，但PCD患者的黄斑中心凹厚度相对COD或CORD的其他类型较厚。

*POC1B*基因首次在2014年被证实与COD和CORD有关，并命名为CORD 20（CORD20，OMIM 615973）。*POC1B*突变的COD和CORD患者，临床表现为中心视力下降、畏光，伴或不伴有色觉障碍；ERG提示视锥细胞反应明显下降而视杆细胞反应正常或轻度异常；眼底像正常或仅可见周边脉络膜、视网膜轻度萎缩改变；由于发病率低，此前其遗传特点尚不明确。该病例主诉畏光，并且畏光症状缓慢发展，眼底表现正常而全视野ERG、SD-OCT异常，这些特点均符合CORD早期表现。此外，该患者父母均未患病且非近亲结婚，提示该患者的遗传模式为常染色体隐性遗传，基因检测证实该患者为*POC1B*基因的复合杂合突变类型（c.1354C＞T、c.710A＞G），推测该患者从父亲、母亲处分别遗传了一种杂合突变。

所以，在临床表现及基因突变的综合分析后，我们认为PCD并不是一种独立的罕见视网膜疾病，而可能是有特征性表现或早期的CORD。

黄厚斌教授点评

Peripheral cone cystrophy直译为周围型视锥细胞营养不良，但容易出现误解，结合疾病特点，译为中心凹旁视锥细胞营养不良更为合理。此外，在PCD的诊断中多焦ERG有很重要的意义，该病例无多焦ERG的检查结果比较遗憾。

该患者的SD-OCT图像上除了中心凹下椭圆体带和嵌合体带为相对正常的高反射，而中心凹旁的椭圆体带和嵌合体带反射减低这一典型的特征外，还有两点需要关注：①正常情况下，因视锥细胞密度高、Helen纤维的聚集使得中心凹呈低谷状、中心凹旁呈圆弧形隆起，OCT可见到中心凹旁的两侧视网膜隆起；但PCD患者中心凹旁的两侧隆起消失而成低平状，相应的在视网膜厚度测量图上中心凹旁的环形区域视网膜厚度变薄，结合 OCT 上外核层较正常人变薄，提示视锥细胞密度减低。②中心凹隆凸是中心凹处视锥细胞高度集中的影像学体现，可以直接影响人眼的中心视力。该患者最佳矫正视力右眼 0.5，左眼 0.6，故中心视力实际上也是受损的，结合 OCT 上中心凹隆凸消失，提示除了中心凹旁视锥细胞异常外，其中心凹下的视锥细胞密度或功能也可能是异常的；如果有条件进行自适应光学成像检查，很有可能中心凹处的视锥细胞密度也是减低的。

【参考文献】

[1] THIADENS A A，DEN HOLLANDER A I，ROOSING S，et al. Homozygosity mapping reveals PDE6C mutations in patients with early-onset cone photoreceptor disorders. Am J Hum Genet，2009，85（2）：240-247.

[2] SUGA A，MIZOTA A，KATO M，et al. Identification of novel mutations in the LRR-cap domain of c21orf2 in Japanese patients with retinitis pigmentosa and cone-rod dystrophy. Invest Ophthalmol Vis Sci，2016，57（10）：4255-4263.

[3] CHARNG J，CIDECIYAN A V，JACOBSON S G，et al. Variegated yet non-random rod and cone photoreceptor disease patterns in rpgr-orf15-associated retinal degeneration. Hum Mol Genet，2016，25（24）：5444-5459.

[4] KONDO M，MIYAKE Y，KONDO N，et al. Peripheral cone dystrophy：a variant of cone dystrophy with predo- minant dysfunction in the peripheral cone system. Ophthalmology，2004，111（4）：732-739.

[5] OKUNO T，OKU H，KURIMOTO T，et al. Peripheral cone dystrophy in an elderly man. Clin Exp Ophthalmol，2008，36（9）：897-899.

[6] ITO N，KAMEYA S，GOCHO K，et al. Tsuneoka H. Multimodal imaging of a case of peripheral cone dystrophy. Doc Ophthalmol，2015，130（3）：241-251.

[7] MOCHIZUKI Y，SHINODA K，MATSUMOTO C S，et al. Case of unilateral peripheral cone dysfunction. Case Rep Ophthalmol，2012，3（2）：162-168.

[8] DURLU Y K，KÖROĞLU Ç，TOLUN A. Novel recessive cone-rod dystro-phy caused by POC1B mutation. JAMA Ophthalmol，2014，132（10）：1185-1191.

（陈兰兰　整理）

病例 059　视网膜中央动脉阻塞合并鼻侧睫状后动脉阻塞

病历摘要

【基本信息】

患者，女性，65岁。主因右眼眼痛、视力下降1月余，视物不见10余天就诊于我院。

现病史：患者于2020年12月25日出现右眼眼痛伴视物模糊，伴头痛、恶心、呕吐，未予重视和治疗，2021年1月15日突然出现右眼视物不见，2021年1月26日于我院就诊。

既往史：患者既往糖尿病10年，服用二甲双胍，近期血糖控制欠佳，餐后血糖波动在 10～13 mmol/L，最高时可 > 20 mmol/L；高血压8年，血压最高时达 170/100 mmHg，服用非洛地平缓释片 5 mg/d，血压控制在 150/80 mmHg；脑梗死史5年；6年前因摔伤行右膝关节置换术；无眼部外伤及手术史。

个人史：无特殊。

【眼科检查】

视力：右眼光感，矫正无助；左眼0.6，矫正无助。眼压：右眼T+2，左眼 13 mmHg（1 mmHg=0.133 kPa）。前节：右眼球结膜混合性充血，角膜混浊、水肿，角膜后色素性KP（+），房水闪辉（+），瞳孔欠圆，椭圆形，最大直径4.5 mm，直接、间接对光反射消失，虹膜颞侧及下方粗大新生血管，晶状体周边楔形混浊，玻璃体轻度混浊（图59-1A）。左眼前节正常，晶状体轻度混浊。眼底检查：右眼视盘边界清，色淡，C/D < 0.3，视网膜动脉纤细，呈细线状，部分血管呈节段状，静脉扩张，无明显迂曲，动静脉直径比约 1∶3，颞上分支静脉视盘 1/2 PD外消失，黄斑呈樱桃红点，黄斑上方可见一异常扩张血管（图59-1B）。视盘周围和与其相连的鼻侧三角形苍白色脉络膜水肿区（图59-1C），其周边可见孤立散在小片状苍白色脉络膜水肿区，水肿区内可见脉络膜皱褶。中周部视网膜可见血管呈节段状，散在点状出血。左眼视盘边界清，色淡红，C/D < 0.3，动静脉走行正常，动静脉直径比约 2∶3，静脉稍扩张，管径欠均匀。黄斑与视盘之间可见散在点状出血。

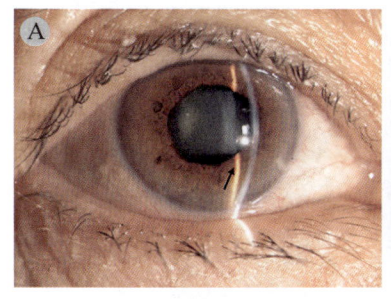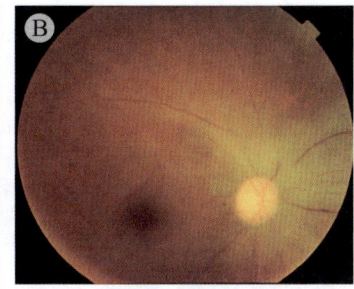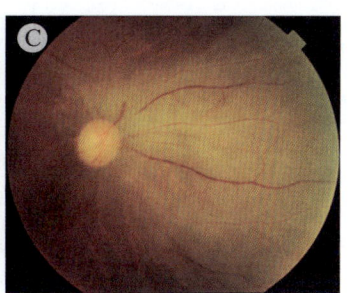

图 59-1 右眼前节及眼底照相

【辅助检查】

右眼 FFA：右眼臂－视网膜循环时间延长（49 s），视网膜动脉充盈呈前锋现象。11 s 可见颞侧视盘毛细血管荧光充盈，至 19 s 颞侧视盘充盈不均匀，鼻侧大部分充盈缺损。21 s 视盘上方可见视网膜颞上分支静脉主干微弱荧光显影，21 s 颞侧视盘毛细血管荧光不均匀充盈（细箭头），视网膜血管无荧光充盈，颞侧可见脉络膜背景荧光（三角），鼻侧脉络膜背景荧光缺失（图 59-2A）；30 s 鼻侧脉络膜小叶开始荧光显影，42 s 可见相应区域点片状强荧光；49 s 视网膜分支动脉起始段显影，67 s 视网膜分支动脉起始段荧光充盈（箭头），可见前锋（图 59-3A），159 s 视网膜颞下分支动脉远端充盈，5 m 视网膜颞下分支静脉远端充盈，30 m 仅视盘周围部分视网膜分支和颞下视网膜分支血管部分节段显影，周边视网膜血管始终无显影。晚期可见视网膜动、静脉血管粗细不均匀，静脉串珠，血管管壁荧光着染。右眼 ICGA 检查：臂－脉络膜循环时间 10 s，10 s 可见视盘颞侧脉络膜血管开始充盈显影，14 s 鼻侧脉络膜可见两支睫状后短动脉充盈显影，至 19 s 其余鼻侧脉络膜仍未见荧光充盈，可见明显界线，21 s 视盘颞侧脉络膜血管充盈显影，鼻侧脉络膜充盈缺损（星形），可见两支睫状后短动脉充盈显影（粗箭头）（图 59-2B）。30 s 鼻侧脉络膜小叶开始荧光显影，67 s 鼻侧脉络膜荧光充盈不均匀（星形）（图 59-3B）。OCT 检查：右眼后极部玻璃体后脱离，黄斑区内层视网膜层次结构不清晰，明显变薄；ILM-OPM 反射信号增强，视网膜外丛状层明显变薄，呈线状反射增强；视盘鼻侧三角区全层视网膜结构不清晰、明显变薄，脉络膜变薄、结构不清晰；视盘颞侧脉络膜未见明显异常（图 59-4）。颈动脉彩色超声多普勒成像显示双侧颈总动脉、颈内外动脉中膜增厚，不光滑，可见多发等回声强回声斑块，大者位于右侧颈总动脉分叉处，最厚处约 2.6 mm。CDFI 显示动脉血流通畅，FW 频谱提示管腔未见明显狭窄（图 59-5）。磁共振血管成像（MRA）：右侧颈内动脉眼段狭窄，走行迂曲，管壁欠光整；右侧眼动脉扩张，走行迂曲，眼动脉分支发出前可见一侧支从颈内动脉前壁发出（图 59-6）。

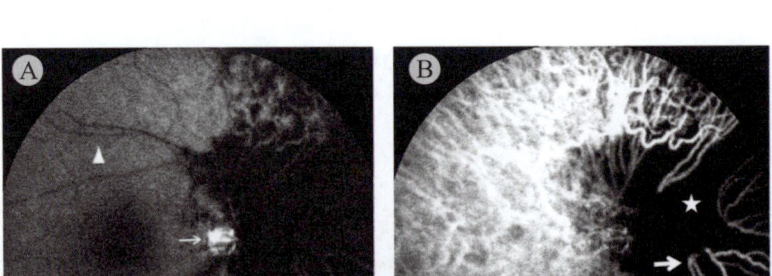

图 59-2　右眼 FFA+ICGA（21 s）

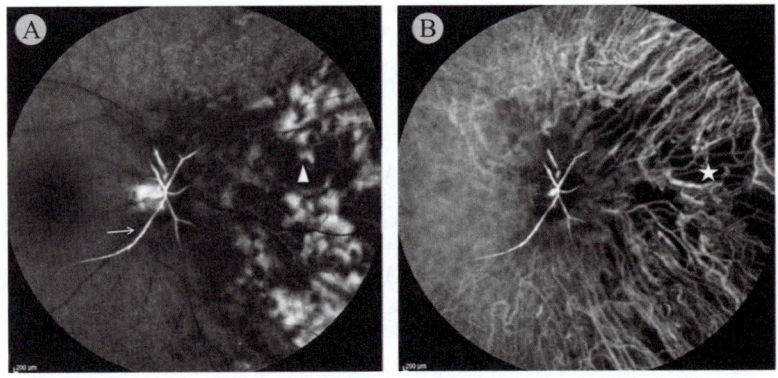

图 59-3　右眼 FFA+ICGA（67 s）

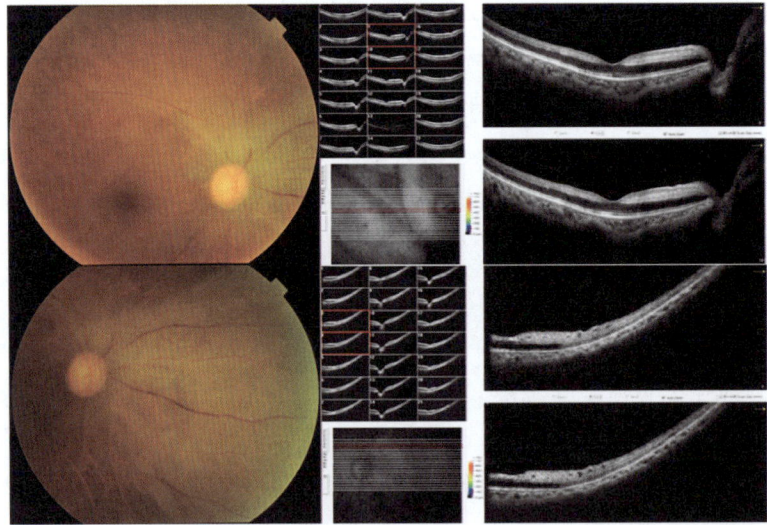

图 59-4　右眼 OCT

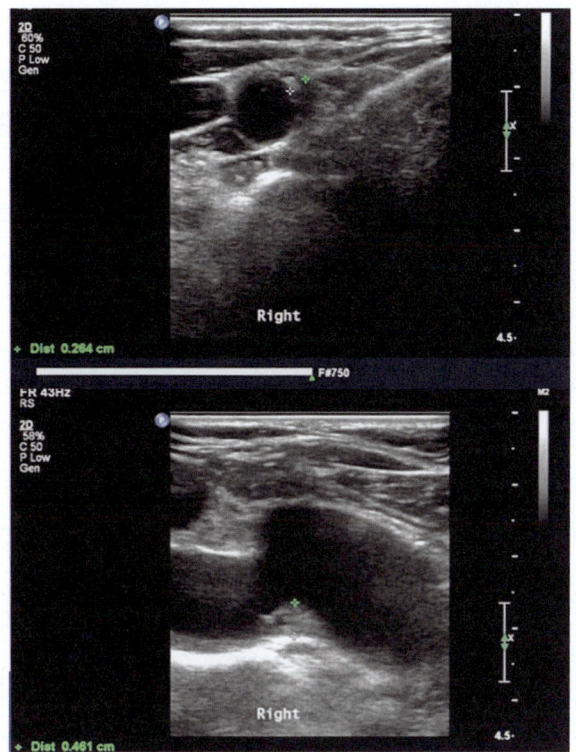

图 59-5 CDFI 检查

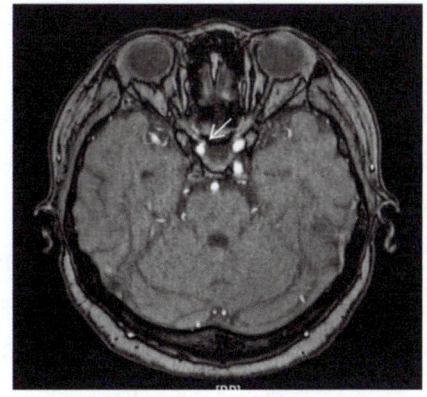

图 59-6 MRA 检查

【诊断】

右眼视网膜中央动脉阻塞合并鼻侧睫状后动脉阻塞。

【治疗经过】

全身基础疾病治疗：控制、监测血糖和血压。眼部治疗：给予右眼玻璃体腔注射雷珠单克隆抗体 0.5 mg/ 次，270°（45 点）睫状体光凝和视网膜无血管灌注区光凝治疗。患者术后定期门诊复查，自觉症状逐渐好转，眼痛症状消失。术后 1 周复查右眼最佳矫正视力提高至手动，眼压 11 mmHg，患者右眼虹膜新生血管大部分消退，仅下方残留小片新生血管。右眼底出血部分吸收，周边部可见激光斑。1 个月后患者眼压再次增高，给予右眼睫状体光凝术治疗，术后患者眼压稳定在 18 ～ 22 mmHg。

病例分析

眼缺血综合征（ocular ischemia syndrome，OIS）是一种由眼部低灌注导致较为罕见的疾病，常继发于颈总动脉或颈内动脉的狭窄或闭塞。但在临床中，有一些患者具有典型的 OIS 症状和体征，却不伴有颈总动脉或颈内动脉狭窄或闭塞。本文汇报了一例右眼 OIS 伴有新生血管性青光眼，同时存在急性视网膜中央动脉和睫状后动脉阻塞的患者。

OIS 是由颈动脉狭窄导致的一种眼部功能障碍。以往的文献报道，大多数 OIS 患者伴有同侧颈内动脉狭窄，从而导致视网膜中央动脉低灌注压。当颈总动脉或颈内动脉狭窄达到 70% 时，可以观察到眼动脉灌注异常。然而本例患者颈内动脉起始部分的多普勒超声检查并没有发现狭窄。有研究表明，在眼缺血综合征的患者中，70% 的患者颈内动脉狭窄程度＞ 50%，30% 的患者没有颈内动脉的明显狭窄。颈内动脉起始部直径约 7 mm，其在进入颅内前没有分支发出，经破裂孔进入颅内，在海绵窦内或穿出海绵窦后在虹吸部发出第 1 个主要分支眼动脉。由于颈内动脉的解剖结构特点，颈内动脉的狭窄多发于颈内动脉的起始部和虹吸部。在没有良好的侧支循环情况下，颈内动脉闭塞或严重狭窄会导致眼动脉、视网膜中央动脉和睫状后动脉的灌注压力急剧下降，而单纯的眼动脉狭窄或闭塞可产生与颈内动脉狭窄或闭塞相同的血流动力学效应。因此，不伴颈内动脉起始段狭窄的 OIS 患者的 1 个主要原因就是眼动脉起始部狭窄。

患者的 ICGA+FFA 显示，右眼颞侧睫状后动脉血供正常，鼻侧睫状后动脉和视网膜中央动脉同时阻塞。从血液循环的解剖方面分析原因，可能有以下 2 种情况。①鼻侧睫状后动脉和视网膜中央动脉共主干从颈内动脉发出，当该主干发生阻塞或狭窄的时候，会产生与本例患者类似的视网膜中央动脉和鼻侧睫状后动脉血供障碍，而颞侧睫状后动脉供应的区域血供良好。睫状后动脉的起始及眶内走行变异多，其分支有内外侧型（最常见）、内外上侧型等，Hayreh 在 1960 年发表的一项解剖学研究发现，视网膜中央动脉以单支形式直接从眼动脉发出占 37.5%，视网膜中央动脉与黄斑旁毛细血管无灌注区或视网膜外丛状层毛细血管共干从眼动脉发出分别占 37.5% 和 11.54%，也就是说黄斑旁毛细血管无灌注区和视网膜中央动脉共干的情况并不少见。②眼部血供系统的侧支循环，眼部的血液供应主要来源于眼动脉，眼动脉从颈内动脉发出后进入眼眶发出分支供应眼眶内组织。但除了颈内动脉，还有脑膜中动脉、面动脉、颞浅动脉等侧支循环供应视网膜和脉络膜血液循环。其中一种侧支循环模式是在眼动脉从颈内动脉发出之前，在颈内动脉海绵窦部发出一分支通过眶上裂到达眼眶，支持部分脉络膜的血液供应。本例患者 MRA 检查显示，在其颈内动脉眼动脉分支发出之前，颈内动脉旁有一分支血管，这可能就是此患者颞侧脉络膜血供正常的原因（图 59-7）。

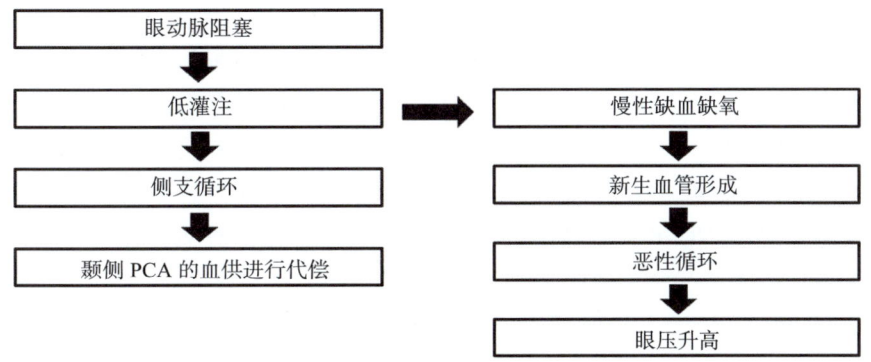

图 59-7　病情发生发展过程

黄厚斌教授点评

　　OIS 是一个预后很差的疾病，当并发新生血管性青光眼时预后更差，90% 的 OIS 患者最终会失明。目前，每年每百万人被诊断出患有 OIS 为 7.5 人。然而，实际的患病率被认为更高，因为 OIS 可能被误诊为视网膜静脉阻塞或糖尿病视网膜病变，并且往往患者出现了继发新生血管性青光眼的症状才到医院就诊，而我们的诊断也是基于患者已经出现的临床症状和体征，辅助颈内动脉多普勒超声检查。但 OIS 患者颈内动脉颅外段可能并没有狭窄，这就造成诊断不明确，会进一步延误患者的治疗，影响患者的预后。

　　OIS 主要发生在伴有颈内动脉和颈外动脉阻塞或狭窄，或两个颈内动脉之间副循环较差的患者中。一方面，颈内动脉完全闭塞但副循环发育良好的患者可能不会出现 OIS；另一方面，在没有良好副循环的患者中，颈动脉狭窄程度即使只有 50%

也可能导致 OIS 的发展。Hayreh 在 1997 年的一项前瞻性研究中显示，纳入的 32 位患者（39 只眼）中，26% 患有 OIS 的病例仅有轻度或者无颈内动脉狭窄。因此，对于颈内动脉没有明显狭窄的患者早期诊断是一个亟待解决的问题。

【参考文献】

[1] TERELAK-BORYS B，SKONIECZNA K，GRABSKA-LIBEREK I. Ocular ischemic syndrome：a systematic review. Med Sci Monit，2012，18（8）：138-144.

[2] MENDRINOS E，MACHINIS T G，POURNARAS C J. Ocular ischemic syndrome. Surv Ophthalmol，2010，55（1）：2-34.

[3] KOBAYASHI S，HOLLENHORST R W，SUNDT T M J R. Retinal arterial pressure before and after surgery for carotid artery stenosis. Stroke，1971，2（6）：569-575.

[4] KEARNS T P，SIEKERT R G，SUNDT T M J R. The ocular aspects of bypass surgery of the carotid artery. Mayo Clin Proc，1979，54（1）：3-11.

[5] LAWRENCE P F，ODERICH G S. Ophthalmologic findings as predictors of carotid artery disease. Vascular and endovascular surgery，2002，36（6）：415-424.

[6] HUANG Y N，GAO S，LI SW，et al. Vascular lesions in Chinese patients with transient ischemic attacks. Neurology，1997，48（2）：524-525.

[7] SINGH S，DASS R. The central artery of the retina. I. Origin and course. Br J Ophthalmol，1960，44（4）：193-212.

[8] Hayreh S S，Dass R. The ophthalmic artery：i. origin and intra-cranial and intra-canalicular course. Br J Ophthalmol，1962，46（2）：65-98.

[9] MIZENER J B，PODHAJSKY P，HAYREH S S. Ocular ischemic syndrome. Ophthalmology，1997，104（5）：859-864.

（邓弥　整理）

病例 060　眼弓蛔虫病

病历摘要

【基本信息】

患者，女性，31岁，主因右眼视物遮挡伴视力下降9月余来我院就诊。

现病史：患者于9个月前无明显诱因出现右眼视物遮挡伴视力下降，无其他不适。曾在多家医院就诊，考虑"右眼葡萄膜炎"，给予激素冲击治疗。

既往史：患者邻居饲养宠物猫，曾一起逗猫。既往无自身免疫性疾病、高血压、糖尿病病史，无眼部疾病史。

个人史：无特殊。

【眼科检查】

右眼最佳矫正视力0.2，左眼最佳矫正视力1.0。眼压：右眼13.5 mmHg，左眼13.0 mmHg。双眼前节无明显异常（图60-1A）。右眼玻璃体可见条索状膜性增殖，视盘前增殖膜，分别向颞侧、鼻侧视网膜增殖牵拉，黄斑区受累（图60-1B）。左眼眼底未见明显异常（图60-1C）。

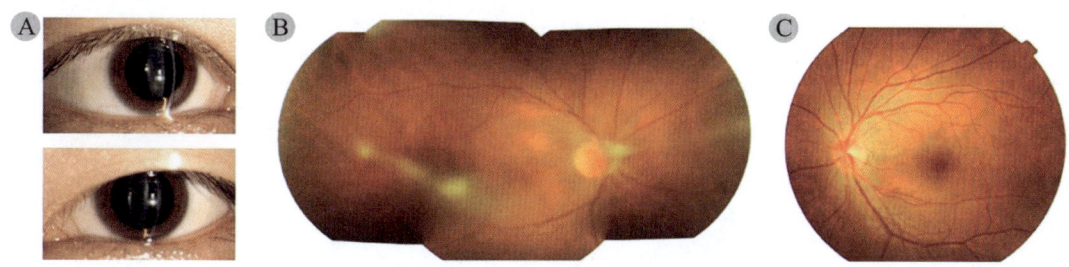

图60-1　治疗前眼前节及眼底照相

【辅助检查】

黄斑OCT显示右眼视盘及周围视网膜前膜状高反射病灶，下方阴影遮蔽，视网膜内低反射囊样腔隙，视网膜局部增厚（图60-2A）。眼部B超显示右眼玻璃体腔漏斗样条状回声，与球壁相连（图60-2B）。

实验室检查包括血常规、凝血功能、肝功能、肾功能、炎症指标和感染指标（HIV、乙肝、丙肝、梅毒血清学检测），结果未见明显异常。

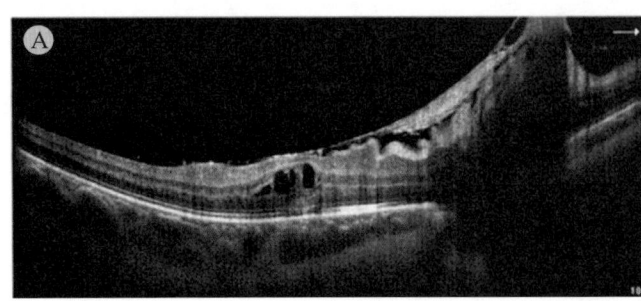
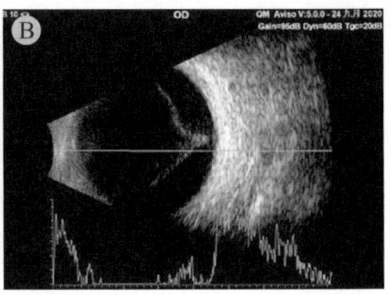

图 60-2 黄斑 OCT 及眼部 B 超

【诊断】

右眼弓蛔虫病。

【治疗经过】

根据以上临床特征，初步考虑"右眼视网膜前膜；右眼弓蛔虫病？"。完善术前检查显示无明显手术禁忌证，在局部麻醉下行"右眼玻璃体切除、视网膜前膜剥除、眼内光凝术"治疗，术中见后极部至下方广泛增殖膜形成，牵拉4～8点位视网膜浅脱离，5点位周边视网膜可见一卵圆形裂孔，约1/4 PD。手术撕除视网膜表面增殖膜，解除后极部牵拉，填充重水，复位视网膜并补充视网膜激光光凝封闭裂孔。术中抽取玻璃体液及血清送检，结果提示眼内液弓蛔虫IgG检测阳性，血清弓蛔虫IgG检测阳性，Goldmann-Witmer系数明显升高（表60-1）。结合患者病史及以上检查结果，该患者最终诊断为：右眼弓蛔虫病。术后予抗炎、抗感染，同时予阿苯达唑片驱虫治疗。

表 60-1 玻璃体液及血清检测

检测项目	结果	单位	参考范围
眼内液弓蛔虫 IgG	53.15 ↑	U	＜3
眼内液总 IgG	276.0	ng/mL	
血清弓蛔虫 IgG	57.06 ↑	U	＜9
血清总 IgG	4950.0	ng/mL	
Goldmann-Witmer 系数	16.71 ↑		＜2

注：眼内液弓蛔虫IgG检测阳性，血清弓蛔虫IgG检测阳性，Goldmann-Witmer系数明显升高。

【随访】

术后1个月复查，右眼最佳矫正视力0.6，视网膜在位良好。

病例分析

眼弓蛔虫病（ocular toxocariasis）是一种由犬弓蛔虫或猫弓蛔虫引起眼部感染的寄生虫病，也是一种人畜共患疾病，主要在儿童中发病，90%以上的患者年龄<15岁。人类感染是由误食被猫或犬弓蛔虫卵污染的食物所引起的，摄入的虫卵在肠内孵化成幼虫，后在体内移动，侵犯不同的器官和组织。眼弓蛔虫病常单眼发病，表现出玻璃体特征性分层样混浊、视网膜肉芽肿，终末期可出现角膜带状变性、白内障、牵拉性视网膜脱离、新生血管性青光眼，最终致盲。

眼弓蛔虫病通常表现为视网膜肉芽肿或弥漫眼内炎，90%的患者为单眼患病，可发生于任何年龄，诊断主要依据临床相对特征性表现。世界各地卫生状况和生活习惯不同，眼弓蛔虫病发病率差异大，美国人群中弓蛔虫病的患病率为4.6%～73%，南美的患病率略高，约10%，而非洲国家患病率可达30%。世界范围内，约1%的葡萄膜炎患者为眼弓蛔虫病，目前我国人群眼弓蛔虫病发病率鲜见报道。

眼弓蛔虫病主要与线虫纲弓蛔属中的犬弓首蛔虫和猫弓首蛔虫相关。犬是犬弓首蛔虫的终宿主。雌雄成虫在<3月龄的幼犬小肠内交配后，受精卵随粪便排出后经2～3周发育至含1期蛔蚴的感染期虫卵。经犬误食后在小肠内孵化为2期蛔蚴，侵犯小肠黏膜后经小血管或者小淋巴管进入门脉系统，可侵犯肝脏、肺等器官。在幼犬肺部发育至3期蛔蚴移行至咽部，随吞咽再次进入小肠形成4期蛔蚴，经数周发育为成虫，完成其生活史。在成年犬感染后，2期蛔蚴可移行至肺部以外的周围组织形成包囊，进入静息状态。母犬怀孕后，2期蛔蚴激活并继续完成其生活史，经胎盘或者母乳的垂直传播感染幼犬。由于幼犬免疫力低下，成虫交配后随幼犬粪便排出大量受精卵，因此幼犬是主要传染源。

人类是犬弓首蛔虫的中间宿主。感染期虫卵进入人体小肠后发育为2期蛔蚴，随血液系统移行至管径小于其直径的血管，穿过管壁进入相应的组织和器官。犬弓首蛔虫不能在人肺中发育为3期蛔蚴，长期处于滞育状态，无法繁殖产卵。因此，感染后的人粪便检查结果呈阴性。蛔蚴对人体脑组织的亲和力大于其他组织，进入眼内主要经脉络膜、视网膜中央动脉、睫状血管和视神经。

眼弓蛔虫病多为单眼发病，可能是单个蛔蚴移行至眼内而引起。该病临床表现各异，轻者无症状，重者失明。主要取决于蛔蚴的摄入量、摄入频率以及移行的部位、机体免疫应答强度。

眼弓蛔虫病主要分为4个类型：①周边肉芽肿型：病变位于赤道至锯齿缘，占

50%～64%。首诊视力多为 20/70～20/200。周边视网膜可见致密肉芽肿或睫状体平坦部呈雪堤样改变。常见体征为角膜后沉着物、虹膜后粘连、斜视、中重度玻璃体炎、玻璃体条索、视网膜皱襞、牵拉性视网膜脱离、视网膜前膜。②后极部肉芽肿型：病变位于后极部至赤道，占 25%～36%。首诊视力多为 20/50～20/200。肉芽肿多隆起于 RPE 层上，黄斑区肉芽肿可严重影响视力。常见体征为中重度玻璃体炎、牵拉性视网膜脱离、视网膜前膜。③慢性眼内炎型：占 5%～25%。首诊视力多 < 20/200。平均发病年龄为 2 岁，易与视网膜母细胞瘤（RB）混淆。常见体征为前房反应、重度玻璃体炎、继发性白内障、玻璃体黄斑牵拉、黄斑前膜。④混合型：约占 5%。首诊视力多 < 20/200。合并后极部和周边部肉芽肿，以玻璃体炎症为主，前房反应少见。

眼弓蛔虫病患者最为常见的首诊原因为视力下降，主要由玻璃体炎症、黄斑囊样水肿、牵拉性视网膜脱离、视网膜前膜、白内障等引起，并发症多为视网膜皱襞、视网膜脱离、黄斑区瘢痕、斜视等，偶有关于并发 Fuchs 虹膜异色性虹膜睫状体炎、脉络膜新生血管、视神经炎的报道。

黄厚斌教授点评

活检发现弓蛔虫蚴是诊断眼弓蛔虫病的重要依据，但往往较难实现，目前主要依赖免疫学和影像学进行间接诊断，包括血常规检查、B 超、OCT 以及 ELISA 检查等。

治疗眼弓蛔虫病以减轻眼内炎症反应、防止增生膜形成为主，应根据眼内炎症、视网膜损伤、首诊视力等情况给予及时治疗，糖皮质激素主要用于减轻炎症反应，可单独或联合驱虫药使用。常选择泼尼松片控制玻璃体炎症反应并逐步减量。醋酸泼尼松龙滴眼液可用于炎症较轻的患者，对伴有眼前节病变的可加用散瞳药。单独应用全身性糖皮质激素后会引起免疫抑制，降低机体对蛔蚴移行的限制，反而加重眼内损伤。

眼弓蛔虫病患者是否服用驱虫药尚有争议，有研究认为驱虫药可导致蛔蚴死亡，虫体溶解后激发的超敏反应会加重炎症损伤。也有人认为正是蛔蚴不断产生分泌，持续激发机体发生迟发型超敏反应。阿苯达唑（albendazole，ABZ）在眼弓蛔虫病治疗中较其他苯并咪唑衍生物应用广泛。Fok 等研究表明，ABZ 对蛔蚴的清除率可以达到 88.8%～100%。ABZ 可透过血–脑屏障，对脑部蛔蚴疗效显著。常见不良反应包括肝损害、白细胞减少、脱发。推荐用量为 10 mg/（kg·d）持续 14 天或者 15 mg/（kg·d）持续 5 天。

眼弓蛔虫病患者手术时机最好在蛔蚴死前或者死后形成明显炎症反应前。常见手术指征为持续的玻璃体混浊、牵拉性视网膜脱离、视网膜前膜、玻璃体积血。70%～88%的眼弓蛔虫病患者最终施行了玻璃体切割手术，手术后患者的解剖结构得到恢复，视力提高者比例达到50%。激光光凝和冷冻疗法对本病也有一定疗效。

【参考文献】

[1] AHN S J, RYOO N-K, WOO S J. Ocular toxocariasis: clinical features, diagnosis, treatment, and prevention. Asia Pacific allergy, 2014, 4（3）: 134-141.

[2] MA G, HOLLAND C V, WANG T, et al. Human toxocariasis. Lancet Infect Dis, 2018, 18（1）: e14-e24.

[3] PADHI T R, DAS S, SHARMA S, et al. Ocular parasitoses: a comprehensive review. Survey of Ophthalmology, 2017, 62（2）: 161-189.

[4] AREVALO J F, ESPINOZA J V, AREVALO F A. Ocular toxocariasis. J Pediatr Ophthalmol Strabismus, 2013, 50（2）: 76-86.

[5] STEWART J M, CUBILLAN L D, CUNNINGHAM E T J R. Prevalence, clinical features, and causes of vision loss among patients with ocular toxocariasis. Retina, 2005, 25（8）: 1005-1013.

[6] WOODHALL D, STARR M C, MONTGOMERY S P, et al. Ocular toxocariasis: epidemiologic, anatomic, and therapeutic variations based on a survey of ophthalmic subspecialists. Ophthalmology, 2012, 119（6）: 1211-1217.

[7] CORTEZ R T, RAMIREZ G, COLLET L, et al. Ocular parasitic diseases: a review on toxocariasis and diffuse unilateral subacute neuroretinitis. J Pediatr Ophthalmol Strabismus, 2011, 48（4）: 204-212.

[8] PARK S P, PARK I, PARK H-Y, et al. Five cases of ocular toxocariasis confirmed by serology. The Korean journal of parasitology, 2000, 38（4）: 267-273.

[9] SCHANTZ P M, MEYER D, GLICKMAN L T. Clinical, serologic, and epidemiologic characteristics of ocular toxocariasis. Am J Trop Med Hyg, 1979, 28（1）: 24-28.

[10] HASHIDA N, OHGURO N, MARUYAMA H. Fuchs' heterochromic iridocyclitis associated with ocular toxocariasis. Japanese J Ophthalmol, 2011, 55（1）: 76-78.

[11] LYALL D A, HUTCHISON B M, GASKELL A, et al. Intravitreal ranibizumab in the treatment of choroidal neovascularisation secondary to ocular toxocariasis in a 13-year-old boy. Eye（Lond）, 2010, 24（11）: 1730-1731.

[12] SCHNEIER A J, DURAND M L. Ocular toxocariasis: advances in diagnosis and treatment. Int Ophthalmol Clin, 2011, 51（4）: 135-144.

（朱志鸿　整理）

病例 061　眼弓形虫视网膜病变

病历摘要

【基本信息】

患者，男性，42 岁，左眼突发视物模糊 13 天。

现病史：患者于 13 天前开车时突然发现左眼视物模糊，无眼红、眼痛等不适，遂来我院就诊。

既往史：高血压病史 1 年，未予以正规降压治疗，8 年前曾于我院消化内科住院诊断为慢性非萎缩性胃炎伴胃窦糜烂、直肠息肉，胃肠镜检查后钳除治疗。否认近期感冒史，否认关节痛、晨僵、慢性腹泻、口腔溃疡病史，否认宠物饲养史。

个人史：无特殊。

【眼科检查】

右眼 –4.75 DS 矫正视力 0.8，左眼 –3.75 DS 矫正视力 0.6，角膜透明，前节未见明显异常，玻璃体腔可见炎性细胞漂浮。眼压：右眼 16 mmHg，左眼 17 mmHg。

【辅助检查】

眼底照相（图 61-1A）可见左眼鼻下周边黄白色视网膜病灶，其周围少量出血及视网膜前增殖膜；治疗前双眼黄斑 OCT 未见明显异常；FFA（图 61-1B）检查后极部未见明显异常渗漏，但鼻下方病灶区可见明显强荧光着染，病灶在 ICGA 中表现为遮蔽荧光（图 61-1C）。图 61-2A 显示随访第 1 周左眼视盘颞侧出现新月形病灶；图 61-2B 显示随访第 2 周病灶逐渐局限，视网膜表现可见少量出血；图 61-2C 显示随访第 3 周病灶逐渐萎缩变小。图 61-3A 显示随访第 1 周左眼视盘颞侧病灶区光反射稍增强，局部隆起明显，视盘表面可见弥漫毛刺状表现；图 61-3B 显示随访第 2 周病灶表面光反射信号逐渐增强，视盘表面毛刺状反射消退；图 61-3C 显示随访第 3 周病灶区光反射信号进一步增强，隆起高度较前下降，视盘表面光滑。

【诊断】

左眼眼弓形虫视网膜病变。

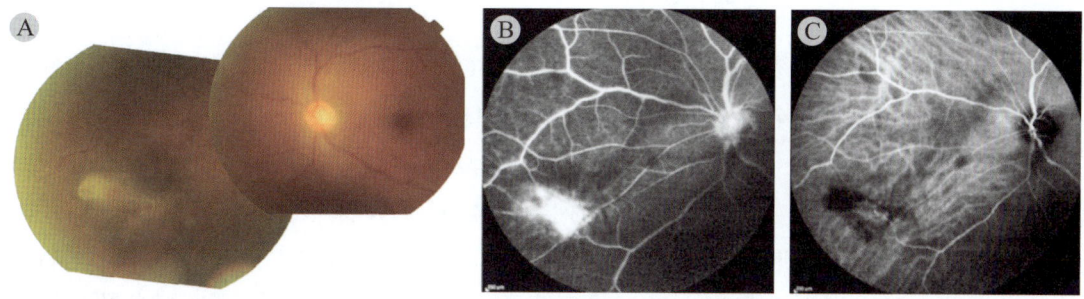

图 61-1　治疗前左眼眼底照相、FFA+ICGA 检查

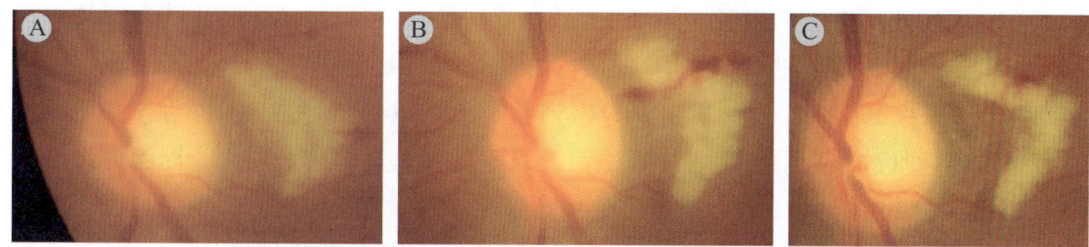

图 61-2　治疗后随访的视盘颞侧新增病灶眼底照相对比

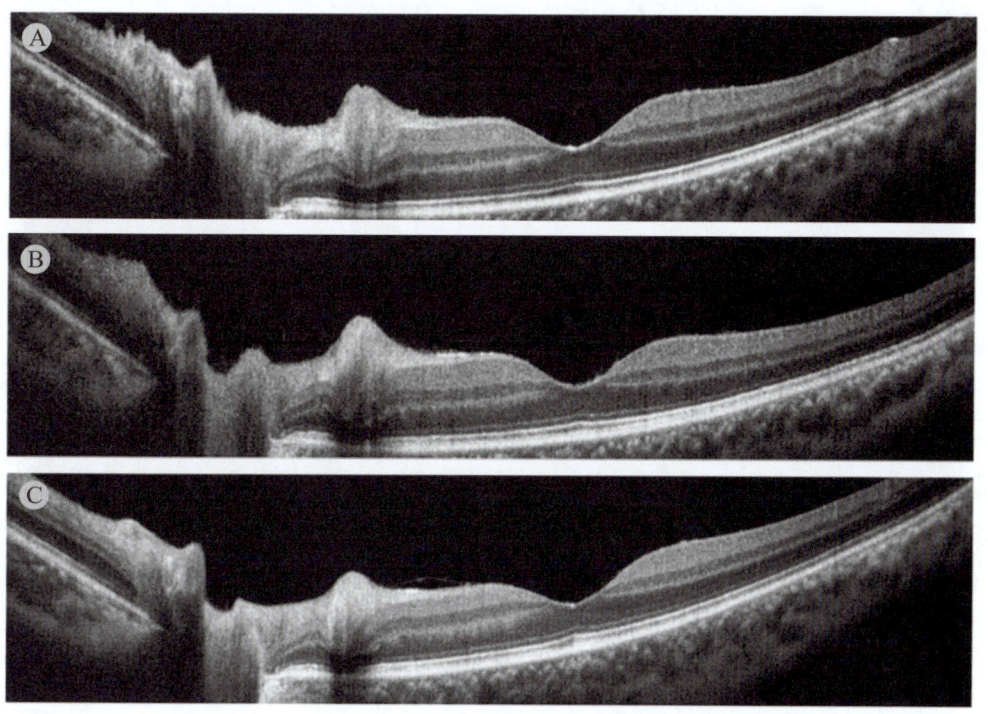

图 61-3　治疗后随访的视盘颞侧新增病灶眼底 OCT 对比

【治疗经过】

完善术前检查后急诊在局部麻醉下行左眼 25G 微创玻璃体切除、视网膜前膜剥除、玻璃体腔注药术（曲安奈德 2 mg），同时将术中玻璃体收集后送病原微生物高通量基因检测及细胞因子检测，术后第 2 天患者视力恢复良好，左眼矫正至 0.8，第 3 天宏基因检测结果提示为刚地弓形虫，特异序列数为 414，GW 系数为 24.88（N：0-2），因此该患者最终诊断为弓形虫视网膜病变。追问病史，患者有吃生鱼片的习惯。术后继续随访，第 7 天患者诉左眼视力进一步下降（BCVA 0.5），查眼底可见视盘颞侧新月形黄白色病灶形成（图 61-2A），OCT 病灶区为团状强光反射信号（图 61-3A），提示局部细胞内坏死，考虑到患者为弓形虫感染，立即进行左眼玻璃体腔注药（克林霉素 1 mg），加复方磺胺甲噁唑片及阿奇霉素片口服，同时进行玻璃体液宏基因送检，2 天后宏基因检测结果提示弓形虫特异序列数高达 2340，提示左眼病变加重，1 周再次复查可见病灶趋于局限，患者视力平稳，眼底见视盘颞侧病灶局限，周围少量出血（图 61-2B，61-3B）。再 2 周后复查可见病灶逐渐减小（图 61-2C，61-3C），再次复查眼内液基因检测结果提示弓形虫特异序列数只有 33，提示左眼病情已基本稳定。

病例分析

眼弓形虫目前是感染性后葡萄膜炎最常见的病因之一，临床上通常与其他类型的葡萄膜炎相混淆，因此容易出现漏诊、误诊。随着近些年来精准医疗的发展，通过眼内液抗体及 PCR 检测，使得眼弓形虫在临床上的诊断逐渐增加。本例患者即为早期发现的眼弓形虫，通过宏基因检测确诊为眼弓形虫，随后在治疗随访过程中，使用基因检测的方式对疾病病变程度进行随访。

眼弓形虫病可在眼部出现多种临床表现，典型的眼弓形虫病多表现为黄白色视网膜脉络膜病灶，常伴有较严重的玻璃体炎症，本例患者在眼底表现上较为典型，结合玻璃体液宏基因微生物检测，使得诊断更加准确高效。在治疗上，早期我们单纯使用激素进行治疗后，早期获得较好的疗效，但 1 周后患者出现视力下降及病灶的扩散，提示单纯激素治疗对于弓形虫的复发有较高的风险，应尽快加用口服抗寄生虫药物。宏基因检测的定期随访，可使病情变化水平通过特异序列数而达到定量分析，从而快速判断病情控制情况。

黄厚斌教授点评

眼弓形虫病随着近年来宏基因检测的推广，使得其诊断得到明显的提高。既往只能通过典型的眼底表现来进行鉴别，但是遇到不典型的临床表现，其与病毒性视网膜炎容易混淆，从而导致漏诊、误诊。眼弓形虫病多表现为单一视网膜病灶，病变区较为致密，可伴有视网膜及脉络膜瘢痕组织；急性视网膜坏死多表现为周边视网膜白色坏死灶；巨细胞病毒视网膜炎常表现较轻，多累及后极部视网膜坏死及出血。同时两者的疾病进展也表现不同，弓形虫视网膜病变多表现为既往病灶的边缘区，而ARNS多表现为周边大片坏死灶的融合，逐渐向后极部发展，而巨细胞病毒性视网膜炎则多沿血管进展。在治疗方面，激素的使用目前仍有争议，激素的使用时机、剂量均无一致性结论，但在明确诊断为弓形虫后，应尽快加用抗寄生虫药物，避免弓形虫复发。

对于不明原因出现单眼视力下降的年长患者，同时伴有严重的玻璃体视网膜炎症反应，应考虑到眼弓形虫病感染，追问病史，必要时可考虑诊断性玻璃体切除术进行宏基因送检，可极大地提高诊断效率，为疾病的治疗和随访提供重要信息。

【参考文献】

[1] PETERSEN E, KIJLSTRA A, STANFORD M. Epidemiology of ocular toxoplasmosis. Ocular immunology and inflammation, 2012, 20（2）: 68-75.

[2] SANTOS H NVD, FERRACIOLI-ODA E, BARBOSA T S, et al. Usefulness of aqueous and vitreous humor analysis in infectious uveitis. Clinics（Sao Paulo）, 2020, 75: e1498.

[3] FEKKAR A, BODAGHI B, TOUAFEK F, et al. Comparison of immunoblotting, calculation of the Goldmann-Witmer coefficient, and real-time PCR using aqueous humor samples for diagnosis of ocular toxoplasmosis. Journal of clinical microbiology, 2008, 46（6）: 1965-1967.

[4] ELKINS B S, HOLLAND G N, OPREMCAK E M, et al. Ocular toxoplasmosis misdiagnosed as cytomegalovirus retinopathy in immunocompromised patients. Ophthalmology, 1994, 101（3）: 499-507.

（陈泽华　整理）

病例 062　急性视网膜色素上皮炎

病历摘要

【基本信息】

患者，女性，62 岁。主诉左眼视物模糊 1 周。

现病史：患者于 2021 年 10 月 19 日无明显诱因出现左眼视物模糊，伴头晕、头痛，无其他任何不适。发病前有感冒前驱症状。10 月 20 日到当地医院就诊，查视力：0.8/0.4，行 OCT 检查，诊断为"左眼黄斑变性"，建议外院就诊。10 月 21 日我院查视力：0.6/0.4，行 OCT、FFA、ICGA、眼底照相等检查。

既往史：体健，无全身慢性疾病史，无眼部疾病史。

个人史、家族史：无特殊。

【眼科检查】

10 月 21 日我院第 1 次就诊：右眼裸眼视力 0.6，左眼裸眼视力 0.4。10 月 27 日复查：右眼裸眼视力 0.6，左眼裸眼视力 0.3。眼压：右眼 20 mmHg，左眼 19 mmHg。双眼前节、玻璃体均未见明显异常，右眼眼底未见明显异常。左眼眼底：视盘色淡红，颞侧视网膜静脉扩张，分支小静脉迂曲扩张。黄斑区可见散在小片状黄白色病灶。黄斑颞侧后极部视网膜可见大片散在较小黄白色玻璃膜疣样改变（图 62-1）。

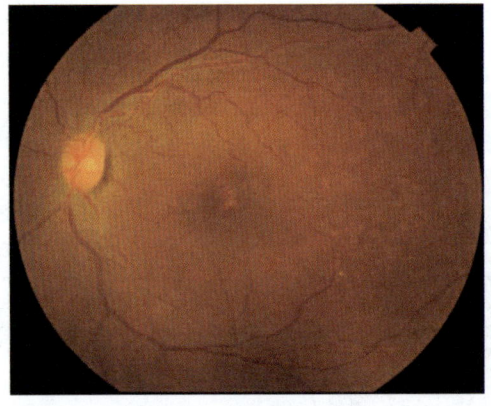

图 62-1　左眼眼底照相

【辅助检查】

OCT：左眼 RPE 内层高反射，与 IS/OS 层相连形成帽状高反射，似突破外界膜进入外核层（图 62-2）。

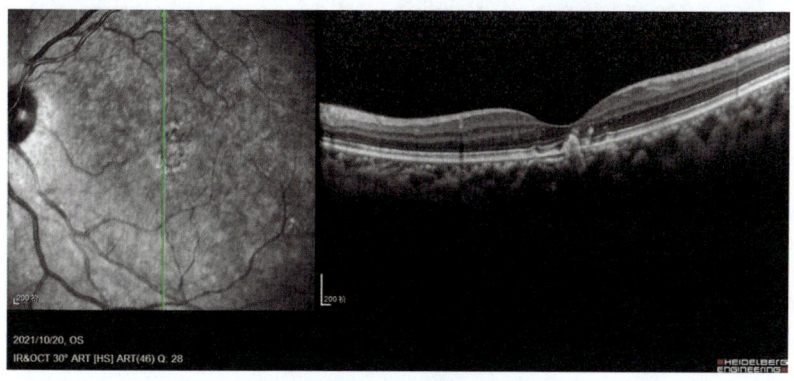

图 62-2　左眼 OCT

FFA 及自发荧光：色素上皮脱色素，表现为黄斑区窗样缺损的强荧光，多个窗样荧光汇集成葡萄簇样荧光斑。病变部位色素上皮的色素增生，形成荧光遮蔽的弱荧光表现为中黑外亮的荧光斑（图 62-3）。

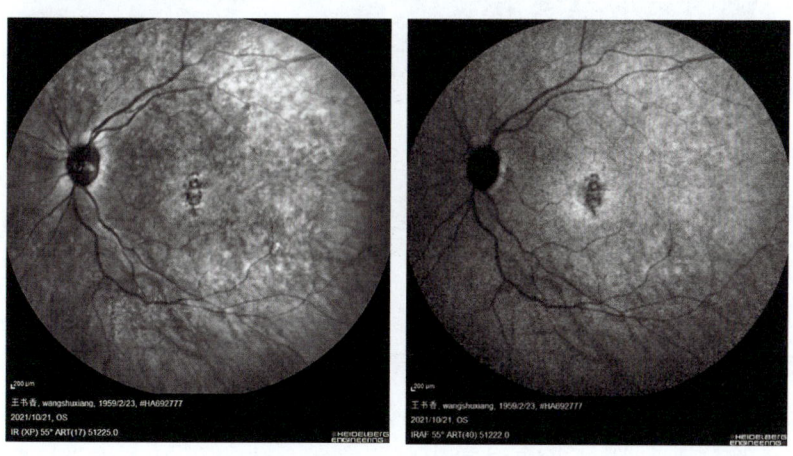

图 62-3　左眼自发荧光（OS）

FFA 显示 25 s 左眼黄斑鼻上方稍强荧光，黄斑区未见明显改变；ICGA 显示 25 s 黄斑上方强荧光，黄斑区可见斑驳状荧光（荧光遮蔽为色素增生）（图 62-4）。FFA 显示 80 s 左眼黄斑中心凹上方可见"中黑外亮"改变；ICGA 显示 80 s 同样有此改变（图 62-5）。

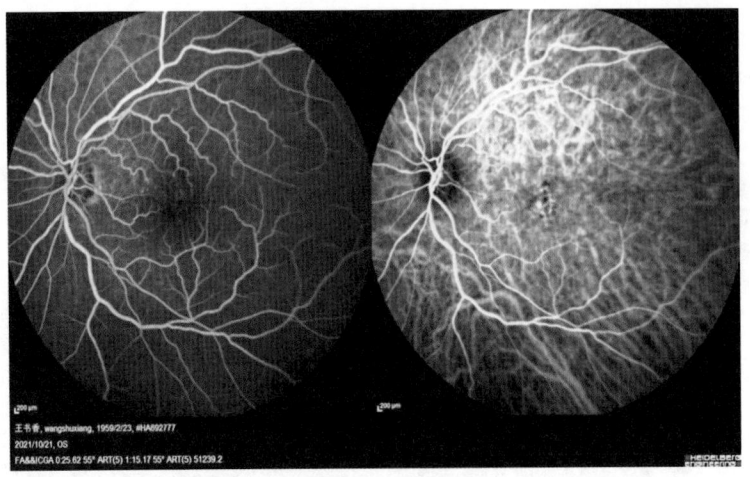

图62-4　左眼FFA+ICGA（OS）25 s

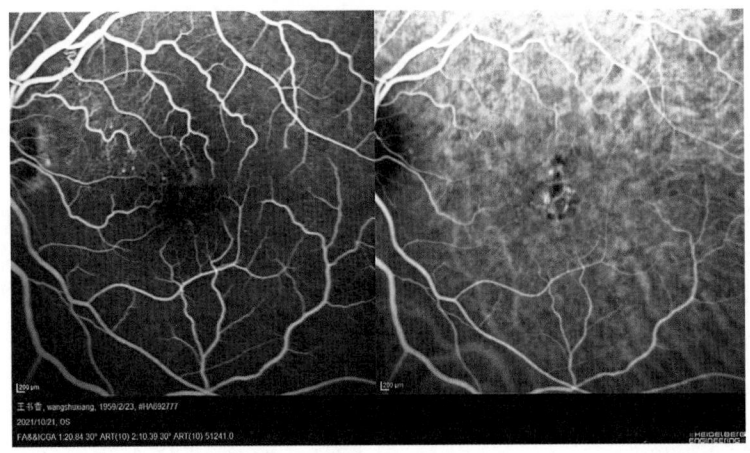

图62-5　左眼FFA+ICG（OS）80 s

【诊断】

急性视网膜色素上皮炎。

【病例总结】

①中老年女性，急性起病，单眼轻度视力下降，有感冒前驱症状，无全身疾病及眼病史。②眼科查体：左眼最佳矫正视力为0.3，眼底左眼黄斑区可见散在多处小片状黄白色病灶。③眼科检查：OCT显示左眼RPE内层与IS/OS层模糊相连形成帽状高反射。自发荧光及FFA显示"中黑外亮"。

【随访】

患者未随访。

病例分析

急性视网膜色素上皮炎（acute retinal pigment epitheliitis，ARPE）是一种比较罕见的黄斑色素上皮急性炎症，多发于健康年轻患者，多单眼发病。患者多表现为急性无痛性单眼视物模糊，中央暗影，轻微视力下降。眼底表现为黄斑区成簇排列的点状灰褐色色素病灶伴周围环绕黄白色脱色素晕环。由于其临床症状与眼底的体征表现不典型，临床易被忽视或与中心性浆液性脉络膜视网膜病变、点状内层视网膜脉络膜炎以及一过性白点综合征相混淆。

1972年Krill和Deutman就报道了一种较少见的累及黄斑RPE的炎症性疾病，并首先诊断为ARPE。该病年轻人多发，多累及单眼，患眼具有急性无痛性视物模糊、中央暗影等特征。发病机制不明，有自限性，可6～12周恢复视力。根据急性发病及自限性的病程推断可能是RPE的病毒感染。Baillif报道4例中的1例与新加坡学者报道的6例ARPE中均明确检测出登革热病毒感染，因此可以推断该病的病因为病毒感染。

该病眼底表现为黄斑区可见多个脱色素、增殖病灶，或多个不连续的暗灰色斑点伴周围淡晕。OCT表现为黄斑区RPE层面出现特征性细点状色素沉积，周围被脱色素黄白色光晕所包绕。OCT分型，Ⅰ型：IS/OS与RPE层间帽状高反射，IS/OS层连续未断裂；Ⅱ型：IS/OS与RPE层间帽状高反射，伴RPE内层IS/OS层连续性中断；Ⅲ型：RPE内层不均匀渗出，伴RPE内层IS/OS层连续性中断。

FFA/ICGA两种典型的影像包括"中黑外亮""葡萄簇样"荧光斑。黄斑成簇的点状弱荧光病灶，周围晕环为透见荧光。

诊断该病除上述表现以外应无任何其他眼部症状，除外其他黄斑部点状色素上皮病变包括中心性浆液性脉络膜视网膜病变、急性后极部多灶性鳞状色素上皮病变、多发短暂性白点综合征、点状内层脉络膜病变、多灶性脉络膜炎、激光所致视网膜病变。

该病有自限性，Han Joo Cho等描述ARPE影像学特征并探讨其预后因素（18只眼）结论：18只眼累及RPE内层，16只眼累及椭圆体带；累及椭圆体带眼中有3只眼突破外界膜，其中2只眼在外核层亦有改变。16只眼2个月完全恢复视力。另有2只眼就诊视力较差、突破外界膜1年后视力提高有限。ARPE初始病变位于感光细胞外段和RPE顶端之间的连接处。18只眼未发现累及Bruch膜或脉络膜毛细血管。炎症突破外界膜影响视力可能与感光细胞核位于外核层有关。

黄厚斌教授点评

ARPE 最早于 1972 年被描述，那时候还没有 OCT，诊断主要是通过临床症状、体征来诊断。健康的青年患者多发，症状是视力下降、中央暗点和视物变形，眼底表现是一个细小的色素斑点，周围被黄白色的低色素光晕包围，此病的特点是有自愈性，一般 6～12 个月恢复视力。由于此疾病眼底表现在视网膜色素上皮层，所以被命名急性视网膜色素上皮炎。

随着 OCT 在眼科的应用，让我们看到了更多的细节，ARPE 的 OCT 检查显示，主要炎症区位于视网膜外层，特别是嵌合体带（IZ）、椭圆体带（EZ）、外界膜（ELM）和内层 RPE。

因为 ARPE 的发病率低，只是些个案报道，所以其发病机制尚不清楚，所以也不能确定其炎症的具体部位是嵌合体带还是视网膜色素上皮细胞。目前有研究表明，ARPE 是视网膜感光细胞外节膜盘的显著积累，继发视网膜色素上皮亚急性炎症的色素反应。所以 ARPE 的 FFA 表现是低色素光晕的点状高透见荧光，无荧光渗漏，部分患者 FFA 完全无异常表现。在 ICGA 的中晚期，观察到一个中心凹斑片状的强荧光，并逐渐褪色。强荧光与 RPE 内荧光积存有关，并可显示 RPE 受累的范围。

【参考文献】

[1] 文峰. 脉络膜炎症与脉络膜先天性疾病 // 眼底病临床诊治精要. 北京：人民军医出版社，2011：173-174.

[2] KRILL A E，DETMAN A F. Acute retinal epitheliitis. Am J Ophthalmol，1972，74（6）：193-205.

[3] BAILLIF S，WOLLF B，PAOLI V. Fluorescein and indocyanine green angiography and spectral-domain optical coherence tomography findings in acute retinal pigment epitheliitis. Retina，2011，31（6）：1156-1163.

[4] LAU F H，FAN D S. Surgical outcome of single-staged three horizontal muscles squint surgery for extralarge angle exotropia. Eye（Lond），2010，24（7）：1171-1176.

[5] LUTTRULL J K，CHITTUM M E. Acute retinal pigment epitheliitis. Am J Ophthalmol，1999，123（1）：127-129.

[6] CHO H J，HAN S Y，CHO S W，et al. Acute retinal pigment epiteliitis：spectral-domain optical coherence tomography findings in 18 cases. Invest Ophthalmol Vis Sci，2014，55（5）：3314-3319.

（刘伟　整理）

病例 063　眼动脉阻塞

病历摘要

【基本信息】

患者，男性，76岁，因右眼突然视物不见3天就诊我院。

现病史：3天前患者于凌晨2点上厕所时突然发现右眼视物不见，无其他眼部不适。

既往史：否认糖尿病、高血压、高脂血症。

个人史：无吸烟、饮酒史，否认毒物、传染病、疫区疫情接触史。

家族史：无特殊。

【眼科检查】

右眼视力光感，晶状体周边皮质楔形混浊，余眼前节（-）；左眼视力0.3，矫正不提高，晶状体周边皮质楔形混浊，余眼前节（-）。右眼眼底可见视网膜苍白，后极部明显，鼻侧及鼻下方视盘色淡，视网膜动脉可见血柱和节段性金黄色反光（图63-1A）；左眼眼底可见后极部颞上方、颞下方血管弓附近两处玻璃膜疣样病灶（图63-1B）。

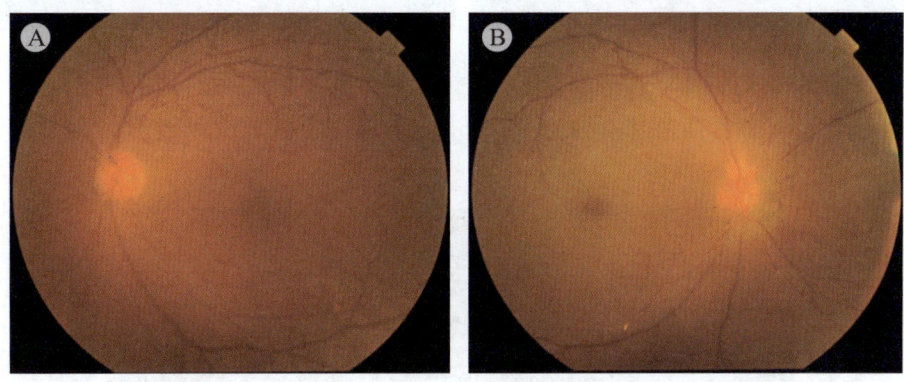

图 63-1　治疗前眼底照相

【辅助检查】

黄斑OCT：右眼显示后极部细胞内水肿明显，中周部及周边视网膜、脉络膜变薄（图63-2）；左眼见黄斑颞侧两处椭圆体带、光感受器外层、嵌合体带、RPE不连续（图63-3）。入院时眼底血管造影检查：右眼臂-视网膜循环时间为22.56 s，早期 FFA、ICGA 均可见脉络膜及视网膜动脉充盈迟缓，视盘旁睫状后短动脉及鼻侧远端睫状后短动脉充盈迟缓较明显，晚期 ICGA 见视网膜动脉内栓子处表现为强红外荧光，晚期 FFA、ICGA 鼻上方均表现为楔形强荧光（图 63-4，图 63-5）；左眼黄斑颞侧、颞下方，视盘鼻上方、鼻下方几处透见荧光。影像学检查：头颈部 CTA、MRA、颈动脉超声检查均提示左侧颈内动脉闭塞、颈动脉粥样硬化伴斑块形成；CTA 三维重建图中，左侧颈内动脉从起始处往上均未见显影，左侧眼动脉从视神经孔穿出，显影正常，右侧眼动脉未见显影，可见一血管从右侧眼眶眶上裂入眼眶显影（图 63-6）。24 小时动态心电图及血压提示患者平均收缩压波动在 138～148 mmHg、平均舒张压波动在 61～64 mmHg，心电图未见明显异常。实验室检查：血浆纤维蛋白原 6.48 g/L ↑（2.38～4.98 g/L）、血浆 D- 二聚体 761 ng/mL ↑（＜500 ng/mL）、抗心磷脂抗体中的抗 β_2- 糖蛋白 I 抗体 24.73 RU/mL ↑（＜20 RU/mL），血浆低密度脂蛋白 3.62 mmol/L ↑（0～3.4 mmol/L），血胆固醇、甘油三酯、高密度脂蛋白等均正常，抗核抗体、自身抗体等均为阴性。

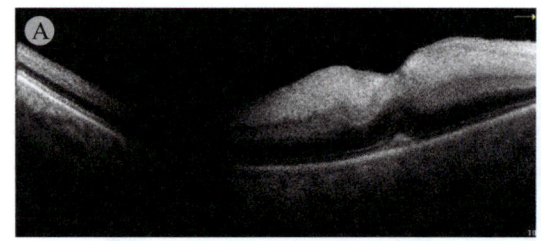 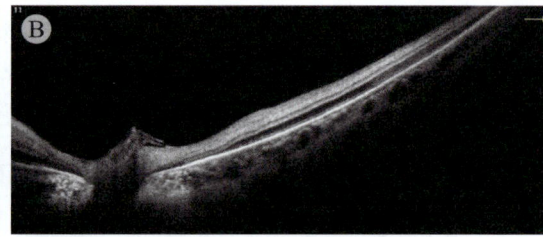

A. 右眼黄斑区，显示中心凹附近视网膜细胞内水肿明显；B. 右眼视盘鼻侧区域，显示视网膜、脉络膜变薄，视网膜外层结构（外核层至 RPE/Bruch 膜复合体）消失，外核层表现为均匀点状反射。

图 63-2　入院时右眼黄斑 OCT

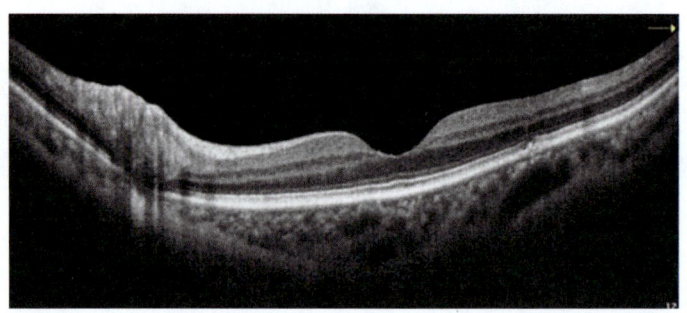

黄斑颞侧椭圆体往外视网膜外层结构不连续，对应区域脉络膜层反射异常。

图 63-3　入院时左眼黄斑 OCT 表现

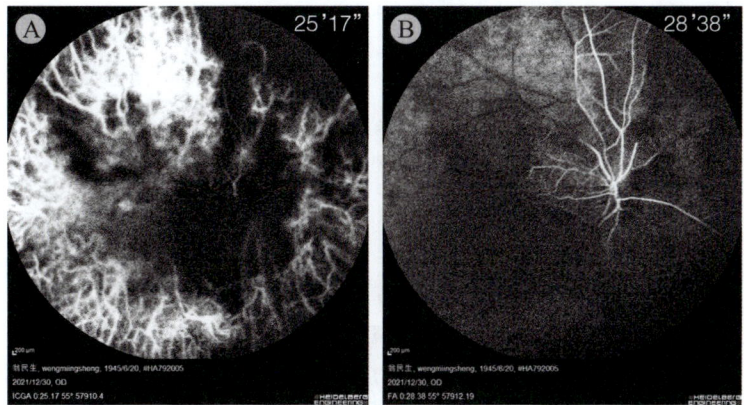

A. ICGA，显示视网膜中央动脉充盈迟缓，下半侧视网膜分支动脉充盈迟缓更加明显，视盘鼻侧及下方睫状后短动脉充盈迟缓；B. FFA，可见明显的视网膜和脉络膜动脉充盈迟缓、视网膜动脉充盈前锋。

图 63-4　入院时右眼眼底血管造影

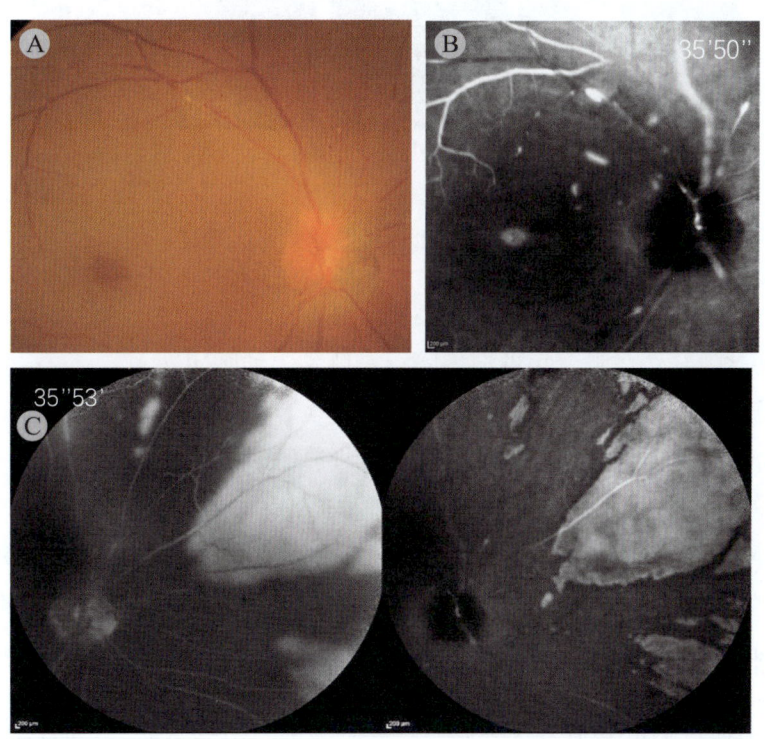

A. 眼底照上视网膜动脉内栓子所在部位在 ICGA 上表现为强红外荧光；B. ICGA 可见颞上方视网膜动脉充盈缺损；C. 造影晚期鼻上方楔形强荧光。

图 63-5　入院时右眼 ICGA 检查

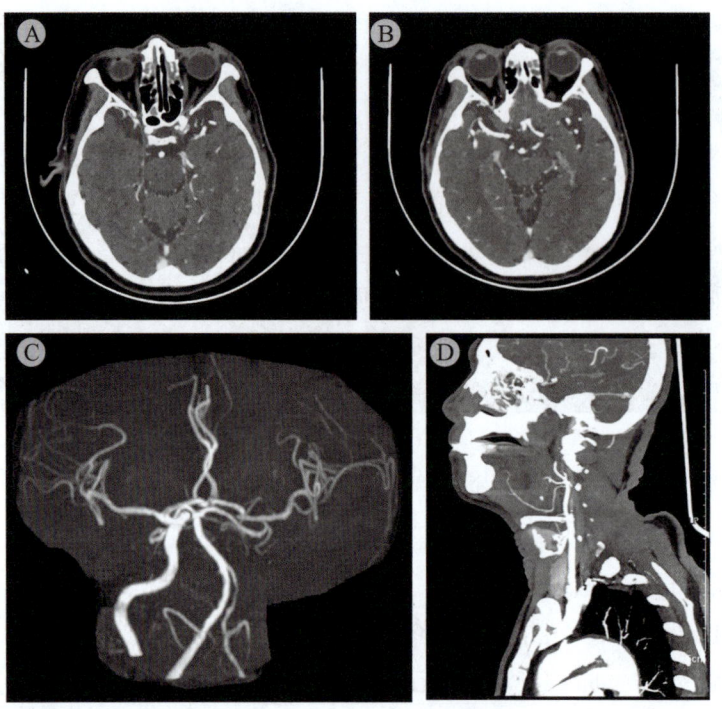

A. 左侧眼动脉从颈内动脉发出，穿过视神经孔进入眼眶；B. 右侧一血管从眶上裂入眼眶显影；C、D. 左侧颈内动脉从起始处开始闭塞。

图 63-6　头颈部 CTA 及血管三维重建

【诊断】

右眼眼动脉阻塞；双眼老年性白内障；左侧颈内动脉闭塞。

【治疗经过】

给予营养神经药物治疗，同时排查患者眼部缺血原因。请血管外科、心内科、神经内科会诊后，建议完善头颈部血管 CT、自身抗体谱、ANCA 相关抗体、抗心磷脂抗体、抗核抗体等自身抗体指标排除血管炎，蛋白 C、蛋白 S 排查血液高凝状态，动态复查 D- 二聚体、血管壁高清 MRI 排查血管慢性闭塞原因，给予阿司匹林抗血小板聚集，他汀类药物降血脂、稳定斑块。

【随访】

治疗 10 天后复查患者视力稍有改善，右眼视力为手动 /30 cm，眼底血管造影检查提示患者右眼视网膜、脉络膜动脉充盈迟缓明显减轻（图 63-7）。眼底血管造影检查：右眼臂－视网膜循环时间为 15.39 s，视盘旁睫状后动脉充盈迟缓，鼻上方楔形病灶，晚期 FFA 为强荧光，ICGA 为弱红外荧光（图 63-8）；OCT 检查表现为右眼鼻上方视网膜、脉络膜萎缩变薄（图 63-9）。

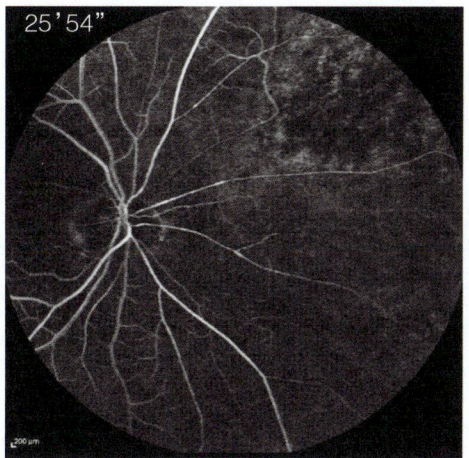

右眼 FFA 显示与治疗前相同时刻比较，视网膜中央动脉充盈迟缓明显减轻。

图 63-7　治疗后右眼 FFA

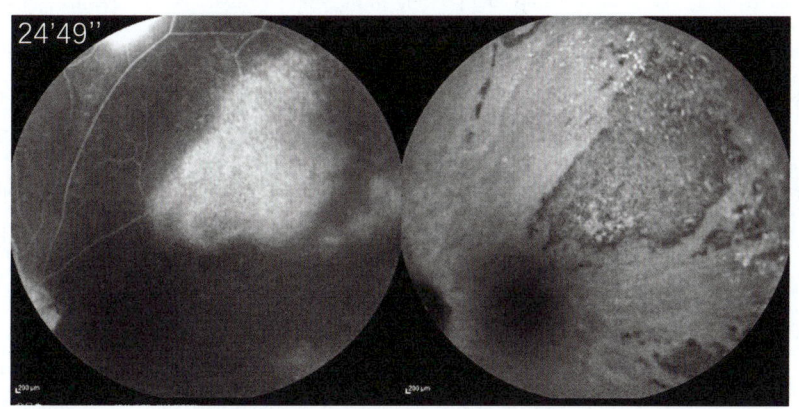

造影晚期鼻上方楔形病灶，FFA 为强荧光，ICGA 为弱红外荧光，提示此时受损区 RPE 摄取吲哚菁绿的功能减弱。

图 63-8　治疗后右眼眼底血管造影

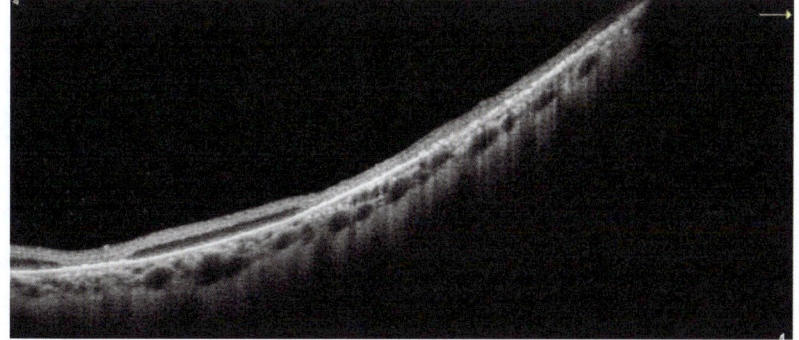

图 63-9　治疗后右眼 OCT 检查

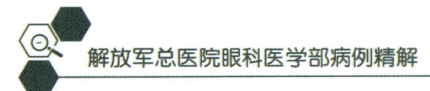

病例分析

眼动脉阻塞（ophthalmic artery occlusion）为眼部缺血性疾病，患者多表现为无痛性突发的视力急剧下降，由于眼动脉阻塞后不同部位的缺血程度不同，患者的临床表现有所差异。查体可见眼球运动障碍，前房坏死性渗出物，视网膜混浊、苍白，视网膜动静脉变细，40%的患者黄斑区未见樱桃红斑；数周后可见"椒盐样"视网膜色素上皮改变。

急性眼动脉阻塞在临床上比较罕见，病因多为感染、栓塞、炎性反应、外伤等，近年来，随着医疗美容逐渐广泛，由颜面部注射玻尿酸等面部填充剂而导致的眼动脉阻塞的患者越来越多。

眼动脉是颈内动脉发出的第一条分支，其发出视网膜中央动脉、睫状后动脉、泪腺动脉、肌动脉等多条分支供应眼球及其附属器。本例患者CTA显示左侧颈内动脉从起始处开始闭塞，但患者左眼没有发现缺血等相关表现，这是由于两侧大脑前动脉起始段、两侧颈内动脉末段、两侧大脑后动脉起始段、前交通动脉、后交通动脉形成了大脑Willis动脉环，沟通了颅内左右两侧及前后两部分血供，使患者颅内右侧的血液向左侧分流，左侧眼动脉仍有血供。患者颈动脉超声、头颈部MRA均提示血管壁斑块形成，血液学检查提示患者血液处于高凝状态，且患者有半夜活动后突发的右眼视力下降，入院后眼底检查可看到视网膜节段性血柱、血管内金色柱形反光，均提示患者右眼眼动脉阻塞可能是源于粥样硬化斑块脱落所致。在临床上，眼动脉阻塞常常需要与视网膜中央动脉阻塞鉴别，两者都会出现视网膜缺血等相关临床表现，但仅有视网膜中央动脉缺血的患者眼底通常可以看到明显的樱桃红斑，眼底血管造影仅有视网膜中央动脉充盈迟缓，而后者除了视网膜苍白，从眼底血管造影中还可以看到明显的脉络膜充盈迟缓。

对眼动脉阻塞的患者，已报道的治疗方法包括口服扩血管药物、血管介入溶栓治疗、患侧颞浅动脉旁皮下注射复方樟柳碱注射液、前房穿刺、眼球按摩等，少部分患者在发生症状后短时间内及时治疗会有一定改善，但多数患者治疗后视力仍无明显提升，这与眼动脉阻塞后导致视网膜双重缺血有关。

眼动脉缺血导致的眼部症状是短暂性脑缺血发作的症状之一，而短暂性脑缺血发作属于脑卒中的前兆，当患者出现了眼动脉阻塞相关症状时，往往提示该患者发生脑卒中等心脑血管事件的概率大大增加。

黄厚斌教授点评

造成视网膜动脉阻塞的栓子来源有多种，分为钙化性栓子、胆固醇性栓子、血小板纤维蛋白性栓子，本例患者从眼底血管的金黄色反光表现提示视网膜动脉内的栓子为胆固醇性栓子的可能性较大。患者眼底血管造影显示视网膜中央动脉明显充盈迟缓，鼻侧脉络膜血管充盈及晚期鼻上方 ICGA 和 FFA 上异常荧光都提示患者鼻侧睫状后动脉和视网膜中央动脉很可能从同一主干发出。视网膜中央动脉及眼动脉阻塞没有特殊的有效治疗方法，但出现视网膜中央动脉阻塞的患者往往提示着患者发生心血管事件的风险大大提高，我们应该建议患者到相关科室及时进行治疗。

从本例患者两次眼底血管造影的表现可以发现患者右眼鼻上方由于 RPE 受损程度的不同导致 RPE 晚期摄取吲哚菁绿的能力不同；此外，患者左侧颈内动脉从起始处即开始闭塞，而左眼眼动脉依然存在血供的原因不仅与颅内 Willis 环沟通了大脑左右两侧的血管有关，还可能与眼动脉分支和颈外动脉分支之间形成吻合支相关。

【参考文献】

[1] 方薇，张健，郭丽，等.眼动脉阻塞一例.中华眼科杂志，2007，43（2）：172-173.

[2] 高岩，师自安，喻小兵.误注胶原蛋白致眼动脉阻塞 1 例.国际眼科杂志，2002，2（1）：98-99.

[3] ANSHUMAN K, RAMESH V, DALAN D, et al. Ophthalmic artery occlusion following blunt trauma. Indian J Ophthalmol, 2019, 67（7）: 1183.

[4] 陈滨，张惠成，徐永宁.前房穿刺术治疗睫状视网膜动脉阻塞一例.中华眼底病杂志，2001，17（2）：157.

[5] EGBERT J E, SCHWARTZ G S, WALSH A W. Diagnosis and treatment of an ophthalmic artery occlusion during an intralesional injection of corticosteroid into an eyelid capillary hemangioma. Am J Ophthalmol, 1996, 121（6）: 638-642.

[6] DEMPSEY K S, BREAZZANO M P, MODI Y S. Ophthalmic artery occlusion after internal carotid artery stenosis. Ophthalmol Retina, 2021, 5（1）: 40.

[7] 焦永波.第二讲 缺血性脑卒中的防与治.中国乡村医药，2016，23（15）：29-30.

[8] ZEHDEN J, HARISH BINDIGANAVILE S, BHAT N, et al. Neuro-Ophthalmic presentations of common carotid artery occlusion: a case series. J Neuroophthalmol, 2021, 41（4）: e734-e737.

（刘桦　整理）

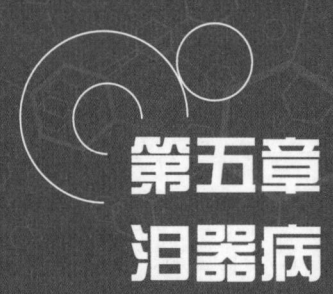

第五章 泪器病

病例 064　泪囊区巨大恶性肿瘤

病历摘要

【基本信息】

患者，女性，46岁，主因右眼流泪4月余入院。

现病史：患者4月余前无明显诱因出现右眼流泪，不伴分泌物，无眼红、异物感，无明显视物模糊，曾就诊于当地医院，诊断为"右眼泪道狭窄"，建议行泪道置管手术，患者未予重视，后来患者自觉症状加重遂就诊于我院。

既往史：既往无高血压、糖尿病病史。

个人史：无疫区旅居史，无吸烟、饮酒等嗜好。

【眼科检查】

双眼前节及后节检查无异常。泪道检查显示右眼：上、下泪点位正、形圆，上、下泪点进针 5 mm 遇软性抵抗，加压可突破达骨壁，冲洗液入咽；左眼：上、下泪点位正、形圆，上、下泪点进针可达骨壁，冲洗液入咽。

【辅助检查】

基于骨性鼻泪管走向的泪道 CT 造影三平面重组技术（three-plane reconstruction of CT docryocystography based on the trend of nasdacrimal canal，CT-DCG-TPR-BTNC）检查显示右侧泪囊区、鼻窦、鼻腔及眶内肿物（图 64-1）。头部 MRI 显示右侧泪囊眼眶鼻腔鼻窦占位，边界不清、信号强弱不均、密度不均（图 64-2）。鼻内镜检查显示鼻腔黏膜充血，大量菜花样肿物填充，触之易出血，鼻腔狭窄（图 64-3）。胸部 X 线片显示气管受压左移，心肺膈未见异常（图 64-4）。

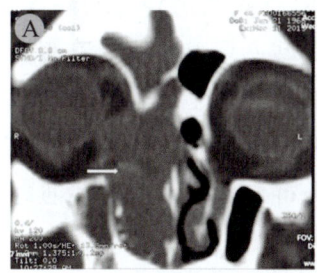
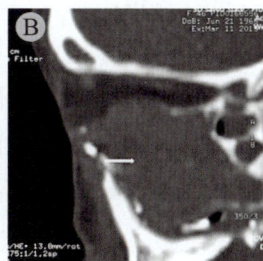
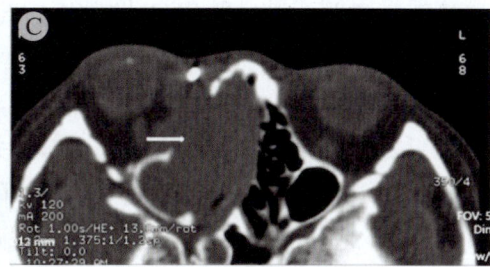

A. 右侧泪囊眼眶鼻腔上颌窦及额窦占位；B. 右侧肿瘤侵及筛窦；C. 右侧泪囊眼眶鼻腔筛窦肿瘤。

图 64-1　泪道 CT-DCG-TPR-BTNC 检查

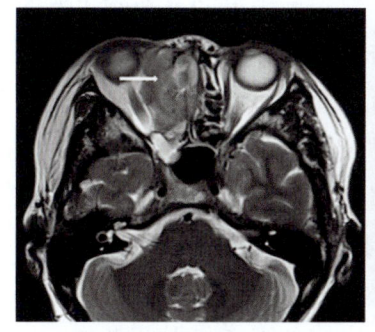
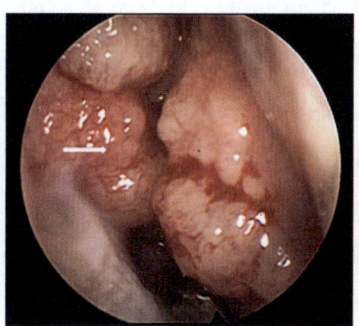
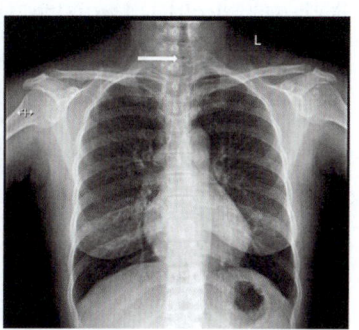

图 64-2　头部 MRI　　　　图 64-3　鼻内镜检查　　　　图 64-4　胸部 X 线片

【诊断】

右泪囊区鼻腔鼻窦及眶内肿物（性质待查）；右侧颈部淋巴结肿大待查；右眼鼻泪管狭窄；右眼上、下泪小管狭窄。

【治疗经过】

请耳鼻喉科、眼眶科及颌面外科会诊后考虑恶性肿瘤的可能性极大，建议手术切除病灶并行病理检查以进一步明确诊断。在全身麻醉下行右泪囊眼眶及鼻腔肿物切除术，术后病理回报：泪囊区鼻腔鼻窦及眶内小细胞恶性肿瘤，倾向于神经内分泌癌，中分化。遂及时转肿瘤科行进一步治疗。

病例分析

神经内分泌癌（neuroendocrine carcinoma，NEC）是一种具有内分泌功能的癌症，根据肿瘤细胞分化程度可分为高分化、中分化和低分化3种类型，其中小细胞癌恶性程度高，进展快。鼻窦NEC多发生于50岁以上的患者，无性别差异，部位隐蔽，局部侵袭力强，发现时多属于晚期，常见症状有鼻塞、鼻出血或涕中带血，可伴有头昏、头痛、嗅觉减退、突眼、视力下降、面部麻木等。鼻内镜检查可见鼻腔灰白色或淡红色的新生物，表面可有假膜、渗出物或坏死组织，质脆，触之易出血，常伴有恶臭味。最常见的转移部位是颈部淋巴结、脑和脊柱，肺部转移较少见。手术切除联合放化疗是治疗这一疾病的首选方案。

引起流泪的原因除了眼表炎症刺激、泪腺分泌增多等，最多见于泪道狭窄或阻塞，而肿瘤引起的泪道狭窄或阻塞比较少见。很多医生见到以流泪为主诉的患者就习惯性考虑泪道狭窄或阻塞，而建议患者行泪道置管术，此患者即如此（检查确实有泪道狭窄）。这也是目前泪器病医生对于疾病诊治的误区：未做详细的检查评估，就匆忙制定诊疗方案。如果每位医生对泪道阻塞患者都常规行鼻腔及泪道造影检查，一定可以避免误诊、漏诊甚至错误治疗的风险。另外，该病例也提示我们给予眼科患者详细全身体格检查的重要性。大部分眼病都只在眼内或眶周，但我们一定不能忽视全身检查，这对明确诊断、制定正确合理的治疗方案意义重大。神经内分泌癌在眼眶和泪道内比较罕见，该病例对我们以后诊治眶周恶性肿瘤有一定的指导意义。

陶海教授点评

本病例对我们的提示：①泪器病规范治疗很重要，包括泪道检查、鼻腔检查及CT-DCG-TPR-BTNC检查等，这些术前常规检查会提高泪器病患者诊疗的准确性；②泪器病也会与全身疾病密切相关，一定要重视全身体格检查；③对于这类恶性肿瘤患者的诊断与治疗还需要进行规范，多学科合作能够取得更好效果。

【参考文献】

[1] ORONSKY B, MA P C, MORGENSZTERN D, et al. Nothing but NET: a review of neuroendocrine tumors and carcinomas. Neoplasia, 2017, 19（12）: 991-1002.

[2] WEINREB I, PEREZ-ORDO E Z B. Non-small cell neuroendocrine carcinoma of the sinonasal tract and nasopharynx.Report of 2 cases and rerievw of the literature. Head Neck Pathol, 2007, 1: 21-26.

[3] MOLLAZADEGAN K, WELIN S, CRONA J. Systemic treatment of gastroenteropancreatic neuroendocrine carcinoma. Curr Treat Options Oncol, 2021, 22（8）: 68.

[4] VALENZUELA A A, MCNAB A A, SELVA D, et al. Clinical features and management of tumors affecting the lacrimal drainage apparatus. Ophthal Plast Reconstr Surg, 2006, 22（2）: 96-101.

[5] BONNET F, DUCASSE A, MARCUS C, et al. CT dacryocystography: normal findings and pathology. J Radiol, 2009, 90（11pt1）: 1685-1693.

（王立华　整理）

病例 065　泪道瘘管转位术治疗先天性上泪点上泪小管缺如

病历摘要

【基本信息】

患儿，男性，1岁9个月，主因自幼双眼流泪、流脓1年余入院。

现病史：患儿出生后即有双眼流泪伴分泌物增多，6个月时就诊于当地医院，诊断为"双眼骨性鼻泪管阻塞"，未予治疗，建议来我院就诊。

家族史：患儿表姐有泪道瘘管。

【眼科检查】

裂隙灯检查：双眼上泪点缺如，左眼内眦部存在1处皮肤瘘管（图65-1）。泪道冲洗：双眼上泪点缺如，下泪点位正、形圆，自双下泪点进针9 mm均遇软性抵抗，加压不可突破，右眼冲洗液自下泪点原返，伴脓液，左眼冲洗液部分原返，部分经皮肤瘘管溢出，伴脓液，冲洗液均不入咽。

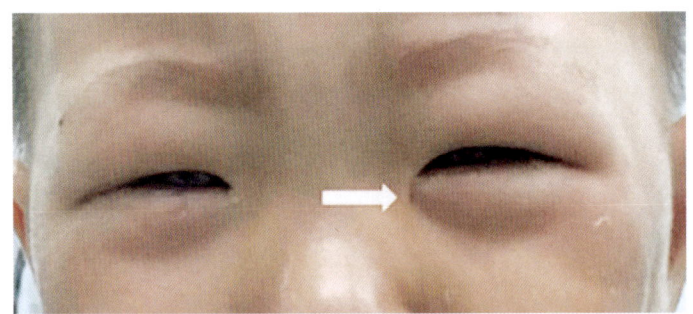

图65-1　术前外观照

【辅助检查】

CT-DCG-TPR-BTNC：双眼骨性鼻泪管下段未发育，骨性阻塞，左眼重（图65-2）。

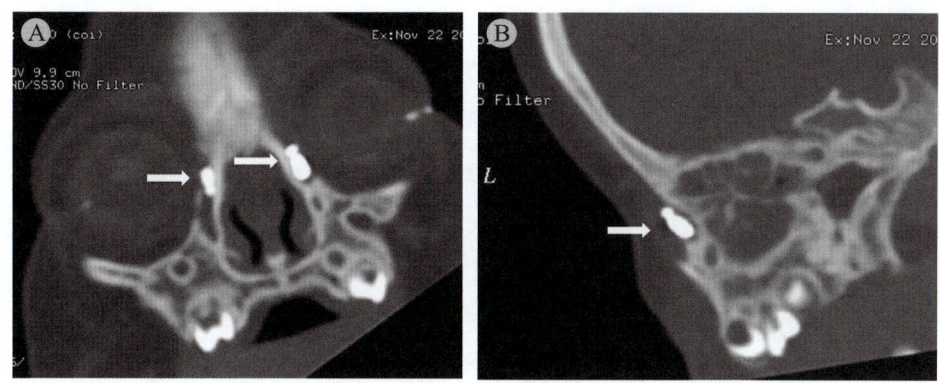

A. 双侧泪囊窝造影剂存留，双侧鼻泪管阻塞；B. 左侧泪囊窝造影剂存留，左侧鼻泪管阻塞。

图 65-2　CT-DCG-TPR-BTNC

【诊断】

双眼慢性泪囊炎；双眼鼻泪管阻塞；左眼泪道皮肤瘘；双眼上泪点缺如。

【治疗经过】

入院后排除手术禁忌证，在全身麻醉下行左眼微小切口泪囊切开探查＋改良泪囊鼻腔吻合＋泪道皮肤瘘管转位代上泪点上泪小管＋泪管疏通＋双泪小管置入式人工泪管置入术（图 65-3）。术中探查发现患者上泪点上泪小管先天缺如，泪道瘘管开口于泪囊近泪总管处，探查见瘘管内壁光滑、管腔通畅，遂于显微镜下完整分离瘘管与周围组织，游离皮肤端备用。自内眦泪阜下方向泪囊腔穿刺，将瘘管游离端转位自穿刺道穿出内眦部，用 8-0 可吸收缝线间断缝合瘘管口与周围结膜组织，置入双泪小管置入式人工泪管。常规进行泪囊鼻腔吻合。

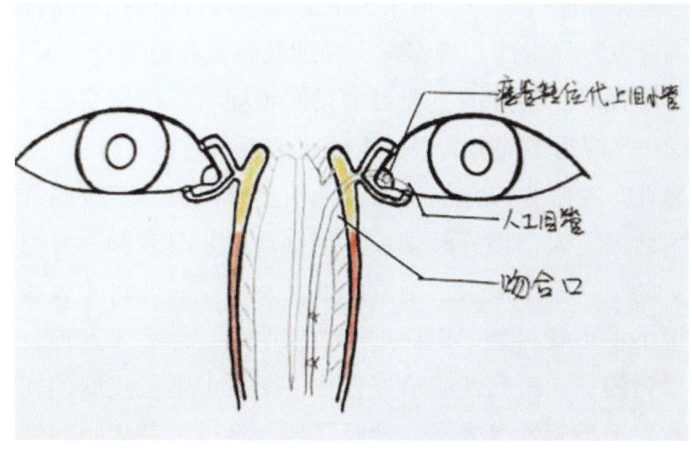

图 65-3　手术示意

【随访】

术后1周、1个月、3个月、6个月复查：左眼形态满意，皮肤瘢痕逐渐消退，流泪、流脓症状消失（图65-4），冲洗泪道通畅。

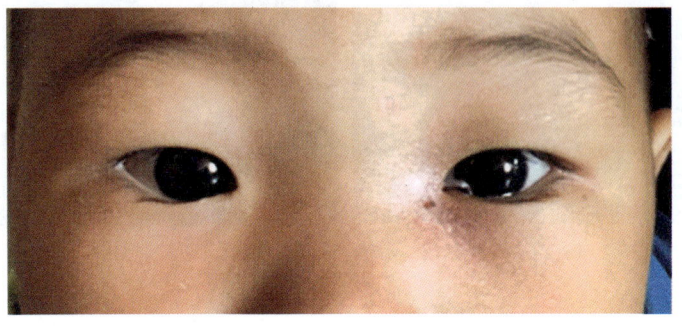

图65-4　术后3个月外观照

病例分析

先天性泪道瘘管是指先天因素引起的泪道和体表之间形成病理管道，是以其一端开口于皮肤或结膜囊，另一端开口于泪道管腔为特征的一种疾病。对于先天性泪道瘘管无临床症状或症状轻微者，可随访观察；对于症状明显者，则需要治疗，具体需根据瘘管的部位、性质、并发症等具体情况，制定最佳的个性化手术治疗方式。手术治疗包括瘘管单纯切除术、烧灼联合缝合术、瘘管切除并置管术、瘘管切除并泪囊鼻腔吻合或经鼻内镜泪囊鼻腔造口术等。但未见泪道瘘管转位代泪小管的相关报道。

儿童先天性泪道发育异常的表现多样，膜性及骨性鼻道发育异常可以表现为缺如、异位、部分发育、闭锁等。治疗的主要目的是改善症状、恢复功能，同时应尽量减少损伤、简化手术操作，应为不同患者设计个体化的手术方案。

该病例中的患儿，左眼先天性上泪点及上泪小管缺失，若按照常规置入单一泪小管式人工泪管，术后固定人工泪管断端较为困难，患儿眼表刺激及泪点撕裂的可能性较大，而一旦唯一的泪点不幸撕裂，泪液的虹吸及引流功能将大大减弱；该患儿还可行带蒂结膜瓣转位上泪小管再造，术后远期效果明确，但手术操作复杂，对眼部的创伤也相对较大。幸运的是，患儿左眼恰好存在一个自泪道至皮肤的完整通道——泪道皮肤瘘管，且检查发现瘘管管壁光滑、管腔通畅。经过术者大胆而富有开创性的设计和精准的手术操作，完整地将泪道皮肤瘘管自原位剥离出来，并成功地转位移植于泪阜处，从而保留了接近于正常解剖结构的上下两个泪液引流入口，并为置入人工泪管建立了良好条件。这种术式不仅有利于保护泪点、防止其撕裂，还同时解决了泪道瘘管的问题；不仅重建了泪液引流通道，还改善了患儿的外观，可谓两全其美。但因为没有类似治疗先例，术后远期效果有待进一步观察。

陶海教授点评

该病例提示我们：认真仔细进行术前检查，确立全面的诊断，进而通过系统评估、综合分析、大胆创新、谨慎操作，帮助患儿实现了意想不到的满意效果。既简化了手术操作，又尽可能地保留了患儿正常的泪道引流功能，避免了原有泪道复杂的手术治疗方案。然而，由于该治疗属于创新性操作，术后远期效果还有待考证，需长期随访观察。

【参考文献】

[1] CHAUNG J Q，SUNDAR G，ALI M J. Congenital lacrimal fistula：a major review. Orbit，2016，35（4）：212-220.

[2] 王朋，陶海，白芳. 泪道置管术治疗泪道阻塞性疾病的研究现状. 中国中医眼科杂志，2016，26（1）：50-54.

[3] BOTHRA N，ALI M J. Radiofrequency-assisted endofistulectomy：treating coexisting lacrimal fistulae during endoscopic dacryocystorhinostomy. Ophthalmic Plast Reconstr Surg，2020，36（6）：610-612.

[4] XU Y，TAO H，WANG P，et al. A preliminary study on the clinical features of congenital lacrimal fistula. Chin J Ophthalmol，2020，56（9）：688-692.

[5] CHOI Y M，JANG Y，KIM N，et al. The effect of lacrimal drainage abnormality on the surgical outcomes of congenital lacrimal fistula and vice versa. Eur J Ophthalmol，2022，32（1）：108-114.

（王立华　整理）

病例 066　泪囊摘除术后泪囊缺失

病历摘要

【基本信息】

患者，女性，46岁，主因右眼流泪30余年入院。

现病史：患者30余年前无明显诱因出现右眼流泪。偶有眼红，无内眦红肿包块，无嗅觉减退，无鼻塞及鼻出血。曾在当地多家医院行多次手术：32年前于当地医院行右眼泪囊摘除术；26年前于当地医院行右眼残余泪囊摘除术；4年前在当地医院行右眼泪道旁路义管置入术，后多次更换引流管；1年余前在当地医院行右眼新型义管置入术。术后效果不理想，仍有溢泪和内眦角分泌物多、反复红肿等症状，近日为求诊治来我院，门诊以"右眼上、下泪小管阻塞"收入院，拟行手术治疗。

个人史、家族史：无特殊。

【眼科检查】

右眼视力1.0。眼位正，眼球运动正常，内眦结膜轻度充血，角膜透明，晶状体透明，小瞳下眼底未见明显异常。泪器病专科检查：泪囊区按压未见脓性分泌物溢出。上、下泪点位正、形圆，冲洗泪道示上、下泪点进针7 mm遇软性抵抗，加压不可突破，冲洗液原返，无脓液，不入咽。自内眦部造口处进针冲洗通畅。

【辅助检查】

鼻内镜检查显示鼻黏膜轻度充血，无萎缩糜烂，右侧中鼻甲附着点前下方引流口通畅（图66-1）。CT-DCG-TPR-BTNC显示右侧泪囊区结构紊乱，骨质缺损，异物存留，泪道义管可能性大（图66-2）。

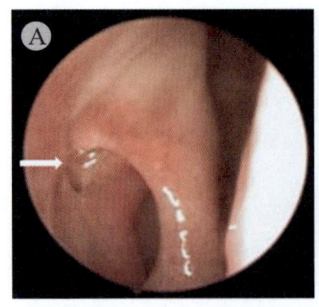 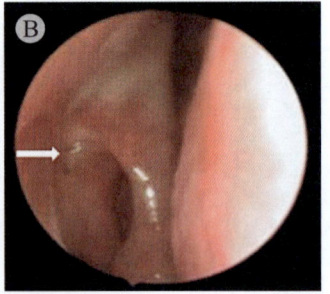

图66-1　鼻内镜检查

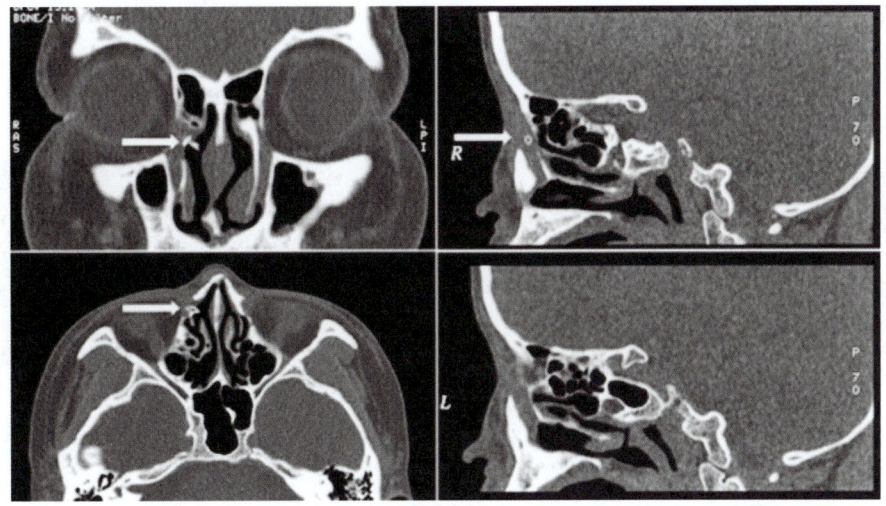

图 66-2　CT-DCG-TPR-BTNC

【诊断】

右眼上、下泪小管阻塞；右眼泪囊摘除术后；右眼泪囊缺失；右眼鼻泪管阻塞；右眼旁路义管置入术后（图 66-3）。

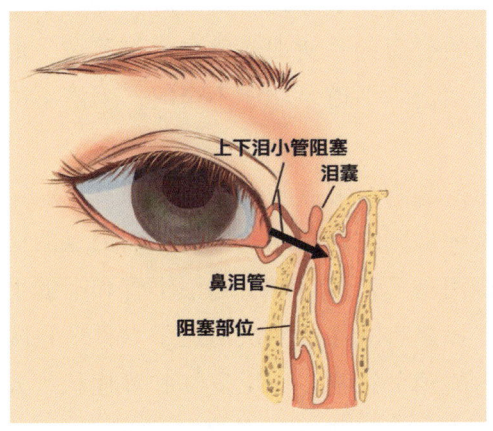

图 66-3　泪道旁路义管置入术，在泪阜和鼻腔之间做一通道并置管示意

【治疗经过】

入院后完善术前检查，排除手术禁忌证，于局部麻醉下行右眼微小切口切开探查＋病灶清除＋鼻黏膜瓣转位泪囊再造＋泪小管阻塞段切除＋泪小管泪囊吻合＋改良泪囊鼻腔吻合＋泪管疏通＋原结膜鼻腔吻合道封闭＋双泪小管置入式人工泪管置入术。术后加压包扎 3 天，抗生素滴眼液点术眼，术后 7 天拆线。

【随访】

术后10天流泪、分泌物多症状明显改善；术后2月余患者手术瘢痕消退（图66-4）；术后6月余，溢泪和内眦角分泌物多、反复红肿等症状消失，患者对治疗效果满意。

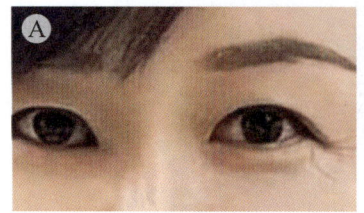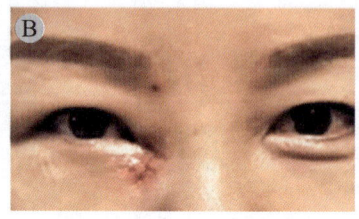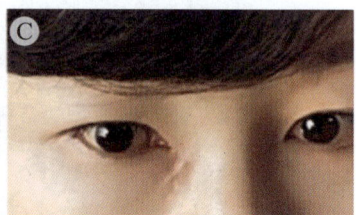

A. 术前；B. 术后7天；C. 术后2月余。

图66-4 外观照

病例分析

泪道泵功能：泪液可以通过一个主动和被动的机制引流入泪囊和鼻泪管，每次眨眼时泪道泵主动把泪液吸入泪囊。眼部轮匝肌螺旋形环绕泪小管，它的收缩牵拉泪点及泪小管，使其靠近泪囊的壶腹部并使泪囊壁向外侧移位，泪囊此时呈负压状态，这样就把泪液从泪点吸入到泪囊。泪道泵功能不全时，泪液不能正常地被吸入泪囊，泪液排出减少就会导致溢泪。

关于泪道泵功能的解剖基础：泪点和泪小管的正常舒缩功能在泪道泵中起重要作用，主要是由于泪点周围环形围绕着括约肌，有收缩泪点的作用；泪小管管壁有伸展性，眼轮匝肌螺旋形环绕泪小管，瞬目时引起泪小管和泪囊上部舒缩，从而使泪液由结膜囊进入泪道后排出。该患者既往行多次泪道手术，来我院就诊时检查显示泪道旁路通畅，但仍有溢泪和内眦角分泌物多、反复红肿等症状。分析原因，主要是泪道泵功能缺失导致的功能性溢泪，鼻腔分泌物从旁路通道逆流至内眦角，引起分泌物多、局部反复红肿。本次治疗的思路是尽量恢复患者泪道泵功能，从而消除或减轻溢泪症状；封闭泪道旁通道，防止鼻腔分泌物逆流至内眦角。鼻内镜检查见患者鼻黏膜基本正常，遂行鼻黏膜瓣转位泪囊再造术。患者泪小管虽然有2～3 mm阻塞但还有7 mm正常，切除阻塞段泪小管后大部分泪小管结构还在，这也是泪道泵功能修复的基础。对该患者术后半年多的随访显示治疗效果满意。

慢性泪囊炎的发病率较高，该病的治疗方法很多且疗效确切，如泪囊鼻腔吻合术、泪道激光再通术或置管术、鼻内镜手术等。但多年来泪道医生普遍认为，对于年龄较大、身体状况较差、不能耐受较长手术时间和较大创伤的慢性泪囊炎患者来说，单纯泪囊摘除术是不错的选择。传统的泪囊摘除术虽然创伤小、反应轻但还是存在手术时间偏长、出血较多，存在一定并发症等情况，即使术后最理想的状态也不能解决溢泪的问题。随着鼻内镜的广泛应用和手术技术的发展，越来越多的专家认为应尽量选择新的术式重建泪道，而避免做泪囊摘除术。

泪道旁路手术是指在原有泪道系统不能再通或者无法修复的情况下，在泪湖与鼻腔之间建立一条新的排出泪液的通道，以缓解溢泪症状的手术方式，一般用于治疗其他手术已经无法治疗的复杂性泪道阻塞或泪道缺失。选择重建泪道的修复材料是一大难题，既往的旁路义管主要为玻璃材质，形态各异，随着组织工程和生物分子技术的发展，一些新型生物材料不断被发明，如脱细胞组织支架、POSS-PCU、新型义管材料等。新材料的应用提高了手术成功率，但术后部分患者还是有溢泪症状，主要是由于泪道泵功能的缺失。所以，手术应尽量保留原泪道结构，保护泪道泵功能。

陶海教授点评

本病例对我们的提示：①重视泪道泵功能，不要轻易摘除泪囊，尽量修复原泪道组织；②要慎重选择泪道旁路手术；③随着泪器病手术治疗的发展，之前已被手术摘除泪囊的患者大多数也可以再造泪囊，恢复部分泪道功能。

【参考文献】

[1] ALI M J, ZETZSCHE M, SCHOLZ M, et al. New insights into the lacrimal pump. Ocul Surf, 2020, 18（4）：689-698.

[2] BÂRĂ R I, VOINEA L M, VRAPCIU A D, et al. Adding myofibroblasts to the lacrimal pump. Acta Histochem, 2020, 122（4）：151536.

[3] FIORINO M G, QUARANTA-LEONI C, QUARANTA-LEONI F M. Proximal lacrimal obstructions: a review. Acta Ophthalmol, 2021, 99（7）：701-711.

[4] TANABOONYAWAT S, IDOWU O O, COPPERMAN T S, et al. Dacryops: a review. Orbit, 2020, 39（2）：128-134.

[5] KUMAR S, MISHRA A K, SETHI A, et al. Comparing outcomes of the standard technique of endoscopic DCR with its modifications: a retrospective analysis. Otolaryngol Head Neck Surg,

2019，160（2）：347-354.

[6] TAO H, MA Z Z, WU H Y, et al. Anatomic study of the lacrimal fossa and lacrimal pathway for bypass surgery with autogenous tissue grafting. Indian J Ophthalmol，2014，62（4）：419-423.

[7] SENDUL S Y, CAGATAY H H, DIRIM B, et al. Comparison of medpor coated tear drainage tube versus silicon tear drainage tube in conjunctivodacryocystorhinostomy：problems and solutions. Scientific World Journal，2014：164834.

（王立华　柳川　整理）

病例 067　泪囊恶性黑色素瘤

病历摘要

【基本信息】

患者，男性，67岁，主因左眼流泪伴黏液10月余入院。

现病史：患者于10月余前无明显诱因出现左眼流泪、流黏液，于7月余前发现左眼内眦部肿物，按压肿物有液体自内眦部流出后肿物消失，偶有血性液体流出，曾就诊于当地医院，诊断为"慢性泪囊炎、泪道阻塞"，给予泪道探通术治疗，无效。近日自觉左眼内眦红肿加重，为求诊治来我院，门诊以"左眼泪囊区肿物、慢性泪囊炎"收住院。

既往史：无特殊。否认外伤史。

个人史、家族史：无特殊。

【眼科检查】

双眼视力1.0，眼球运动正常，结膜无充血，角膜透明，瞳孔圆、直径约3 mm、对光反射存在，晶状体透明，眼底未见明显异常。泪器病专科检查：左泪囊区见肿物大小约15 mm×10 mm×10 mm，质软，边界欠清楚，上、下泪点位正、形狭窄，冲洗泪道显示上、下泪点进针9 mm遇软性抵抗，加压可突破达骨壁，上冲下返，下冲上返，伴脓性及血性分泌物反流，冲洗液不入咽。

【辅助检查】

CT-DCG-TPR-BTNC显示左侧泪囊区造影剂充盈缺损，骨性鼻泪管扩张，骨质完整（图67-1）。眼眶增强MRI：T2加权像示左泪囊、鼻泪管区高信号影，边界清楚（图67-2）。鼻内镜检查显示双侧鼻黏膜轻度充血，无萎缩糜烂，未见肿物（图67-3）。

【诊断】

左眼泪囊区肿物；左眼慢性泪囊炎；左眼鼻泪管阻塞；左眼泪总管狭窄；左眼上、下泪点狭窄。

【治疗经过】

完善术前检查，排除手术禁忌证，于局部麻醉下行左眼微小切口泪囊切开探查+肿物切除+鼻黏膜瓣转位泪囊再造+改良泪囊鼻腔吻合+泪点成形+泪管疏通+双泪小管置入式人工泪管置入术。术中探查泪囊见肿物大小约15 mm×10 mm×10 mm，色黑，质软，边界清楚（图67-4），蒂位于泪囊顶部，完整切除肿瘤送病理，扩大切除泪囊、膜性鼻泪管和部分周围组织。术后：加压包扎3天；抗生素滴眼液点术眼；术后7天拆线。

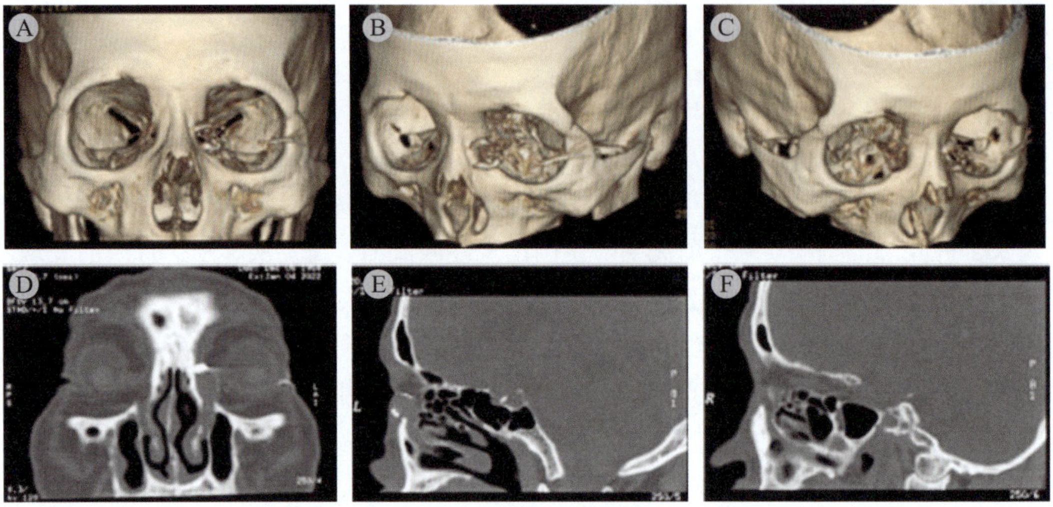

图67-1　CT-DCG-TPR-BTNC

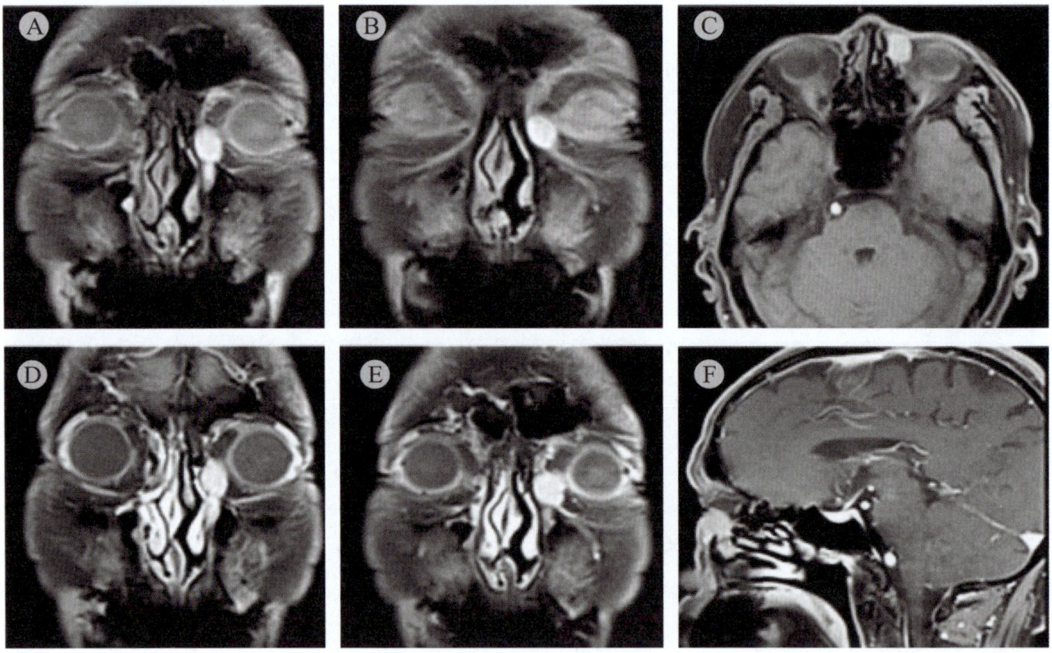

图67-2　眼眶增强MRI

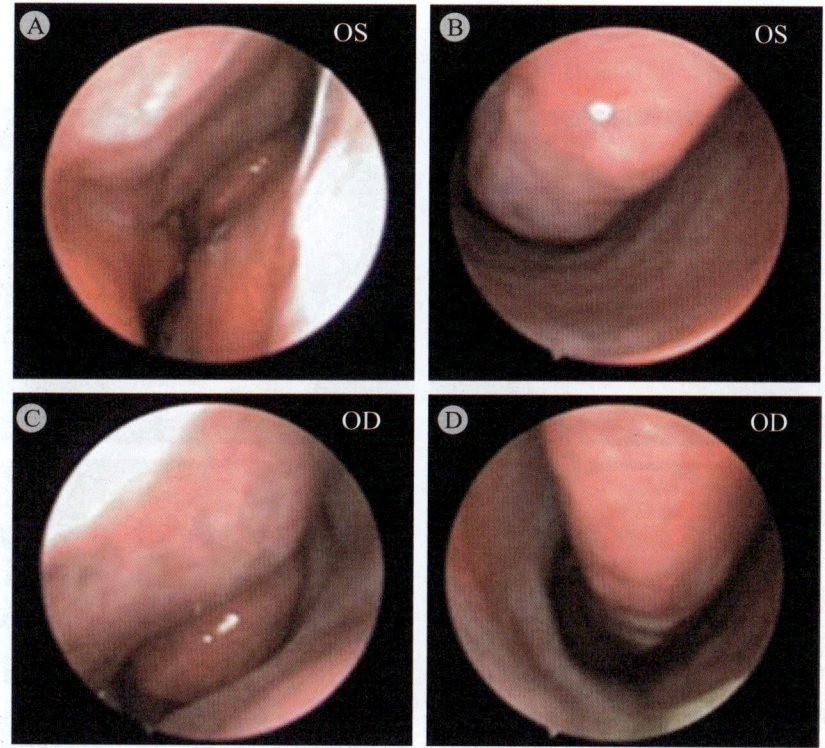

图 67-3 术前鼻内镜检查

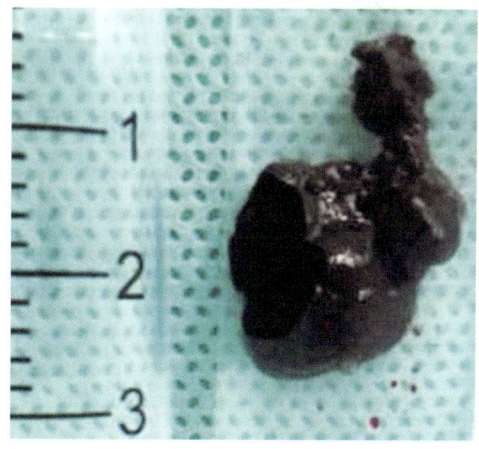

图 67-4 术中切除的肿瘤

【随访】

术后 2 周、1 个月、2 个月、3 个月复查,术后鼻内镜检查显示泪道冲洗通畅,鼻腔吻合口通畅,鼻黏膜充血,未见残余肿瘤,未见肿瘤复发(图 67-5);患者外观恢复理想（图 67-6）。术后病理诊断：泪囊恶性黑色素瘤。术后全身体检（肿瘤筛查），未见异常。术后 8 月余，患者溢泪、红肿症状消失，无不适主诉。

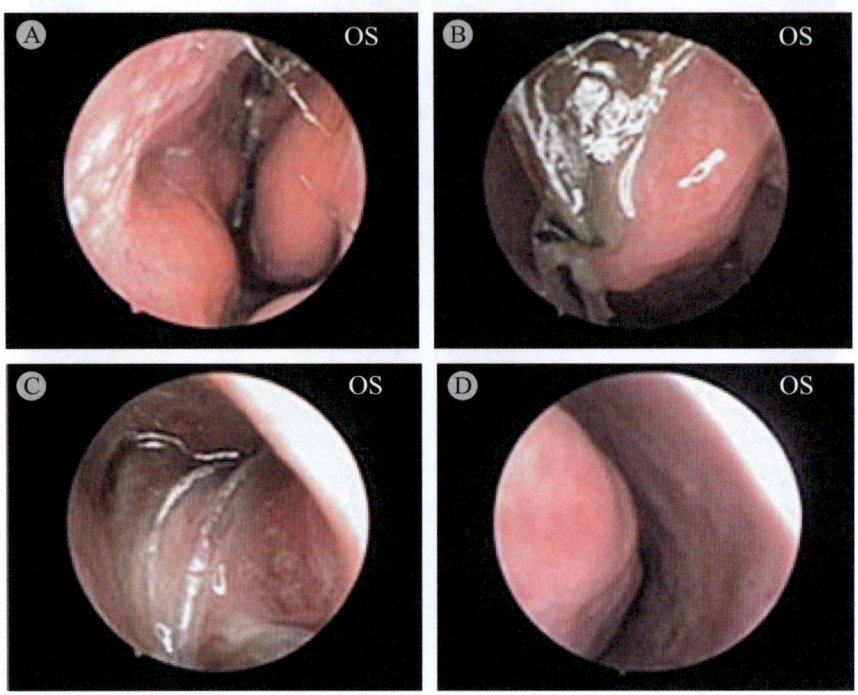

图 67-5　术后鼻内镜检查

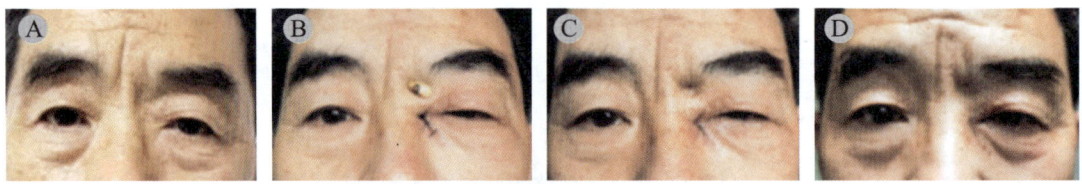

A. 术前；B. 术后 3 天；C. 术后 7 天；D. 术后 1 个月。

图 67-6　外观照

病例分析

恶性黑色素瘤是来源于外胚层神经嵴的黑色素细胞的肿瘤，临床少见，原发性泪囊恶性黑色素瘤更为罕见，其肿瘤细胞来自泪囊上皮的黑色素细胞，约占泪道肿瘤的 5.0%、眼部黑色素瘤的 0.7%，主要经血液转移，可危及患者的生命。流行病学调查发现黑色素瘤在世界范围内发病率呈增加趋势，其中头颈部是黑色素瘤好发的部位（占

20%～35%），伴高转移率和复发率，远期生存率较低。头颈部黏膜恶性黑色素瘤常见于口腔、鼻腔鼻窦等部位，无肿瘤特异性症状，其临床表现主要与肿瘤的原发位置相关。

原发性泪囊恶性黑色素瘤发病隐匿，病程长，伴溢泪和流脓等症状及体征，极易与眼科常见的慢性泪囊炎混淆。错误地选择手术方式，如术中采用单纯的泪道置管手术，易导致恶性黑色素瘤细胞向鼻腔扩散和种植，不仅不能切除肿瘤，还会造成医源性局部及远处转移。本病例提示大家：为了避免误诊、漏诊、加重病情，泪道阻塞的患者应完善影像学检查（泪道造影CT+多平面重组），排除占位性病变后再行探通或置管等治疗。

研究表明，年龄>60岁、术后复发、色素和术后放疗为影响远处转移的危险因素。①年龄：随着年龄的不断增加，身体各项功能减退，且免疫力下降，对手术和放疗等耐受性差，容易发生远处转移。②术后复发：对于术后复发的患者需格外重视淋巴结情况，特别是针对容易复发的患者，必要时需实施颈部淋巴结清扫术。③色素：黑色素瘤主要起源于黑色素细胞（细胞质内存在的棕色色素），并且原发于黏膜的黑色素瘤中有2/3的病变为色素性。临床研究表明，病变的色素性与远处转移存在明显的相关性。④术后放疗：头颈部黏膜恶性黑色素瘤的放疗，目前缺乏循证医学证据。通常认为，头颈部黏膜恶性黑色素瘤对放疗不敏感。

另外，该患者曾有血泪表现，也应予以重视。血泪是指各种原因导致眼部流出血性泪液的症状，有文献报道近年来临床有血泪症状的患者出现增多的趋势。血泪的病因和临床表现复杂多样，涉及多学科、多专业，而病因不同，诊疗方法迥异。泪道系统的病变或损伤是最常见的引起血泪的病因。一般认为泪囊和鼻泪管肿物导致的泪点反流出血性分泌物，通常需警惕肿瘤，尤其是恶性肿瘤。泪道系统恶性肿瘤，如泪囊恶性黑色素瘤、泪囊移行细胞癌、小细胞神经内分泌癌、血管外皮细胞瘤（恶性型）、淋巴瘤、腺样囊腺癌等，均可引起血泪。此外，泪道炎性病变或肿物、异物及血管瘤、静脉曲张、乳头状瘤、血管外皮细胞瘤（良性型）等良性病变，也可引起血泪。所以，泪器病医生应重视血泪，尤其对泪囊炎伴有血泪症状者更需谨慎对待。

陶海教授点评

本病例对我们的提示：①对于泪囊炎伴有内眦肿物的患者，应在完成必要的影像学检查后，再依据情况制定合理的治疗方案；②对于泪囊恶性黑色素瘤的患者应早发现、早治疗，完整切除肿瘤后还应进行详细的全身检查；③重视血泪症状。

【参考文献】

[1] ZHU L J, ZHU Y, HAO S C, et al. Clinical experience on diagnosis and treatment for malignancy originating from the dacryocyst. Eye（Lond），2018，32（9）：1519-1522.

[2] ASCIERTO P A, ACCORONA R, BOTTI G, et al. Mucosal melanoma of the head and neck. Crit Rev Oncol Hematol，2017：136-152.

[3] MATSUO T, TANAKA T, YAMASAKI O. Lacrimal sac malignant melanoma in 15 Japanese patients：case report and literature review. J Investig Med High Impact Case Rep，2019：2324709619888052.

[4] SHAO J W, YIN J H, XIANG S T. CT and MRI findings in relapsing primary malignant melanoma of the lacrimal sac：a case report and brief literature review. BMC Ophthalmol，2020，20（1）：191.

[5] AHMED B, QADIR M I, GHAFOOR S. Malignant melanoma：skin cancer-diagnosis，prevention，and treatment. Crit Rev Eukaryot Gene Expr，2020，30（4）：291-297.

[6] 陶海，白芳. 血泪及相关疾病的临床诊疗. 中华眼科杂志，2021，57（11）：876-880.

[7] LI E, YODA R A, KEENE C D, et al. Nasolacrimal lymphangioma presenting with hemolacria. Ophthalmic Plast Reconstr Surg，2020，36（5）：e118-e122.

（王立华　整理）

病例 068　泪囊区炎性肌纤维母细胞瘤

病历摘要

【基本信息】

患者，女性，71岁，主因左眼流泪半年余入院。

现病史：患者于半年前无明显诱因出现左眼流泪，未予诊治，于2月余前流泪症状加重，伴流脓和内眦皮肤红肿痛及皮下肿物，遂就诊于我院门诊，诊断为"左眼慢性泪囊炎急性发作"，给予抗菌消炎治疗后红肿痛症状缓解，但皮下肿物未见缩小，为进一步诊治收入院。

既往史：高血压病史30余年，血压控制稳定。患者于2010年5月10日在我院局部麻醉下行左鼻前庭肿物切除＋左眼泪道激光＋泪管疏通＋双管人工泪管置入＋球结膜松弛部切除＋泪点成形＋结膜囊成形术，并于2010年5月17日在我院局部麻醉下行右眼激光泪道成形＋泪管疏通＋双管人工泪管置入＋球结膜松弛部切除术。

过敏史：有食鱼过敏史。

家族史：家族中无类似患者，无家族性遗传病史。

【眼科检查】

右眼裸眼视力0.6（矫正不提高）。左眼裸眼视力0.8（矫正不提高）。双眼前节未见明显异常，双眼瞳孔圆、直径3.0 mm、对光反射灵敏，双眼晶状体轻度混浊。双眼小瞳孔下眼底：视盘界清、色正，C/D约0.3，视网膜血管细，走行尚正常，A/V为1/3，黄斑区结构尚可，中心凹反光（＋），余未见异常。左眼泪囊区皮肤隆起、局部红肿基本消失，皮下可触及一球形实性肿物，直径约10 mm大小（图68-1）。按压肿物无明显脓性分泌物从泪点反流，上、下泪点位正、形圆，下泪点表面膜闭。探查冲洗泪道：自上泪点进针距上泪点8 mm时遇软性抵抗，可突破，可达泪囊内侧骨壁，冲洗液原路返回，可见少量脓性分泌物，冲洗液不入咽；自下泪点进针距下泪点3 mm时遇软性抵抗，不可突破，不能达泪囊内侧骨壁，冲洗液原路返回，不入咽。

【辅助检查】

化验结果：血常规、尿常规、生化全项、凝血功能、性病、肝炎六项等均未见明显异常。CT-DCG-TPR-BTNC结果回报：左侧泪囊窝软组织影并高密度造影剂存留（图68-2）。

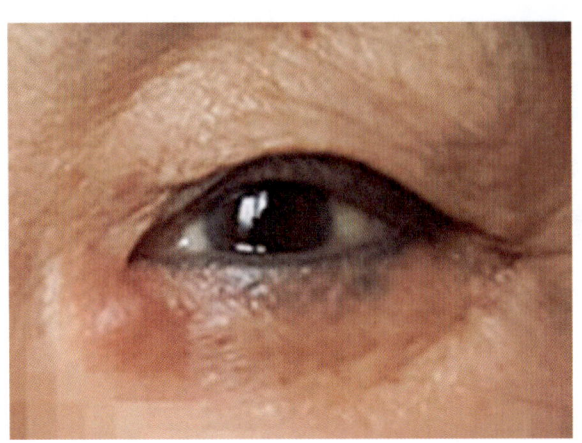

图 68-1　术前左眼外观照

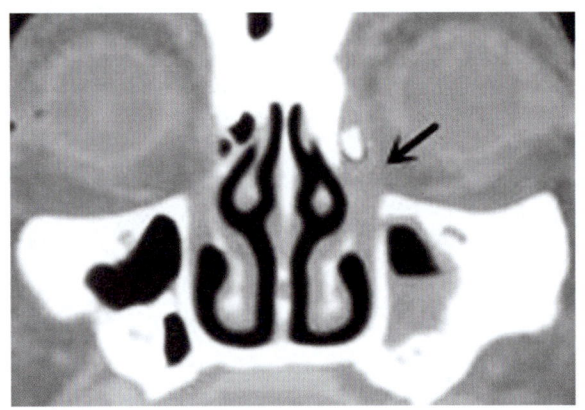

黑色箭头所指为椭圆形软组织影，上方可见造影剂高密度影。

图 68-2　CT-DCG-TPR-BTNC

【诊断】

左泪囊区肿物；左眼慢性泪囊炎；左眼鼻泪管阻塞；左眼上泪小管不全阻塞；左眼下泪小管阻塞；双眼人工泪管置入术后。

【治疗经过】

患者完善术前检查后，在局部麻醉下行左眼微小切口泪囊区肿物切除＋改良泪囊鼻腔吻合＋泪管疏通＋双泪小管置入式人工泪管置入术，从内眦韧带下外方做弧形切口 8 mm，分离皮下组织至泪囊窝，可见泪囊前壁与皮下之间有 1 个肿物，大小为 8 mm×8 mm×7 mm（图 68-3），下方与泪囊前壁粘连紧密，钝性分离，切除部分泪囊前壁，完整摘除该肿物，送病理检查。行泪囊和鼻腔黏膜瓣吻合，置入双泪小管置入式人工泪管。病理检查显示肿物大体呈结节状，边界清楚，无包膜。镜下（图 68-4）：

瘤细胞呈梭形，组成成分为增生的纤维母细胞和肌纤维母细胞，其间可见大量淋巴细胞、浆细胞、组织细胞、嗜酸性粒细胞和中性粒细胞浸润，呈束状或漩涡状排列。免疫组织化学染色（图68-5）：S-100（－），CD34（－），CK（－），Ki-67（3%），波形蛋白（＋），SMA灶（＋）。病理诊断：左眼泪囊区炎性肌纤维母细胞瘤。患者术后皮下肿物消失，流泪、流脓症状消失。

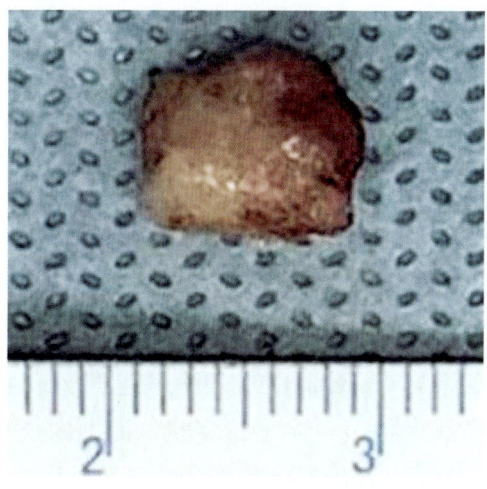

图68-3　术中切除的左眼泪囊区肿物

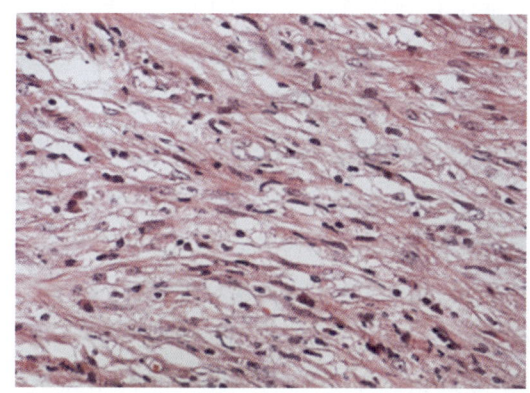

图68-4　病理检查为炎性肌纤维母细胞瘤
（HE染色，×400）

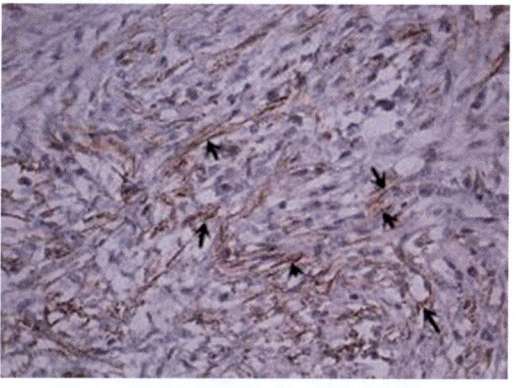

黑色箭头所指呈条形或不规则形棕色染色。

图68-5　免疫组化（×400）

【随访】

术后半年后取出人工泪管，随访3年未见复发及转移。

病例分析

炎性肌纤维母细胞瘤（inflammatory myofibroblastic tumor，IMT）是一种少见而又独特的间叶性肿瘤。IMT 多见于肺部，亦可发生于肺外任何部位，但少见于头颈部，而发生在泪囊则更为罕见。炎性肌纤维母细胞瘤曾归为炎性假瘤一类，这种病变长期以来被报道为各式各样的肿瘤名称，包括浆细胞肉芽肿、浆细胞假瘤、炎性肌纤维组织细胞增生、黏液样错构瘤等。1990 年 Pettinato 等首次提出了 IMT 的概念，1994 年和 2002 年 WHO 将其定义为由分化的肌纤维母细胞性梭形细胞组成，常伴大量浆细胞和（或）淋巴细胞的一种间叶性肿瘤。IMT 可发生于身体各个部位，主要见于儿童和青年，成人也可发生，没有性别和种族的差异。IMT 常累及软组织及内脏，最常见的部位是肺、肠，还可见于中枢神经系统、口腔、上呼吸道或鼻旁窦、甲状腺、心脏、腹腔、腹膜后、肝脏、脾脏、肾脏、膀胱、子宫和阴道，一般伴有全身症状（如发热、盗汗、贫血、血小板增多等）。头颈部 IMT 发病率达 15%，主要在眼眶、喉、口、咽及鼻旁窦，一般仅限于局部症状而不伴全身症状，而眶内病变常累及球后眶尖脂肪、眼外肌、泪腺、视神经等部位，部分病例累及眼眶上下裂及海绵窦等。

IMT 确切病因不清楚，相关因素包括创伤、手术、炎症、异常修复、EB 病毒或特殊细菌感染，有文献报道，50% 的肺和肺外的 IMT 的特征是间变性淋巴瘤激酶（anaplastic lymphoma kinase，ALK）在 *2p23* 基因位点的重排。也有学者认为 IMT 可能是人体组织对损伤的一种异常或过度的反应，最终发展成为肿瘤。本例患者合并有慢性泪囊炎急性发作，但二者之间因果关系不明，泪囊炎症是否和其发病有关有待进一步研究。

大体上，IMT 为局限性或多结节的实性肿块或息肉样肿物，头颈部病变一般＜ 2 cm，为软组织内肿物或黏膜下肿物，表面黏膜完整或呈溃疡状，切面呈灰白实性或黏液样，界线不清楚，质地中等，一般无出血、坏死及囊性变。本病例肿物大体无包膜，与泪囊前壁下方粘连紧密，切除的泪囊前壁组织中无肿瘤细胞，光镜下可见瘤细胞呈梭形，组成成分为增生的纤维母细胞和肌纤维母细胞，其间可见大量炎性细胞浸润。本例免疫组化染色为局灶性 SMA（＋）。

IMT 的诊断主要依靠病理及免疫组化，影像学检查（CT 及 MRI）均没有特征性的表现。典型的病理表现为肿瘤无包膜，由增生的纤维母细胞和肌纤维母细胞组成。细胞呈梭形，胞浆淡嗜酸性，可见核仁，呈束状或漩涡状排列，其间可见大量淋巴细胞、浆细胞、嗜酸性粒细胞和中性粒细胞浸润，细胞有轻度或灶状异型性，核分裂数量不等，缺乏不典型核分裂。已报道的眼眶 IMT 影像学表现为肿块样病变和（或）片块状侵蚀周围组织，肿物可富含血管，与周围组织可发生粘连，压迫并破坏局部，临床和影像学极似恶性肿瘤。CT 显示非单一性信号衰减，少数病变累及周围。本病例 CT 仅显示泪囊窝软组织影，没有明显肿物影，因此易于误诊，完整切除肿物是较为可靠的治疗方法，大部分患者预后较好，但有报道边缘切除干净后仍可复发，不能切除的病变或复发性肺及头颈部病变可选择应用皮质激素治疗。有报道化疗和放疗对 IMT 疗效不明显。由于部分病例与 ALK 的基因异常表达有关，因此利用 ALK 蛋白激酶抑制因子的新生物治疗方法得到了越来越多的应用，并取得了较好的治疗效果。

陶海教授点评

炎性肌纤维母细胞瘤是一种少见的间叶性肿瘤，好发于肺部，头颈部少见，泪囊区更为罕见，而且其症状不典型，容易漏诊、误诊。该患者为慢性泪囊炎急性发作缓解期，泪囊区肿块不消失，就应考虑泪囊区肿物导致泪总管、鼻泪管阻塞，需手术完整切除肿物。当肿物完整切除后，需行石蜡切片及免疫组化确定病理分型。对于 IMT 而言，由于其诊断的复杂性，不推荐行针吸活检及术中冰冻，应直接术中完整切除后送病理检查。虽然影像学检查无法确定肿物的性质，但可以评判其病变程度及侵犯的范围，这对手术有一定指导作用。由于 IMT 有复发、恶变及转移的可能，因此有必要进行长期追踪随访。本病例患者术中完整切除肿物后，随访无复发及转移。

同时注意的是，对于泪囊实性肿瘤的患者，不推荐采用经鼻内镜入路手术，因为该术式难以完整切除泪囊肿瘤，还可能导致肿瘤扩散。一般采用经皮肤入路手术，可以完整切除患者泪囊肿瘤，必要时可行泪道再造术。

【参考文献】

[1] CASANOVA M, BRENNAN B, ALAGGIO R, et al. Inflammatory myofibroblastic tumor: the experience of the European pediatric Soft Tissue Sarcoma Study Group (EpSSG). Eur J Cancer, 2020, 127: 123-129.

[2] 曹海光, 刘素香. 炎性肌纤维母细胞瘤. 中国肿瘤临床, 2007, 34 (13): 776-779.

[3] BARANOV E, HORNICK J L. Soft tissue special issue: fibroblastic and myofibroblastic neoplasms of the head and neck. Head Neck Pathol, 2020, 14 (1): 43-58.

[4] BOUDHAS A, ALLAOUI M, EI ASRI F, et al. Inflammatory myofibroblastic tumor of the lacrimal

gland: case report of an exceptional location. BMC Clinical Pathology, 2017, 17: 12.

[5] PETTINATO G, MANIVEL J C, DE ROSA N, et al. Inflammatory myofibroblastic tumor (plasma cell granuloma). Clinicopathologic study of 20 cases with immunohistochemical and uhrastructural observations. Am J Clin Pathol, 1990, 94: 538.

[6] FLETCHER C D, UNNI K K, MERTENS F. World Health Organization classification of tumours. Pathology and genetics of tumours of soft tissue and bone. Lyon: IARC Press, 2002: 48.

[7] SHAH S, BADHU B P, LAVAJU P, et al. Ocular inflammatory myofibroblastic tumor in the left eye with phthisis right eye: a rare occurrence in a child. Case Rep Ophthalmol Med, 2015: 281528.

[8] 史彩平，金姬. 眼眶炎性肌纤维母细胞瘤一例. 中国斜视与小儿眼科杂志，2011，19（1）：插页2—插页4.

[9] 何春燕，朴颖实，田澄，等. 头颈部炎性肌纤维母细胞瘤及炎性假瘤的临床病理特点. 临床与实验病理学杂志，2015，31（12）：1356-1360.

[10] DERMARKARIAN C R, PATEL K R, FULLER M Y, et al. Inflammatory myofibroblastic tumor of the orbit in an 8-month old. Ophthalmic Plast Reconstr Surg, 2020, 36 (3): e65-e68.

[11] DUTTA V, MANOJ M G, MALIK A, et al. ALK negative inflammatory myofibroblastic tumor of the orbit: a masquerading entity. Indian J Ophthalmol, 2014, 62 (5): 627-629.

[12] 巨昕薇，张帅，佟丹. 右侧上颌窦、眶内炎性肌纤维母细胞瘤1例. 实用放射学杂志，2015，31（4）：694-695.

（王朋　整理）

病例 069　急性泪囊泪小管炎

病历摘要

【基本信息】

患者，男性，32 岁，主因自幼双眼流泪 27 年余入院。

现病史：患者自幼双眼流泪，27 年余前因先天性泪道阻塞于当地医院行左眼泪道激光成形术，术后症状未缓解。21 年余前于外院行左眼泪囊鼻腔吻合术，术后症状缓解 1 年余，12 年余前于外院行左眼人工泪管置入术，术后症状缓解，人工泪管未取出。5 年余前左眼内眦处出现红肿痛症状，多次就诊于当地医院，给予口服抗生素消炎治疗，症状未缓解，3 年余前于外院行左眼人工泪管取出术，但术后症状未缓解，并出现左眼流脓症状。患者 3 月余前自觉症状加重，就诊于外院，诊断为"左眼急性泪囊炎"，建议手术治疗，患者因内心惧怕未接受治疗。1 个月前患者就诊于本院，诊断为"慢性泪囊炎急性发作"，给予全身及局部抗感染治疗。2 周后复查见左眼局部红肿较前好转，给予左眼上睑脓肿切开探查，放置引流条，每天换药治疗，现患者左眼上睑皮肤红肿较前稍减轻，为进一步诊疗门诊遂以"左眼慢性泪囊炎急性发作、左眼鼻泪管阻塞"收入院。

既往史：既往无高血压、糖尿病病史。

个人史：无疫区旅居史，无吸烟、饮酒等嗜好。

【眼科检查】

右眼裸眼视力 0.25，矫正视力 –1.75 DS/–2.00 DC×90° →1.0；左眼裸眼视力 0.3，因上睑肿胀无法验光及查矫正视力。左眼上眼睑充血红肿，可触及包块，内侧可见约 5 mm 切口，眼睑内外眦及切口处可见大量脓性分泌物，引流条在位（图 69-1）。双眼前节未见明显异常，双眼瞳孔圆、直径 3.0 mm、对光反射灵敏，RAPD（–），玻璃体未见明显混浊。眼底未见明显异常。左眼上泪小管区红肿，压痛（+），按压上泪小管区可见大量脓性分泌物反流。泪囊区红肿，按压泪囊区有大量脓性分泌物溢出。冲洗泪道：自上泪点进针，可达骨壁，冲洗液不入咽，由引流口及下泪点反流，伴大量脓性分泌物反流；自下泪点进针，可达骨壁，冲洗液不入咽，由引流口及上泪点反流，伴大量脓性分泌物反流。

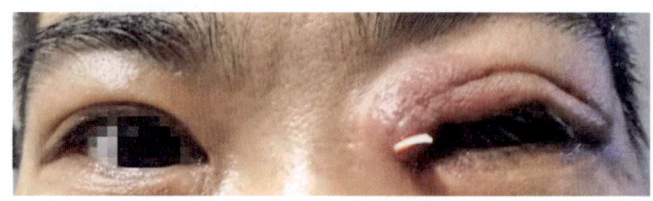

图 69-1　外观照

【辅助检查】

CT-DCG-TPR-BTNC 检查：左侧泪囊窝造影剂存留，鼻泪管阻塞，左侧泪囊窝及骨性鼻泪管高密度影，左侧泪囊增大，密度增高，左侧眼睑增厚，左侧鼻泪管较右侧增宽（图 69-2）。化验结果：血常规显示血红蛋白 90 g/L ↓，平均红细胞体积 74.2 fL ↓，平均红细胞血红蛋白含量 22.9 pg ↓，平均红细胞血红蛋白浓度 309 g/L ↓，红细胞分布宽度变异系数 17.7% ↑，红细胞比容 29.1% ↓，血小板 343×10^9/L ↑，血小板压积 0.283% ↑，生化、凝血功能、性病、肝炎等均未见明显异常。

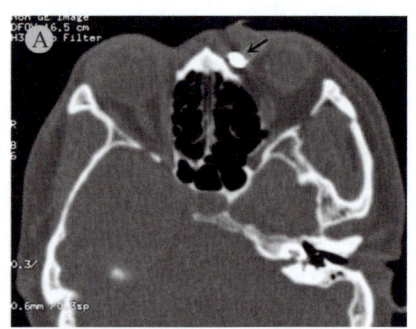

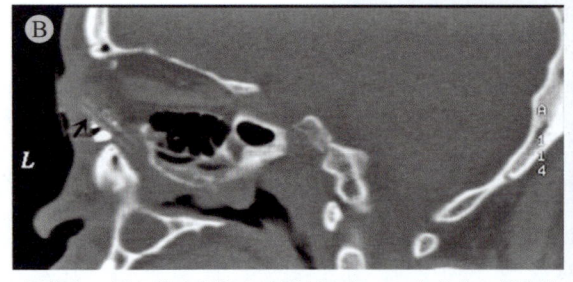
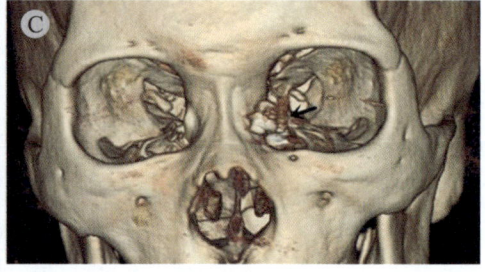

A.冠状位，黑色箭头所指为造影剂存留；B.矢状位，黑色箭头所指为残留的人工鼻泪管；C.骨窗：左侧泪囊窝可见异物存留，黑色箭头所指为残留的人工鼻泪管。

图 69-2　CT-DCG-TPR-BTNC

【诊断】

左眼慢性泪囊炎急性发作；左眼鼻泪管阻塞；左眼上睑上泪小管区脓肿；左眼人工泪管置入术后（管存留）。

【治疗经过】

完善术前检查，在局部麻醉下行左眼改良泪囊切开探查＋上睑及泪小管区肿物切除＋人工鼻泪管残段取出＋鼻黏膜瓣转位泪囊再造＋泪囊鼻腔吻合＋泪管疏通＋双泪小管置入式人工泪管置入术（图69-3～图69-5）。病理回报：鳞状上皮黏膜慢性炎症，上皮下淋巴组织增生，肉芽组织增生。术后：加压包扎3天；抗生素滴眼液点术眼；术后7天拆线。

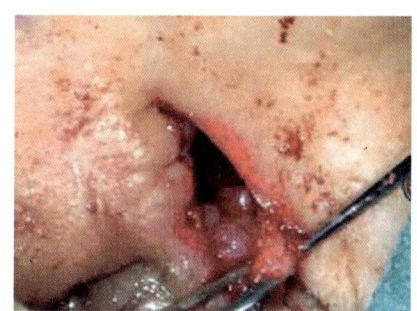

图69-3 术中切除泪囊及上泪小管肿物

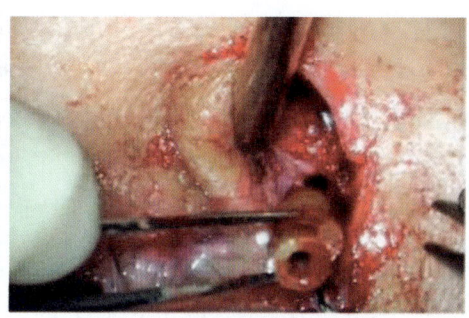

图69-4 术中正在取出残留的人工鼻泪管

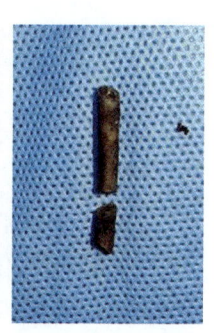

图69-5 术中取出的人工鼻泪管

【随访】

术后2周、1个月、2个月、3个月复查：泪道冲洗通畅，鼻腔吻合口通畅，患者溢泪、红肿症状消失，无不适主诉。

病例分析

泪囊炎是眼科常见病和多发病，通常是由于鼻泪管狭窄或阻塞，泪液不能顺利引流入鼻腔，滞留在泪囊内，引起局部细菌滋生而继发的感染性炎症。急性泪囊炎为泪囊及周围组织的急性化脓性炎症，大多在慢性泪囊炎基础上发生。泪小管炎为泪小管的慢性炎症，是一种少见的泪道阻塞性疾病，容易漏诊、误诊，人工泪管残段存留引起泪囊炎和泪小管炎同时反复发作的病例较为少见。眼睑内眦周围红肿常见的原因有以下几种：接触性皮炎、眼带状疱疹、眶周淤斑、睑缘炎、泪腺炎、泪囊炎及眶周蜂窝织炎等。

泪囊的急性炎症是由毒力强的细菌如链球菌或混合肺炎双球菌等感染所致，多为慢性泪囊炎的急性发作。鼻泪管阻塞合并泪总管阻塞是其发生的基础。临床表现为泪囊区红肿热痛，肿胀蔓延到鼻根部、颊部，疼痛放射至额部及牙齿，触痛明显，应与内眦部疖肿、皮脂腺囊肿继发感染等鉴别。治疗原则为控制感染、局部引流、避免并发症。早期可疏通泪小管、泪总管，将泪囊中脓性分泌物引流出，并结合使用全身抗生素，可缓解急性病情。待急性炎症完全消退后，可行外路泪囊鼻腔吻合术或经鼻内镜泪囊鼻腔吻合术。在局部泪囊脓肿形成后，也可根据患者的全身情况，早期行经鼻内镜泪囊鼻腔造口引流术，快速控制泪囊及周围的炎症。

泪小管炎占阻塞性泪道疾病的 2%～4%，以下泪小管炎较多，国外文献报道发病年龄为 5～90 岁，一般中位年龄为 59 岁，也有文献报道 50 岁以下女性多见，与吸烟有关。泪小管炎分为原发性和继发性，原发性一般与眼部应用化妆品、异物入眼有关，继发性多与泪点栓塞相关。泪小管炎以前报道为放线菌感染，现在文献报道主要的致病微生物为葡萄球菌、链球菌，也有真菌感染等的报道。其主要表现为流泪、流脓、泪点凸起、内眦部肿胀等，同时可伴有黄白色颗粒物等凝集物溢出，易被误诊为结膜炎、睑缘炎、泪囊炎、睑腺炎等。传统的治疗方法包括局部及全身抗生素的应用、局部按摩、冲洗，手术方法包括泪点成形术、泪小管切开术、泪小管置管术、避开泪点泪小管成形术等。

人工泪管的材料，历史上有鸡（鹅）翅羽毛管、丝线、塑料、尼龙丝、马尾以及金、银、铜、合金、不锈钢丝、乳胶条（管）、硬脊膜外麻醉导管、小儿静脉输液导管及硅、橡胶管（条），不同形状和口径的医用硅胶管（条）。目前，国内外所采用的泪道支架或人工泪管主要包括 RT 人工泪管、镍钛合金泪道支架、类 Y 形硅胶管、聚氨基甲酸乙酯泪道支架、双泪小管置入式硅胶人工泪管、鼻泪管球囊式支架和各种自制泪道支架。

有研究显示术后人工泪管留置时间过度延长，术后治愈率并不能提高，反而可能会降低，由于长时间放置硅胶引流管可诱发局部感染或泪囊肉芽组织形成，使炎性纤维增殖率升高，导致泪道阻塞复发，严重者甚至出现人工泪管断裂而导致残段存留，引起不良后果等。

陶海教授点评

泪囊炎合并泪小管炎的患者在临床上不多见，尤其是因人工泪管残段刺激导致的则更为少见。该患者泪囊区及上泪小管区反复红肿，考虑为泪囊炎及泪小管炎急性发作，结合患者曾行泪道手术的病史，初步怀疑有人工泪管残留的可能性，通过对脓肿切开引流，局部炎症逐渐控制后，行 CT-DCG-TPR-BTNC 显示泪囊区人工泪管存留，明确了患者的诊断。

术中完整取出残留的人工泪管，切除了上睑及泪小管区的肿物，病理回报为炎性肉芽肿。同时行鼻黏膜转位泪囊再造术，置入双泪小管置入式人工泪管。患者术后局部炎症逐步消退，症状缓解。

通过这个病例我们可以得到以下的经验：①眼睑周围红肿的原因有许多可能，尤其是有泪道病史的患者，要考虑泪囊及泪小管炎症的急性发作，因此病史的完善采集非常重要；②置入的人工泪管是否及时完整取出，需要做好记录；③有些人工泪管CT不显影，若高度怀疑，还是需要做泪囊切开探查。

总之，人工泪管残段存留引起泪囊炎、泪小管炎反复发作较为少见，但是通过详细的病史采集、仔细地检查、详尽地分析，再加上技术手段的应用可以明确诊断。若泪囊周围组织长期刺激形成肉芽肿，而不存留正常的泪囊黏膜，无法行泪囊鼻腔吻合，需行鼻黏膜转位泪囊再造术，重建泪道，以取得良好的疗效。

【参考文献】

[1] 陶海. 实用泪器病学. 北京：人民卫生出版社，2019：75-77.

[2] FEROZE K B，PATEL B C. Canaliculitis. treasure island（FL）：StatPearls Publishing，2021.

[3] CARLISLE R T，DIGIOVANNI J. Differential diagnosis of the swollen red eyelid. Am Fam Physician，2015，92（2）：106-112.

[4] 陶海译. 泪道手术图谱. 北京：北京科学技术出版社，2010：18.

[5] 王朋，陶海，白芳. 泪道置管术治疗泪道阻塞性疾病的研究现状. 中国中医眼科杂志，2016，12（1）：50-54.

[6] 贺鹏媛，杨彩玲. 泪道硅胶引流管治疗慢性泪囊炎疗效及影响术后拔管效果的因素分析. 山西医药杂志，2021，50（18）：2689-2692.

[7] POHLMANN D. Different composition of intraocular immune mediators in Posner-Schlossman-Syndrome and Fuchs' Uveitis.PLoS One，2018，13（6）：e0199301.

（王朋　整理）

病例 070　隐匿性泪囊黏液囊肿

病历摘要

【基本信息】

患者，男性，22岁，主因左眼流泪20年余入院。

患者20年余前无明显诱因出现左眼溢泪，在当地医院多次行泪道探查冲洗，泪道冲洗通而不畅，未行治疗。5月余前无明显诱因左眼泪囊区皮肤出现一隆起，皮下可触及一蚕豆大小的肿物，2个月后肿物自行消失。外院诊断为"左眼泪囊肿物"，建议行外路泪囊鼻腔吻合术。患者为求进一步诊治，于1月余前就诊于我院，遂住院行眼科手术治疗。患者近视多年，2018年行双眼近视手术，具体手术方式不详，视力恢复好。

既往史：既往体健无特殊。

家族史：父亲曾行肾脏手术（具体情况不详），母亲患甲状腺功能亢进症，姐姐患甲状腺肿瘤（健在），病情均稳定。

【眼科检查】

双眼视力1.0。眼压：右眼11.9 mmHg，左眼12.1 mmHg。双眼前后节未见异常，左眼泪囊区按压未触及明显包块、无红肿（图70-1），按压时无分泌物溢出。泪器专科检查：自上、下泪点进针，距泪点10 mm遇软性抵抗，加压不可突破，冲洗液大部分上冲下返，下冲上返，少部分入咽，伴少量分泌物反流。

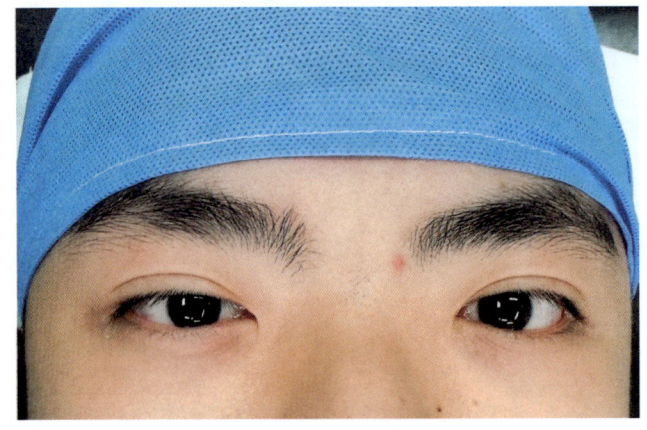

图70-1　外观照

【辅助检查】

眼部 CT-DCG-TPR-BTNC：左侧泪囊窝区域及鼻泪管扩大，可见类圆形软组织密度影，泪囊窝边缘条形高密度影（图 70-2）。眼眶增强 MRI：左侧泪囊区 T1 和 T2 见高信号影（图 70-3）。检验结果回报：血常规、尿常规、凝血四项、生化全项、性病两项、肝炎六项均无异常。

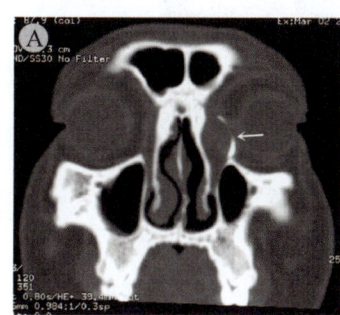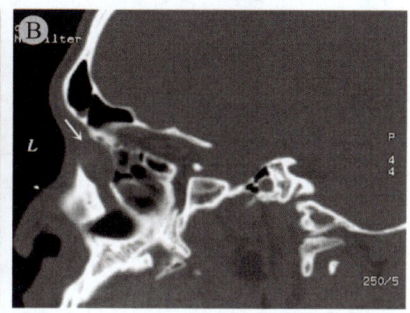

图 70-2　CT-DCG-TPR-BTNC（白色箭头所示肿物影）

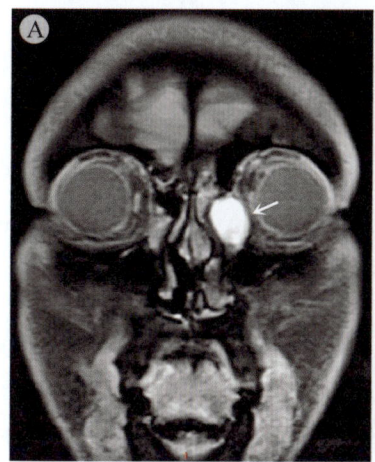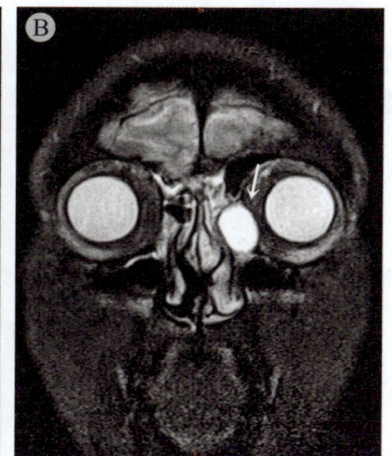

图 70-3　眼眶增强 MRI（白色箭头所示泪囊区肿物）

【诊断】

左眼泪囊肿物（泪囊囊肿？）；左眼慢性泪囊炎；左眼鼻泪管阻塞；左眼泪总管阻塞。

【治疗经过】

患者入院后于全身麻醉下行左眼经鼻内镜泪囊鼻腔造口 + 泪囊肿物切除 + 双泪小管置入式人工泪管置入术。术中见生长在泪囊内侧大小约 13 mm × 8 mm × 3 mm 的囊肿（图 70-4），完整剥离囊肿包膜，台下送病理检查，暴露出位于泪囊内侧壁中下部的黏膜。术后病理显示送检组织为被覆纤毛复层上皮的腔隙，符合囊肿。

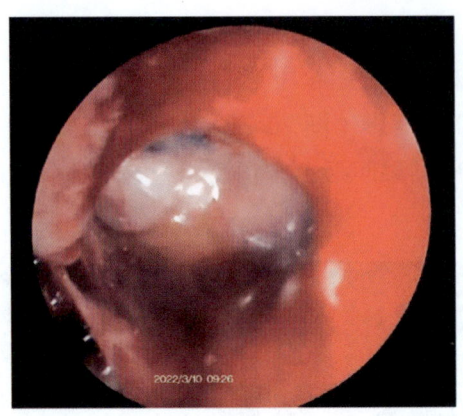

图 70-4　术中可见泪囊黏液囊肿的囊壁

【随访】

术后 2 周、1 个月、2 个月、3 个月复查：泪道冲洗通畅，鼻腔吻合口通畅，患者术后溢泪症状消失，无其他不适主诉。

病例分析

泪道阻塞性疾病是一种眼科常见病，主要临床症状包括溢泪、溢脓，多有慢性病史，当病情进展时可出现泪囊区红肿热痛，引起慢性泪囊炎急性发作，严重时可导致眼眶蜂窝织炎等。导致泪道阻塞的原因很多，包括感染、寄生虫、炎症、肿瘤、外伤、先天性因素、机械性因素等，其中泪道黏液囊肿也可以导致泪道阻塞，引起溢泪症状。泪囊黏液囊肿就是发生于泪囊的黏液囊肿，含有完整囊壁结构的泪囊真性囊肿不少见，多表现为泪囊区皮肤隆起，皮下可触及肿物。但外观正常，在泪囊区却隐藏着泪囊黏液囊肿临床上不多见，容易误诊、漏诊。

从概念上看，黏液囊肿多由炎症刺激引起黏膜下腺体导管阻塞，或少数因发育期黏液腺管阻塞后腺腔扩张，黏液潴留所致，发生于泪囊的黏液囊肿被称为泪囊黏液囊肿。泪囊黏液囊肿形成的原因主要是由于鼻泪管的不完全性阻塞同时伴有泪总管不完全阻塞，导致黏膜下腺体生成过多，黏液累积，附着于泪囊但不与泪囊相通的囊性肿物。由于近端靠近泪总管的 Rosenmuller 瓣阻塞，同时有远端的鼻泪管阻塞，继而黏液脓性物质导致泪囊扩张和膨大引起泪囊弥漫性肿大。囊肿内容物可来自上皮组织、杯状细胞和黏膜下层附属黏液腺的分泌物。如果囊肿内为黏液，则为泪囊黏液囊肿；若囊肿为羊水，则为羊水囊肿，多见于刚出生不久的婴儿。早在 1995 年 GREGORY F 等曾报道过 1 例泪囊黏液囊肿合并鼻内扩张的患者，曾论及泪囊黏液囊肿的概念。

泪囊黏液囊肿主要与泪囊假性囊肿进行鉴别。泪囊假性囊肿通常是鼻泪管阻塞和泪小管阻塞，继而黏液脓性物质潴留在泪囊，导致泪囊扩张和膨大引起的泪囊弥漫性肿大。

泪囊黏液囊肿的诊断依据：①泪囊区肿物生长；②泪道探查冲洗表现为鼻泪管的完全阻塞或不全阻塞；③影像学：泪道 CT 三维重建检查及 MRI 检查。

关于泪囊黏液囊肿的手术方式主要有 2 种：①外路微小切口泪囊切开探查 + 泪囊囊肿切除 + 改良泪囊鼻腔吻合术；②经鼻内镜泪囊鼻腔造口 + 泪囊囊肿切除 + 泪囊鼻腔吻合术。近些年，越来越多的眼科医生更偏向于经鼻内镜入路切除囊肿。经鼻内镜入路的优点包括无面部瘢痕、患者痛苦小、创伤小等优点；缺点包括术野受限、完整摘除囊肿难度较大。因患者不愿面部留有瘢痕，可考虑给予患者经鼻内镜泪囊鼻腔造口 + 泪囊囊肿切除术，可以取得较好疗效。

陶海教授点评

成人隐匿性泪囊黏液囊肿在临床上少见，该患者诊断为隐匿性泪囊黏液囊肿的依据是：①患者左眼泪囊区曾出现隆起的肿物，后肿物自行消失。②按压泪囊未触及明显包块。泪道冲洗检查显示鼻泪管阻塞（不全性），泪总管阻塞（不全性）。③ CT-DCG-TPR-BTNC 显示左侧泪囊窝及鼻泪管区扩大，泪囊窝边缘条形高密度影；MRI 显示左侧泪囊区 T1 和 T2 均呈高信号。MRI 在鉴别泪囊黏液囊肿与其他泪囊囊性肿物方面优于 CT，当囊内蛋白量及黏液物质含量较多时，在 T1WI 也可表现为高信号。④手术情况：从泪囊区皮肤穿刺抽取囊液，外观显示为黏液样物质，术中泪囊内侧中下部可见囊肿。⑤病理回报：支持泪囊囊肿。

该患者泪囊黏液囊肿被称为隐匿性，因为患者病史中曾有内眦部肿物生长，但 2 个月后肿物消失，没有明确肿物生长的痕迹，容易出现误诊和漏诊。出现这种情况考虑为肿物向下生长，突入鼻泪管。要是不详细采集病史，没有积极行泪道 CT 及眼眶 MRI，可能会出现对病情的误判。因此对于有内眦部肿物生长的患者，一定要完善术前相关检查。

泪囊囊肿患者术中可见泪囊中下部为囊肿，泪囊囊肿较薄，与泪囊黏膜结构不同。切除囊肿后，才能暴露真正的泪囊黏膜外侧壁。该患者给予经鼻内镜泪囊鼻腔造口，同时完整切除泪囊黏液囊肿联合泪道双管置入术，术后患者泪道冲洗通畅，取得了较好的治疗效果。

总之，对于隐匿性泪囊囊肿，术前应完善检查、详细询问病史，CT-DCG-TPR-BTNC 和 MRI 检查可帮助判断泪囊肿物的位置；制定治疗方案时，要做好行外路切开探查术的准备，可有效避免误诊、误治的发生。

【参考文献】

[1] TREVISAN M, TAMARO G, CONVERSANO E, et al. Newborn with a swelling cherry eye. Ann Emerg Med, 2019, 74（3）453-456.

[2] KRISHNA Y, COUPLAND S E. Lacrimal sac tumors: a review. Asia Pac J Ophthalmol（Phila）, 2017, 6（2）: 173-178.

[3] HULKA G F, KULWIN D R, WEEKS S M, et al. Congenital lacrimal sac mucoceles with intranasal extension. Otolaryngol Head Neck Surg, 1995, 113（5）: 651-655.

[4] PIROLA F, SPRIANO G, FERRELI F, et al. Clinical outcome and quality of life of lacrimal sac mucocele treated via endoscopic posterior approach. Am J Otolaryngol, 2022, 43（1）: 103244.

[5] SAGILI S, THAUNG C M, MALHOTRA R. Lacrimal sac mucocele. Br J Ophthalmol, 2013, 97（1）: 106.

[6] PAULY M, BISWAS J, HUSSAIN R N, et al. Periocular dirofilariasis mimicking lacrimal sac mucocoele. Orbit, 2013, 32（5）: 324-326.

[7] NAYAK A, ALI M J, TRIPATHY D, et al. Behavior and outcomes of 70 adult lacrimal sac mucoceles. Orbit, 2021, 40（3）: 228-232.

（王朋　张红阳　整理）

病例 071　隐匿性先天性泪道瘘管伴感染

病历摘要

【基本信息】

患儿，男性，5 个月 26 天，主因发现左眼内眼角红肿 3 月余入院。

现病史：患儿 3 月余前（2 月龄时）无明确诱因发现左眼内眦下方皮肤红肿伴有包块，当地医院给予口服消炎药，具体药物不详，红肿区皮肤局部涂红霉素眼膏，用药后病情好转。患儿 3 月龄时再次发作，红肿并形成脓肿，局部破溃（图 71-1），遂来我院眼科门诊就诊，诊断为"左眼泪道瘘管伴感染？"。门诊给予清理溃口，脓肿内置入橡皮条引流脓液，内眦皮肤红肿明显消退。炎症控制后患儿再次就诊，为行手术入我院。

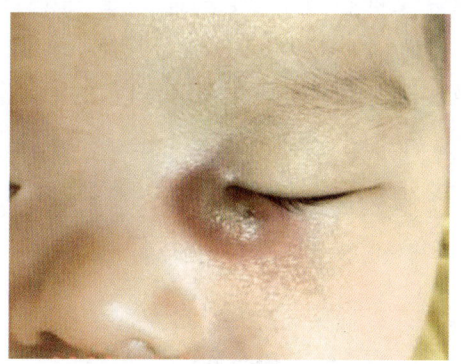

图 71-1　手术前外观照

既往史：患儿足月顺产，无窒息吸氧史，无手术、外伤史，无其他眼部疾病史。

【眼科检查】

双眼视力追光（+），眼压 Tn。双眼眼前节及眼底正常。左眼泪囊区皮肤轻度红肿，按压泪囊区无明显分泌物溢出，内眦处偏下方皮肤面发现隐匿点状开口。冲洗泪道：自上、下泪点进针，距泪点 7 mm 处遇软性抵抗，加压不可突破，冲洗液入咽。

【辅助检查】

CT-DCG-TPR-BTNC：左侧泪囊窝区、骨性鼻泪管可见高密度造影剂存留（图 71-2）。实验室检查包括血常规、凝血功能、肝功能、肾功能、自身抗体谱和感染指标（HIV、乙肝、丙肝、梅毒血清学检测）结果未见明显异常。

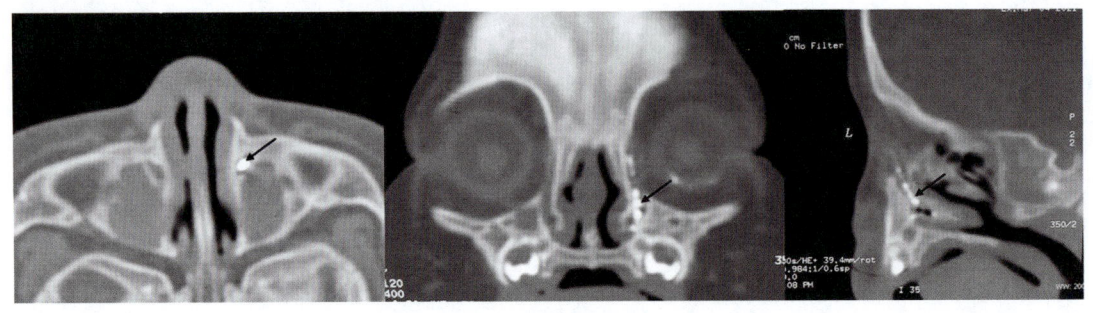

图 71-2　CT-DCG-TPR-BTNC

【诊断】

左眼先天性泪道瘘管伴感染；左眼上、下泪小管不全阻塞。

【治疗经过】

完善术前检查后在全身麻醉下行左眼泪道瘘管＋阻塞段切除＋泪道修补＋泪小管泪囊吻合＋双泪小管置入式人工泪管置入术，术中在内眦处偏下方皮肤皱褶处探查发现点状开口，向深处探查，发现其与泪总管管壁相通，沿着瘘管周围切开，向深处分离，完整切除瘘管（图71-3）。向周围组织探查，切除周围脆弱的病变组织，继续向周围探查，未见其他病灶及腔隙存留。切除狭窄及阻塞的泪小管。用泪点扩张器扩张术眼上、下泪点后，疏通上、下泪小管，自上、下泪小管入路置入双泪小管置入式人工泪管，两端置于鼻前庭缝线打结，用5/0缝线垂直褥式间断缝合切口。

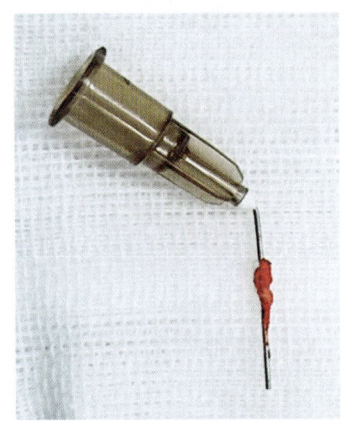

图 71-3　手术完整切除的瘘管组织

病理检查所见：灰白色的泪道瘘管组织1块，大小约0.7 cm×0.3 cm×0.3 cm，质软。病理诊断：被覆鳞状上皮的黏膜泪道瘘管组织，间质见少许淋巴细胞浸润。该患者最后诊断为左眼隐匿性先天性泪道瘘管伴感染。

【随访】

患者术后门诊复诊及电话随访，左眼红肿、溢泪、流脓症状消失，无复发（图71-4）。

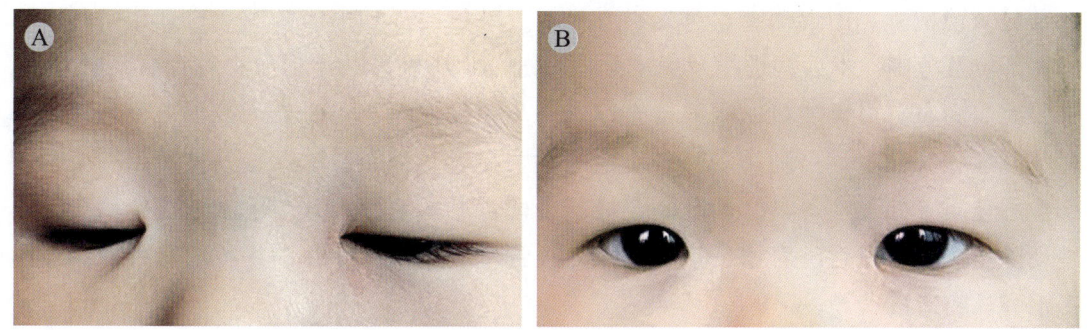

A. 术后随访1个月外观照；B. 术后随访3个月外观照。

图71-4　术后左眼外观照

病例分析

先天性泪道瘘管是指先天因素引起的泪道和体表之间的病理管道，是以其一端开口于皮肤或结膜囊，另一端开口于泪道管腔为特征的一种疾病。先天性泪道瘘管患者多数表现为内眦角附近的皮肤有一瘘口，部分患者泪液可从瘘口溢出，若合并泪道狭窄、阻塞和炎症时，可出现瘘口流脓和局部皮肤红肿及疼痛症状，严重影响患者身心健康。有文献报道，先天性泪道瘘管可呈常染色体显性遗传或常染色体隐性遗传，部分病例合并综合征。先天性泪道瘘管患者多数自觉症状不明显，一般表现为泪囊区皮肤表面有一弧形浅皱褶，瘘口微凹、隐藏在皱褶处，有时在皮肤表面难以发现，容易误诊和漏诊。部分患者有慢性流泪或溢泪表现，泪液可从瘘口流出，常会引起慢性局部皮肤湿疹。若合并泪道狭窄、阻塞和炎症，可出现瘘口流脓和局部皮肤红肿痛等症状。根据瘘管内侧开口于泪道内部位的不同，先天性泪道瘘管分为泪总管瘘管、泪囊瘘管、鼻泪管瘘管等，外侧开口于皮肤或结膜。其外瘘口常比较细小，典型瘘管通常位于鼻外侧、内眦韧带下方皮肤面，也可发生于眼睑皮肤任何部位、内眦角周边，甚至位于外眦部皮肤，或位于结膜面。有时瘘管内侧为盲端，终止于泪囊区皮下组织，此类瘘管临床中少见，诊断较为困难，只在泪道探查、CT造影或手术过程中偶然发现。瘘管可为单侧或双侧，以单侧多见。Welham等发现先天性泪道瘘管大多数起源于泪总管，部分起源于泪囊或鼻泪管。先天性泪道瘘管也可合并其他眼部异常，如泪道任何部位的狭窄或阻塞、泪囊炎、斜视、远视、睑缘炎、泪道结石等。

根据自幼溢泪病史，瘘口处有清亮或黏液脓性分泌物流出等临床症状，给予裂隙灯及显微镜检查、泪道探查、荧光素或亚甲蓝染色检查和泪道影像学检查相结合以明确其部位及范围，术后病理学及免疫学检查进一步明确诊断。部分患者有家族遗传性，必要时需为家庭可疑成员做眼科检查以进一步明确诊断。对于先天性泪道瘘管无临床症状或症状轻微者，可随访观察；对于症状明显者，则需要治疗，具体需根据瘘管的部位、性质、并发症等具体情况制定最佳个性化手术治疗方式。手术治疗包括瘘管单纯切除术、烧灼联合缝合术、瘘管切除并置管术、瘘管切除并泪囊鼻腔吻合或经鼻内镜泪囊鼻腔造口术等。

陶海教授点评

泪道瘘管可以是先天性的，也可以是创伤或手术后形成的。先天性泪道瘘管是由于视神经末端鼻－视神经裂的胚胎发育异常所致，当发育为18～24 mm的胚胎时，由胚胎泪道上皮索额外出芽形成，外部开口可以位于泪点下方皮肤、睑缘或下睑灰白线的内侧末端。先天性泪道瘘管通常较小，开口界线清晰，典型表现在内眦中下部1～2 mm处，多在内眦韧带水平之下。与此相反，获得性瘘管多为不规则的，开口较大，周围伴有瘢痕组织形成，位置不定。泪道瘘管可以通过插入泪道探针来评估瘘管深度和内部互通结构。

先天性泪道瘘管的发病率估计为1/2000，临床特征是以单眼多见，以散发病例为主，偶有家族聚集现象，为常染色体显性遗传或常染色体隐性遗传方式。先天性泪道瘘管合并感染或泪道阻塞的患者痛苦较大，但起病初期临床症状不明显，容易被误诊或漏诊，因此在临床工作中需要仔细询问患者病史，术前做好泪道探查、CT泪道造影检查以及泪道内镜检查，根据瘘管的部位、性质、并发症等具体情况，制定最佳个性化的治疗方式。

近年来，先天性泪道瘘管诊断和治疗等方面的研究均取得了较大进展，研究表明，家族性先天性泪道瘘管表现出了明显的常染色体显性遗传特性，但目前尚缺少这方面的遗传学家系调查和分子生物学研究的报告。在未来的研究中，家族性先天性泪道瘘管患者的遗传学家系调查、遗传机制、致病基因的筛查是研究的主要方向。

【参考文献】

[1] XU Y, TAO H, WANG P, et al. A preliminary study on the clinical features of congenital lacrimal fistula. Chin J Ophthalmol, 2020, 56（9）: 688-692.

[2] DING J, SUN H, LI D. Persistent pediatric primary canaliculitis associated with congenital lacrimal fistula. Can J Ophthalmol, 2017, 52（5）: e161-e163.

[3] ISHIKAWA S, SHOJI T, NISHIYAMA Y, et al. A case with acquired lacrimal fistula due to Sjögren's syndrome. Am J Ophthalmol Case Rep, 2019, 15: 100526.

[4] KONO S, LEE P A L, KAKIZAKI H, et al. Dacryoendoscopic examination for location of internal orifice of congenital lacrimal fistula: a case series. Int J Pediatr Otorhinolaryngol, 2020, 139: 110408.

[5] CHAUNG J Q, SUNDAR G, ALI M J. Congenital lacrimal fistula: a major review. Orbit, 2016, 35（4）1: 1-9.

[6] CHOI Y M, JANG Y, KIM N, et al. The effect of lacrimal drainage abnormality on the surgical outcomes of congenital lacrimal fistula and vice versa. Eur J Ophthalmol, 2022, 32（1）: 108-114.

[7] BOTHRA N, ALI M J. Radiofrequency-assisted endofistulectomy: treating coexisting lacrimal fistulae during endoscopic dacryocystorhinostomy. Ophthalmic Plast Reconstr Surg, 2020, 36（6）: 610-612.

（周希彬　吕小辉　整理）

病例 072　复发性慢性泪囊炎

病历摘要

【基本信息】

患者，男性，31岁，主因左眼流泪、流脓10年余，加重半年余入院。

现病史：患者于10年前无明显诱因出现左眼流泪、流脓，症状渐进性加重，8年前就诊于当地医院，诊断为"左眼慢性泪囊炎"，行左眼外路泪囊鼻腔吻合术（external dacryocystorhinostomy，Ex-DCR），具体情况不详，术后左眼流泪、流脓症状改善，术后半年左眼泪囊区皮肤红肿、包块（图72-1），就诊于当地医院，给予抗生素眼药水、药眼膏及口服激素治疗，患者自行间断性口服激素长达2年，直至包块消退后停药。1年前左眼再次出现流泪、流脓症状，加重半年余，遂就诊于我院门诊，诊断为"左眼复发性泪囊炎"，收入院拟行手术治疗。

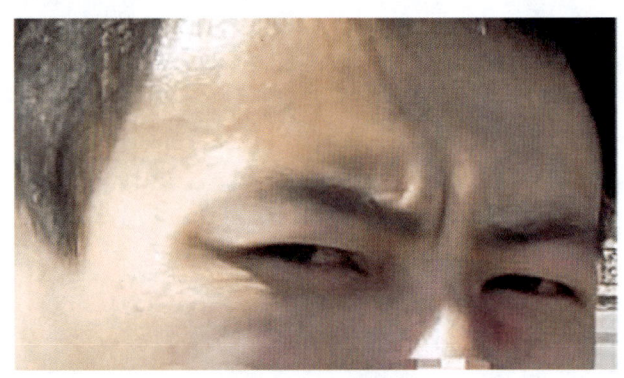

图72-1　外观照

既往史：体健，4年前因右眼流泪增多，诊断为"右眼泪道阻塞"，在我院行右眼泪道置管术，术后4个月行右眼人工泪管取出术，右眼流泪症状明显改善。

【眼科检查】

双眼裸眼视力1.0，近视力0.5。眼压：右眼18.4 mmHg，左眼17.8 mmHg。双眼眼前节和眼底检查正常。右眼泪道冲洗通畅。左眼上、下泪点位正、形狭窄，行泪道冲洗：自上泪点进针，可达骨壁，上冲下返，伴少量脓性黄白色分泌物反流，冲洗液不可入咽；自下泪点进针，可达骨壁，下冲上返，伴少量脓性黄白色分泌物反流，冲洗液不可入咽。鼻内镜检查可见双侧鼻腔黏膜呈粉红色，表面光滑，鼻腔内无明显脓性分泌物，鼻中隔向左侧偏曲，左侧鼻腔狭窄，双侧下鼻甲肥大充血，下鼻道狭窄，鼻泪管下口均呈裂隙状。

【辅助检查】

术前患者 CT-DCG-TPR-BTNC 图像显示左侧泪囊鼻腔吻合口处见实性占位，左侧泪囊窝见高密度造影剂存留（图 72-2）。实验室检查包括血常规、凝血功能、肝功能、肾功能、自身抗体谱和感染指标（如 HIV、乙肝、丙肝、梅毒血清学检测及结核菌素试验）结果均未见明显异常。

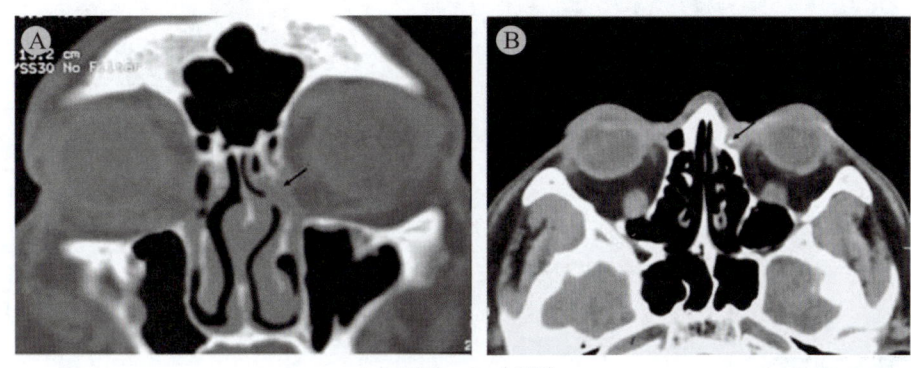

A. 冠状位；B. 水平位。

图 72-2　CT-DCG-TPR-BTNC

【诊断】

左眼复发性泪囊炎；左眼泪囊鼻腔吻合术后；右眼人工泪管置入术后。

【治疗经过】

完善术前检查准备后在局部麻醉下行左眼泪点成形＋微小切口泪囊切口探查＋泪囊缝线肉芽肿切除＋泪囊再造＋改良泪囊鼻腔吻合＋双泪小管置入式人工泪管置入术。术中在距离左眼内眦 5 mm 处与泪前嵴平行的方向，沿原手术瘢痕向下方做 8 mm 长的弧形切口，钝性扩大切口延长至 12 mm。切开原吻合道，见原骨窗大小偏小，咬骨钳咬除部分骨质进一步扩大骨窗，见原鼻黏膜前瓣瘢痕肉芽肿，大小约 5 mm×5 mm×6 mm，与鼻中隔粘连，鼻腔重度狭窄，完整切除瘢痕肉芽肿，送病理组织学检查，见瘢痕肉芽肿内白色丝线存留，共计 3 段，全部取出。切除部分中鼻甲行鼻腔成形术，再造泪囊，后瓣与残留泪囊黏膜用吸收用明胶海绵压在一起，无须吻合。

置入双泪小管置入式人工泪管。用 5/0 丝线吻合泪囊黏膜前瓣和鼻黏膜前瓣并悬吊于皮肤，同时完成褥式缝合皮肤切口 3 针。病理组织学检查见（吻合口组织）灰白间灰褐色组织 1 块，大小约 5 mm×4 mm×2 mm，质中。病理诊断：（吻合口）送检物中见纤维组织增生及玻璃样变性、少许横纹肌、神经组织，并见异物、局灶淋巴细胞浸润。最终确定原因为缝线肉芽肿导致慢性泪囊炎术后的复发。

【随访】

患者术后门诊复诊及电话随访，左眼红肿、流泪、流脓症状消失，无复发（图72-3）。

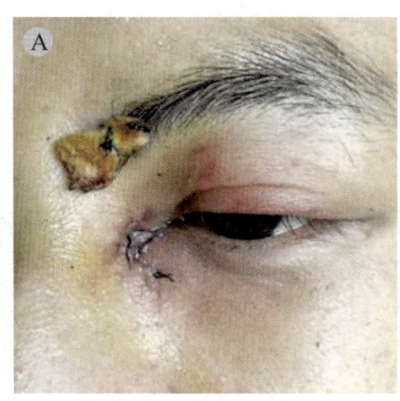
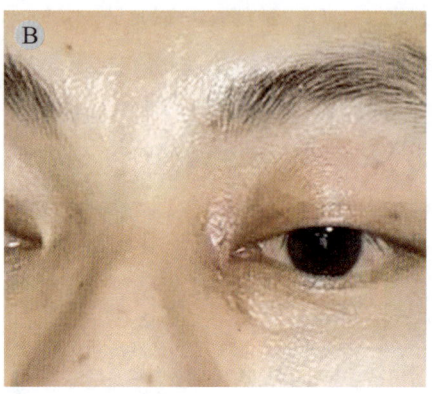

A. 术后第1天；B. 术后随访1个月。

图 72-3　左眼术后外观照

病例分析

慢性泪囊炎好发于中老年女性，是由各种原因引起的鼻泪管阻塞或狭窄，导致泪液潴留于泪囊，继发细菌感染，造成泪道黏膜充血性水肿，形成恶性循环。随病程延长，泪液浸渍面部或拭泪不当，引起面颊部湿疹性皮炎或下睑外翻，影响颜面部美观，造成眼部或心理不适，且泪囊积脓可能造成眼部感染，易引发眼内炎、角膜溃疡等并发症。慢性泪囊炎药物治疗效果欠佳，症状严重者需行手术治疗，而Ex-DCR长期被认为是临床治疗慢性泪囊炎及鼻泪管阻塞的经典方法。虽然近年鼻腔内镜辅助泪道手术、激光泪道成形术等技术逐渐兴起，但目前Ex-DCR仍然是治疗慢性泪囊炎及鼻泪管阻塞的重要方法，Ex-DCR可能出现术后并发症，其中一个并发症就是术后吻合道阻塞导致慢性泪囊炎的复发。

传统外路泪囊鼻腔吻合术是经皮肤入路，在泪囊与鼻腔之间建立代替阻塞鼻泪管引流泪液的新通道，最初由Toti于1904年首先报道，经过多年实践与改进，在临床应用广泛且疗效确切，一直被认为是治疗鼻泪管阻塞和慢性泪囊炎最经典的手术方法。Ex-DCR因其操作相对简单、不依赖特殊手术设备，通过皮肤切口，直视下操作术野大，术区暴露充分，易于开展，成功率普遍较高（90%～99%）等优点，目前Ex-

DCR 在我国仍然得到重视和应用。

传统外路泪囊鼻腔吻合术是在造骨孔之后，泪囊与鼻黏膜上分别做"工"形切口，使泪囊黏膜与鼻黏膜各形成一相应的前后瓣，然后前后瓣都用缝线间断缝合，达到吻合的目的，并逐层缝合切口。外路泪囊鼻腔吻合术失败原因的分析已经有一些报道，但还不够完善。王立华、陶海等研究术前应用泪道 CT 造影多平面重建技术对外路泪囊鼻腔吻合术后失败的患者进行评估，更详细明确了失败的原因。在 87 例（87 只眼）外路泪囊鼻腔吻合术后复发性慢性泪囊炎患者中，按其原因不同分为 6 组，有 13 种类型，其中吻合道膜性组织异常 21 只眼：前瓣塌陷 12 只眼（13.79%）；缝线肉芽肿至黏膜闭锁 9 只眼（10.34%）。所以我们要重视缝线肉芽肿原因导致的慢性泪囊炎术后复发。

缝线肉芽肿是机体对术中缝合或结扎丝线的变态反应，无论缝合材料是可吸收还是不可吸收，都有可能引起异物反应。结合该患者的诊治经过，考虑发生原因可能为 8 年前行传统的外路泪囊鼻腔吻合术，术中前后瓣均采用丝线吻合，并逐层缝合切口，随着时间的延长，加之切口内缝线结较大不断刺激局部，引发了迟发性异物排斥反应。

陶海教授点评

医用丝线为生物源性不可吸收缝线，因其价廉、易灭菌、便于打结等优点，在临床上应用广泛。但是，丝线在组织内不可吸收，一旦创口感染，可造成经久不愈的窦道，直至线结全部清除才能愈合，若用于污染或感染创口的缝合更易引起感染或因组织反应而形成炎症性肉芽肿或脓肿。

为避免缝线肉芽肿导致慢性泪囊炎术后复发，在行外路泪囊鼻腔吻合术时，可选择经皮肤悬吊前瓣式改良泪囊鼻腔吻合术，这种吻合术采用缝线经皮肤将泪囊黏膜和鼻黏膜的两个前瓣悬吊于皮肤、皮下组织和眼轮匝肌，泪囊和鼻黏膜的两个后瓣对齐后用吸收性明胶海绵和橡皮引流条压迫固定而免缝合的技术。此技术同时完成前瓣吻合及皮肤切口的缝合，不进行分层缝合，吻合口内不留任何缝线，避免了缝线引起的肉芽组织增生阻塞吻合道而导致慢性泪囊炎的复发。对于慢性泪囊炎、鼻泪管阻塞患者，根据手术适应证，结合患者具体情况，可选择经鼻内镜泪囊鼻腔造口术，这种手术具有创伤小，手术时间短，术后患者痛苦小、恢复快、无颜面部切口瘢痕等优点。

【参考文献】

[1] ULLRICH K, MALHOTRA R, PATEL B C. Dacryocystorhinostomy. Treasure Island（FL）: StatPearls Publishing, 2022.

[2] BULUT A, ASLAN M G, ONER V. Transcanalicular multidiode laser versus external dacryocystorhinostomy in the treatment of acquired nasolacrimal duct obstruction. Beyoglu Eye J, 2021, 6（4）: 315-319.

[3] 李冬梅, 丁静文. 外路泪囊鼻腔吻合术是否将被淘汰. 中华眼科杂志, 2014, 50（8）: 566-568.

[4] GALILI J, BATH C, BRØNDUM D, et al. Foreign body obstruction in the lacrimal duct after exploration of the duct. Ugeskr Laeger, 2018, 180（35）: 30152326.

[5] DANI K, YADALLA D, JOY A, et al. Subjective outcome and quality of life following external dacryocystorhinostomy. Indian J Ophthalmol, 2021, 69（7）: 1882-1886.

[6] 王立华, 白芳, 陶海, 等. 外路泪囊鼻腔吻合术后慢性泪囊炎复发患者的泪道CT造影多平面重组特征的初步研究. 眼科新进展, 2021, 41（7）: 651-655.

[7] SU P Y. Comparison of endoscopic and external dacryocystorhinostomy for treatment of primary acquired nasolacrimal duct obstruction. Taiwan J Ophthalmol, 2018, 8（1）: 19-23.

（周希彬　吕小辉　整理）

病例 073　鼻泪管鼻腔肿物

病历摘要

【基本信息】

患者，女性，47岁，主因左眼流泪、流黏液5年余、伴鼻腔自发性出血1年余入院。

现病史：患者5年余前无明显诱因出现左眼流泪、流黏液，1年余前有左侧鼻腔间断自发出血，色鲜红，每次1～2mL，数分钟后可自行缓解，不伴鼻塞感。6个月前于当地医院就诊，诊断为"左泪道阻塞"，并行左眼经鼻内镜泪囊鼻腔吻合术及人工泪管置管术，术后约2周取管，自觉术后流泪症状缓解。

既往史：既往体健，无特殊。

【眼科检查】

左眼裸眼视力1.0，泪囊区皮肤无红肿痛及包块，泪点位置正，大小正常，按压泪囊区皮肤少量黏液自泪点溢出。泪道探查冲洗：自上泪点进针5mm遇软性抵抗，轻压可突破达骨壁，冲洗液大部分上冲下返，少部分入咽，伴少量黏液反流；下泪点进针7mm遇软性抵抗，轻压可突破达骨壁，冲洗液大部分下冲上返，少部分入咽，不伴脓性分泌物反流。

【辅助检查】

体格检查：无异常，浅表淋巴结未触及肿大。鼻内镜显示左侧鼻黏膜充血，中鼻甲腋前可见针尖样大小狭窄的吻合口（图73-1A，箭头所示），鼻腔下部可见肿物，表面凹凸不平，触之易出血，触痛（-），下鼻道消失，下鼻甲被推挤向上移位，肿物表面可见少量出血（图73-1B，箭头所示）。右侧鼻黏膜轻度充血，未见明显肿物。

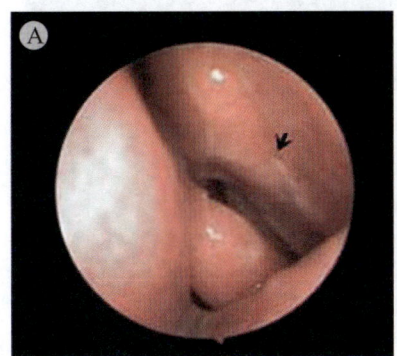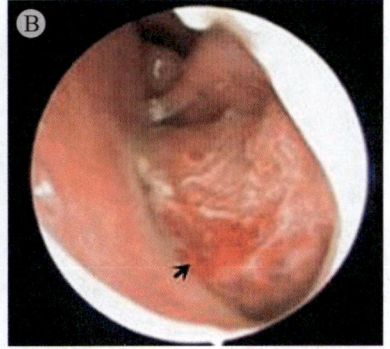

图73-1　术前鼻内镜检查

CT-DCG-TPR-BTNC 检查：左侧鼻腔、鼻泪管下段有肿物影，大小约 3.92 cm × 1.92 cm × 3.25 cm，肿物对上颌窦骨壁骨质有压迫和破坏，下鼻甲组织结构不清（图 73-2）。

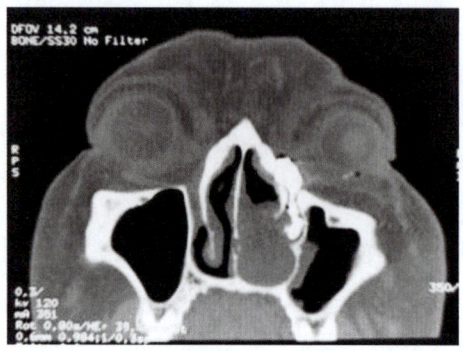

下段骨性鼻泪管结构消失，上颌窦内侧壁受压。

图 73-2　CT-DCG-TPR-BTNC

增强 MRI 检查：左侧鼻腔内团块状不均匀等 T1、长 T2 信号影（图 73-3），增强扫描病灶明显不均匀强化，DWI 不均匀稍高信号影。增强扫描病灶见明显不均匀强化，病灶大小约 3.92 cm × 1.92 cm × 3.25 cm，左侧上颌窦内侧壁略受压，左鼻泪管较对侧稍增粗，鼻泪管下端与左鼻腔病灶界限不清。

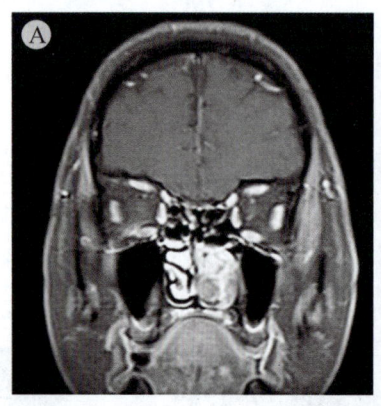 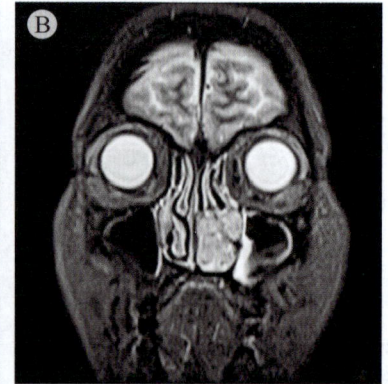

A. T1 增强像显示肿物不均匀强化，上颌窦内侧壁轻微受压；B. T2 图像示肿物呈长 T2 像，鼻腔较右侧稍增大。

图 73-3　增强 MRI

【诊断】

左眼鼻泪管鼻腔肿物；左眼经鼻泪囊鼻腔吻合术后；左眼人工泪管置入术后。

【治疗经过】

完善术前检查，请耳鼻喉科医生会诊，与耳鼻喉科联合在全身麻醉下行经鼻镜鼻腔肿物切除 + 鼻泪管及肿物切除 + 泪囊鼻腔吻合 + 双泪小管置入式人工泪管置入术。

术中见肿物质脆易出血，下鼻甲前端骨质部分侵蚀；肿瘤根部位于鼻泪管开口处，遂开放骨性鼻泪管至泪囊处，完整切除鼻泪管组织。

鼻腔肿物及鼻泪管组织切除后分别送病理检查，术后病理检查回报：左侧鼻腔呈现上皮及肌上皮双向分化的涎腺源性肿瘤，大部分区域瘤细胞呈小管状排列，管腔内见红染分泌物，部分区域呈巢状及片状排列，并可见梭形细胞肿瘤成分，瘤细胞核具一定程度核异型性，免疫组化结果显示 CK（+）、CK5/6（+）、CK7（+）、EMA（+）、P63（+）、Syn（-）、CgA（-）、CD56（-）、Ki-67（+3%），考虑为单形性腺瘤或管状腺瘤，部分区域伴恶性变（上皮-肌上皮癌）。鼻泪管病理：呼吸道黏膜慢性炎症伴出血，局部亦可见肿瘤组织。

【随访】

术后患者接受放射治疗，并定期进行鼻内镜检查及泪道冲洗。随访 6 个月，患者流泪症状消失，鼻腔内未见复发迹象（图 73-4）。

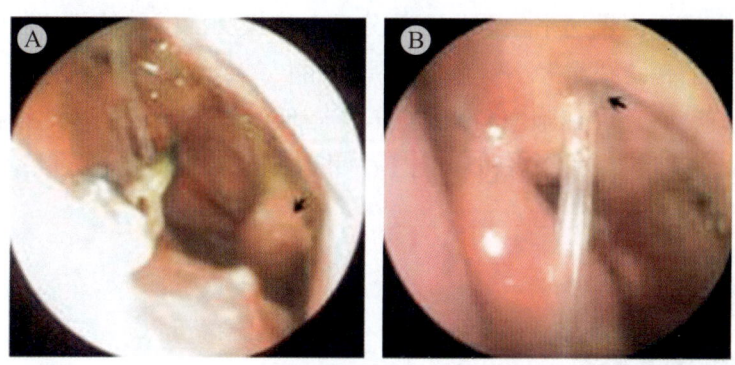

A. 原肿瘤生长处未见肿物复发（箭头所示），鼻黏膜色红；B. 泪囊鼻腔吻合口开放良好，人工泪管在位。

图 73-4　术后 6 个月鼻内镜检查

病例分析

上皮-肌上皮癌，一种低级分化的腺癌，主要发生在唾液腺中，最常见于腮腺，约占所有唾液腺肿瘤的 1%，发生于鼻腔极其罕见，其解剖学基础是鼻窦黏膜存在小的唾液腺。鼻泪管-鼻腔的上皮-肌上皮癌临床上罕见。

泪道肿瘤以泪囊肿物多见，鼻泪管肿瘤较少，据文献统计，在因溢泪行鼻腔泪囊吻合术的患者中，有 1.00%～2.46% 存在鼻泪管新生物。鼻泪管新生物种类较多，最常见的良性肿瘤为乳头状瘤，最常见的恶性肿瘤为鳞状上皮细胞癌，也有文献认为淋巴瘤已取代鳞状上皮细胞癌成为最常见的恶性肿瘤，而鼻泪管的上皮-肌上皮癌非常罕见，且症状多为鼻塞及鼻衄，罕见有流泪症状。目前，鲜有鼻腔上皮-肌上皮癌引起溢泪的病例报道。

上皮-肌上皮癌是一种低分化的腺癌，发生部位主要以腮腺为主，极少发生在鼻腔，倪松等收集了1999—2013年间共23例头颈部上皮-肌上皮癌的患者，仅有2例发生在鼻腔。因其临床表现及影像学表现并无特异性，其诊断依赖病理检查，典型病理表现为肿瘤细胞呈巢状或管状排列，管内侧衬以内皮细胞，管外侧绕以肌上皮细胞，免疫组化结果主要显示为肌上皮细胞标志物（如P63、S-100蛋白、calponin、平滑肌动蛋白）阳性，内皮细胞标志物CK-7和上皮细胞膜抗原阳性。虽然局部肿物可复发，但上皮-肌上皮癌局部转移和远处转移率＜5%，大部分患者＞50岁，女性多见。该病例病理结果显示细胞呈小管状排列，P63及CK7阳性，符合上皮-肌上皮癌的病理特征。

上皮-肌上皮癌因发病率较低，大部分患者均接受广泛的外科切除，化疗和放疗的效果目前尚不清楚。肿瘤大小＜4cm、局部淋巴结或远处未有转移且手术能够完整切除者预后良好，病理中细胞增殖指数Ki-67较低时也是预后良好的指标。该病例患者肿瘤＜4cm、未见局部或全身转移、Ki-67指数低，发现后及时入院给予手术完整切除，目前未见复发迹象。

陶海教授点评

目前认为，上皮-肌上皮癌是惰性的恶性肿瘤，常表现为无痛性缓慢生长的肿块，根据其初始部位的不同，患者早期表现不一，发生在鼻腔者初期可表现为反复鼻出血、鼻塞等，随着肿瘤逐渐生长，可出现复视、嗅觉下降等，需仔细询问病史并完善相关检查，否则早期极易出现漏诊及误诊。该病例肿物起源于鼻腔或鼻泪管的具体位置无法推定，但根据其术前检查，不能排除在患者溢泪初期鼻泪管下口处已开始有肿物生长的可能性，随后肿物逐渐生长占据下鼻道。

因上皮-肌上皮癌发生率较低，尚无标准的治疗方案，目前主要以手术切除为主，一经发现需尽早手术，且术中切除范围是影响该病复发的重要因素。该病例患者在鼻内镜下完整切除瘤体及肿瘤处黏膜、部分下鼻甲，术中送冰冻检查，确定肿瘤性质，同时明确切除标本的边缘为正常组织，明确安全边缘，保证完整切除，减少其复发可能。

总结导致该病例患者溢泪的原因，除泪囊鼻腔吻合术后吻合口狭窄外，鼻泪管中下部的肿瘤生长引起鼻泪管阻塞也是很重要的因素。该病例提示我们，对每一位溢泪、溢脓的患者都需要全面评估其溢泪的原因，术前完善的检查可以帮助我们更准确地鉴别每一位患者发病的原因，然后才能给予其正确的诊断及最合理的治疗方案。

【参考文献】

[1] 张江鹄，黄晓东，高黎，等. 上皮-肌上皮癌的临床特点与疗效分析. 中华放射肿瘤学杂志，2017，26（5）：513-516.

[2] HEINDL L M, JÜNEMANN A G, KRUSE F E, et al. Tumors of the lacrimal drainage system. Orbit, 2010, 29（5）：298-306.

[3] SINGH S, ALI M J. Primary malignant epithelial tumors of the lacrimal drainage system: a major review. Orbit, 2021, 40（3）：179-192.

[4] 赵云，惠靖雯，杨丽红，等. 原发性泪道肿物 64 例临床组织病理分析. 中华眼科杂志，2020，56（5）：364-369.

[5] TANWEER F, MAHKAMOVA K, HARKNESS P. Nasolacrimal duct tumours in the era of endoscopic dacryocystorhinostomy: literature review. J Laryngol Otol, 2013, 127（7）：670-675.

[6] TUCKER N, CHOW D, STOCKL F, et al. Clinically suspected primary acquired nasolacrimal duct obstruction: clinicopathologic review of 150 patients. Ophthalmology, 1997, 104（11）：1882-1886.

[7] BEWES T, SACKS R, SACKS P L, et al. Incidence of neoplasia in patients with unilateral epiphora. J Laryngol Otol, 2015, 129（3）：S53-7.

[8] FLAM J O, BROOK C D, SOBEL R, et al. Nasal epithelial myoepithelial carcinoma: an unusual cause of epiphora, a case report and review of the literature. Allergy Rhinol（Providence）, 2015, 6（2）：133-137.

[9] 倪松，朱一鸣，王建，等. 头颈部上皮-肌上皮癌的诊治分析，中国耳鼻喉头颈外科，2015，22（11）：563-565.

[10] LEE Y S, HA S M, PAIK S W, et al. Epithelial-myoepithelial carcinoma originating from a minor salivary gland in the nasal septum: a case report and literature review. Medicine（Baltimore）, 2020, 99（5）：e19072.

[11] NAKAGURO M, NAGAO T. Epithelial-myoepithelial carcinoma. Surg Pathol Clin, 2021, 14（1）：97-109.

（王菲　石圆圆　整理）

病例074 继发性泪腺瘘

病历摘要

【基本信息】

患者，女性，27岁，主因右眼外眦角开大成形术后局部皮肤有小孔流泪1年余就诊于我院。

现病史：患者于1年余前在当地美容医院局部麻醉下行右眼外眦角开大成形术，术后2周出现流泪，泪液自右眼外眦处溢出，并发现局部有小孔，迎风、情绪波动等影响会加重，偶伴有分泌物；右眼外眦部常出现痒、痛等不适，当地医院给予抗生素眼药水点眼后痒、痛症状好转，但流泪症状无减轻；术后6个月曾于外院就诊，诊断为"右眼继发性泪腺瘘"，并行泪腺瘘管切除治疗，术后仍有右眼外眦处流泪，遂就诊于我院。

既往史：否认先天性眼病史、眼部外伤史及其余手术、外伤史。

个人史：无特殊。

【眼科检查】

右眼视力1.0，眼睑无红肿，泪囊区无红肿，挤压泪囊区无脓性分泌物反流，上、下泪点位正、形圆。右眼外眦角睑球结膜轻度粘连，并可见手术后瘢痕组织（图74-1），距外眦角外约3 mm处皮肤面可见直径约0.3 mm瘘口，可见清亮液体自瘘口流出（图74-2）。显微镜下瘘管探查：瘘管位于外眦部皮下，未见瘘管与结膜囊沟通；颞侧睑球结膜轻度充血，无分泌物，角膜透明，瞳孔圆、直径约3 mm、对光反射灵敏，晶状体透明，视网膜未见明显出血、渗出及脱离。左眼检查未见明显异常。

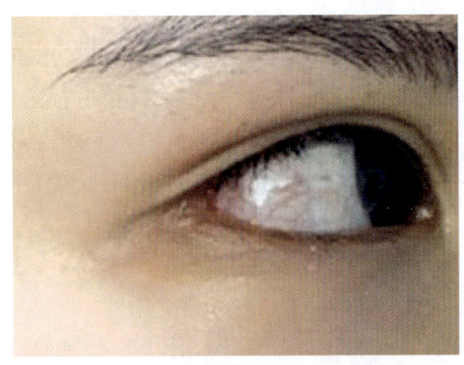 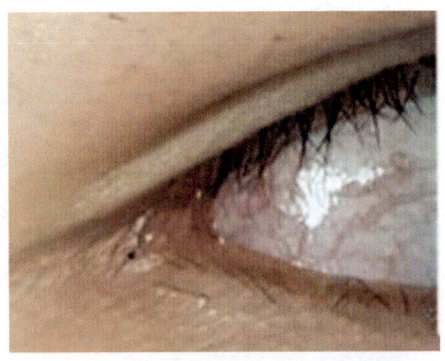

图74-1 右眼外眦开大成形术后泪腺瘘管外观

图74-2 泪腺瘘口流出的透明泪珠及泪腺瘘管瘘口

【辅助检查】

结膜囊荧光素试验未见瘘口流出的液体着染。

【诊断】

右眼继发性泪腺瘘；右眼外眦部睑球粘连。

【治疗经过】

建议患者再次行泪腺瘘管切除术，患者惧怕术后瘘管复发，拒绝手术，暂给予临床随访观察。

病例分析

泪腺瘘在临床上并不多见，可分为先天性和后天性两大类，后天原因可以是泪腺囊肿破裂或囊肿切除不完全、泪腺脓肿从眼睑皮肤穿破、外伤或手术等，眼部美容外科手术导致的泪腺损伤较少见。泪腺损伤后，分泌的泪液可集聚于术区腔隙，形成不与皮肤相通的泪液囊肿，或形成与皮肤切口相通的泪腺瘘管。如果瘘管得不到及时治疗，瘘管上皮化后，伤口难以自愈。泪液长期外漏，可刺激周围组织，引起反复局部慢性炎症。此外，还会给患者的生活带来不便，且影响美观，增加了他们的心理负担。

继发性泪腺瘘主要见于泪腺穿通伤、严重烧伤、泪腺囊肿破裂、囊肿切除不完全、泪腺脓肿破溃、寻常狼疮。其中以外伤引起的泪腺瘘比例较大，Lopez Munoz D 等报告了 1 例外伤后的泪腺瘘，蒋炜等报告了 5 例外伤后的泪腺瘘。据文献报道，手术继发泪腺瘘的情况有泪腺肿瘤切除手术、泪腺脱垂手术、上睑手术、重睑手术等，Mohsen 等报告了 1 例上睑成形术后获得性泪腺瘘。

外眦开大成形术是常见眼科整形美容手术之一，手术方法是切开眼睑外眦角，水平向外开大，以达到延长睑裂长度的目的。正常情况下泪腺分为眶部及睑部（或上、下叶），眶部泪腺（泪腺上叶）位于眼眶外上方的额骨泪腺窝内，而睑部泪腺（泪腺下叶）位于上睑提上睑肌腱膜扩展部之下；泪腺共有排泄泪液的泪腺导管 10～20 个，眶部 2～5 个，睑部 6～8 个；开口于颞侧结膜上穹隆部，在靠近上穹隆的结膜内有数个小的副泪腺。常规的外眦开大成形术一般不会伤及泪腺和泪腺导管。外眦开大成形术并发症较少，主要有外眦皮肤黏膜连接失调、不对称、轮廓不规则、结膜外露等，外眦开大成形术导致泪腺损伤继发性泪腺瘘很少见，Ye Jin Ahn 等曾报道了 1 例，至今国内未见文献报道。

外眦开大成形术术后形成泪腺瘘的原因为术中损伤泪腺腺体或泪腺导管。由于泪腺的位置在生物进化过程中有一个变迁的过程：在动物进化的过程中，泪腺最初位于下眼睑，低等动物（如青蛙）的泪腺位于下睑内眦，随着动物的进化，泪腺则移向外眦（鸟类的泪腺位于外眦角），再至上睑（兔的泪腺则小部分在上睑，多半在下睑），到人类才移到眼睑的外上方泪腺窝处。灵长类有几个泪腺导管，主要开口于上睑，一部分开口于下睑。因为极少数人的泪腺或泪腺导管位置有先天性解剖变异，在此类变异人群中，于外眦部甚至下穹隆结膜颞侧部可看到1~2个排泄管开口。

手术损伤后泪腺瘘形成可能的病理机制：泪腺导管直接损伤，伤口上皮化后形成瘘管，或泪腺腺体损伤后分泌的泪液聚集而形成泪腺囊肿，泪腺囊肿破裂穿破皮肤形成瘘管。泪腺瘘管不及时治疗，管壁上皮化后，伤口一般不能自愈。泪液长期外漏，反复刺激周围组织，引起眼睑的慢性炎症，造成患者身心痛苦。本例患者外眦开大成形术术后出现的泪腺瘘推测与泪腺腺体或先天导管异位有关。

关于泪腺瘘的治疗，症状轻的可随访观察，必要时再手术，在泪腺损伤的早期，有通过保守治疗成功治愈的病例报道。可通过局部给予加压包扎泪腺损伤的术区，借助外界持续的机械压力，使浅层组织与深层组织紧密贴附，达到使导管残腔闭塞、消灭无效腔的目的，并辅以能减少泪液分泌的M受体阻断剂药物的治疗，如口服硫酸阿托品片，从而抑制泪腺分泌，阻断形成积液的来源，达到加速伤口闭合的目的。对于保守治疗无效且症状重的患者，可行手术治疗。手术方案是瘢痕软化后处理瘢痕粘连，手术分离瘘管，将瘘管及与其有联系的泪腺小叶一并切除，术中瘘管及泪腺导管要完整切除，尽量避免复发。因泪腺处于不断分泌过程中，术中不能贸然切除瘘管，以防导致新的瘘管形成，导致复发，增加再次手术的难度。还可将瘘管转位至穹隆结膜，行结膜囊吻合术，既恢复了泪腺正常生理功能，又避免了泪腺切除所导致的干眼的发生，也最大程度地满足了患者的美容需求，达到手术目的。

结合本例患者，我们值得总结的经验教训是：①外眦开大成形术前医生要考虑到泪腺先天异常存在的可能性，施行此类手术需慎重，并向患者说明有出现泪腺损伤、继发性泪腺瘘的风险，取得理解；②术前最好要做荧光素染色检查来推测泪腺及其导管是否有先天异常；③术中要操作谨慎，仔细辨认解剖组织，必要时在显微镜下操作，尽量避免伤及泪腺组织；④术后要定期复查，出现泪腺瘘及时处理，保守治疗无效后可择期行泪腺瘘切除或泪腺瘘转位结膜囊吻合术。

陶海教授点评

眼部美容外科手术导致的泪腺损伤较少见。损伤的原因有：①对局部解剖不够熟悉，特别是对泪腺的解剖学形态辨认不清；②为达到良好的手术效果而切除部分肥大泪腺；③行外眦开大成形术时操作不当；④泪腺位置变异导致术中损伤泪腺。继发性泪腺瘘为外眦开大成形术后罕见的美容并发症，进行此手术的外科医生应注意泪腺位置，考虑泪腺位置变异并可导致术中损伤造成瘘管形成的可能，提高对该罕见并发症的认识。

【参考文献】

[1] LEELAPATRANURAK K，KIM J H，WOO K I，et al. Lacrimal ductule fistula：a new complication of cosmetic lateral canthoplasty. Aesthetic plastic surgery，2013，37（5）：892-895.

[2] 陶海，马志中. 实用泪器病学. 北京：人民卫生出版社，2019：2-65.

[3] LÓPEZ MUÑOZ D，NACLE CHAPERO A，MARTÍN MOLINA J，et al. Traumatic perforation of the lacrimal gland with external fistula and lacrimal hypersecretion. Arch Soc Esp Oftalmol，2001，76（1）：53-56.

[4] 蒋炜，韩非，吴燕，等. 外伤性泪腺瘘管临床分析. 局解手术学杂志，2013，22（5）：477.

[5] KASHKOULI M B，HEIRATI A，PAKDEL F. Lacrimal gland fistula after upper eyelid blepharoplasty. Middle East African J Ophthalmol，2011，18（4）：326-327.

[6] CHONG K K，GOLDBERG R A. Lateral canthal surgery. Facial Plast Surg，2010，26（3）：193-200.

[7] AHN Y J，JUNG S K，PAIK J S，et al. Lacrimal gland fistula after cosmetic lateral canthoplasty. J Craniofac Surg，2013，24（4）：1317-1318.

[8] 李凤鸣，谢立信. 中华眼科学（上册）. 北京：人民卫生出版社，2014：69.

[9] 崔晔，冯晓玲. 保守治疗重睑术后泪腺瘘管一例. 中华医学美学美容杂志，2019，25（5）：435-436.

（周希彬　方成彦　整理）

病例 075　以急性泪囊炎为首发表现的淋巴瘤

病历摘要

【基本信息】

患者，女性，29岁，主因左眼内眦部皮肤反复红肿痛2个月，流泪伴黏液半月，加重1周余入院。

现病史：患者2个月前无明显诱因出现左眼内眦部皮肤反复红肿痛，就诊于当地医院，泪道冲洗不通畅，诊断为"左眼急性泪囊炎"，给予头孢类抗菌药输液治疗，红肿消退不明显。怀疑泪囊周围炎性假瘤，改用糖皮质激素治疗后，红肿渐消退。半个月前患者左眼开始出现流泪伴黏液，近期内眦部再发红肿（图75-1），伴轻压痛，冲洗泪道不通畅，伴脓性分泌物反流。期间出现体温异常，反复发热，体温最高39℃。入院时查体温37.2℃，脉搏、血压及心肺腹部未见异常，浅表淋巴结无肿大。

既往史：体健，无特殊。

家族史：家族成员无肿瘤病史。

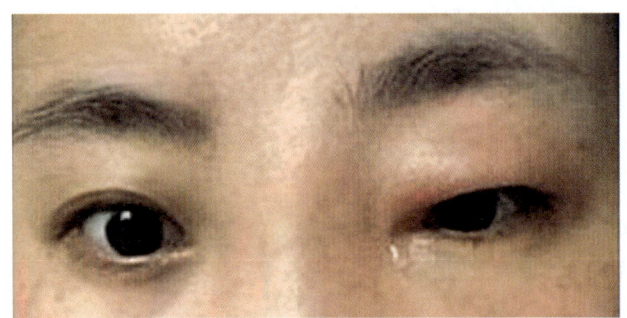

图 75-1　眼部外观照相

【眼科检查】

右眼视力0.6，矫正视力1.0；左眼视力0.4，矫正视力1.0。右眼内眦部皮肤红肿，伴轻压痛，局部热胀感，皮下肿物，质中硬，大小约1 cm×1 cm×0.8 cm。结膜轻度充血，发病以来患者无鼻塞、鼻出血，无嗅觉减退。

【辅助检查】

血常规：白细胞计数$3.26×10^9$/L，血小板计数$86×10^9$/L；余（-）。CT-DCG-TPR-BTNC

提示左眼泪囊炎、鼻泪管阻塞（图 75-2）。眼眶 MRI 提示左眶内眦处、泪囊区炎症病变。

【诊断】

左眼泪囊区肿物；左眼急性泪囊炎？左眼鼻泪管阻塞。

【治疗经过】

入院后行泪囊鼻腔吻合术及病理检查，回报泪囊黏膜慢性炎症。之后患者泪囊区红肿症状反复，逐渐加重，复查 MRI 提示左眶上、下眼睑、内眦、鼻部及颞部软组织异常信号（图 75-3）。胸部 CT 未见明显异常。复查血常规提示白细胞及血小板计数略低，复查肝功能明显异常。再次行手术，切除肿物并行病理检查，回报（左上睑、鼻根）非霍奇金 NK/T 淋巴细胞瘤，鼻型。免疫组化：CK（–），CD20（–），CD3（+），CD56（+），Ki-67（+90%），CD79a，CD10（–），Bcl-6（–），Mum-1 部分阳性。明确诊断为左眼泪囊区非霍奇金 NK/T 淋巴细胞瘤（鼻型），后转入肿瘤科进一步治疗。

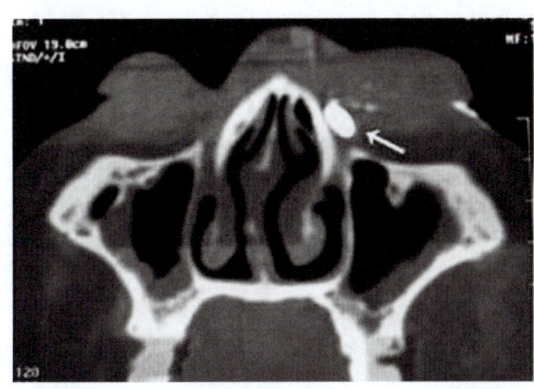

图 75-2　CT-DCG-TPR-BTNC：冠状位左侧泪囊窝造影剂存留（箭头所示）　　图 75-3　复查 MRI（箭头所示异常信号区）

病例分析

眼部淋巴瘤不常见，发病率占眼部所有肿瘤的 10%～15%，包括原发性和继发性，按位置可分为眼附属器淋巴瘤和眼部淋巴瘤，前者累及结膜、眼眶、泪腺、眼睑、泪囊、眼眶软组织、眼外肌等，后者累及内眼。淋巴瘤有超过 40 种亚型，不同类型之间主要靠组织形态学和免疫表型来鉴别。

泪囊淋巴瘤罕见，占泪囊恶性肿瘤的 2%～6%，为泪囊非上皮性恶性肿瘤，属于眼附属器淋巴瘤。若原发于泪囊，没有系统性病变，或在病情初期没有并发的系统性病变，即原发性泪囊淋巴瘤。其与继发于系统性的淋巴瘤是完全不同的临床实体，预后转归也完全不同。和其他泪囊恶性肿瘤一样，他们常常导致鼻泪管阻塞而表现为溢泪溢脓症状，被误诊为普通的慢性泪囊炎，而表现为急性泪囊炎者非常罕见。

泪道淋巴瘤最常见的病理学类型为弥漫性大B细胞淋巴瘤，其次为黏膜相关淋巴组织淋巴瘤。最常见为肿瘤引起鼻泪管慢性阻塞导致慢性泪囊炎的溢泪和溢脓症状，极少发生急性泪囊炎。NK/T细胞淋巴瘤（鼻型），是一种罕见的疾病，而发生在泪囊、以急性泪囊炎的泪囊区红肿热痛等症状为首发表现的更少。80%患者的患病部位常以鼻部和鼻咽部为主，有时也会累及口咽、韦氏环、上呼吸道、上消化道。面部以外的其他部位可发生在肺部、皮肤、胃肠、软组织及睾丸等器官。病变发生于鼻腔时，常表现为鼻塞、鼻出血、耳鸣、声音嘶哑、咽痛、吞咽不适和黏膜溃疡等临床症状。如果不治疗，当病变损害到硬腭时，会导致鼻腔和口腔龋齿之间的通道出现坏死性面部中线肉芽肿，如鼻中隔穿孔、硬腭穿孔、鼻梁洞穿性损伤，甚至累及面部皮肤等。全身症状可有发热、盗汗和乏力。累及眼球时可表现为眼部红肿热痛、视力下降、视野缺损。临床体征表现为葡萄膜炎、继发性青光眼及视神经水肿，可伴有鼻塞、鼻出血、发热、消瘦等全身症状，病情发展快速，预后较差。

根据2001年世界卫生组织分类，非霍奇金鼻型NK/T细胞淋巴瘤是一个独立的淋巴瘤亚型，是一种恶性肿瘤，其特点为侵袭性高、发病率低、死亡率高、病程发展迅速，主要以血管侵犯和血管破坏性浸润为特点，表现为血管中心性病变，肿瘤细胞侵犯小血管壁或血管周围组织，导致组织缺血和广泛坏死。

本病例特点为青年女性，以类似急性泪囊炎的症状为首发表现，泪囊区反复红肿，流泪流脓，伴发热。首次眼眶MRI显示左眶内眦处、泪囊区异常信号，考虑为炎症病变。术后病理明确诊断为左眼泪囊区非霍奇金NK/T淋巴细胞瘤（鼻型）。

陶海教授点评

近年来泪道阻塞性疾病发病率逐年升高，因肿瘤引起的泪道阻塞性疾病也逐年升高，临床医生要重视对于少见病因的排查。既往的研究发现眼眶淋巴瘤以黏膜相关淋巴组织淋巴瘤最常见，病程进展较慢，侵袭性不强，而泪囊淋巴瘤发生恶性病理学类型者较多见，以弥漫性大B细胞淋巴瘤最多，NK/T细胞淋巴瘤也时有报道。血泪常常提示恶性病变，淋巴瘤起源于黏膜下淋巴组织，因此该病患者发生血泪的概率不高，在早期常常被诊断为普通泪囊炎或泪道阻塞。这提示临床医生，在患者症状不典型、病因不明确时，应考虑多种因素，不能忽略对少见病因的排除。

NK/T 细胞淋巴瘤常常有明显的组织坏死，异常细胞常存在于坏死组织中，病理检查有一定困难，这也可能是该患者第 1 次病理检查与第 2 次病理检查结果存在差异的原因。

总结本例患者的诊治经过，还有如下几个方面值得注意：①当病理诊断与病情发展不一致时，必要时多次复查病理；②当患者眼眶周围肿物一直在进展，并伴有全身发热、白细胞及血小板低时，需要考虑淋巴瘤可能；③取病理组织时组织块要足够大，必要时行免疫组化检查以帮助诊断。

【参考文献】

[1] KNOWLES D M Ⅱ，JAKOBIEC F A. Ocular adnexal lymphoid neoplasms：clinical，histopathologic，electron microscopic，and immunologic characteristics. Hum Pathol，1982，13（2）：148-162.

[2] 张子璐. 原发性眼部淋巴瘤的临床分析及治疗预后. 青岛：青岛大学，2017：2.

[3] KRISHNA Y，IRION L D，KARIM S，et al. Chronic lymphocytic leukaemia/small-cell lymphocytic lymphoma of the lacrimal sac：a case series. Ocul Oncol Pathol，2017，3（3）：224-228.

[4] 毕颖文，陈荣家，李霞萍. 原发性泪囊肿瘤的临床病理分析. 中华眼科杂志，2007，（6）：499-504.

[5] ROOTMAN D B，MAVRIKAKIS I，CONNORS J M，et al. Unilateral ocular adnexal lymphoma：disease progression and long-term survival. Ophthalmic Plast Reconstr Surg，2011，27（6）：405-409.

[6] SWERDLOW S H，CAMPO E，HARRIS N L. WHO classification of tumours of haematopoietic and lymphoid tissues（IARC WHO classification of tumours）. Lyon，2008.

[7] KWONG Y L，KHONG P L. Central palatal perforation in nasal natural killer cell lymphoma. Br J Haematol，2011，152（1）：2.

[8] 袁静，杨燕宁，蔡明高，等. 以眼部表现为首发症状的鼻型 NK/T 细胞淋巴瘤一例. 中华眼科杂志，2016，52（6）：461-463.

[9] YOU J Y，CHI K H，YANG M H，et al. Radiation therapy versus chemotherapy as initial treatment for localized nasal natural killer（NK）/T-cell lymphoma：a single institute survey in Taiwan. Ann Oncol，2004，15（4）：618-625.

[10] 肖红俊，黄选兆，汪吉宝，等. 鼻 NK/T 细胞淋巴瘤 // 实用耳鼻喉头颈外科. 2 版. 北京：人民卫生出版社，2010：258-259.

（白芳　张艳　整理）

第六章 神经眼科疾病

病例076 非典型视神经炎

病历摘要

【基本信息】

患者,男性,20岁,主因双眼视力下降伴眼痛20天就诊。

现病史:患者于20天前无明显诱因突然出现双眼视力下降,1天内下降至无光感,伴眼球转动痛、视物发暗,无恶心、呕吐、肢体麻木、活动障碍等。发病前1天有持续性额部胀痛病史。

既往史:体健。

个人史及家族史:久居于高海拔地区(3200米),否认家族性遗传病史。

【眼科检查】

右眼视力无光感;左眼视力有光感,光定位不准。眼前节:双眼瞳孔散大、直径约 7 mm。瞳孔对光反射：右眼瞳孔直接对光反射消失，左眼瞳孔直接对光反射迟钝。眼底：双眼视盘边界欠清晰，色红，C/D 约 0.2，黄斑区未见明显异常。双眼眼压正常。

【辅助检查】

OCT：双眼视盘周围神经纤维层肿胀（图 76-1A）。眼底照相：双眼视盘边界不清，C/D 约 0.2，黄斑区未见明显异常（图 76-1B）。黄斑 OCT 未见明显异常（图 76-1C）。B 超：双眼视盘隆起。FERG：双眼五项反应未见明显异常。FVEP：在 2 种不同强度刺激条件下，双眼 P2 波峰时值均延迟，双眼 P2 波幅值均降低。FFA：早期视盘略显弱荧光，静脉期后视盘荧光明显低于背景荧光；中期视盘深层荧光持续缺失状态；晚期浅层荧光象限分布不均，深层荧光持续缺失，视盘浅层血管未见渗漏。球后血管超声：双侧眼动脉流速增快，提示远端狭窄可能。血常规、生化、风湿系列、免疫系列、白介素、红细胞沉降率、肿瘤系列等均未见明显异常，感染相关系列、结核感染 T 细胞检测均未见明显异常。脑脊液初压 160 mmH$_2$O，常规、生化、免疫未见明显异常。血清及脑脊液自身免疫性脑炎抗体均为阴性。血清脱髓鞘 AQP4-IgG、MOG-IgG 均阴性。副肿瘤综合征自身抗体谱均为阴性。眼眶 MRI：双侧视神经对称性增粗，眶内段及管内段呈 T2 高信号，增强扫描可见 T1 强化（图 76-2）。肺部 CT 未见明显异常。

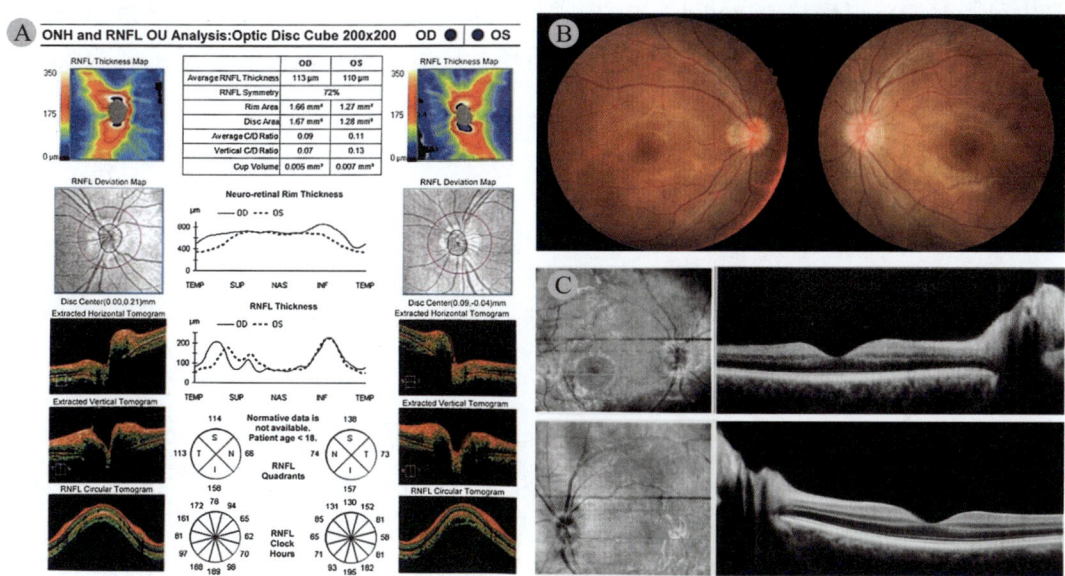

图 76-1　双眼 OCT 检查和眼底照相

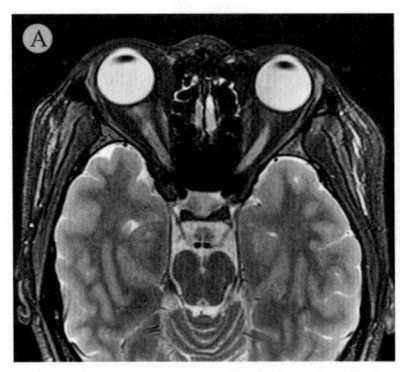 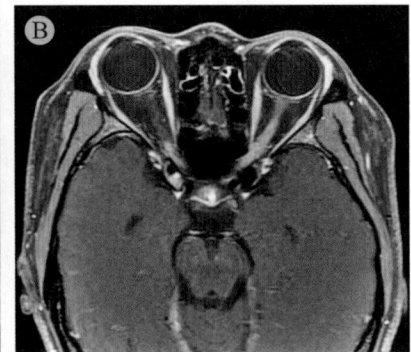

A. 眼眶 MRI 平扫 T2 序列显示双侧视神经眶内段及管内段高信号；B.T1 增强序列显示双侧视神经眶内段及管内段强化病灶。

图 76-2　眼眶 MRI（平扫 + 增强）

【诊断】

双眼非典型视神经炎。

【治疗经过】

甲泼尼龙冲击治疗（1 g/d×3 天、500 mg/d×3 天、250 mg/d×3 天、120 mg/d×3 天，改用口服醋酸泼尼松片 60 mg/d），因患者视力无明显好转，遂给予丙种球蛋白冲击治疗（25 g/d×5 天），联合营养神经、改善循环、抗氧化损伤对症治疗，患者双眼视盘水肿明显减轻，视力轻度改善（双眼光感）。

【随访】

患者出院 3 个月后门诊复查，双眼最佳矫正视力 0.06。

病例分析

视神经炎（optic neuritis，ON）是临床上最常见的可导致视力严重受损的视神经疾病。主要表现为视力急性或亚急性下降，伴或不伴眼球疼痛，色觉、亮度的改变和对比敏感度受损，瞳孔对光反射异常，与受累神经纤维束相关的视野缺损，以及依据视神经受损节段不同所见的眼底视盘正常或水肿。目前 ON 的分类并不统一，参考 2021 年最新版《中国脱髓鞘性视神经炎诊断和治疗循证指南（2021 年）》，脱髓鞘性 ON 主要分为特发性脱髓鞘性视神经炎（idiopathic demyelinating optic neuritis，IDON）、视神经脊髓炎谱系疾病相关性视神经炎（neuromyelitis optica spectrum disorder related optic neuritis，NMOSD-ON）、髓鞘少突胶质细胞糖蛋白（myelin oligodendrocyte glycoprotein，MOG）抗体相关视神经炎（MOG-IgG associated optic neuritis，MOG-ON）、多发性硬化相关性视神经炎（multiple sclerosis related optic neuritis，MS-ON）、慢性复发性炎性视神经病变（chronic relapsing inflammatory optic neuropathy，CRION）及其他非典型ON。非典型ON临床表现包括严重的视力下降、同时或相继的双眼发病、不伴有眼球转动痛、视盘水肿、视盘周围出血、激素治疗不敏感、激素减量时复发等。非典型ON发展为MS的风险较典型ON低，但预后较差。另外非典型ON可以分为合并系统性疾病和不合并系统性疾病两大类。

本例患者双眼视力严重下降，发病时伴眼球转动痛，眼底检查发现双侧视盘水肿，眼眶MRI显示双侧视神经对称性增粗，眶内段及管内段呈T2高信号，增强扫描可见T1强化。患者血清脱髓鞘AQP4、MOG抗体检查阴性，并且排除了感染、肿瘤、结缔组织病等病因，提示双眼视神经炎性病变可能性大。另外，患者发病3个月后双眼视力预后不佳，因此考虑为非典型ON。

目前非典型ON尚无统一治疗方案，需进一步进行病因筛查后个体化治疗。急性期治疗方案包括静脉注射甲泼尼龙、免疫球蛋白和进行血浆置换；缓解期的治疗主要是免疫抑制剂的应用，包括硫唑嘌呤、吗替麦考酚酯和利妥昔单抗等。合并有全身系统性疾病的非典型ON患者需同时针对原发病治疗。

周欢粉教授点评

目前非典型ON的诊断主要依据患者临床特征和通过排除进行诊断。非典型ON临床表现包括严重的视力下降、同时或相继的双眼发病、不伴有眼球转动痛、视盘水肿、视盘周围出血、激素治疗不敏感、激素减量时复发等。诊断非典型ON还需排除其他类型的视神经炎：特发性视神经炎、视神经脊髓炎谱系疾病相关性视神经炎、慢性复发性炎性视神经病变、多发性硬化相关性视神经炎等。另外，非典型ON患者在有条件的情况下行AQP4和MOG抗体检测，有助于明确病因以制定合理的治疗方案。大剂量糖皮质激素是急性期治疗的首选用药，治疗前需评估患者的全身状况。同时，为避免糖皮质激素带来的副作用，需进行保钾、补钙、保护胃黏膜等治疗措施。已合并系统性自身免疫性疾病的患者需要联合治疗。

【参考文献】

[1] 中华医学会眼科学分会神经眼科学组，兰州大学循证医学中心／世界卫生组织指南实施与知识转化合作中心．中国脱髓鞘性视神经炎诊断和治疗循证指南（2021年）．中华眼科杂志，2021，57：171-186.

[2] WARREN F A. Atypical optic neuritis. Journal of Neuro-Ophthalmology，2014，34（4）：e12-3.

[3] TOOSY A T，MASON D F，MILLER D H. Optic neuritis. The Lancet Neurology，2014，13（1）：83-99.

[4] PETZOLD A，FRASER C L，ABEGG M，et al. Diagnosis and classification of optic neuritis. The Lancet Neurology，2022，21（12）：1120-1134.

[5] JARIUS S，PAUL F，WEINSHENKER B G，et al. Neuromyelitis optica. Nat Rev Dis Primers，2020，6（1）：85.

（徐歆桐　整理）

病例 077　视神经周围炎

病历摘要

【基本信息】

患者，男性，33 岁，主因左眼视力下降伴眼球转动痛 5 日就诊。

现病史：2018 年 8 月 2 日患者无明显诱因出现左眼视物模糊，伴眼球转动痛及左侧偏头痛，4 天后视力下降至最差，自诉为手动/眼前，未行特殊治疗。发病期间无色觉障碍，无亮度下降，无眼红、眼胀、恶心、呕吐、畏光流泪等。患者为进一步检查及治疗来我院就诊，门诊以"左眼视盘水肿（原因待查）、左眼特发性脱髓鞘性视神经炎可能性大"收入院。

既往史：体健，无特殊病史。

个人史：无疫区旅居史，无吸烟、饮酒等嗜好。

【眼科检查】

右眼裸眼视力 1.0；左眼裸眼视力 0.8，矫正视力 1.0。眼压：右眼 12 mmHg，左眼 12 mmHg。双眼球活动自如，左眼瞳孔圆、直径约 3.0 mm、直接对光反射迟钝、间接对光反射灵敏，RAPD（+）。双眼角膜透明，晶状体透明，右眼视盘未见明显异常，左眼视盘水肿，边界不清，未见明显杯盘比，血管走行可，无出血渗出（图 77-1）。

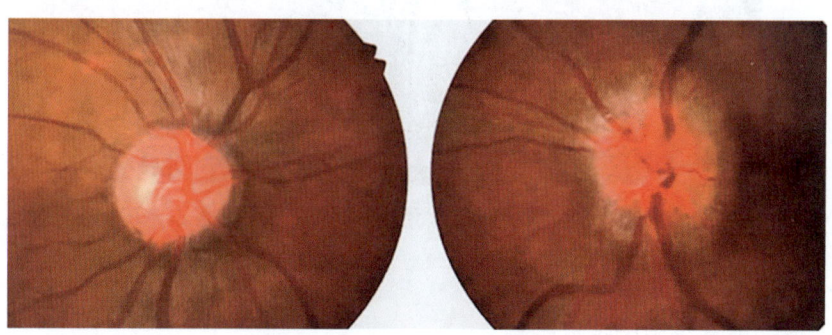

图 77-1　治疗前眼底照相

【辅助检查】

血常规、红细胞沉降率、生化、凝血功能、性病、肝炎、甲状腺激素七项、自身免疫抗体、类风湿三项等未见明显异常。体液免疫：IgG 1680 mg/dL，Ig 轻链 KAP 404 mg/dL，Ig 轻链 LAM 261 mg/dL，γ球蛋白 21%。脑脊液初压 150 mmH$_2$O，常规、生化未见异常，脑脊液免疫 IgG 3.62 mg/dL。FFA：左眼视盘强荧光。OCT：左眼视盘水肿，双眼黄斑未见异常。FVEP：双眼 P2 波峰时值可，左眼相对右眼波幅降低。FERG 及视野未见明显异常。眼眶 MRI 可见左侧视神经眶内段长 T2 信号，伴鞘膜 T1 强化（图 77-2）。

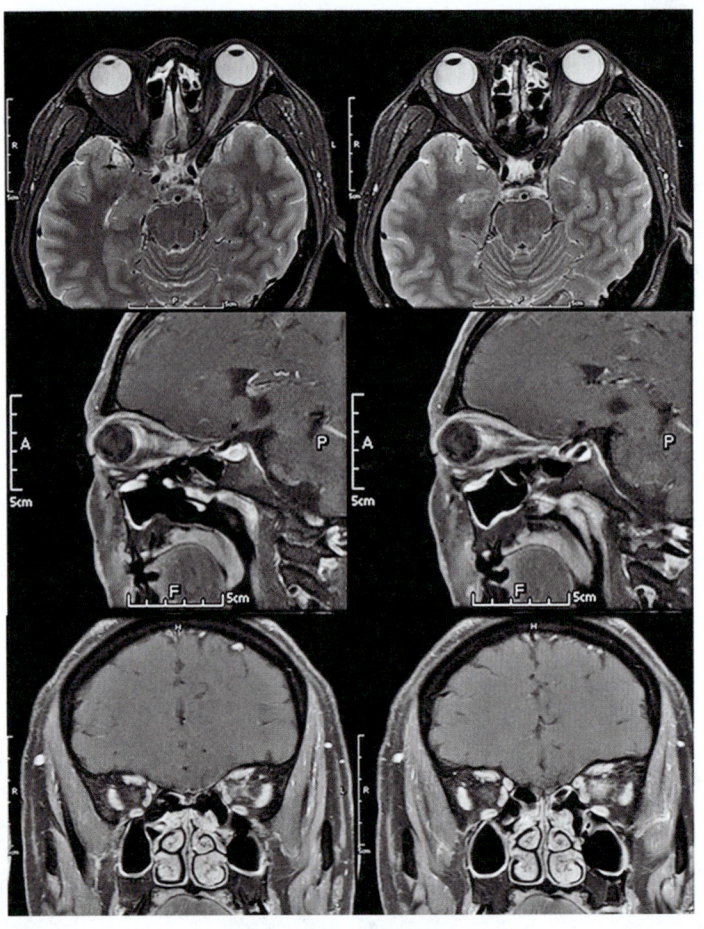

图 77-2　治疗前 MRI

【诊断】

左眼特发性视神经周围炎。

【治疗经过】

静脉滴注甲泼尼龙 1 g×3 天、500 mg×3 天，之后改用口服甲泼尼龙 48 mg 序贯减量治疗，辅以补钾、补钙、营养神经、改善血液循环及抗氧化损伤治疗。

【随访】

出院时左眼眼痛及视盘水肿好转，视力恢复。

病例分析

视神经周围炎（optic perineuritis，OPN）是眼眶炎症性疾病的一种形式，特指累及视神经鞘膜的病理性炎症。OPN 的经典三联征包括单侧视神经病变、疼痛和视盘水肿，由于其症状常与其他神经眼科疾病相似，故临床上易导致误诊和误治。OPN 年龄分布广泛，多发于中年人，女性居多，约占 71%。该病多为单眼发病，双眼发病多与全身系统性疾病有关。OPN 从病因上分为特发性和继发性两大类。病因不明的 OPN 可视为原发综合征发病，称为特发性 OPN；若视神经鞘的炎症是作为全身性疾病的一部分发生，则称为继发性 OPN，其常见病因主要包括感染性和自身免疫性疾病等。OPN 的病理变化可表现为 2 种形式：①伴有局灶性化脓性硬脑膜炎的渗出性改变；②累及视神经蛛网膜下腔的软脑膜炎。此外，非特异性纤维化还可导致视神经鞘膜的明显增厚，造成继发性视神经脱髓鞘或视神经缺血性梗死。

本例患者的临床症状主要表现为单眼的视力下降伴眼球转动痛和偏头痛，体征方面主要表现为眼前节及眼压正常、受累眼直接对光反射迟钝、RAPD（+）及视盘水肿，可初步定位为左眼视神经受损。结合眼眶 MRI 可明确病变部位为左侧视神经球后段、眶内段。定性诊断方面，结合本例患者病史可排除中毒及外伤，实验室检查显示患者血常规、红细胞沉降率、性病、肝炎、脑脊液检查等感染相关指标均正常，故暂不考虑感染相关疾病。因患者伴有急性疼痛史且自身免疫指标正常，可基本排除自身免疫相关疾病，考虑为非特异性炎症疾病。腰椎穿刺结果显示颅内压正常，可排除其他原因导致颅内压增高引起的视盘水肿。

本例患者符合 OPN 的经典三联征，但仍需注意与视神经炎和视神经鞘脑膜瘤进行鉴别。OPN 典型的 MRI 显示特征性的围绕视神经的强化信号，而不累及视神经本身。而视神经炎倾向于视神经自身的强化，可伴随其他脱髓鞘疾病的特征，如脊髓病灶和大脑白质的改变。视神经鞘脑膜瘤 MRI 虽然也表现为视神经鞘的强化（双轨征），但无疼痛及局部炎症表现，CT 常发现局部团块和钙化，从而支持诊断。

在治疗方面，对于特发性 OPN，糖皮质激素治疗 OPN 能快速并显著地逆转症状和体征，但短期治疗通常易于复发。一般推荐糖皮质激素静脉给药 3 天（甲泼尼龙 1 g/d），口服泼尼松龙 [起始量 1 mg/（kg·d）] 缓慢序贯减量 6～8 周。大剂量激素冲击治疗或长期（2～4周）大剂量口服泼尼松龙对于治疗特发性OPN非常有效。对于继发性OPN，需针对原发病进行相应治疗，如感染相关性OPN主要针对病原菌治疗，自身免疫性OPN主要使用糖皮质激素治疗。关于OPN的预后目前尚无准确的论断，但OPN的预后与及时、恰当的治疗密切相关，初始治疗延迟会导致视力预后不佳，而糖皮质激素的延长使用可有效减少复发风险，若视神经反复受累则会导致不可逆的损害。该类疾病的治疗难点在于OPN在糖皮质激素短期治疗后通常容易复发。当使用激素减量或停药时，OPN较视神经炎更容易复发。若硬脑膜鞘中纤维结缔组织的慢性炎症导致压迫性视神经病变发生并伴随缺血性梗死，则激素治疗效果有限。

周欢粉教授点评

OPN是一种罕见疾病，于1883年首次报道，主要指一系列以视神经鞘病理性炎症为特征的疾病，表现为视神经鞘因非特异性纤维化而明显增厚。OPN通常累及单侧眼，多为特发性，继发性OPN的病因主要包括感染性疾病（如梅毒、结核、莱姆病、带状疱疹等），自身免疫性疾病（如Behcet's病、Crohn's病、肉芽肿性多血管炎等），肿瘤（如前B淋巴细胞白血病），引起OPN的药物（如伊马替尼、甲氨蝶呤、阿糖胞苷等）。

OPN虽然具有典型的三联征表现，但其临床症状很容易与其他视神经病变混淆。OPN的诊断标准为：①单眼或双眼视力下降，可伴有眼红、眼痛；②视野缺损多表现为旁中心暗点或弓形暗点；③眼底正常或出现视盘水肿；④MRI可见视神经鞘膜强化，表现为轴位的"双轨征"及冠状位的"甜甜圈"样强化。其中，MRI在诊断OPN中是必不可少的，临床医生应对眼眶行抑脂和增强的MRI检查，以清晰的区分视神经内的强化和神经周围的强化。当伴有视神经内隔膜邻近组织的炎症时，OPN也可出现视神经本身强化。

因OPN的炎症主要累及视神经鞘膜而非视神经本身，OPN的主要临床症状表现为疼痛，患者通常保留较好的中心视力，也可表现为不同程度的视力下降。患者也可能因眼眶内其他邻近组织产生炎症而具有相应症状，如眼外肌炎症导致轻度的眼球运动障碍，或出现复视、上睑下垂及球结膜水肿；此外，还可伴发巩膜周围炎、泪腺炎等。

在治疗过程中需要注意，尽管OPN对糖皮质激素治疗敏感，但为了减少复发风险，需要长期治疗并逐渐减少剂量，可逐渐减至维持水平后持续治疗数月。对于自身免疫性疾病继发的OPN，在激素停用后复发的难治性病例中推荐使用免疫抑制剂（如甲氨蝶呤、硫唑嘌呤或环孢霉素等）。

【参考文献】

[1] MCCLELLAND C,ZAVERI M,WALSH R,et al. Optic perineuritis as the presenting feature of Crohn disease. J Neuroophthalmol,2012,32（4）：345-347.

[2] ASSEYER S,HAMBLIN J,MESSINA S,et al. Prodromal headache in MOG-antibody positive optic neuritis. Mult Scler Relat Disord,2020,40：101965.

[3] LEMAITRE S,ESQUERDA G M,GUARDIOLA A C,et al. Colon cancer and IgG4-related disease with orbital inflammation and bilateral optic perineuritis：a case report. Medicine（Baltimore），2018，97（39）：e12197.

[4] NIEMEYER B,MUNIZ B,MAKITA L S,et al. Neurosyphilis with bilateral optic perineuritis in an immunocompetent patient. Eur Neurol,2018,79（3/4）：185-186.

[5] LEE H J,KIM B,WATERS P,et al. Chronic relapsing inflammatory optic neuropathy（CRION）：a manifestation of myelin oligodendrocyte glycoprotein antibodies. J Neuroinflammation,2018,15（1）：302.

[6] KIM S M,WOODHALL M R,KIM J S,et al. Antibodies to MOG in adults with inflammatory demyelinating disease of the CNS. Neurol Neuroimmunol Neuroinflamm,2015,2（6）：e163.

（陈碧玥　整理）

病例 078　甲醇中毒性视神经病变

病历摘要

【基本信息】

患者，男性，31岁，主因双眼突然视力下降18天入院。

现病史：2019年1月1日曾饮用散装酒350 g，感轻微眼胀及头晕，自觉醉酒，未予重视。2019年1月3日感头晕、头痛、嗜睡、食欲差，送当地急诊科，生化检查显示血钾7.22 mmol/L、磷2.19 mmol/L、二氧化碳8 mmol/L、肌酐145 μmol/L、尿酸527 μmmol/L，头颅MRI显示双侧外囊、壳核对称性长T2病灶，考虑代谢性或中毒性脑病可能性大，左侧小脑半球急性脑梗死可能。诊断为肾功能不全、代谢性酸中毒、高钾血症、高乳酸血症、双眼视力下降。当地医院给予床旁透析3次纠正代谢性酸中毒，甲泼尼龙注射液静脉滴注（共10天），营养神经、改善微循环，治疗6天后全身症状较前好转后出院，但出院后视力下降逐渐加重，于2019年1月19日至我院就诊。

既往史：吸烟13年，10～20支/天；饮酒11年，约500 g/周，近两年饮酒逐渐增多，每2天约250 g。

个人史及家族史：否认家族性遗传病史。

【眼科检查】

右眼视力有光感，光定位不准确；左眼视力手动/眼前，光定位准确。结膜、角膜、前房未见异常，双眼瞳孔圆、直径约6 mm、右眼对光反射消失、左眼对光反射迟钝，RAPD（-），晶状体及玻璃体未见异常。眼底：双眼视盘色淡，边界清，C/D约0.5，视网膜A/V约2/3，血管走行可，网膜未见出血、渗出，黄斑部未见明显异常。眼压：右眼15 mmHg，左眼13 mmHg。

【辅助检查】

AQP4抗体（-）。视盘OCT显示双眼视盘神经纤维层厚度尚可，黄斑OCT显示右眼黄斑颞侧厚度变薄，左眼黄斑厚度大致正常。FVEP显示双眼P2波峰时值均延迟，右眼波幅较左眼降低。眼眶MRI（平扫+增强）检查可见T2序列双眼视神经呈高信号（图78-1A，图78-1B），伴增强扫描T1序列双眼视神经轻度强化（图78-1C，图78-1D）。

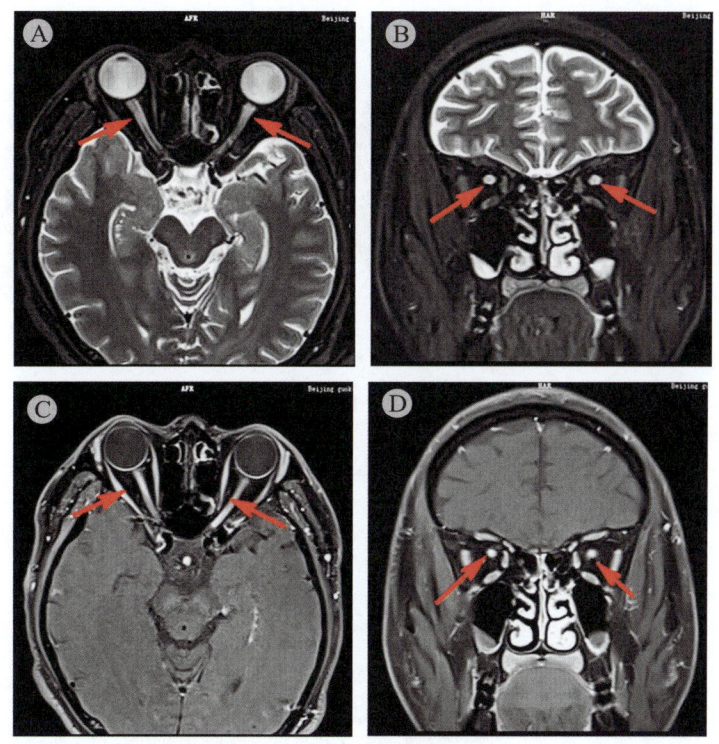

A、B. T2 序列双眼视神经呈高信号；C、D. 增强扫描 T1 序列双眼视神经轻度强化。

图 78-1　眼眶 MRI（平扫 + 增强）

【诊断】

双眼甲醇中毒性视神经病变。

【治疗经过】

给予高压氧治疗及糖皮质激素冲击 1 g/d，3 天后改口服激素并序贯减量，辅以护胃、补钾、补钙治疗。

【随访】

出院时，右眼视力指数 /30 cm，左眼视力指数 /30 cm。2019 年 2 月 13 日，口服激素减至 6 片时，因自觉双眼视力再次下降入院，双眼视力显示右眼指数 / 眼前，左眼微弱光感。复查眼底照相可见双眼视盘苍白、萎缩（图 78-2），视盘 OCT 显示双眼视盘 RNFL 薄变（图 78-3A），黄斑 OCT 显示左眼黄斑区视网膜薄变，右眼大致正常（图 78-3B），予以激素冲击 1 g×3 天、500 mg×3 天后改口服、血浆置换等治疗，视力无明显改善。出院后复查黄斑 OCT 可见双眼黄斑区视网膜厚度有所好转（右眼为著），视盘 OCT 显示右眼视神经颞侧神经纤维层厚度好转，左眼上方神经纤维层厚度薄变稍有加重。FVEP 显示双眼在 2 种不同强度刺激条件下，P2 波峰时值均延迟。

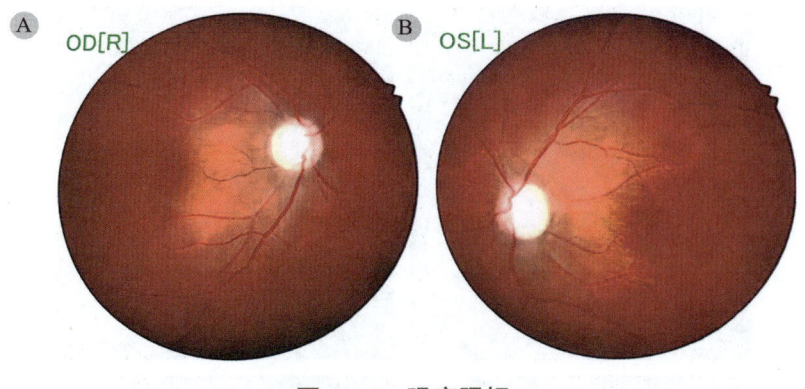

图 78-2 眼底照相

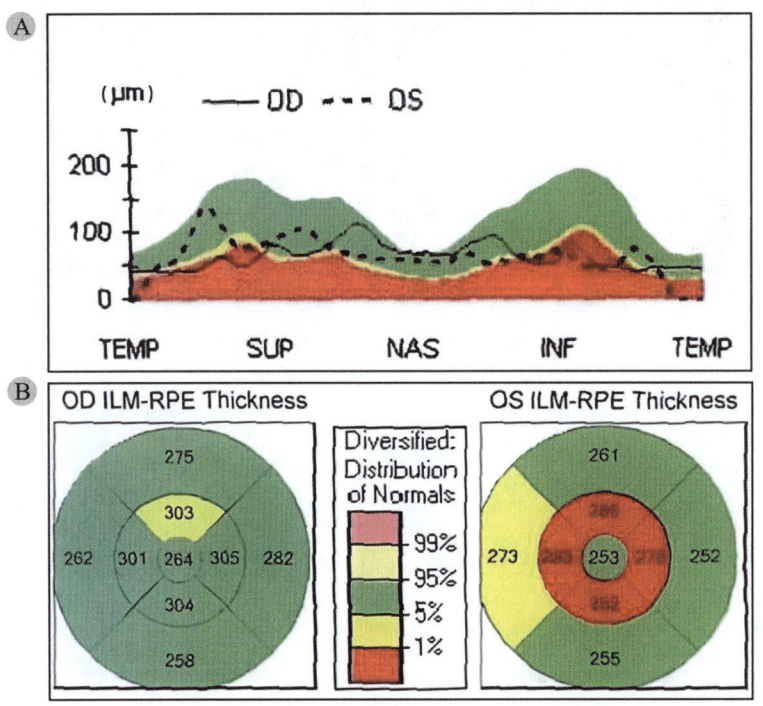

图 78-3 视盘及黄斑 OCT

病例分析

1. 疾病简介及特点

甲醇是一种易挥发的水状液体，有刺激性的酒精气味。它天然存在于发酵饮料中，广泛应用于清洁产品、防冻剂、农药和燃料来源的工业之中。甲醇的毒性低，仅轻度抑制中枢神经系统，在进入人体内经过两次脱氢依次代谢为甲醛及甲酸，甲醛在体内代谢迅速而无蓄积，而甲酸却是线粒体呼吸链的抑制酶，导致组织毒性缺氧和代谢性酸中毒。甲酸通过抑制细胞色素氧化酶的活性导致ATP合成受抑制，进而影响少突胶质细胞、星形胶质细胞、神经节细胞的生理功能，造成细胞肿胀、髓鞘脱失、视神经水肿，以上3种病理改变又会使筛板区视神经受压，视神经轴浆流淤滞，进而又加重视神经缺血、缺氧损伤。

甲醇诱导的视神经病变（methanol induced optic neuropathy，Me-ION）是一种典型的获得性线粒体视神经病变，其临床特点如下。①暴露途径：无论是意外口服摄入，还是职业暴露或皮肤吸收，都会引起视神经病变的急性发作。②症状：急性期出现双侧、无痛、急剧的视力丧失，眼科检查显示早期视盘充血边界不清，晚期视盘苍白或视杯加深，瞳孔对光反射迟钝或消失。除眼部症状外，还包括胃肠道、心肺、肾和脑功能紊乱，如恶心、呕吐（早期可出现）、呼吸窘迫、腹痛、头痛，伴精神错乱、全身乏力和嗜睡、代谢性酸中毒等症状。值得一提的是，视力的损害与暴露途径和全身症状的严重程度无关，与暴露后血液中的甲醇浓度有关。③MRI特点：球后和眶部的视神经长T2信号或T1强化信号，如冠状位表现为"目标征""面罩征"，水平位表现为"中立轴征"，这些在Leber's遗传性视神经病变中也发现了类似的特征，以及在其他一些线粒体视神经病变中也可见到，识别价值较高。④OCT：由于视盘黄斑束的损伤，黄斑区表现为节细胞的丢失。⑤视力预后：甲醇诱导的视神经病变经治疗后视力可能会有短暂的轻微改善，但最终视力的预后很差，常是光感或无光感。

2. 诊断思路、多学科讨论的判断要点和鉴别诊断

视神经是甲醇中毒的特异靶点，易发生线粒体功能障碍。因此，甲醇诱导的视神经病变是一种典型的线粒体视神经病变。在眼科临床实践中，甲醇引起的视神经病变较为少见，患者的全身表现通常较轻或已恢复，且有隐匿的暴露史，诊断困难，但对于严重或已发作的甲醇中毒性视神经病变，了解其临床特点之后，诊断则相对容易。

本例患者发病前有散装酒饮用史，双眼无痛性视力急剧下降伴头晕、头痛、嗜睡、纳差等。查体可见双眼瞳孔圆、直径约6 mm、右眼对光反射消失、左眼对光反射迟钝，RAPD（－）。头颅MRI见双侧外囊、壳核对称性长T2病灶，考虑代谢性或中毒性脑病可能性大；黄斑OCT显示右眼黄斑颞侧厚度变薄，左眼黄斑厚度大致正常；眼眶MRI可见T2序列双眼视神经呈高信号伴增强扫描T1序列双眼视神经轻度强化。给予患者激素冲击后改用口服激素序贯减量及高压氧治疗，其视力出现短暂的轻微改善，但口服激素减量至 6 片时视力再次下降，再次住院治疗后视力仍无明显改善，预后较差。根据患者发病特点及影像学特征，符合甲醇中毒性视神经病变。

与其他营养不良性和中毒性视神经病变、Leber's 遗传性视神经病变、线粒体脑肌病、乳酸酸中毒、卒中样发作、Leigh 综合征等进行鉴别诊断。

3. 治疗方案的选择及治疗难点

①早期血液透析：清除血液中甲醇及其毒性代谢物质（甲酸）；纠正水、电解质及酸碱失衡（严重的代谢性酸中毒）。②纠正酸中毒，维持电解质平衡。③糖皮质激素：减轻细胞膜损伤及视神经水肿。④高压氧治疗。

在眼科临床实践中，甲醇引起的视神经病变较为少见，尤其是对于全身表现较轻或已恢复且有隐匿的暴露史者，诊断相对困难，而对于症状重的患者不难诊断，通过各种及时的治疗手段，尽管视力可能有短暂和轻微的改善，视力的损害总是永久性和毁灭性的。关于甲醇中毒性视神经病变的预后也存在争议，虽然有报道如果患者生存下来，大多数眼部症状改善或消除，但就我院收治的甲醇中毒性视神经病变患者来看，视力预后差。

周欢粉教授点评

甲醇急性中毒症状的范围很广，从轻微到致命，包括神经紊乱（如头痛、头晕、躁动、昏迷和癫痫发作）、胃肠道紊乱（如恶心、呕吐、腹泻和肝功能障碍）、心脏和呼吸衰竭、肾衰竭和严重视力障碍。甲醇诱导的视神经病变是一种典型的获得性线粒体视神经病变，摄入甲醇通常导致急性起病，吸入或皮肤接触可能有很长的潜伏期，但随着蓄积量的积累，同样会表现出急性起病的症状。视觉和全身症状通常同时出现或早期相继出现，其发生与视力受损的严重程度及暴露途径无关，而是与体内血液中的甲醇浓度有关。

眼科医生诊断该病时应注意甲醇中毒性视神经病变的视神经 MRI 阳性率较高，需要指出的是尽管中枢高强度 T2 信号高度提示线粒体视神经病变，但这并不是其特异性影像学表现，因为这种特点同样在其他一些线粒体视神经病变中可以见到。

因甲醇诱导的视神经病变与血液中甲醇浓度呈正相关，所以治疗上早期行血液透析是重点，力求最大限度地清除血液中甲醇及其毒性代谢物质（甲酸），纠正水、电解质及酸碱失衡，同时应用糖皮质激素及高压氧治疗。

【参考文献】

[1] DESAI T, SUDHALKAR A, VYAS U, et al. Methanol poisoning: predictors of visual outcomes. JAMA Ophthalmol, 2013, 131 (3): 358-364.

[2] MD NOOR J, HAWARI R, MOKHTAR M F, et al. Methanol outbreak: a Malaysian tertiary hospital experience. Int J Emerg Med, 2020, 13 (1): 6.

[3] DOGAN H, YILMAZ KARAKUS B, SEREFOGLU CABUK K, et al. Transdermal spirit (methanol) poisoning: a case report. Iran Red Crescent Med J, 2016, 18 (11): e23767.

[4] PAASMA R, HOVDA K E, TIKKERBERI A, et al. Methanol mass poisoning in Estonia: outbreak in 154 patients. Clin Toxicol (Phila), 2007, 45 (2): 152-157.

[5] MA Z, JIANG H, WANG J. Clinical analysis of severe visual loss caused by inhalational methanol poisoning in a chronic process with acute onset: a retrospective clinical analysis. BMC Ophthalmol, 2019, 19 (1): 124.

[6] CHOI J H, LEE S K, GIL Y E, et al. Neurological complications resulting from non-oral occupational methanol poisoning. J Korean Med Sci, 2017, 32 (2): 371-376.

[7] KASSA R, RASLAU F, SMITH C, et al. Teaching neuroImages: leber hereditary optic neuropathy masquerading as neuromyelitis optica. Neurology, 2018, 90 (1): e94-e95.

[8] BLANC C, HERAN F, HABAS C, et al. MRI of the optic nerves and chiasm in patients with leber hereditary optic neuropathy. J Neuroophthalmol, 2018, 38 (4): 434-437.

（王宇航　整理）

病例 079　视盘周围高反射卵圆形肿块样结构

病历摘要

【基本信息】

患者，女性，17岁，主因双眼先后视物遮挡18个月入院。

现病史：患者于18个月前无明显诱因出现右眼颞上方视物遮挡，无视物变形、无畏光、流泪，无色觉异常及对比敏感度下降等不适。当地医院诊断为"右眼视神经炎"，给予甲泼尼龙冲击治疗（500 mg×4天）后改为口服泼尼松70 mg序贯减量，患者自觉上述症状好转，半年后停药。停药3个月后出现左眼视物遮挡感，于当地医院静脉滴注利妥昔单抗每周100 mg，3周。口服环孢素2片、每天2次；泼尼松60 mg并序贯减量治疗，自觉症状无明显改善。

既往史：无特殊。

个人史：无疫区旅居史，无吸烟、饮酒等嗜好。

【眼科检查】

右眼裸眼视力0.15，矫正视力 –4.00 DS → 1.0；左眼裸眼视力0.12，矫正视力 –4.25 DS/–0.50 DC×90° → 1.0。双眼眼前节未见明显异常，双眼瞳孔圆、直径约3.0 mm、对光反射灵敏，RAPD（–）；晶状体、玻璃体未见明显混浊。眼底（图79-1）：双眼视盘色淡红，边界欠清，C/D 约0.1，视网膜A/V约2/3，血管走行可，无出血、渗出，黄斑部未见明显异常。眼压：右眼14 mmHg，左眼13 mmHg。

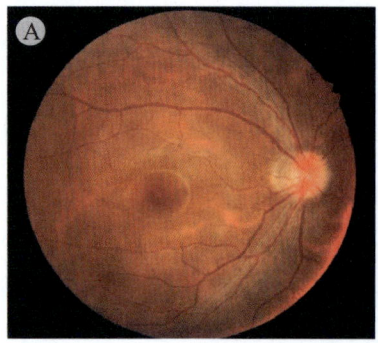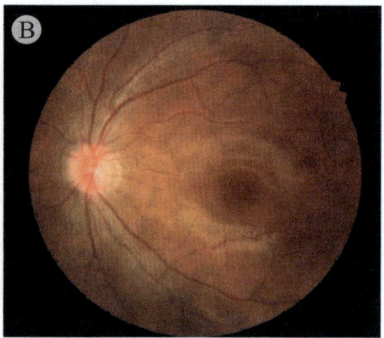

A. 右眼；B. 左眼。

图 79-1　彩色眼底照相

【辅助检查】

视野（图79-2）：双眼周边视野缺损。视盘OCT（图79-3）：双眼视盘神经纤维层厚度轻度增加。HD-OCT（图79-4）：视盘周围高反射卵圆形肿块样结构（peripapillary hyper-reflective ovoid mass-like structure，PHOMS）。FFA：未见明显异常。眼眶MRI（平扫+增强）（图79-5）：双侧视神经未见明显长T2及强化。中枢神经系统脱髓鞘检测：抗AQP4抗体、抗MOG抗体、MBP抗体阴性。感染、免疫相关指标显示正常。腰椎穿刺：颅内压正常，脑脊液常规、生化等未见明显异常。

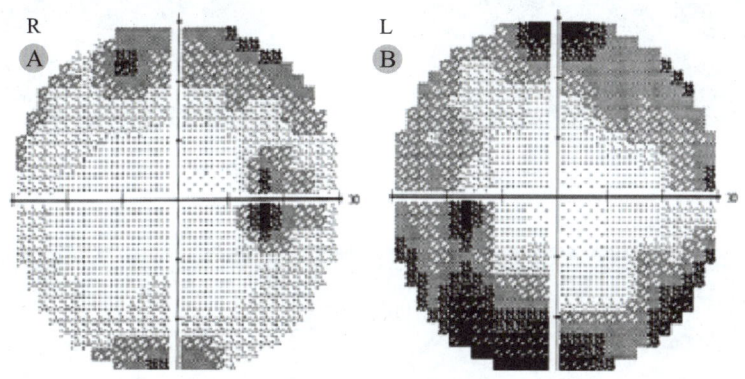

图79-2 视野检查

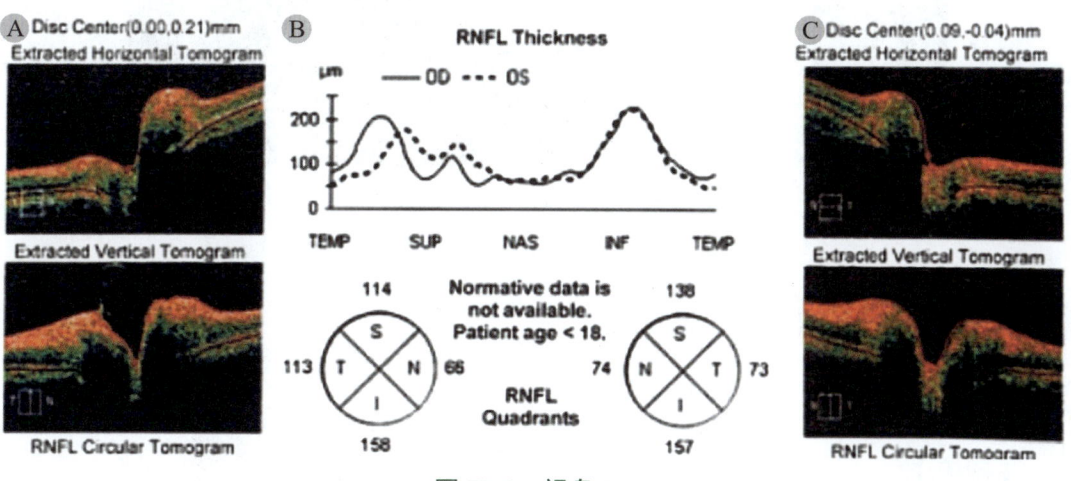

图79-3 视盘OCT

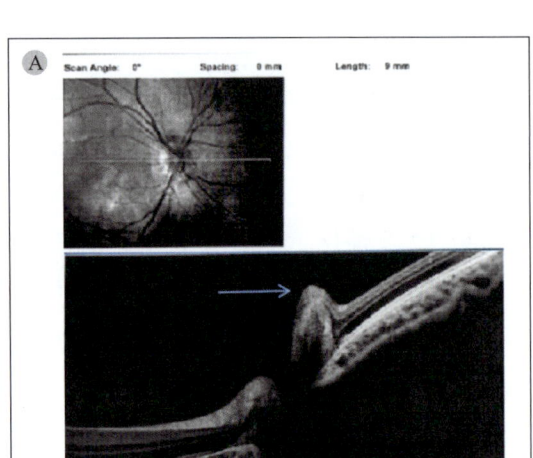
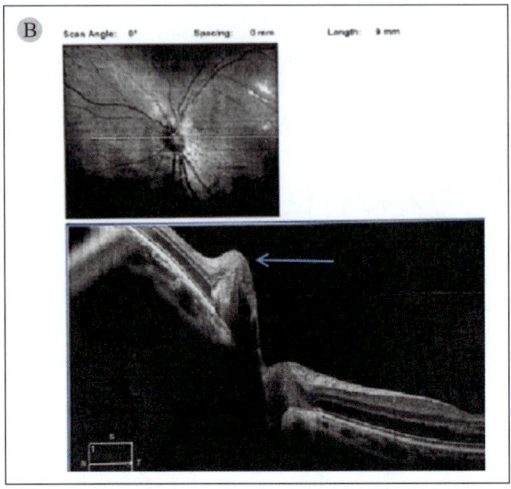

图 79-4　HD-OCT（箭头所示 PHOMS）

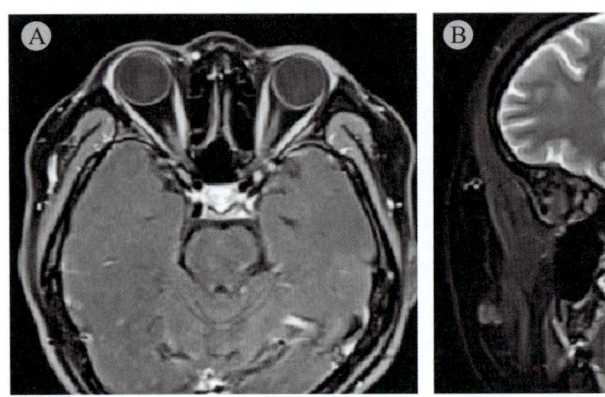

图 79-5　眼眶 MRI（平扫 + 增强）

【诊断】

双眼假性视盘水肿：PHOMS。

【治疗经过】

完善相关检查，予以口服激素快速减停，停用免疫抑制剂，随诊观察。

【随访】

动态随访，患者自觉视物遮挡好转，双眼最佳矫正视力：1.0；HD-OCT 显示 PHOMS 无明显变化（图 79-6）。

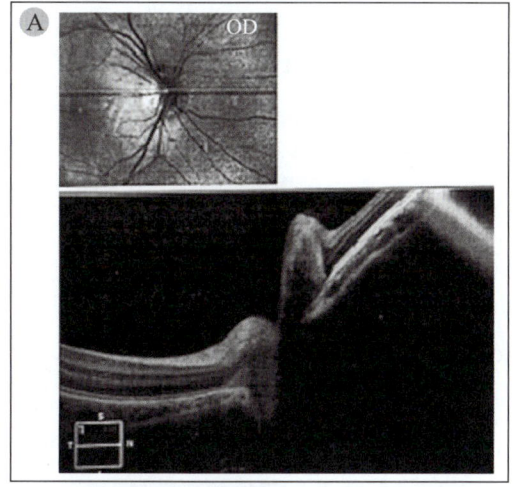
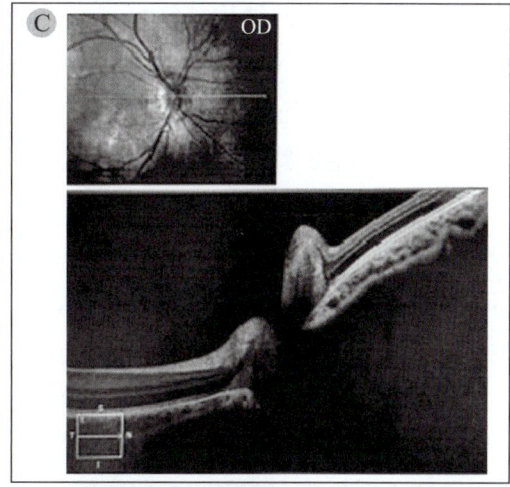
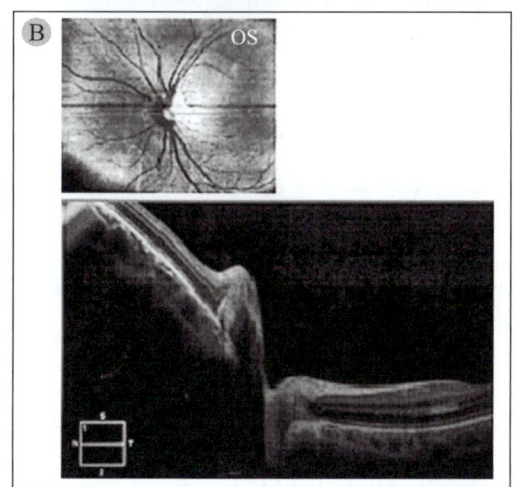
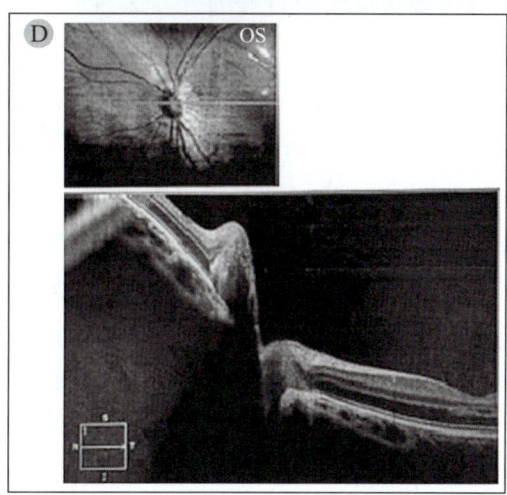

A、B：入院；C、D：随访。

图 79-6　HD-OCT

病例分析

视盘周围高反射卵圆形肿块样结构是神经眼科临床实践中 OCT 检查出现的现象之一。据报道，儿童中 PHOMS 的发病率为 0.4%，成人发病率为 2.4%。该结构是 Bruch 膜开口上方的视神经向视盘周围"疝样"膨出的结构，被认为是视神经轴浆淤滞的 OCT 标志。以往，视盘周围区域被上方覆盖的结构的阴影所遮蔽，在 OCT 上显示为低反射区，内部结构特征也显示不清，因此 PHOMS 最初被认为是视盘玻璃膜疣（buried optic disc drusen，ODD）的一种表现形式，但实际上 PHOMS 与 ODD 存在诸多差异。PHOMS 既往被认为是视网膜下盘周围高反射性视神经头部疣或穹隆样高反射性结构；现在统称为视盘周围高反射卵圆形肿块样结构。该结构被认为是一个完全或部分的圆环体结构，三维构象形似"甜甜圈"，可出现在视盘水肿、ODD、非动脉炎性前部缺血性视神经病变（nonarteritic anterior ischemic optic neuropathy，NAION）、视网膜中央静脉阻塞（central retinal vein occlusion，CRVO）、急性脱髓鞘性视神经炎及倾斜视盘等多种情况中。因此，PHOMS 被分为视盘水肿相关的 PHOMS、ODD 相关的 PHOMS 或不规则视盘相关的 PHOMS。组织病理学研究揭示上述情况的共同特征是在 Bruch 膜开口上方均存在视神经轴突向视盘周围"疝样"膨出，即 PHOMS。作为视盘病理生理过程的外在表现，PHOMS 意味着视神经内部的微观和超微结构发生变化。

　　PHOMS 的每一个字母都定义着该结构本质的特征。

　　视盘周围（peripapillary）：PHOMS 位于视盘周围的 Bruch 膜上方、BMO 边缘，是一个圆环体结构，形似"甜甜圈"。眼底镜下可见苍白的"C"形视盘周围"晕"，使视盘边缘模糊不清。

　　高反射性（hyper-reflective）：PHOMS 在 OCT 光束散射下呈弥漫性、高反射性，表明该结构具有不均质的光学密度，提示 PHOMS 存在自身的微脉管系统。

　　卵圆形（ovoid）：PHOMS 在横切线 B 扫描上呈卵圆形，无论伴随 PHOMS 的视神经病变如何，该结构很少表现为分叶状或其他的复杂形态。虽然断面外观呈椭圆形，看起来可能是一个类似椭圆的肿块样结构，与孤立的 ODD 相似；但从三维构象上看，PHOMS 更像是一个立体圆环体的一部分，或者像轮胎内胎的一部分，和篮球的结构不一样。

　　肿块样结构（mass-like structure）：PHOMS 为一肿块样结构，在视盘周围具有占位效应，常使 2 层以上的被覆膜向上或向外各方向偏移，使得被覆膜形成斜坡，类似"滑雪道""靴子""弯道"。被覆膜偏移的程度取决于扫描切线与视盘中心的距离。

　　诊断标准包括以下 3 个方面。① PHOMS 的位置：在 OCT 的 B 扫描层面上，位于 Bruch 膜上方的视盘周围区。通常 B 扫描切线若通过视盘中心时，可在 PHOMS 结构上看到一条缝隙。② PHOMS 对邻近视网膜的占位效应：将至少 2 层被覆视网膜向上推挤，形成斜坡。③ PHOMS 在 OCT 上的信号表现：高反射性卵圆形肿块样结构（图 79-7）。与视网膜纤维层、节细胞层的反射信号相似，因其亦可表现出轴浆淤滞，而且轴浆运输的出口位于视盘，这一正常的轴突结构可能被误认为是 PHOMS。

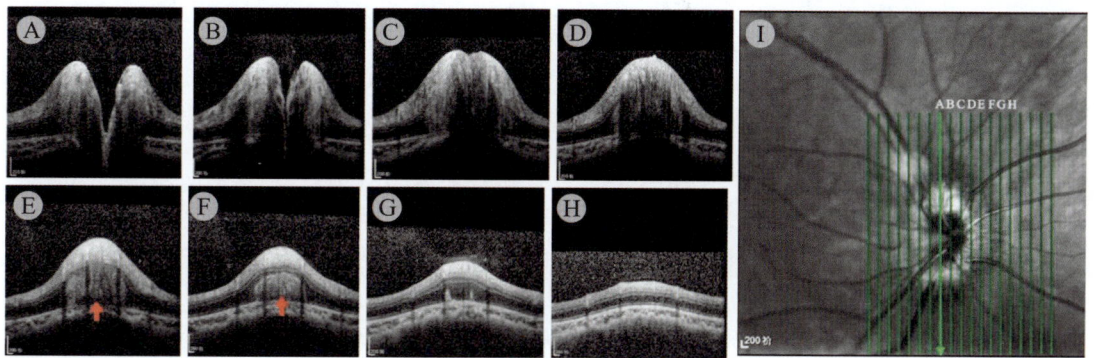

通过 OCT 对视盘周围连续扫描，可见视盘周围高反射性卵圆形肿块样结构（箭头所示），其上方被覆视网膜向上、外方偏移。

图 79-7　1 例 8 岁男性患者的右眼视盘 OCT

周欢粉教授点评

PHOMS 表现为假性视盘水肿，临床眼科如果不了解这种情况，很可能造成误诊和误治，进行过度的检查，给患者带来不必要的身心伤害。利用现代的 OCT 技术，诊断该病并不难，若临床医生见过该病，有这个概念，则不容易漏诊和误诊。本例患者有双眼视盘水肿，但矫正视力正常，黄斑区节细胞层厚度随访中一直都是正常的，影像学检查也正常，结合视盘 OCT 的影像可以诊断为 PHOMS，即假性视盘水肿。眼科医生需注意鉴别真假视盘水肿，对于假性视盘水肿，可随诊观察。

PHOMS 与血管鉴别：在 EDI-OCT 上，两者的表现和位置均不同。虽然冠状扫描切面上血管也是高反射性的卵圆形表现，但是血管的前后缘边界十分清楚，并且在其深部结构上投下长长的阴影。血管位于视盘浅层的内侧面，而不是位于视盘周围紧邻 Bruch 膜之上的位置。

PHOMS 与 ODD 鉴别：一个单独的 ODD 类似一个空心椭圆球体，外缘呈高反射性，内部呈低反射性，位置是视盘内部。冠状切面可能很简单，呈现为卵圆形；也可能比较复杂，尤其是当和其他 ODD 融合时，可呈现多边形状。极少情况下，在一些长期存在较大 ODD 的病例中，可以在 PHOMS 内部看到较小的 ODD，就像是曲奇饼干镶嵌的葡萄干。

总之，假性视盘水肿临床并不少见，眼科医生应当增加对该病的了解，避免过度的检查及治疗。对于 PHOMS，可利用现代 OCT 技术来帮助确诊。

【参考文献】

[1] FRASER J A, SIBONY P A, PETZOLD A, et al. Peripapillary hyper-reflective ovoid mass-like structure (PHOMS): an optical coherence tomography marker of axoplasmic stasis in the optic nerve head. J Neuroophthalmol, 2021.

[2] MALMQVIST L, BURSZTYN L, COSTELLO F, et al. The optic disc drusen studies consortium recommendations for diagnosis of optic disc drusen using optical coherence tomography. J Neuroophthalmol, 2018, 38(3): 299-307.

[3] AUW-HAEDRICH C, STAUBACH F, WITSCHEL H. Optic disk drusen. Surv Ophthalmol, 2002, 47(6): 515-532.

[4] LEE K M, WOO S J, HWANG J M. Peripapillary hyperreflective ovoid mass-like structures: is it optic disc drusen or not? J Neuroophthalmol, 2018, 38(4): 567-568.

[5] PICHI F, ROMANO S, VILLANI E, et al. Spectral-domain optical coherence tomography findings in pediatric tilted disc syndrome. Graefes Arch Clin Exp Ophthalmol, 2014, 252(10): 1661-1667.

[6] TRABER G L, WEBER K P, SABAH M, et al. Enhanced depth imaging optical coherence tomography of optic nerve head drusen: a comparison of cases with and without visual field loss. Ophthalmology, 2017, 124(1): 66-73.

[7] MALMQVIST L, SIBONY P A, FRASER C L, et al. Peripapillary ovoid hyperreflectivity in optic disc edema and pseudopapilledema. Ophthalmology, 2018, 125(10): 1662-1664.

[8] PETZOLD A, CORIC D, BALK L J, et al. Longitudinal development of peripapillary hyper-reflective ovoid masslike structures suggests a novel pathological pathway in multiple sclerosis. Annals of neurology, 2020, 88(2): 309-319.

[9] FRASER J A, RUELOKKE L L, MALMQVIST L, et al. Prevalence of optic disc drusen in young patients with nonarteritic anterior ischemic optic neuropathy: a 10-year retrospective study. J Neuroophthalmol, 2021, 41(2): 200-205.

[10] HAMANN S, MALMQVIST L, WEGENER M, et al. Young adults with anterior ischemic optic neuropathy: a multicenter optic disc drusen study. Am J Ophthalmol, 2020, 217: 174-181.

[11] DAI A, MALMQVIST L, ROTHENBUEHLER S P, et al. OCT based interpretation of the optic nerve head anatomy in young adults with retinal vascular occlusions and ischemic optic neuropathy. Eur J Ophthalmol, 2020: 1120672120957591.

[12] LYU I J, PARK K A, OH S Y. Association between myopia and peripapillary hyperreflective ovoid mass-like structures in children. Scientific reports, 2020, 10(1): 2238.

[13] PETZOLD A, BIOUSSE V, BURSZTYN L, et al. Multirater validation of peripapillary hyperreflective ovoid mass-like structures (PHOMS). Neuroophthalmology, 2020, 44(6): 413-414.

（潘春艳　整理）

病例 080　眶颅交通型炎性假瘤

病历摘要

【基本信息】

患者，男性，56岁。主因双眼视物重影伴右侧眶周及头面部疼痛1个月就诊。

现病史：患者于2019年3月1日无明显诱因出现双眼视物成双，伴右侧眶周疼痛、右半侧头面部疼痛，自诉物像呈垂直分离、向右下方注视时复视分离最大，否认发热、寒战、肌肉疼痛。3日后就诊于当地医院，考虑为"右眼外展神经麻痹"，给予静脉滴注甲泼尼龙40 mg×3天，复视稍改善。半个月后出现言语含糊不清、左侧咀嚼无力，遂于2019年3月28日就诊于我院，门诊以"炎性假瘤？"收入院。

既往史：体健，否认风湿免疫类疾病。

个人史及家族史：否认家族性遗传病史。

【眼科检查】

双眼矫正视力1.0，双眼球轻度突出，右眼外转不过中线，余各方向转动到位，未见双眼下睑迟滞。角膜透明，晶状体透明，眼底检查未见明显异常。眼压：右眼12 mmHg，左眼14 mmHg。

【辅助检查】

血常规、生化、凝血功能、性病、肝炎、自身免疫抗体、甲状腺激素七项、病毒全项，IgG亚型等均未见明显异常。脑脊液初压250 mmH$_2$O，脑脊液常规、生化、免疫均未见异常。眼眶MRI（平扫+增强）：右眼外直肌增粗，海绵窦及小脑幕均可见T1强化（图80-1）。

【诊断】

右眼炎性假瘤（眶颅交通型）。

【治疗经过】

给予糖皮质激素冲击及序贯减量治疗，辅以补钾补钙治疗。静脉滴注甲泼尼龙每天500 mg，3天后改用口服醋酸泼尼松1 mg/（kg·d），序贯减量维持4个月；因该病例累及范围广，疾病易复发，故增加免疫抑制剂他克莫司1 mg/次、每天2次维持治疗。

【随访】

双眼复视及眶周、头面部疼痛均缓解。

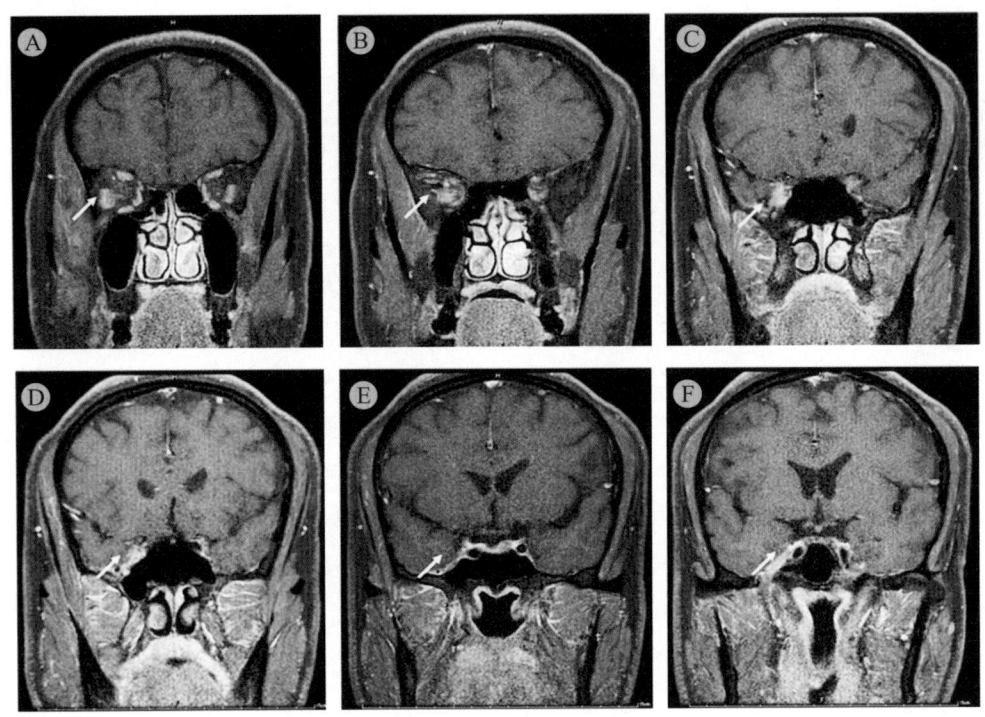

图 80-1　眼眶 MRI（平扫 + 增强）

病例分析

炎性假瘤为一种特发的非特异性慢性增殖性炎症，临床表现类似肿瘤，但实质上是炎症，故名炎性假瘤。本病较为常见，病因尚不清楚，目前多认为是一种免疫反应性疾病，可发生于任何年龄，40 岁以上较为多见，男性多于女性，可单眼或双眼发病，小部分患者可伴有身体其他部位同类病变。眼眶炎性假瘤可波及眼内各种软组织，但也可主要发生于某种结构，如眼蜂窝组织、眼外肌或泪腺。根据组织学改变，本病可分为淋巴细胞浸润型、纤维增生型和混合型，临床表现主要有眼痛、眼睑和结膜红肿、眼球突出、眼球运动障碍及视力下降等。

炎性假瘤具有自限性，有可能自发消退，对于活检证实为炎性假瘤并且无症状的患者，可以暂不治疗，定期进行随诊观察，症状有可能一直没有进展，可能自发消退；而有症状的患者，则需要及时治疗。①糖皮质激素是治疗眼眶炎性假瘤的首选药物，具有抗炎和免疫抑制作用，可以及时有效地改善眼眶炎性假瘤患者各种疾病症状。颜建华等提出激素联合其他治疗手段比单纯使用激素治疗能显著提高治愈率。②免疫抑制剂：Zacharopoulos 等报道低剂量的环孢素对难治性眼眶炎性假瘤能够有较好的疗效。③非甾体消炎药：Yuen 等报道激素联合非甾体消炎药治疗能够有效提高治愈率。④放射疗法。⑤手术治疗。

本例患者眼球活动受限、复视，有右侧眶周疼痛、头痛，逐渐出现言语含糊不清、左侧咀嚼无力，影像学检查可见右眼内直肌、外直肌、下直肌、右侧眶颅交通处硬脑膜强化信号，累及范围广，符合颅-眶交通型炎性假瘤、硬脑膜炎。同时，注意与甲状腺相关眼病、IgG4 相关眼病相鉴别，本例患者患亚急性甲状腺炎多年，甲状腺功能大致正常，自身免疫指标、IgG 亚型（-），眼眶 MRI 受累特点排除甲状腺相关眼病，实验室检查排除 IgG4 相关眼病。也应鉴别淋巴瘤、眶蜂窝织炎，本病例患者无发热史，白细胞、中性粒细胞、红细胞沉降率、CRP 均正常，故暂不考虑感染源性，而考虑非特异性炎症。故给予糖皮质激素冲击及序贯减量治疗，增加免疫抑制剂维持治疗。

魏世辉教授点评

炎性假瘤临床表现主要包括以下 8 种。①表现多种多样，与受累部位有关；②眶隔前型：眼睑肿胀；③泪腺型：泪腺肿大；④眼外肌型：复视、眼球运动障碍；⑤视神经周围型；⑥后巩膜型；⑦眶尖型；⑧混合型。炎性假瘤的诊断和治疗困难，病因和发病机制不明，是长期困扰眼科医生的一个棘手问题。目前，多数学者倾向认为炎性假瘤的病因与免疫学说有关，与全身免疫性疾病、IgG4 相关系统性疾病有关，并以此开展了相关研究。

眼科医生诊断该病时应注意与甲状腺相关眼病、IgG4 相关眼病相鉴别，常规检查甲状腺功能、IgG 亚型，以及眼眶 MRI。同时，对于激素不敏感或者减量过程中疾病快速恶化者，需考虑肿瘤及其他原因的可能。

治疗过程中需规范应用激素、免疫抑制剂等药物，应用激素时应注意不可快速减停，与免疫抑制剂应重叠应用 3 个月及以上以防止复发，随访时注意患者症状、体征的变化及 MRI 病灶的变化，治疗疗程可长达 2 年及以上。

【参考文献】

[1] ESPINOZA G M. Orbital inflammatory pseudotumors: etiology, differential diagnosis, and management. Curr Rheumatol Rep, 2010, 12(6): 443-447.

[2] 纪小龙, 马亚敏. 从炎性假瘤到炎性肌纤维母细胞瘤: 浅谈病理形态学发展的过程. 临床与实验病理学杂志, 2003, 19(3): 319-320.

[3] 颜建华, 吴中耀, 李永平, 等. 眼眶特发性炎性假瘤的临床疗效分析. 中国实用眼科杂志, 2003, 4(21): 303-306.

[4] ZACHAROPOULOS I P, PAPADAKI T, MANOR R S, et al. Treatment of idiopathic orbital inflammatory disease with cyclosporine-A: a case presentation. Semin Ophthalmol, 2009, 24(6): 260-261.

[5] YUEN S J, RUBIN P A. Idiopathic orbital inflammation: distribution, clinical features, and treatment outcome. Arch Ophthalmol, 2003, 121(4): 491-499.

（李雨雨　孙明明　整理）

病例 081　Crouzon 综合征

病历摘要

【基本信息】

患者，女性，39 岁。主因右眼前白雾遮挡 20 天入院。

现病史：扭头、站立时明显，伴右眼视物变形、双眼畏光，近 2 天出现左侧耳鸣、头痛。

家族史：祖父、父亲、伯父、堂哥均有眼突、反颌。

【眼科检查】

双眼球突出。右眼裸眼视力 0.1，矫正视力 –4.00 DS/–0.75 DC×20°→1.0；左眼裸眼视力 0.12，矫正视力 –3.75 DS/–0.50 DC×160°→1.0。双眼眼前节未见明显异常，双眼瞳孔圆、直径 3.0 mm、对光反射灵敏，RAPD（–）；玻璃体未见明显混浊。眼底（图 81-1）：右眼视盘水肿隆起约 2 D，颜色淡红，边界欠清，视网膜血管迂曲扩张，可见片状出血；左眼视盘水肿隆起约 1 D，颜色淡红，边界欠清，视网膜血管迂曲扩张。双眼黄斑区未见异常。双眼眼压正常。

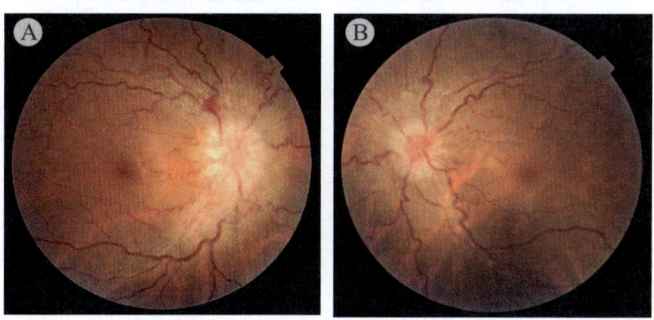

图 81-1　彩色眼底照相

【体格检查】

头部畸形、反颌。

【辅助检查】

眼部 B 超：双眼视盘隆起（图 81-2）。视野：双眼光敏度下降，右眼 MD 5.5 dB，左眼 MD 2.9 dB。OCT（图 81-3）：双眼视盘水肿；右眼黄斑区神经节细胞复合体变薄，左眼黄斑区视网膜未见明显异常。FVEP 显示双眼 P2 波峰时值可，振幅大致正常。头颅 CT 提示舟状头畸形，眼眶腔狭窄、短浅。化验结果：血常规、生化、凝血功能、性病、肝炎、自身免疫抗体、甲状腺激素七项、病毒全项等均未见明显异常。腰椎穿刺：脑脊液初压为 250 mmH$_2$O，末压为 190 mmH$_2$O。脑脊液常规、生化、免疫、细胞学均未见异常。眼眶 MRI（平扫+增强）（图 81-4）：双侧视神经蛛网膜下腔增宽，呈长 T2 信号；双侧视神经未见 T1 强化信号。颅脑 MRI（图 81-5）：双侧脑室增大。头颅 CT（图 81-6）：双侧眼球突出，眶腔狭小，三维重建提示舟状畸形。MRV：右侧横窦未见明确显示。颈椎 MRI 提示颅底结构畸形。

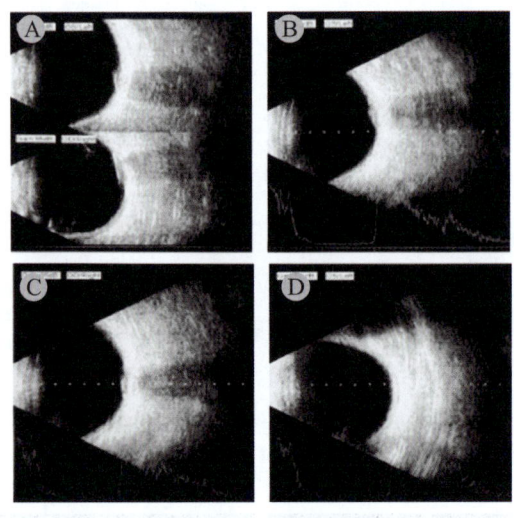

图 81-2 眼部 B 超

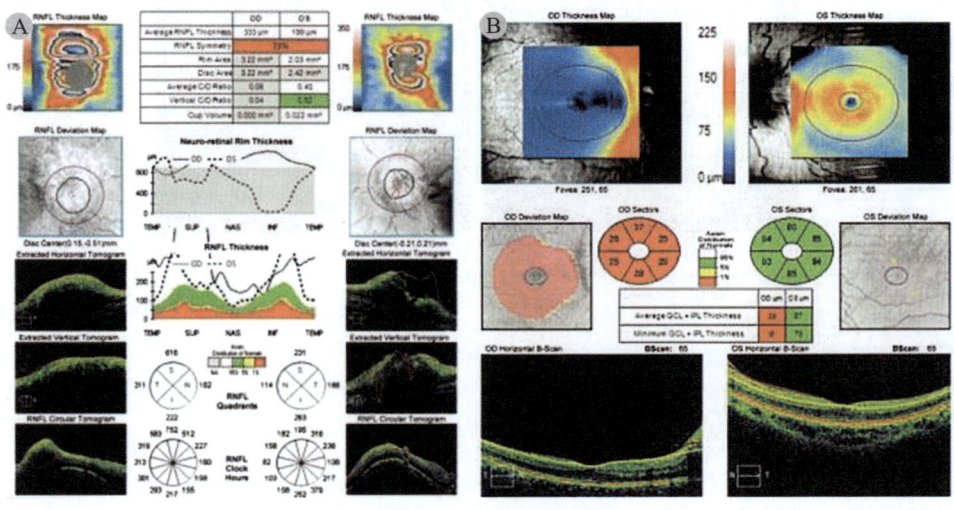

图 81-3 视盘及黄斑 OCT

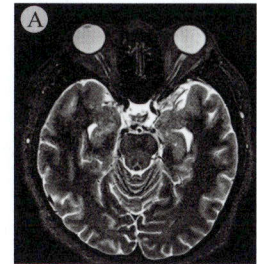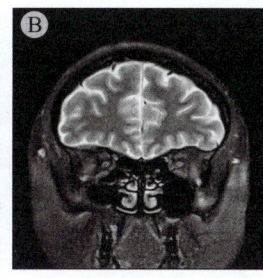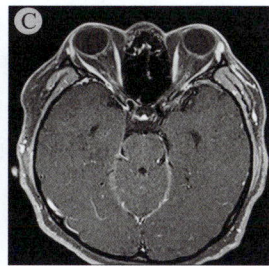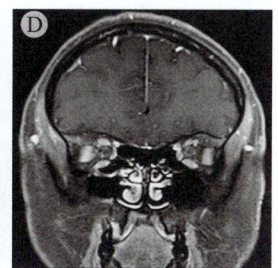

图 81-4　眼眶 MRI（平扫+增强）

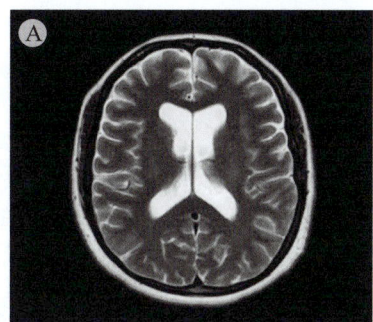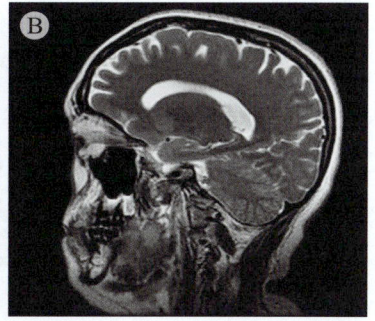

图 81-5　颅脑 MRI

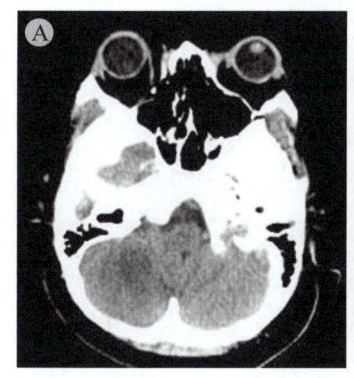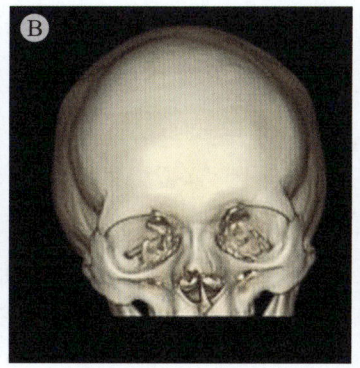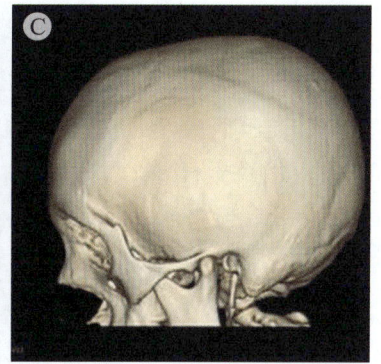

图 81-6　头颅 CT

【诊断】

Crouzon 综合征。

【治疗经过】

给予降颅压、保护角膜、营养神经、改善微循环等药物治疗。考虑双眼球突出、颅内压高和颅骨畸形有关，请神经外科和眼眶组会诊后，建议暂不手术治疗，随诊观察。治疗后复查患者双眼视盘水肿明显减轻。

病例分析

Crouzon 综合征又称颌面部骨发育不良综合征，发病率约为 1/25 000，是以颅缝早闭、颌面部发育不全为特征的常染色体显性遗传病。在临床上属于罕见病，约占颅缝早闭症的 4.8%，其发病率在活产儿中约为 16.5/1 000 000。Crouzon 综合征由法国神经病学家 Octave Crouzon 于 1912 年首次报道，并将其命名为遗传性颅面发育不全，定义其特征为头颅畸形、面部畸形和双眼突眼及斜视。Crouzon 综合征对患者最重要的影响在于颅缝早闭，不同的颅缝早闭可导致不同的头颅形态改变，如尖颅、舟状颅或短头畸形。当颅骨生长速度不能与脑组织生长速度匹配时，患者可能出现颅内高压，严重者可有脑积水，表现为脑室系统扩大。

目前，很多学者认为颅底骨缝受累为 Crouzon 综合征发病的始动因素。该病通常为常染色体显性遗传，且绝大部分的突变基因定位于染色体 10q25～26 的成纤维细胞生长因子受体 2（fibroblast growth factor receptor 2，FGFR-2）的基因域。

Crouzon 综合征临床表现主要包括以下 3 点。①颅缝早闭：以冠状缝多见，亦可见矢状缝及人字缝早闭。最常见的表现为短头畸形，亦可见舟状头或三角头畸形等。但无明显颅缝早闭并不能排除 Crouzon 综合征的诊断。②中面部发育不良、眶腔狭小、颧骨退缩、上颌发育不良。③眼部畸形：眶腔浅小、突眼及眶距增宽畸形为 Crouzon 综合征的普遍表现。Crouzon 综合征还可以合并其他组织器官异常，如茎突钙化、颈椎融合、支气管狭窄、皮肤异常、阻塞性睡眠呼吸暂停、听力下降、蝴蝶椎、颅内高压、脑积水和自发性小脑扁桃体疝，一般很少有智力发育障碍，当颅内压严重增高时，可能引起智力发育迟缓。本例患者为颅内高压、脑积水引起双眼视盘水肿，就诊于眼科。

Crouzon 综合征的眼部并发症可有很多种，眶腔浅小、突眼及眶距增宽畸形为 Crouzon 综合征的普遍表现。其他眼部并发症可有颅内压升高引起的视盘水肿和视神经萎缩，一般可通过观察视盘水肿、直接颅内压监测和（或）腰椎穿刺来判断是否存在颅内高压。突眼引起的暴露性角膜炎、眼球脱位于眼睑外及斜视，另外，有极少数病例报道无虹膜、屈光参差、蓝色巩膜、白内障、瞳孔异位、晶状体异位、青光眼、虹膜缺损、大角膜、小角膜等并发症的发生。

Crouzon 综合征患者的治疗包括头面、口腔及眼科的联合治疗。很多颅面外科医生认为应当对部分严重的 Crouzon 综合征患者进行早期的颅面外科手术治疗，绝大多数手术均选择在患儿 1 岁前进行。预后主要依赖于疾病的严重程度。早期正确的诊断和干预非常重要，以降低颅内压、防止智力发育障碍、保存视力和改善面部畸形为主。

徐全刚教授点评

Crouzon 综合征临床发病率低，文献报道可见家族系报道，也可见个案报道，口腔科、颌面外科多见，眼科相对少见。该病诊断并不难，若临床医生见过该病，则不容易漏诊和误诊。眼科医生诊断该病时应注意与甲状腺相关眼病相鉴别，本例患者外院多次就诊，已排除甲状腺相关眼病。

本例患者有双眼视盘水肿，以及视功能受损症状，影像学检查可见双侧视神经蛛网膜下腔增宽，鞍区有部分空蝶鞍，表明该患者视盘水肿为真性视盘水肿。眼科医生应重视鉴别真、假视盘水肿，注意排除各种原因引起的颅内高压和占位病变。本例患者诊断时要结合颅脑 MRI 和 CT 表现，侧脑室前脚增大，颈椎 MRI 可见颅底畸形，提示患者脑积水，可能为视盘水肿的原因。

治疗上，综合眼眶病组、神经外科会诊意见，采用了保守治疗，复诊可见患者上述症状明显好转。口腔颌面外科通常采用手术治疗，往往因患者年纪较小，有改善外观和功能的要求。本例患者尚可观察。

总之，Crouzon 综合征临床少见，但眼科医生应当增加对该病的了解。对疾病的认识和治疗手段提高，视神经萎缩造成的视力下降比例就会下降。Crouzon 综合征就诊于眼科，应早期行验光和眼球运动检查，防止屈光不正和斜视导致的弱视发生，及时进行颅眶外科治疗和斜视矫正手术治疗。

【参考文献】

[1] CONRADY C D, PATEL B C. Crouzon Syndrome. Treasure Island（FL）: StatPearls Publishing, 2022.

[2] LU X, FORTE A, FAN F, et al. Racial disparity between asian and caucasian Crouzon syndrome in skull morphology. J Craniofac Surg, 2020, 31（8）: 2182-2187.

[3] COHEN M M, JR, KREIBORG S. Birth prevalence studies of the Crouzon syndrome: comparison of direct and indirect methods. Clin Genet, 1992, 41（1）: 12-15.

[4] CHOUDHARY G, UDAYASANKAR U, SAADE C, et al. A systematic approach in the diagnosis of paediatric skull lesions: what radiologists need to know. Pol J Radiol, 2019, 84: e92-e111.

[5] AL-NAMNAM N, HARIRI F, THONG M, et al. Crouzon syndrome: genetic and intervention review. J Oral Biol Craniofac Res, 2019, 9（1）: 37-39.

[6] FRIES P D, KATOWITZ J A. Congenital craniofacial anomalies of ophthalmic importance. Surv Ophthalmol, 1990, 35（2）: 87-119.

[7] KLEMENT K A, ADAMSON K A, HORRIAT N L, et al. Surgical treatment of nonsyndromic craniosynostosis. J Craniofac Surg, 2017, 28（7）: 1752-1756.

（赵晓丽　整理）

病例 082　MOG 抗体相关性疾病

病历摘要

【基本信息】

患者，女性，33 岁，主因双眼视物模糊 1 年余，右眼突然视力下降 2 周就诊于我院。

现病史：患者 1 年来反复发热、头痛、视物模糊、恶心、呕吐、抽搐，予以抗细菌、抗病毒、激素、降颅压、抗结核治疗。其中抗结核药物为乙胺丁醇，每天 750 mg。2 周前感冒后突然出现右眼视力下降，停用乙胺丁醇、吡嗪酰胺、利奈唑胺，服用异烟肼、利福平，为求进一步诊治来我院就诊。

既往史、个人史：无特殊。

【专科检查】

右眼裸眼视力 0.06，矫正视力 0.1；左眼裸眼视力 0.5，矫正视力 0.8。双眼眼前节未见明显异常，双眼瞳孔圆、直径 3.0 mm，右眼 RAPD（+）；玻璃体未见明显混浊。眼底（图 82-1）：右眼视盘色淡，边界清，C/D 约 0.8，视网膜 A/V 约 2/3，血管走行可，A-V 血管征（-），无出血、渗出，黄斑部中心凹反光可见；左眼视盘色淡，边界清，C/D 约 0.8，视网膜 A/V 约 2/3，血管走行可，A-V 血管征（-），无出血、渗出，黄斑部中心凹反光可见。视野（图 82-2）：双眼生理盲点扩大。OCT（图 82-3）：双眼视盘及黄斑部神经纤维层变薄。FVEP（图 82-4）：双眼 P2 波峰时值延迟，右眼显著，双眼振幅可。腰椎穿刺结果见表 82-1。眼眶 MRI（平扫+增强）（图 82-5）：T2WI 显示双侧视神经纤细，呈长 T2 信号；T1WI 增强显示双侧视神经周围强化，右侧为著。结核杆菌 γ 干扰素：阴性。PPD 试验：阴性。血清髓鞘少突胶质细胞糖蛋白（myelin oligodendrocyte glycoprotein，MOG）抗体：阳性（1∶10）。

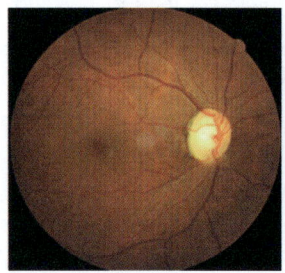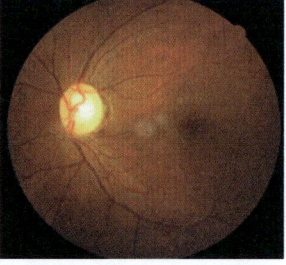

图 82-1　入院时眼底照相

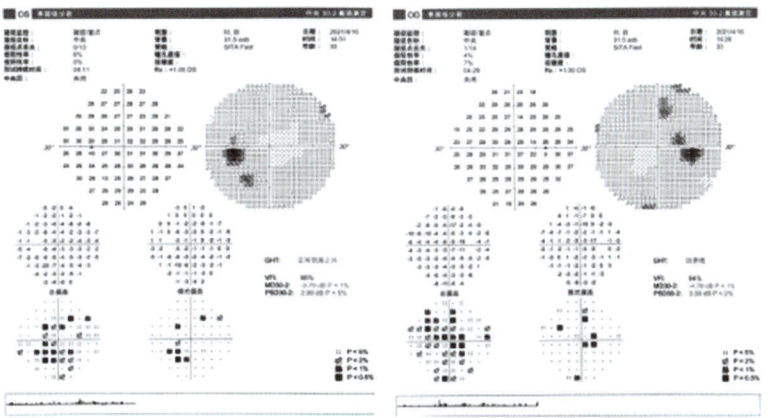

图 82-2　入院时视野检查

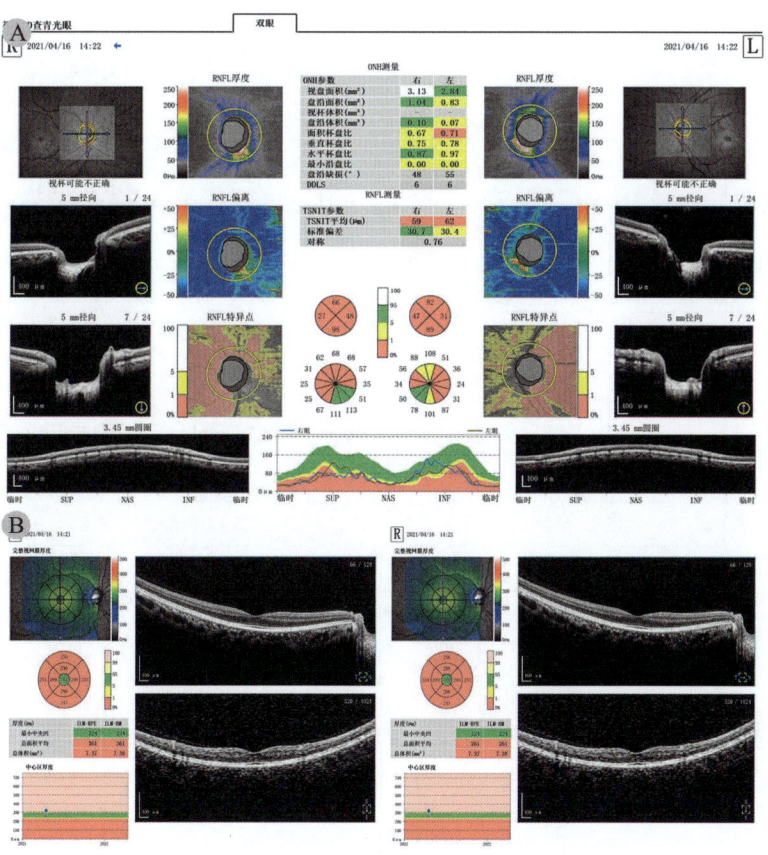

图 82-3　入院时 OCT

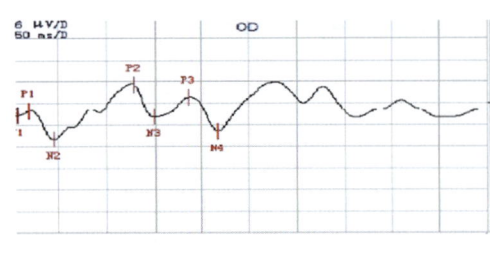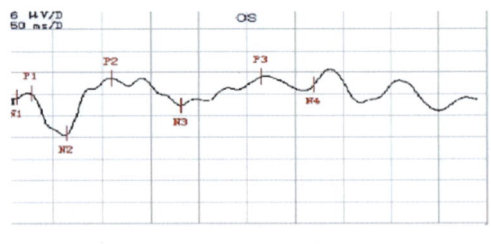

	LN1	AN1	LP1	AP1	LN2	AN2	LP2	AP2	LN3	AN3	LP3	AP3	LN4	AN4
R 1:	10	2	22	1.3	47	8.6	131	15.1	153	2.4	189	5.4	223	6.4
L 1:	12	1.2	28	1.3	66	11.1	114	15.3	186	3.3	270	8	326	2.6

图 82-4　入院时 FVEP

表 82-1　腰椎穿刺结果

时间	潘氏试验	红细胞计数	白细胞计数	单核细胞（%）	多核细胞（%）	蛋白	葡萄糖	氯化物	涂片	细菌培养
2020-02-05	+	3	150	85	15	1.03 ↑	2.50	124	未找到细菌	无细菌生长
2020-02-14	+	2	62	78	22	0.68 ↑	3.00	121	未找到细菌，未找到抗酸杆菌	无细菌生长
2020-02-21	+	1	32	80	20	0.83 ↑	2.30	124	未找到细菌	
2020-03-06	极弱阳性	3	1	10	/	0.41	3.10	117 ↓	未找到细菌，未找到抗酸杆菌	
2020-03-25	+	2	18	5	/	0.48 ↑	3.00	129	未找到细菌，未找到抗酸杆菌	
2020-04-15	/	/	8	/	/	0.33	3.60	109 ↓		抗酸杆菌培养未生长
2020-05-28	−		5			0.35	3.00	109.9 ↓		
2020-11-05	+		12			0.36	3.26	114 ↓	未找到抗酸杆菌	
2020-11-18	−		23			0.40	3.38	117 ↓		
2020-12-10	−		15			0.34	3.35	115 ↓		
2021-04-06	+	/	24	/	/	0.48 ↑	3.00	122		

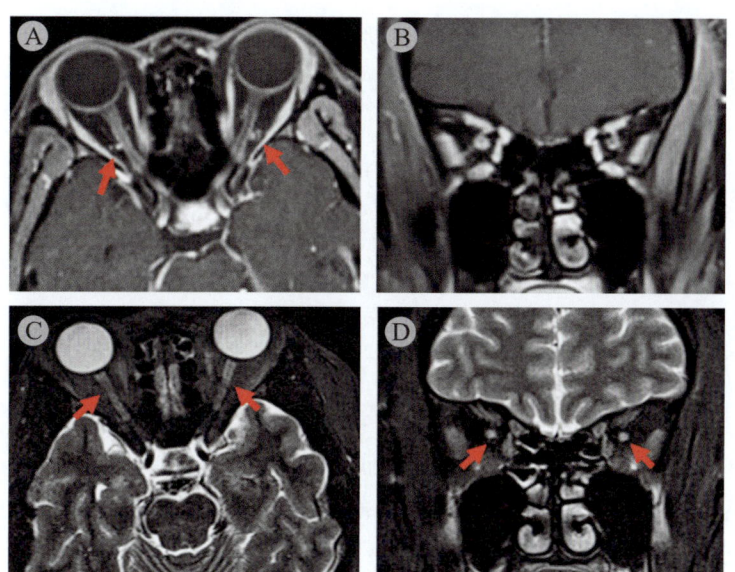

图 82-5 眼眶 MRI（平扫+增强）

【诊断】

MOG 抗体相关性视神经炎。

【治疗经过】

给予激素冲击治疗后序贯减量，加用利妥昔单抗预防复发。治疗后双眼矫正视力 1.0。

病例分析

视神经炎分为多种类型。感染性或感染相关性视神经炎由多种病原体引起，包括螺旋体、细菌、病毒等，这些病原体既能直接侵犯视神经，也可通过触发免疫机制而导致视神经炎。感染性或感染相关性视神经炎可单眼或双眼急性或亚急性起病，由于病原体及感染程度不同，患者的视力预后差异较大，部分有自愈性，多数患者的视力恢复程度较好。该患者自发病以来反复发热、头痛，不能排除结核性脑膜炎，但多次查结核菌素试验均为阴性，且腰椎穿刺均未找到抗酸杆菌。因此，排除结核相关性视神经炎。

乙胺丁醇中毒性视神经病变是由于长期使用抗结核药物后可产生视神经中毒现象，最常见的药物是乙胺丁醇，其次是异烟肼、链霉素和利福平。单用可产生较为缓慢的抗药性，乙胺丁醇引发的视神经病变多发生在服药后 2～12 个月，主要表现为视力下降、视野缩小，出现中央及周围盲点。毒性反应的发生率与剂量、疗程有关，肾功能减退时可导致体内药物蓄积和血药浓度增加。该患者为青年女性，服用乙胺丁醇长达12个月，主要表现也有视力下降，乙胺丁醇中毒性视神经病变也不能排除，但是患者停药后症状未见好转，且进一步加重。

最终该患者查MOG抗体阳性，确诊为MOG抗体相关性视神经炎。MOG抗体相关性疾病（MOG-IgG associated disorders，MOG-AD）是近年来研究较多的疾病，主要诊断标志物为MOG抗体，国际推荐的检测方法为CBA法。目前关于MOG-AD的病理研究多基于脑部活检，该病病理特征同其他炎性脱髓鞘疾病类似，主要表现为血管周围淋巴细胞浸润和髓鞘脱失，伴有IgG和补体的沉积及巨噬细胞的活化，少数患者还可在血管周围形成肉芽肿样结构，病变可累及脑实质和软脑膜等多个部位。

MOG-AD有其独特的流行病学和临床特点，女性患者较男性稍多，男女比例约为1∶1.1。与视神经脊髓炎谱系疾病（neuromyelitis optica spectrum disorder，NMOSD）不同，MOG-AD无种族聚集性。另外，MOG-AD的临床表型与年龄密切相关，在儿童中以急性播散性脑脊髓炎（acute disseminated encephalomyelitis，ADEM）样表现多见，而在成人中则以视神经炎（optic neuritis，ON）居多，其余临床表型还包括脊髓炎、脑干脑炎、脑膜炎等。ON是MOG-AD最常见的临床表型，主要表现为视力下降，可伴有眼痛、眼球转动痛及眼眶痛。约半数以上患者起病时累及双侧视神经，也有报道称部分患者临床上为一侧视神经损害、对侧视神经已有亚临床的萎缩表现，提示该病发生双侧视神经病变概率较高。MOG-AD相关的ON视力下降迅速且剧烈，达峰值后视敏度可下降至仅存指数，但大部分患者经免疫治疗后预后良好，仅有约10%的患者视敏度低于0.1，致盲率远低于AQP4-Ab阳性的NMOSD。视神经损害部位以视神经前部为主，尤其是球后及眶内段，且视盘水肿明显。超过60%的患者病灶长度大于眶内段1/2，常可合并眶内软组织炎症，视交叉受累较少，约占15%。MRI平扫可见视神经增粗、肿胀和曲折，T2像病灶呈高信号，增强扫描可见视神经鞘强化，约1/2的患者强化可延伸至眶内软组织，这种现象在其他病因引起的ON中极少见，因此MOG-AD的ON较为特异性的影像学改变。

大部分病例在急性期采用甲泼尼龙冲击，并序贯以口服泼尼松缓慢减量。大部分患者对激素敏感，激素治疗效果不理想的患者可考虑叠加使用丙种球蛋白或血浆置换。研究发现，MOG-AD具有激素依赖性，多数复发发生在激素减量过程中，并且与激素减量的速度密切相关，当激素减量时间短于3个月时，患者复发概率翻倍，因此推荐口服激素使用时间应大于3个月，并序贯免疫抑制剂治疗。国外推荐应用硫唑嘌呤、甲氨蝶呤、吗替麦考酚酯和利妥昔单抗作为预防用药。

徐全刚教授点评

视神经炎的分类最初以部位分类，分为视神经乳头炎、球后视神经炎、视神经周围炎等，随着致病抗体（如 AQP4 抗体）的发现，到后来的 MOG 抗体。视神经炎主要按照病因分类，随着对 MOG 抗体相关性疾病的认识，目前已经将其从 NMOSD、多发性硬化（multiple sclerosis，MS）中独立出来，命名为 MOG 抗体相关性疾病。

结核可以跟 MOG 抗体相关性疾病共存，临床上容易与 MOG 抗体相关性疾病混淆，同时不排除结核感染也可能是 MOG 抗体相关性疾病的一个诱因。因为 MOG 抗体相关性疾病累及颅脑时会有脑膜炎表现，同时腰椎穿刺结果可见白细胞升高，因此为临床鉴别这两种疾病带来困难，这也是本病例外院多次腰椎穿刺并给予抗结核治疗的原因。

该病例另一个需要鉴别诊断的疾病为乙胺丁醇中毒性视神经病变。乙胺丁醇中毒性视神经病变与患者使用乙胺丁醇的剂量、时间密切相关，且多为双眼发病。该患者单眼发病，乙胺丁醇使用剂量也并未达到致病剂量，且眼科检查不符合乙胺丁醇中毒性视神经病变表现。除此之外，该患者主要表现为视神经周围炎，影像学检查提示脑部双侧对称性的长 T2 信号。这些都提示该病例可以诊断为 MOG 抗体相关性疾病，治疗上，患者经过激素及免疫抑制剂的治疗，视力恢复良好。

总之，MOG 抗体相关性视神经疾病临床认识越来越多，其可以是"模仿者"，临床上，要注意与其他视神经相关疾病区分，诊断明确后，给予对症治疗，预后一般较好。

【参考文献】

[1] JARIUS S, PAUL F, AKTAS O, et al. MOG encephalomyelitis: international recommendations on diagnosis and antibody testing. J Neuroinflammation, 2018, 15（1）: 134.

[2] PAPATHANASIOU A, TANASESCU R, DAVIS J, et al. MOG-IgG- associated demyelination: focus on atypical features, brain histopathology and concomitant autoimmunity. J Neurol, 2020, 267（2）: 359-368.

[3] REINDL M, WATERS P. Myelin oligodendrocyte glycoprotein antibodies in neurological disease. Nat Rev Neurol, 2019, 15（2）: 89-102.

[4] TAJFIROUZ D A, BHATTI M T, CHEN J J. Clinical characteristics and treatment of MOG-IgG-associated optic neuritis. Curr Neurol Neurosci Rep, 2019, 19（12）: 100.

[5] RAMANATHAN S, PRELOG K, BARNES E H, et al. Radiological differentiation of optic neuritis with myelin oligodendrocyte glycoprotein antibodies, aquaporin-4 antibodies, and multiple sclerosis. Mult Scler, 2016, 22（4）: 470-482.

[6] COBO-CALVO A, RUIZ A, MAILLART E, et al. Clinical spectrum and prognostic value of CNS MOG autoimmunity in adults: the MOGADOR study. Neurology, 2018, 90（21）: e 1858-e 1869.

[7] JURYNCZYK M, MESSINA S, WOODHALL M R, et al. Clinical presentation and prognosis in MOG-antibody disease: a UK study. Brain, 2017, 140（12）: 3128-3138.

[8] HACOHEN Y, WONG Y Y, LECHNER C, et al. Disease course and treatment responses in children with relapsing myelin oligodendrocyte glycoprotein antibody-associated disease. JAMA Neurol, 2018, 75（4）: 478-487.

（徐瑱　整理）

病例 083　IgG4 相关性疾病

病历摘要

【基本信息】

患者，男性，67 岁，主因头痛半年余，双眼视力下降 13 天就诊于我院。

现病史：半年前无明显诱因出现头痛，程度轻，未予以诊治。3 个月前症状逐渐加重，当地医院行头部 CT 检查诊断为"鼻窦炎"，行手术治疗，术后持续低热（＜38℃），抗生素治疗未见好转。13 天前出现双眼视力下降，2 天下降至无光感。

既往史：10 年前高处坠落伤，行开颅手术。

个人史：无特殊。

【眼科检查】

双眼视力无光感。双眼结膜未见充血、水肿，角膜透明，前方常深，房水清，虹膜纹理清，瞳孔圆形、直径约 4.0 mm，瞳孔直接、间接对光反射消失，晶状体混浊，玻璃体轻度混浊；双眼视盘色淡红，边界清，C/D 约 0.3，视网膜 A/V 约 2/3，血管走行可，无出血、渗出，黄斑部未见异常。眼压：右眼 11 mmHg，左眼 15 mmHg。

【辅助检查】

眼底：双眼未见明显异常（图 83-1）。视盘 OCT：双眼视盘未见明显异常（图 83-2）。黄斑 OCT：左眼黄斑区视网膜未见明显异常，右眼黄斑区视网膜局部变薄（图 83-3）。头颅 CT：右侧额颞部颅骨不连续，余未见明显异常（图 83-4）。眼眶 CT：视神经管可疑皮质不连续（图 83-5）。头颅 MRI：双侧视神经蛛网膜下腔增宽，鼻窦腔黏膜增厚，可见长 T2 信号伴 T1 强化。眶尖周围炎性病变，组织拥挤；右侧泪腺较对侧大，呈长 T2 信号伴 T1 强化；双侧眼外肌增厚，眼球突出（图 83-6）。胸部 CT：双肺多发小结节（图 83-7）。电子鼻咽喉镜检查：双侧鼻道可见脓性分泌物及结痂（图 83-8）。

化验结果：红细胞沉降率 90 mm/h（0～15 mm/h）、C 反应蛋白 72.90 mg/L（0～8 mg/L）、免疫球蛋白 IgG 21.6 g/L（7.0～16.0 g/L）、白细胞 10.37×10^9/L[（4～10）$\times 10^9$/L]。鼻拭子真菌培养、结核抗体检测、血、尿常规、生化、肝炎、梅毒、HIV、甲状腺激素、HLA-B27、自身抗体谱、癌胚抗原测定均未见异常。脑脊液常规、生化检查未见异常。病理提示为 IgG4 相关性疾病。术中标本行真菌、厌氧菌培养均为阴性。

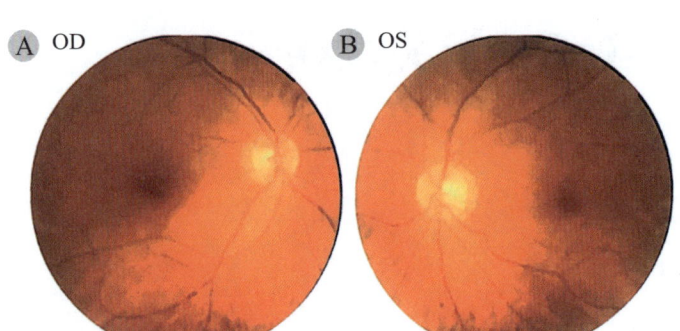

图 83-1 彩色眼底照相

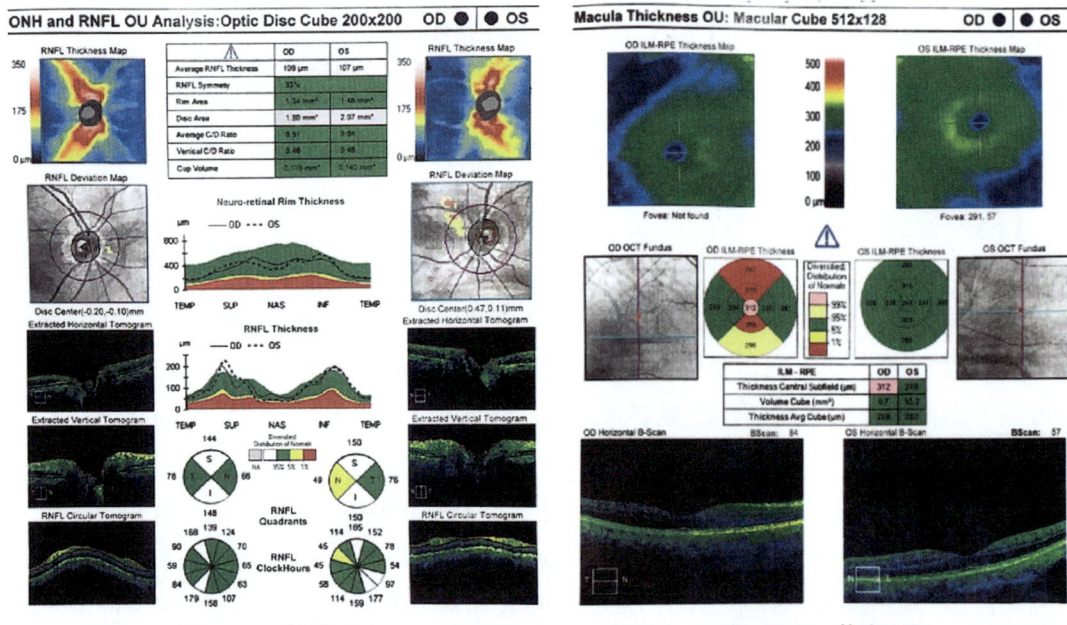

图 83-2 视盘 OCT

图 83-3 黄斑 OCT

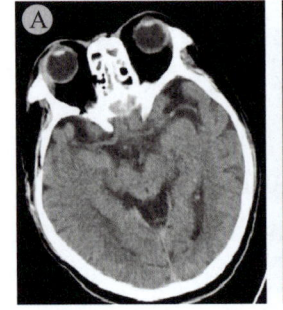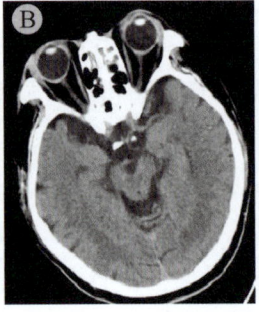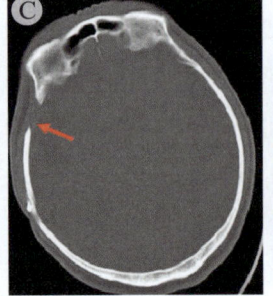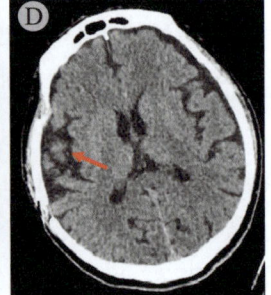

图 83-4 头颅 CT

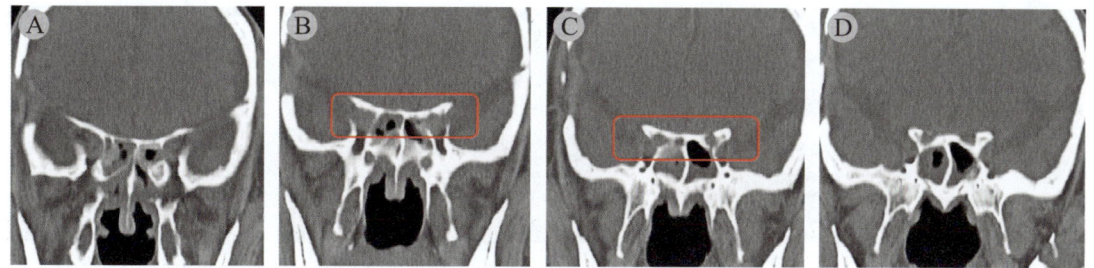

图 83-5　眼眶 CT

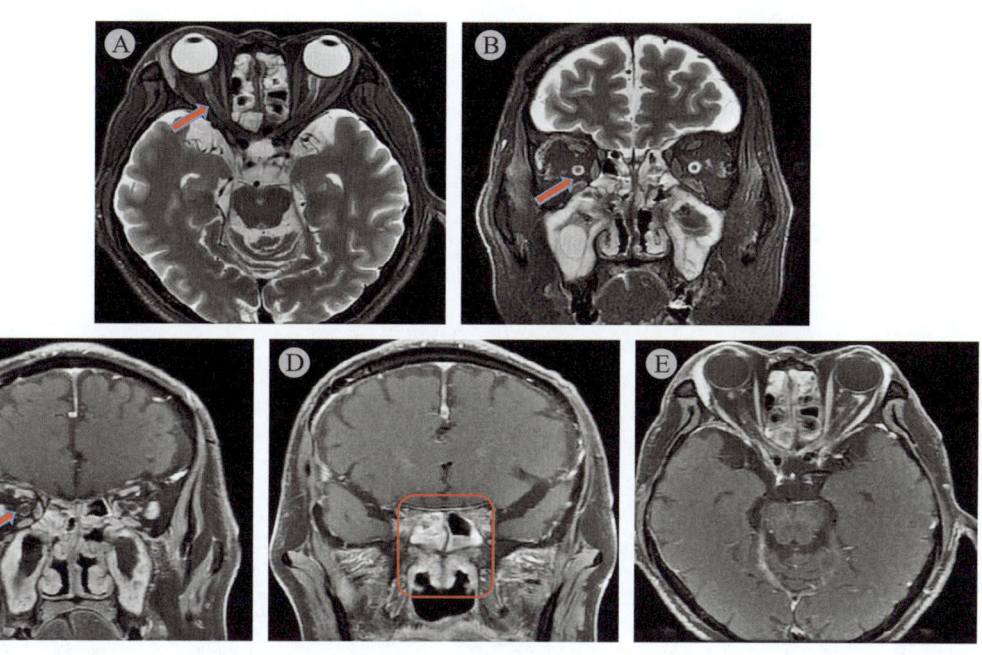

图 83-6　头颅 MRI

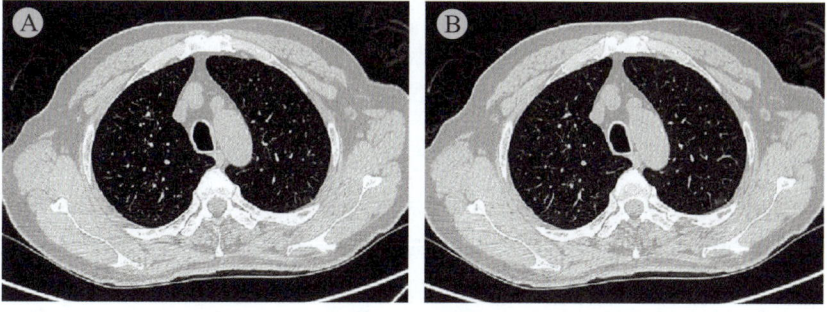

图 83-7　胸部 CT

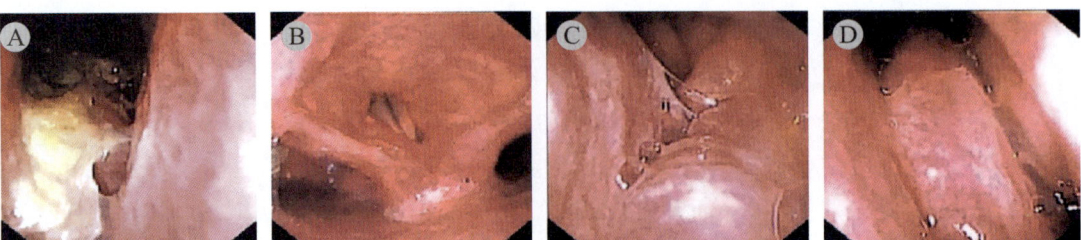

A、B：左鼻；C、D：右鼻。

图 83-8　电子鼻咽喉镜检查

【诊断】

IgG4 相关性眼病。

【治疗经过】

耳鼻喉科会诊后行双侧视神经减压术 + 经鼻内镜蝶窦开放 + 全筛窦开放 + 上颌窦开放术。给予激素冲击联合免疫抑制剂治疗。治疗后患者头痛症状减轻，双眼视力提高至手动 / 眼前。

病例分析

IgG4 相关性疾病（immunoglobulin-G4 related disease，IgG4-RD）是一种免疫介导的慢性炎症伴纤维化的罕见病，好发于中老年男性。该病临床表现复杂多样，罕见发热，最常见的临床表现为持续性免疫炎症和纤维化引起的肿块样病变，或周围器官受到压迫引起的器官功能障碍。2011 年 IgG4 相关性疾病国际研讨会组委会对该病做出初步描述，其主要组织病理表现为以 IgG4$^+$ 浆细胞为主的淋巴、浆细胞浸润，并伴有席纹状纤维化、闭塞性静脉炎和嗜酸性粒细胞浸润。IgG4-RD 是一系统性疾病，可累及全身多个器官和组织，包括唾液腺、胰腺、泪腺、眶周及眶内组织、淋巴结、胆系、肾脏、甲状腺、神经系统、腹膜后、肠系膜、皮肤、肝脏、肺、胸膜、纵隔、心包、动脉、乳腺、前列腺等。患者可先后或同时出现多个脏器受累，起病症状和临床表现因受累器官不同而复杂多样。不同脏器受累患者临床特点差异较大，这就导致患者就诊于不同专科。IgG4-RD 多见于中老年男性患者，男女之比为（1.6～4）：1。

目前 IgG4-RD 确切的发病原因尚不明确，研究发现遗传易感性、环境因素、感染、过敏等与其发病相关。该病的发病机制目前仍在不断探索中，研究表明固有免疫系统、适应性免疫系统共同参与发病，T 细胞和 B 细胞的相互作用促进多种炎症因子生成和抗体类别转换，最终导致组织器官损害及纤维化。

根据 2011 年日本制定的 IgG4-RD 综合诊断标准：（1）临床检查显示 1 个或多个脏器特征性的弥漫性、局限性肿大或肿块形成；（2）血清 IgG4 升高（＞1350 mg/L）；（3）组织病理学检查显示：①大量淋巴细胞和浆细胞浸润，伴纤维化；②组织中浸润的 $IgG4^+$ 浆细胞/IgG^+ 浆细胞比值＞40%，且每高倍镜视野下 $IgG4^+$ 浆细胞＞10 个。符合上述 3 条标准，可确诊为 IgG4-RD。符合上述标准（1）+（3）可能诊断为 IgG4-RD。符合上述标准（1）+（2）可疑诊断为 IgG4-RD。IgG4-RD 必须与累及脏器的肿瘤相鉴别（如癌、淋巴瘤）；与类似疾病相鉴别（如干燥综合征、原发性硬化性胆管炎、Castleman 病、继发性腹膜后纤维化、肉芽肿性多血管炎、结节病、变应性肉芽肿性血管炎等）。

IgG4-RD 的治疗分为诱导缓解治疗和维持治疗：诱导缓解治疗期使用中等剂量激素（泼尼松 30～40 mg/d），也可根据病情调整用量（泼尼松 1 g/d）；维持治疗期使用小剂量激素（泼尼松 2.5～5 mg/d）长期维持。同时可联合免疫抑制剂（如吗替麦考酚酯、硫唑嘌呤、他克莫司）或者生物制剂（如利妥昔单抗），必要时需要联合手术治疗。由于该病的复发概率较高，整个疾病过程呈现出"复发－缓解"循环的特点，反复发作导致重要脏器受损者预后较差。

徐全刚教授点评

IgG4 相关性疾病是新认识的一类罕见病，显著升高的血清 IgG4 水平和肿块样病灶是该病最常见的临床表现，肿块样病变和持续性免疫炎症反应导致的纤维化可对受累脏器及其周围组织造成压迫和不可逆的损伤，甚至器官功能衰竭。由于该病可累及全身几乎所有器官，导致其临床表现多种多样，以致患者从发病到最终确诊需要辗转多个科室，历时数月之久。同时该病与多种疾病之间存在模仿甚至重叠的现象，这也是确诊该疾病的一大难点，所以其鉴别诊断尤为重要。

根据 2011 年日本制定的 IgG4-RD 综合诊断标准，其诊断主要依赖临床表现、血清学检查和组织病理学检查。在临床表现上，该疾病的特点是器官局限或弥漫性肿大，但该特点并不具有特异性，如肿瘤就可以出现类似临床表现；血清学检查主要是针对血清 IgG4＞1350 mg/L 这一特征，同样缺乏特异性，如长期慢性感染、淋巴瘤、变态反应性疾病等，都可以引起血清 IgG4 浓度升高；在组织病理学检查中，淋巴瘤、慢性感染也可出现相似的病理表现，如本例患者的病理检查符合该病诊断，但同时存在肉芽肿性炎，也有关于两种疾病重叠的病例报道。因此结合临床表现及影像学检查，最终该患者考虑诊断为IgG4相关性疾病。因此临床医生在诊断该疾病时需要与大量疾病进行鉴别，同时需要把握该病与其他疾病的不同点，如抗生素治疗无效、激素治疗效果佳，可与感染性疾病相鉴别。本例患者最初考虑为感染性疾病，也进行了相关检查及化验进行鉴别，使用抗生素治疗无效，使用激素后好转，符合该疾病特点。对于诊断为IgG4相关性疾病，但激素治疗效果不佳的患者，要密切随访，必要时重新审定诊断，以免误诊延误治疗，如将淋巴瘤误诊为IgG4相关性疾病。

治疗上该病以激素治疗为主，同时联合免疫抑制剂、生物制剂，必要时联合手术治疗。虽然激素治疗反应较好，但仍有复发的风险，建议小剂量激素长期维持以降低复发风险。

IgG4-RD目前尚无诊断的金标准，治疗手段也相对单一，相信随着日后对该疾病的病因及发病机制的探索与明确，能够对其诊断和治疗有进一步的推动作用。

【参考文献】

[1] DESHPANDE V, ZEN Y, CHAN J K, et al. Consensus statement on the pathology of IgG4-related disease. Mod Pathol, 2012, 25（9）: 1181-1192.

[2] LIU Y, XUE M, WANG Z, et al. Salivary gland involvement disparities in clinical characteristics of IgG4-related disease: a retrospective study of 428 patients. Rheumatology (Oxford), 2020, 59（3）: 634-640.

[3] MARTINEZ-VALLE F, FERNANDEZ-CODINA A, PINAL-FERNANDEZ I, et al. IgG4-related disease: evidence from six recent cohorts. Autoimmun Rev, 2017, 16: 168-172.

[4] WALLACE Z S, MATTOO H, CARRUTHERS M, et al. Plasmablasts as a biomarker for IgG4-related disease, independent of serum IgG4 concentrations. Annals of the rheumatic diseases, 2015, 74（1）: 190-195.

[5] MATTOO H, MAHAJAN V S, MAEHARA T, et al. Clonal expansion of CD4（+）cytotoxic T lymphocytes in patients with IgG4-related disease. J Allergy Clin Immunol, 2016, 138: 825-838.

[6] DELLA-TORRE E, BOZZALLA-CASSIONE E, SCIORATI C, et al. A CD8 alpha-subset of CD4+ SLAMF7 + cytotoxic T cells is expanded in patients with IgG4-related disease and decreases following glucocorticoid treatment. Arthritis Rheumatol, 2018, 70: 1133-1143.

（杨柳　整理）

病例 084　双眼 Leber 遗传性视神经病变

病历摘要

【基本信息】

患者，男性，45 岁，主因左眼视物模糊 1 月余就诊于我院。

现病史：患者 1 个月前无明显诱因出现左眼视物模糊，自觉视物发黄，不伴眼球转动痛、视物变形、眼红、眼痛等症状，无头痛、恶心、呕吐等不适，激素治疗无效。

既往史：自幼右眼视力差；5 年前左眼外伤史，无视力下降及其他不适，遗留左眼瞳孔散大；发现高血压 3 年余，口服降压药血压控制可。

个人史：吸烟 20 余年，每天吸烟 > 20 支；饮酒 9 年余，每天饮白酒 300～350 g，长期喝当地"野酒"；否认毒物、有害物质接触史。

家族史：否认家族性疾病史，但其母亲 50 岁左右双目失明。

【眼科检查】

双眼球运动及外眼检查未见明显异常。右眼裸眼视力指数 /50 cm，矫正不提高；左眼裸眼视力 0.01，矫正不提高。眼压：右眼 12 mmHg，左眼 18 mmHg。双眼瞳孔不等大，右眼直径 3 mm，左眼直径约 5 mm，形态不规则，余双眼眼前节未见明显异常。眼底（图 84-1）：右眼视盘边清，颞侧颜色稍淡，C/D 为 0.3，左眼视盘边清，充血，C/D 为 0.3，余双眼眼底未见明显异常。

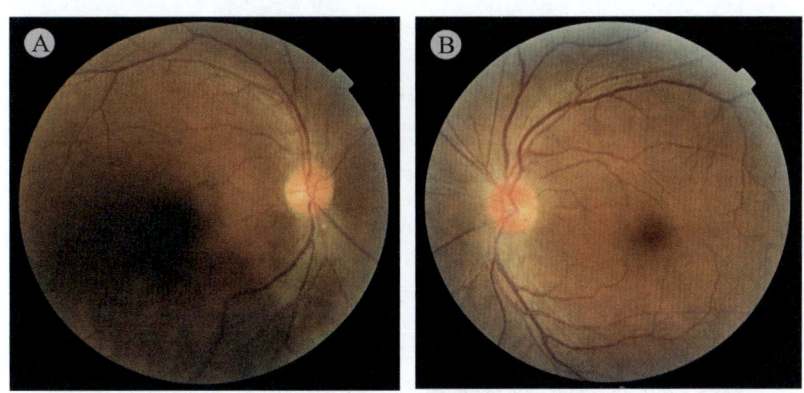

图 84-1　双眼眼底照相

【辅助检查】

双眼黄斑OCT（图84-2）：右眼黄斑区内环及乳斑区视网膜变薄，节细胞层萎缩，左眼黄斑区节细胞层萎缩。双眼视盘OCT（图84-3）：右眼颞下方RNFL萎缩变薄，左眼RNFL未见明显异常。视野（外院）：右眼视力差不能看见光标，左眼视野弥漫缺损。FVEP显示双眼P2波峰延迟，振幅降低。眼眶MRI（图84-4）：双眼视交叉、视束可见长T2信号，未见明显T1强化。心电图正常。肺部CT显示双肺上叶微小结节。

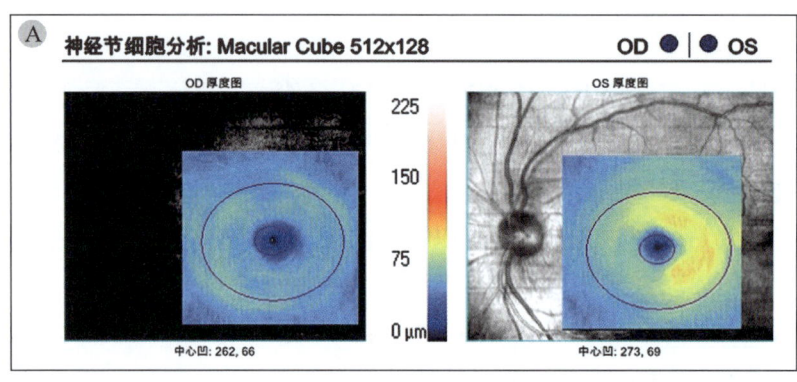

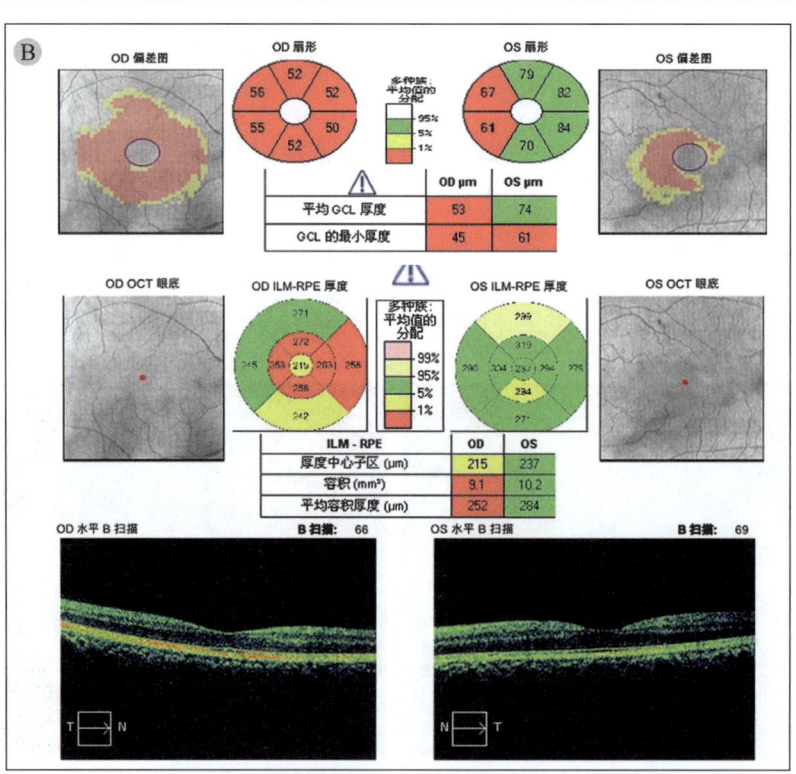

A. 黄斑区GCL厚度地形图；B. 黄斑区ILM-RPE厚度地形图。

图84-2 双眼神经节细胞分析黄斑OCT

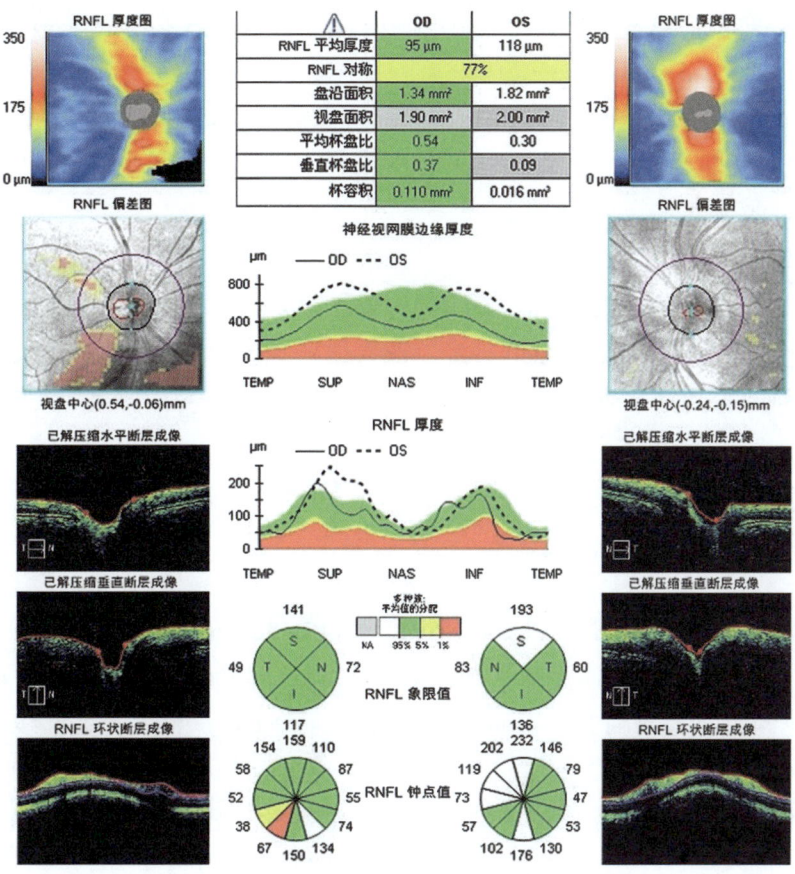

图84-3 双眼视盘OCT

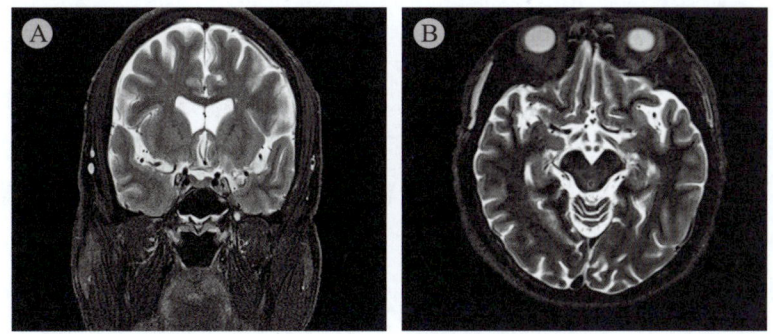

图84-4 眼眶MRI

【实验室检查】

血尿便常规、C反应蛋白、红细胞沉降率、肝炎六项、性病两项、血糖、肝功能、肾功能、电解质、免疫球蛋白、甲状腺功能、结核抗体、HLA-B27、抗中性粒细胞胞浆抗体、自身抗体、抗核抗体等均未见明显异常。中枢神经系统脱髓鞘疾病谱抗体检测阴性。

基因检测：mtDNA 3460 G＞A 位点突变（高通量测序）。

【诊断】

双眼 Leber 遗传性视神经病变。

【治疗经过】

给予艾地苯醌、辅酶 Q10、三磷酸腺苷二钠氯化镁、甲钴胺、胞磷胆碱钠、氢溴酸樟柳碱等改善线粒体供能、营养神经、改善循环等治疗，并建议患者健康作息、戒烟酒等，养成良好生活习惯，患者自觉视物模糊稍有改善。

病例分析

Leber 遗传性视神经病变（Leber's hereditary optic neuropathy，LHON）为母系遗传病，是一种经典的线粒体疾病，与线粒体 DNA（mitochondrial DNA，mtDNA）点突变导致视网膜神经节细胞（retinal ganglia cells，RGC）变性有关。线粒体基因组 m.11778G＞A、m.14484T＞C、m.3460G＞A 突变是其主要的分子基础，但其发病是受核基因、线粒体遗传背景及环境因素的共同影响。通常表现为无痛性的双眼先后或同时的急性或亚急性视力下降，多在青壮年时期发病，以男性为主。

LHON 诊断需要结合患者临床表现、眼科检查及基因诊断结果，通过家族史、发病年龄、视野、眼底照相、FFA 等亦可以为诊断提供重要依据，该病为母系遗传，但由于存在不完全外显，故仅部分患者有明确家族史。男性好发病，我国男性与女性患者之比为（2.2～3.0）：1；仅个别家系女性受累；任何年龄均可发病，多于 10～30 岁起病，10 岁以下及 50 岁以上发病者相对较少，但国内外也有报道中老年发病的患者。LHON 发病机制为线粒体 DNA 突变导致线粒体氧化呼吸链复合体功能障碍，导致线粒体能量生成减少，造成视网膜节细胞凋亡，从而导致视力下降甚至消失。

LNON 根据患者临床表现分为亚急性期、急性期及慢性期。急性期视力表现为中心视力下降，不伴眼痛；慢性期视力相对稳定，最佳矫正视力多在 0.1 以下。双眼视力下降程度不对称；单眼起病多见，视力下降逐渐加重，数天至数月累及对侧眼，亦可双眼同时起病。瞳孔对光反射通常是存在的，但当单眼受累或双眼视力下降程度不对称时，相对性传入性瞳孔传导阻滞（relative afferent pupillary defect，RAPD）有时表现为阳性。眼底表现为早期视盘充血、色红，视盘边界模糊，视盘周围毛细血管扩张迂曲，少数患者视盘正常，随着疾病的进展，视盘充血逐渐消退，颞侧盘沿颜色变淡，慢性期主要为以颞侧为主的视盘苍白，也可扩展至视杯，甚至出现弥漫性视盘苍白；视野表现早期以中心暗点、旁中心暗点和与生理盲点相连的中心暗点多见；缺损范围可逐渐扩大；色觉障碍以红绿色盲为主。FFA：急性期视盘及盘周无荧光素渗漏，慢性期盘周血管总体减少，动静脉循环时间延长，视网膜动脉变细。视觉诱发电位（visual evoked potential，VEP）P100早期表现为潜伏期及波幅可正常，随着疾病进展潜伏期延长，波幅下降甚至引不出。OCT早期RNFL无明显变薄，GCC乳斑区可见薄变，随着时间延长，颞侧象限RNFL逐渐变薄，慢性期其他象限也逐渐变薄，一般发病1年后达到稳定。视神经MRI表现尚无定论，偶见视束、视交叉长T2信号。部分患者还会伴有其他系统表现。

LHON确诊主要依据基因检测。目前无有效治疗手段，以对症支持治疗及提高患者生活质量为主，药物治疗主要以艾地苯醌、辅酶Q10为主，其他药物如复合维生素等，另外还有基因治疗、干细胞治疗等，目前疗效及安全性不明。

徐全刚教授点评

本例患者发病年龄为45岁，中年发病，职业为农民，既往有大量吸烟、饮酒史，1个月前自觉左眼视力下降，眼底检查显示双眼视盘充血，边界尚清，基因检测为m.3460突变，患者诉自幼右眼视力差，角膜映光位正，根据患者眼底双眼视盘充血、OCT显示节细胞萎缩，视神经纤维层仅颞下方部分萎缩，根据LHON疾病的发展规律考虑双眼LHON均属于疾病早期，所以建议患者生活上戒烟、戒酒，避免熬夜，减少用眼。建议口服艾地苯醌、辅酶Q10坚持1年，避免应用、接触对眼部及视神经有害的药物及其他化学物质。LNON是线粒体相关的视神经病变，母系遗传疾病，多发生在青少年、青年男性，也是目前世界上最常见的青少年致盲疾病之一，线粒体疾病表型多样化，它的多样化表型、不完全外显、男性多发及不同的基因表现度等提示还有其他因素对疾病的发生、发展起到修饰作用，如环境因素，主要有乙胺丁醇中毒、氰化物中毒、吸烟、饮酒、创伤应激、营养缺乏及mtDNA甲基化等。LHON发病是受基因和环境因素共同作用的结果，不是所有LHON的患者都会出现临床症状，同一家系内或不同家系间携带相同线粒体基因的突变位点，其发病年龄、视力损伤程度、发病过程及预后各异，环境因素作用增加LHON的外显率。本例患者线粒体基因m.3460 G＞A突变为其分子学基础，吸烟、饮酒为环境因素，两者共同作用导致该患者发病。因此早期诊断、早期预防、改善环境因素，可很大程度上提高患者预后及生活质量。所以对于有家族史的人群建议改善环境因素，养成良好的生活习惯，进而避免发病、减轻发病程度或晚发病。医疗方面医生应加强对 LHON 的认识，研发新药及新的治疗方法，使更多的 LHON 患者受益。

【参考文献】

[1] 中华医学会眼科学分会神经眼科学组，LEBER 遗传性视神经病变协作组. Leber 遗传性视神经病变诊断和治疗专家共识. 眼科，2019，28（5）：328-335.

[2] 中华医学会医学遗传学分会遗传病临床实践指南撰写组. Leber 遗传性视神经病变的临床实践指南. 中华医学遗传学杂志，2020，37（3）：284-288.

[3] WALLACE D C，SINGH G，LOTT M T，et al. Mitochondrial DNA mutation associated with Leber's hereditary optic neuropathy. Science，1988，242（4884）：1427-1430.

[4] AMORE G，ROMAGNOLI M，CARBONELLI M，et al. Therapeutic options in hereditary optic neuropathies. Drugs，2021，81（1）：57-86.

[5] NEWMAN N J. Treatment of hereditary optic neuropathies. Nat Rev Neurol，2012，8（10）：545-556.

（孔庆丽　整理）

病例 085　特发性视神经炎

病历摘要

【基本信息】

患者，女性，53岁，主因右眼视物遮挡感20余天就诊于我院。

现病史：患者于2022年1月28日情绪波动后发现右眼鼻侧视物遮挡感，伴有眼痛、太阳穴疼、头痛，偶有恶心，伴头皮发麻，双手发麻，眼科检查右眼视力0.4，左眼1.0。右眼视盘水肿。监测血压140/90 mmHg。门诊以"右眼非动脉炎性前部缺血性视神经病变"收入院。

既往史：患者近2～3年冬天头痛，具体原因不详；近7～8年偶有心前区疼痛；高血压10多年；口服非洛地平缓释片5 mg每天晨服1次，非诺贝特胶囊200 mg每天晨服1次，卡维地洛分散片12.5 mg每天晨服1次。

个人史：无特殊。

【专科检查】

右眼裸眼视力0.4，矫正不提高；左眼裸眼视力1.0。双眼无充血、水肿，无瘢痕、滤泡，角膜透明，前房中深，房水清。双眼瞳孔圆形居中，直径3 mm，右眼直接对光反射迟钝，间接对光反射灵敏，相对性传入性瞳孔障碍（relative afferent pupillary defect，RPAD）（+）；左眼直接对光反射灵敏，间接对光反射迟钝。晶状体轻度混浊，玻璃体轻度混浊。眼底（图85-1）：右眼视盘水肿，边界欠清，视网膜A/V约2/3，血管走行可，A-V血管征（−），无出血、渗出，黄斑部中心凹反射正常；左眼视盘色红，边界清，C/D约0.2，视网膜A/V约2/3，血管走行可，A-V血管征（−），无出血、渗出，黄斑部中心凹反射正常。眼压：右眼11 mmHg，左眼12 mmHg。

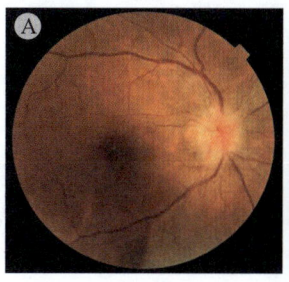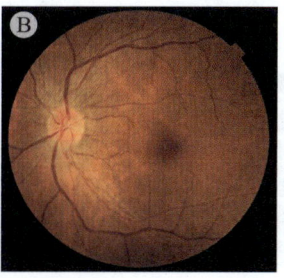

图85-1　彩色眼底照相

【辅助检查】

视野：右眼向心性视野缺损，中央下方保留视岛；左眼周边网膜散在片状视野缺损（图85-2）。视盘OCT：右眼视盘神经纤维层高度水肿，双眼神经节细胞正常（图85-3）。黄斑OCT：未见明显异常（图85-4）。FVEP：双眼P2波峰时值延迟，左眼著，双眼振幅可（图85-5）。眼眶MRI（平扫+增强）：右眼视神经眶内段肿胀、增粗，可见长T2信号伴T1强化（图85-6）。抗体检测：血清抗AQP4抗体、抗MOG抗体阴性。24小时血压监测：全天平均血压130/84 mmHg，最高收缩压167 mmHg（19∶56），最高舒张压121 mmHg（19∶56），最低舒张压44 mmHg（13∶56）。平均心率：77次/分。血栓弹力图：凝血因子活性正常，纤维蛋白原功能正常，血小板功能正常。实验室检验结果：PT 96.7%↑，中性粒细胞百分比44.5%↓，淋巴细胞百分比46.8%↑，促甲状腺激素6.26 mIU/L↑，餐后两小时血糖9.14 mmol/L↑。

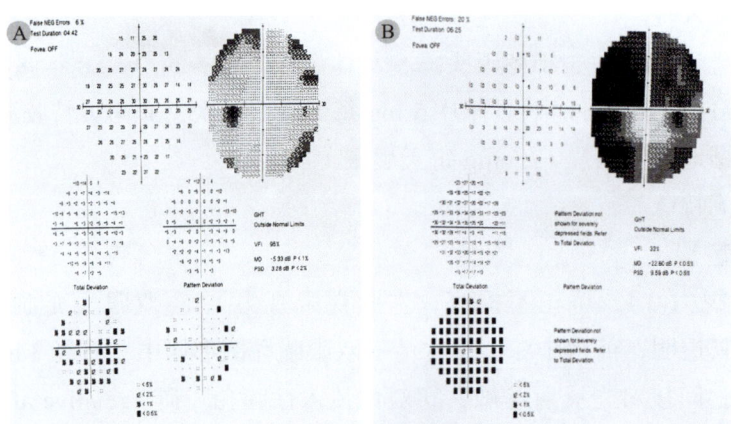

图85-2　双眼视野

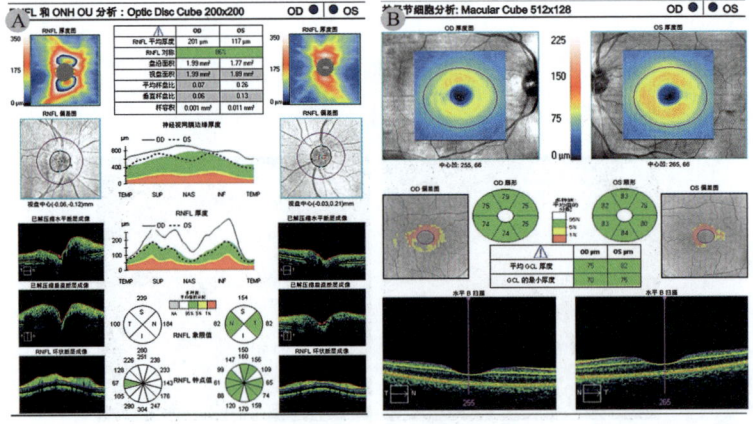

图85-3　视盘OCT

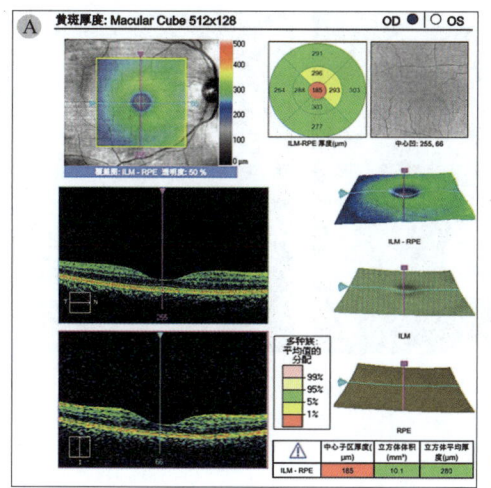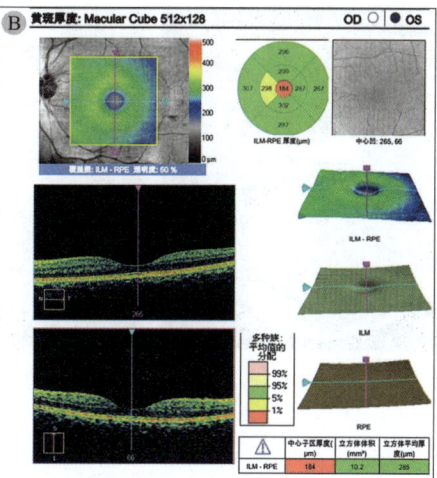

图 85-4　黄斑 OCT

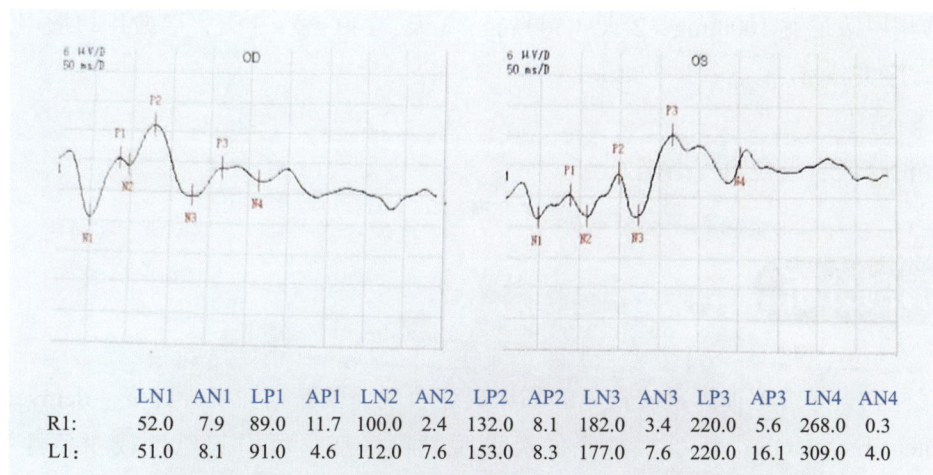

	LN1	AN1	LP1	AP1	LN2	AN2	LP2	AP2	LN3	AN3	LP3	AP3	LN4	AN4
R1:	52.0	7.9	89.0	11.7	100.0	2.4	132.0	8.1	182.0	3.4	220.0	5.6	268.0	0.3
L1:	51.0	8.1	91.0	4.6	112.0	7.6	153.0	8.3	177.0	7.6	220.0	16.1	309.0	4.0

图 85-5　FVEP

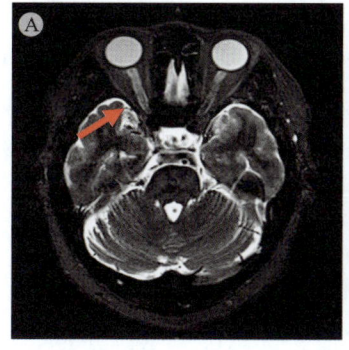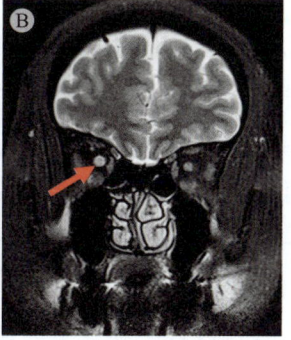

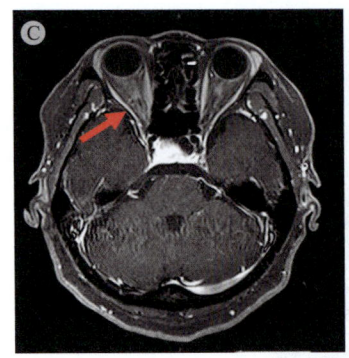 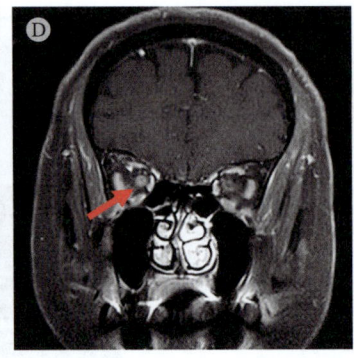 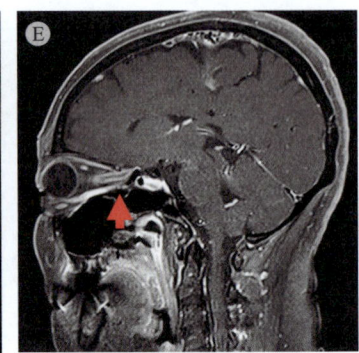

图 85-6　眼眶 MRI（平扫+增强）

【诊断】

右眼特发性视神经炎。

【治疗经过】

应用甲泼尼龙 1000 mg×3 天、500 mg×3 天、240 mg×3 天，后改用口服甲泼尼龙 48 mg，序贯减量。

【随访】

经治疗后右眼视力提高至 1.0。

病例分析

视神经炎是中枢神经系统常见的临床炎症表现。脱髓鞘性视神经炎（demyelinating optic neuritis，DON）泛指视神经的炎性脱髓鞘病变，可引起急性或亚急性视力下降，是青壮年视力丧失的主要因素之一。典型的视神经炎预后是良好的，可以是特发性的，也可以是脱髓鞘性疾病早期的临床表现，多数是多发性硬化。DON 的全球发病率为 1.0/10 万～5.36/10 万，男女比约为 1∶3。典型 DON 包括特发性 DON 和多发性硬化相关性视神经炎，在高加索人中高发；视神经脊髓炎谱系疾病相关性视神经炎在亚洲人群中高发；视神经脊髓炎在欧美人群的中枢神经系统脱髓鞘疾病中仅占 1%～2%，而在亚洲人群中的比例可达到 24%～48%。视神经脊髓炎谱系疾病相关性视神经炎作为我国中青年 DON 患者中最常见的视神经病变，在 14 亿人口中的发病率和患病率不容忽视。

DON 推荐诊断标准：①急性视力下降，伴或不伴眼球转动痛；②至少合并以下 2 项异常，相对性瞳孔传入阻滞、视野缺损、视觉诱发电位异常、色觉障碍；③排除缺血性、外伤性、压迫及浸润性、中毒性、营养代谢性、遗传性视神经病变等。

治疗：双眼受累或重症急性期进行大剂量糖皮质激素静脉滴注治疗。

治疗方案：甲泼尼龙琥珀酸钠 1 g/L（儿童建议每千克体重 20～30 mg/d）连续静脉滴注 3～5 天后序贯减量，急性期 DON 应用大剂量糖皮质激素治疗无效时，尽早开始血浆置换或免疫吸附治疗（血浆置换治疗方案：建议行血浆置换治疗 5～7 次，隔天 1 次，单次置换剂量以患者血浆容量的 1.0～1.5 倍为宜，置换液为白蛋白或新鲜血浆；免疫吸附治疗方案：5～7 次，隔天 1 次，每个疗程最多处理 2.5 L 血浆）。

对于复发性 IDON，尽早启动免疫抑制疗法（immunosuppressive treatments，IST）进行治疗，治疗方案如下。①MMF：推荐剂量为 1500～3000 mg，分 2 次口服；儿童推荐剂量每平方米体表面积 500～750 mg，每天 2 次；建议从 250 mg、每天 1 次或 2 次开始，每 7 天调整 1 次剂量，直至最终剂量，以提高患儿的耐受性。②硫唑嘌呤：推荐每天每千克体重 2～3 mg。③IVIG：诱导总剂量为每千克体重 2 g，维持每月每千克体重 1 g；或每天每千克体重 0.4 g，连续 5 天，随后每月每千克体重 0.4 g。

非动脉炎性前部缺血性视神经病变（non-arteritic anterior ischemic optic neuropathy，NAION）是一种临床诊断，是缺血性视神经病变最常见的一种形式，也是第 2 常见的视神经病变。患者年龄一般在 50 岁以上，并伴有血管病变危险因素（如糖尿病、高血压和阻塞性睡眠呼吸暂停低通气综合征）。

本病例患者为中年女性，单眼急性视力下降伴视野缺损，既往有高血压相关病史，查体可见患眼视盘水肿和 RAPD 阳性，需与 NAION 相鉴别。

徐全刚教授点评

视神经炎、NAION 是神经眼科的常见疾病，两种疾病有自己的流行病学特点和临床特点。视神经炎好发于中青年女性，以急性视力下降伴眼球转动痛为主要临床特点，最差视力可在数天内下降至无光感，1/3 患者可见视盘水肿，MRI 可见视神经增强信号。血清学检查可见水通道蛋白 4 抗体阳性、髓鞘少突胶质细胞糖蛋白抗体阳性和 GFAP 抗体阳性。急性期需要给予激素治疗。NAION 好发于中老年人，主要表现为无痛性视力下降和（或）视物遮挡感。发病早期眼底检查可见视盘水肿，MRI 检查多无视神经异常信号。治疗主要针对危险因素进行干预、管理，如高血压、糖尿病、夜间低血压、阻塞性睡眠呼吸暂停低通气综合征、血液高凝状态等。

虽然两种疾病有自己的好发人群和临床特点，但是在临床实践工作中，仍需要鉴别两种疾病。该病例为中年患者，急性起病，主要表现为视物遮挡感，眼底检查可见视盘水肿，很容易诊断为NAION。但是MRI检查发现患者有视神经强化，支持患者最终诊断为视神经炎。

神经眼科疾病的诊断很大程度上依赖标准、规范的眼眶MRI检查，本病例明确诊断的关键证据为MRI可见视神经的强化信号，提示我们在临床上除了掌握疾病的临床特点外，还应该完善必要的检查，如眼眶MRI（平扫+增强）及血清抗体的检查。

【参考文献】

[1] ABEL A, MCCLELLAND C, LEE M S. Critical review: typical and atypical optic neuritis. Surv Ophthalmol, 2019, 64（6）: 770-779.

[2] HORTON L, BENNETT J L. Acute management of optic neuritis: an evolving paradigm. J Neuroophthalmol, 2018, 38（3）: 358-367.

[3] NEURO-OPHTHALMOLOGY GROUP OF OPHTHALMOLOGY BRANCH OF CHINESE MEDICAL ASSOCIATION, EVIDENCE-BASED MEDICINE CENTER OF LANZHOU UNIVERSITY/WORLD HEALTH ORGANIZATION COLLABORATING CENTRE FOR GUIDELINE IMPLEMENT ATION AND KNOWLEDGE TRANSLATION. Evidence-based guidelines for diagnosis and treatment of demyelinating optic neuritis in China（2021）. Chin J Ophthalmol, 2021, 57（3）: 171-186.

[4] PETZOLD A, FRASER C L, ABEGG M, et al. Diagnosis and classification of optic neuritis. Lancet Neurol, 2022, 21（12）: 1120-1134.

[5] KANG H, QIU H, HU X, et al. Differences in neuropathic pain and radiological features between AQP4-ON, MOG-ON, and IDON. Front Pain Res（Lausanne）, 2022, 3: 870211.

[6] BALCER L J, GALETTA S L. Treatment of acute demyelinating optic neuritis. Semin Ophthalmol, 2002, 17（1）: 4-10.

[7] HUANG T L, LIN K H, WANG J K, et al. Treatment strategies for neuromyelitis optica. Tzu Chi Med J, 2018, 30（4）: 204-208.

（漆东方　整理）

病例 086　GFAP 相关疾病

病历摘要

【基本信息】

患者，男性，58 岁，主因左眼视野遮挡伴胀痛不适 1 个月就诊于我院。

现病史：患者于 2023 年 6 月无明显诱因出现左眼鼻下方视野遮挡伴胀痛不适，左眼矫正视力 0.6，当地医院诊断为"左眼 NAION"，给予改善循环及营养神经治疗，病情未缓解。2023 年 7 月左眼胀痛不适加重、视力下降，左眼矫正视力 0.5，眼球 B 超显示 T 形征，当地医院诊断为"左眼后巩膜炎"，给予醋酸泼尼松 45 mg 口服，后序贯减量，左眼胀痛不适减轻，视力未提升。2023 年 8 月 11 日门诊以"左眼视盘水肿"收入院。

既往史：2023 年 7 月诊断为高血压，给予苯磺酸氨氯地平片 5 mg 每天 1 次口服，目前血压控制不佳。

个人史：无特殊。

【眼科检查】

右眼矫正视力 1.0；左眼矫正视力 0.4。眼压：双眼 20.3 mmHg。双眼前房常深，房闪（−），左眼 RAPD（+）。晶状体未见明显混浊，玻璃体细胞（−）。眼底（图 86-1）：右眼视盘界清色可，C/D 约 0.1，动脉细、静脉走行略迂曲，视网膜未见出血渗出等异常，黄斑区（−）；左眼视盘轻度水肿、边界欠清，周围可见点片状出血及黄白色渗出，无视杯，动脉细、静脉走行略迂曲，黄斑区可见星芒样渗出。

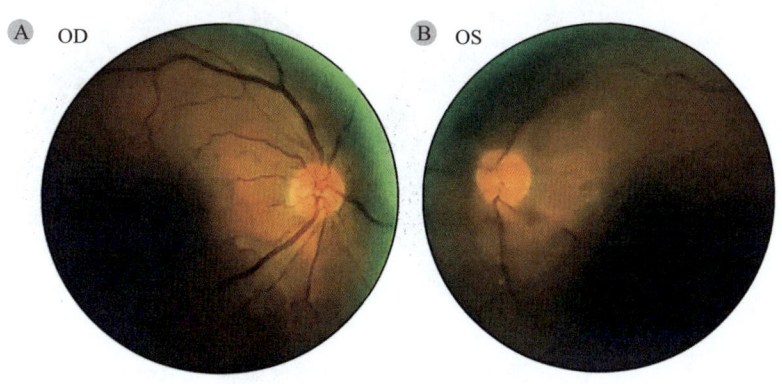

图 86-1　入院时眼底照相

【辅助检查】

眼底照相（本院门诊）：右眼视盘界清色可，C/D 约 0.1，动脉细、静脉走行略迂曲，视网膜未见出血渗出等异常，黄斑区（−）；左眼视盘水肿、边界不清，周围可见点片状出血及黄白色渗出，无视杯，动脉细、静脉走行略迂曲，黄斑区可见星芒样渗出（图 86-2）。黄斑 OCT（本院门诊）：左眼黄斑区网膜神经上皮层脱离，左眼视盘水肿（图 86-3）。眼部 B 超（本院门诊）：左眼玻璃体暗区大量点絮状低回声，左眼视盘处及其上方球壁回声增厚（图 86-4）。眼部 B 超（外院）：双眼玻璃体轻混浊，左眼后根部球壁回声增厚，T 形征（图 86-5）。眼眶增强 MRI（本院门诊）：T2、T1 轴位可见左眼球后壁增厚；T1 增强冠状位左眼视神经眶内段前部视神经鞘膜异常强化，T1 增强矢状位左眼球后壁增厚伴异常强化（图 86-6）。实验室检查：生化提示尿酸 482 μmol/L ↑。中枢脱髓鞘抗体：GFAP 抗体阳性（1∶10）。血常规、优生优育八项、血清术前八项、病毒全项、结核三项、红细胞沉降率、CRP：结果均未见明显异常。

【诊断】

自身免疫性胶质纤维酸性蛋白星形细胞病（autoimmune glial fibrillary acidic protein astrocytopathy，GFAP-A）；左眼视神经周围炎；左眼后巩膜炎。

【治疗经过】

全身给予甲泼尼龙 1000 mg，静脉滴注 3 天，序贯减量。给予他克莫司 1 mg，每天 2 次口服，防止复发。

【随访】

治疗 1 个月后门诊复查：左眼矫正视力 1.0。眼部 B 超显示左眼球后壁增厚明显减轻（图 86-7）。眼底照相显示左眼视盘水肿明显减轻，盘周出血及渗出明显吸收（图 86-8）。后续随访原发病及眼部病情稳定。

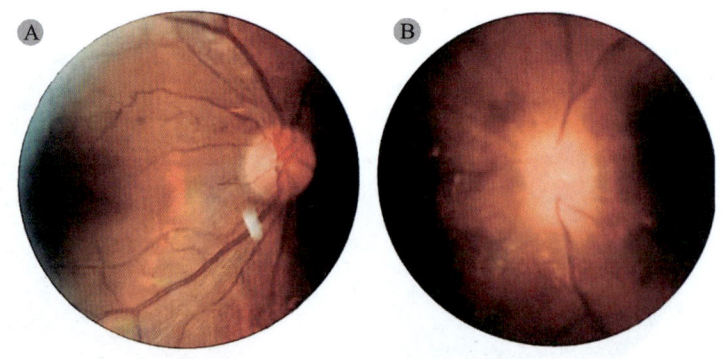

图 86-2　本院门诊眼底照相

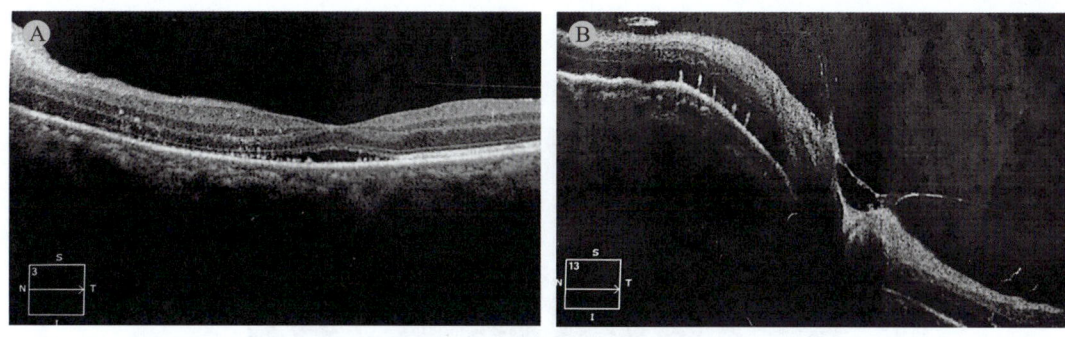

图 86-3　本院门诊黄斑 OCT

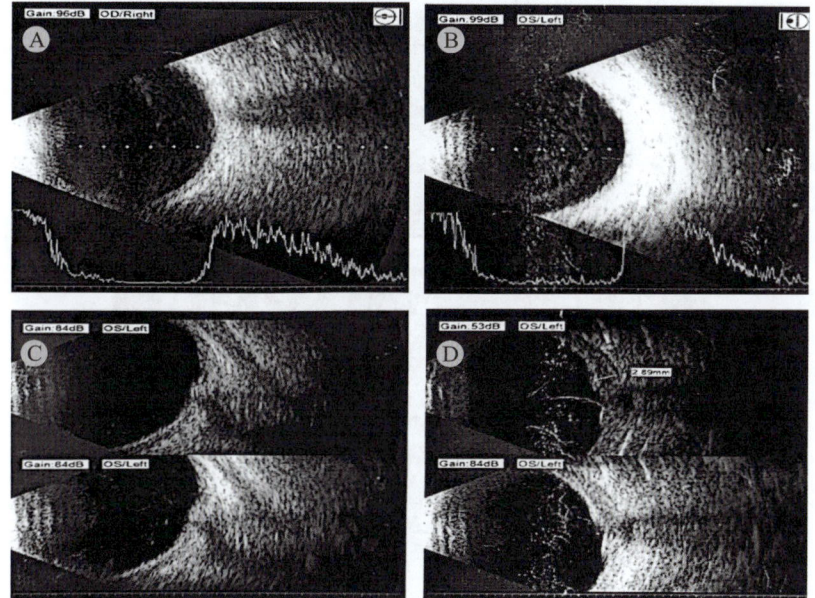

图 86-4　本院门诊眼部 B 超

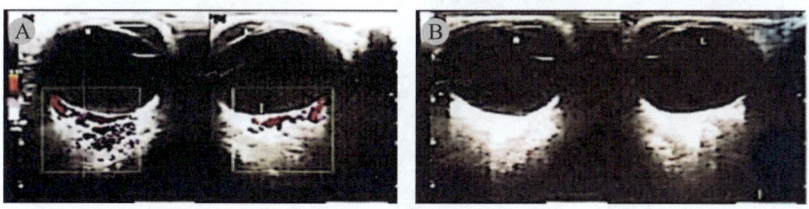

图 86-5　外院眼部 B 超

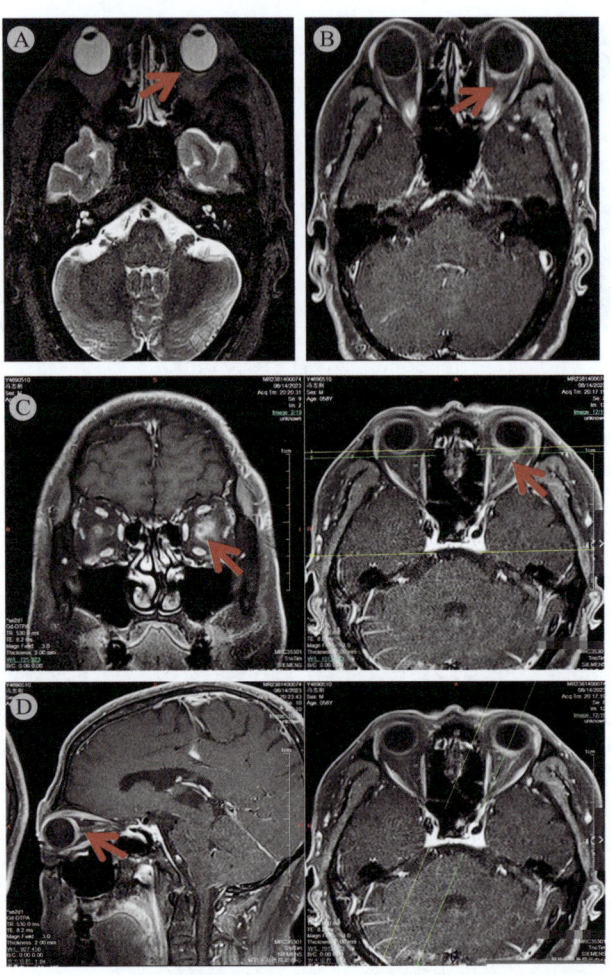

图 86-6 本院门诊眼眶增强 MRI

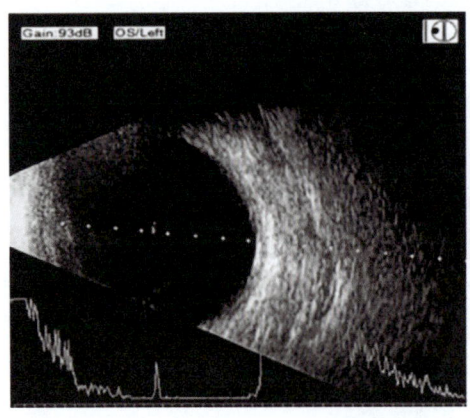

图 86-7 治疗 1 个月后眼部 B 超

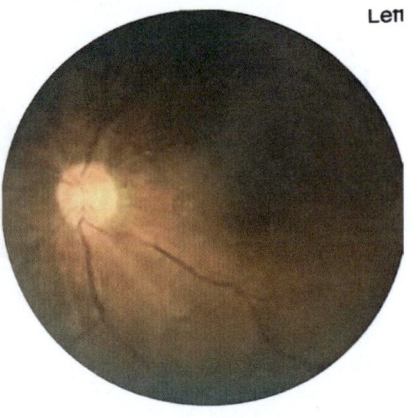

图 86-8 治疗 1 个月后眼底照相

病例分析

GFAP-A 是一组累及脑膜、脑、脊髓及视神经的综合征，该病于 2016 年由梅奥诊所首先报道并命名，其特异性诊断标志物为 GFAP-IgG。胶质纤维酸性蛋白（glial fibrillary acidic protein，GFAP）是星形胶质细胞中介于较小微丝与较大微管之间的中间蛋白，具有维持星形胶质细胞形态稳定、参与血-脑屏障形成、调节突触功能等多种生物学作用，发病机制及病因目前不详。GFAP-IgG 为细胞内抗原抗体，自身并无致病潜力，目前普遍认为，淋巴细胞、小胶质细胞、巨噬细胞和浆细胞分泌的抗体相互作用致神经炎性反应是 GFAP-A 最可能的发病机制。病理学研究显示，GFAP-A 患者脑组织活检可见 T 淋巴细胞、B 淋巴细胞、单核巨噬细胞等大量炎性细胞浸润。因此，初始的免疫攻击致星形胶质细胞功能失调并释放趋化因子，进而招募炎性细胞，使免疫攻击扩散至神经系统，这可能是 GFAP-A 的发病机制。临床表现为急性或亚急性发病，发病率为 4%～5%，女性发病率略高于男性，好发于中年人，无明显种族差异，表现为累及脑膜、脑实质或脊髓的炎症或者上述各部位炎症的组合。

国外研究显示，GFAP-A 患者的突出表现为脑炎（42%）和脑膜脑炎（12.5%），其次为脊髓炎（10.5%）和脑脊髓炎（8%），脑膜炎（5%）和脑膜脑脊髓炎（3%）较少见。国内发现 GFAP-A 的主要表现为脊髓炎（68.4%）和视神经炎（63.2%），尤以纵向延伸横贯性脊髓炎常见，并且主要以发热、头痛、意识障碍和脑膜刺激征阳性为首发症状。临床诊断尚无统一标准，目前国际较公认的诊断标准为 GFAP-IgG 阳性。

国内诊断要点：①急性或亚急性发病，临床表现为脑膜、脑实质、脊髓、视神经受累或上述各症状的组合；② MRI 可见脑室旁线样放射状强化和（或）脊髓长节段受累伴中央管强化脑脊液 GFAP-IgG 阳性；③脑组织活检提示颅内小血管周围炎症伴小胶质细胞活化；④糖皮质激素治疗有效；⑤排除其他可能疾病。

治疗与预后包括以下几点。①急性期治疗包括大剂量糖皮质激素（甲泼尼龙 500～1000 mg/d）连续静脉注射 3～5 天、静脉注射免疫球蛋白、血浆置换疗法。②长期治疗包括口服糖皮质激素、免疫抑制剂、B 细胞耗竭剂。③预后：大多数患者预后较好，70%～80% 的患者对糖皮质激素治疗反应良好，但仍有 30% 的患者复发，亦有少数患者遗留功能障碍，甚至死亡。

总之，GFAP-A 是一种少见的中枢神经系统自身免疫炎性疾病，以脑膜、脑实质、脊髓和视神经等受累为主要表现，受累部位不同，亦有不同的临床表现。本病例病变累及左眼后巩膜及视神经眶内段前部视神经鞘膜，进而引起视神经周围炎、后巩膜炎，造成患者视力下降，较为罕见。GFAP-A 对激素敏感，本例患者接受激素治疗后，症状明显好转，视力提升。

徐全刚教授点评

GFAP-A 是近年来新报道的疾病，发病率较低，本团队见到的也比较少。梅奥诊所对超过 100 000 例可疑中枢神经系统自身免疫性疾病的患者进行 GFAP 抗体检测，检出 134 例，在中枢神经系统自身免疫性疾病中，GFAP 星形细胞病的患病率估计为 0.2%。脑脊液中的 GFAP 抗体是自身免疫性 GFAP 星形细胞病的生物标志物。患者血清中 GFAP 抗体阳性率为 1.5% 左右，脑脊液中 GFAP 抗体阳性率为 0%～9%。本例患者为血清 GFAP 抗体阳性。由于腰椎穿刺的有创性，目前部分学者认为血清 GFAP 抗体阳性也可诊断该病，但需与其他疾病进行鉴别。必要时，应该对脑脊液送检 GFAP 抗体。

既往报道，GFAP 星形细胞病主要表现为脑炎、脑膜脑炎、脊髓炎和视神经炎。本病例报道患者为巩膜炎、视神经周围炎，查阅文献，未见相关报道。

GFAP 星形细胞病对一线免疫抑制治疗总体反应较好，预后较佳，但仍有一部分患者疗效不佳和复发。哪些因素影响疗效和复发尚不清楚，其他自身抗体的叠加或癌症的并存可能是因素之一，但仍需进一步研究确定。本团队见过水通道蛋白 4 抗体阳性合并 GFAP 抗体阳性的患者，其治疗效果目前正在随访观察中。

GFAP 星形细胞病是神经系统的一种自身免疫性疾病，需要对其病因、病理、机制、诊断和治疗进行进一步研究。GFAP 抗体在 GFAP 星形细胞病中的具体作用机制、对该疾病的诊断价值、抗体叠加对治疗和预后的影响等问题仍有待进一步研究揭示。

本病例首次发现 GFAP 患者以巩膜炎、视神经周围炎为首发症状，眼底可见视盘水肿、黄斑区星芒样渗出，临床容易诊断为巩膜炎、视神经视网膜炎，提示我们在临床上遇到类似患者且排除了其他疾病时，可以送检相关抗体，可能会有新的疾病谱的发现。

【参考文献】

[1] FANG B, MCKEON A, HINSON S R, et al. Autoimmune glial fibrillary acidic protein astrocytopathy: a novel meningoencephalomyelitis. JAMA Neurol, 2016, 73: 1297-1307.

[2] 王文雯，李梅. 自身免疫性胶质纤维酸性蛋白星形胶质细胞病研究进展. 中国现代神经疾病杂志，2022，22（3）：205-210.

[3] 王丽君，欧洲，魏明，等．自身免疫性胶质纤维酸性蛋白星形细胞病两例．中国神经免疫学和神经病学杂志，2022，29（4）：332-334.

[4] LAN W，LI J，AI P，et al. Autoimmune glial fibrillary acidic protein astrocytopathy：clinical analysis and review of 15 cases. Acta Neurol Belg，2023，123（4）：1465-1479.

（王文山　整理）

病例 087　乙胺丁醇相关视神经病变

病历摘要

【基本信息】

患者，男性，54岁，主因双眼视物模糊1月余来我院就诊。

现病史：患者于1个月前无明显诱因出现双眼视物模糊，无眼痛、眼胀、虹视、异物感等不适。

既往史：患者于2019年8月因肺部感染（结核分枝杆菌与非结核分枝杆菌感染待鉴别）来我院就诊，给予异烟肼片0.3 g口服每天1次，利福平胶囊0.45 g口服每天1次，盐酸乙胺丁醇片0.75 g口服每天1次，吡嗪酰胺片0.5 g口服每天3次（2019年11月30日停药），复方甘草酸苷片口服每天3次（2019年11月30日停药），多烯磷脂酰胆碱胶囊456 mg口服每天3次（2019年11月30日停药），左氧氟沙星片0.5 g口服每天1次；甲钴胺片500 μg口服每天3次治疗。否认高血压、糖尿病病史，无眼部疾病史。

个人史：无特殊。

【眼科检查】

右眼最佳矫正视力0.1，左眼最佳矫正视力0.1。眼压：右眼17.7 mmHg，左眼16.5 mmHg。双眼轻度红绿色觉障碍（假同色图）。双眼眼前节无明显异常（图87-1A），玻璃体轻度混浊，视盘色淡红，边界清晰，C/D为0.3，视网膜血管走行可，A/V为2/3，视网膜未见明显出血、渗出，黄斑中心凹未见明显异常（图87-1B）。

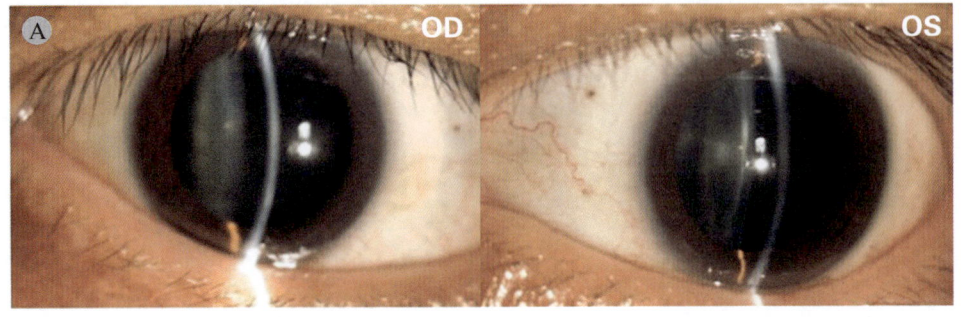

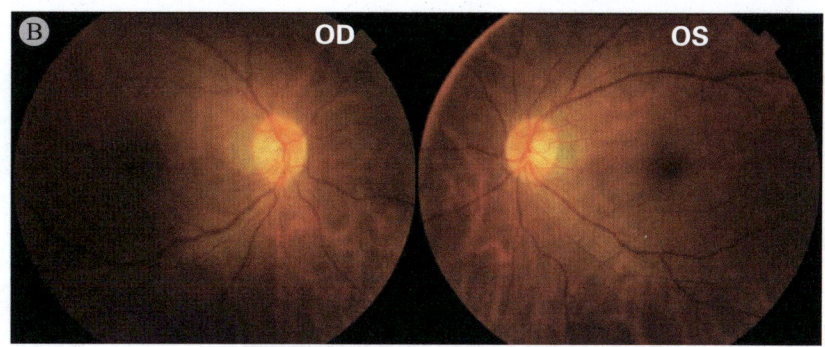

图87-1 眼前节及眼底照相

【辅助检查】

视野检查显示双眼以中心暗点为主的视野缺损（图87-2），FVEP显示双眼P100波峰值降低（以右眼为著）和潜伏期延长。OCT显示双眼黄斑中心凹无明显异常（图87-3A），视网膜神经纤维层厚度正常（图87-3B）。颅脑MRI未见视神经异常信号。颈动脉超声和椎动脉超声未见明显异常。

红细胞沉降率（−），抗心磷脂抗体、抗β_2-糖蛋白Ⅰ抗体（−），抗中性粒细胞胞浆抗体、抗MPO抗体、抗PR3抗体（−），抗核抗体、抗着丝粒抗体、抗增殖细胞核抗原抗体（−），HLA-B27（−），类风湿因子、抗链球菌溶血素O、超敏C反应蛋白（−），结核抗体（+）。

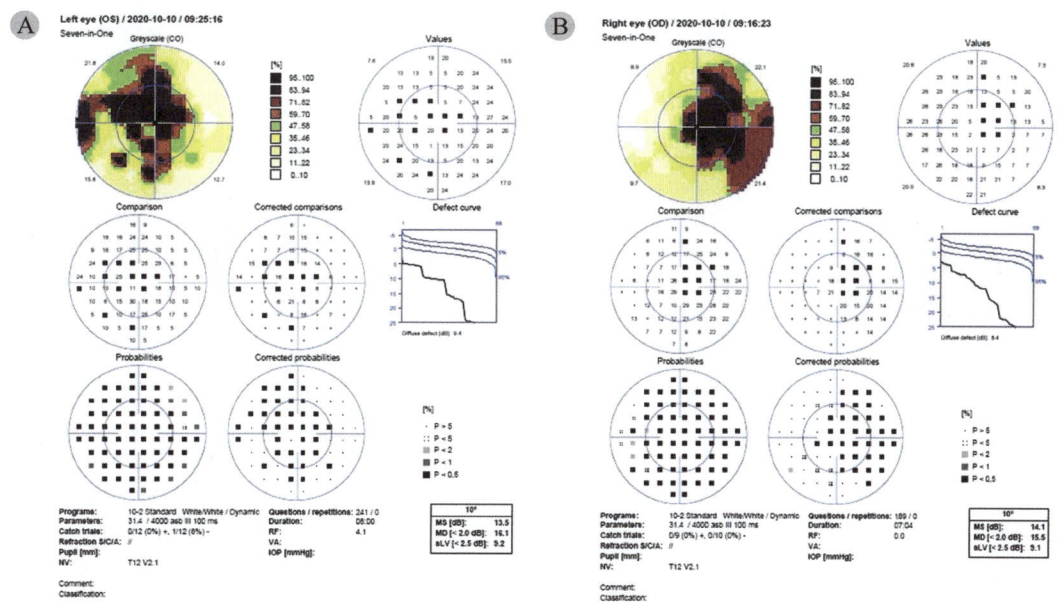

图87-2 视野检查

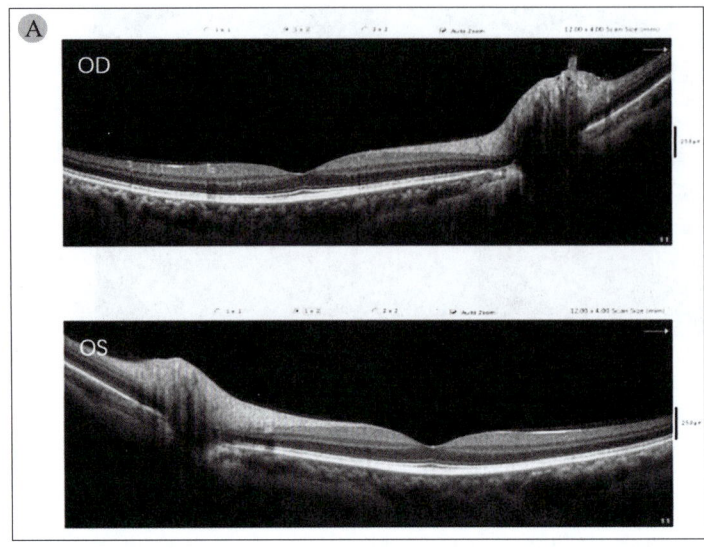 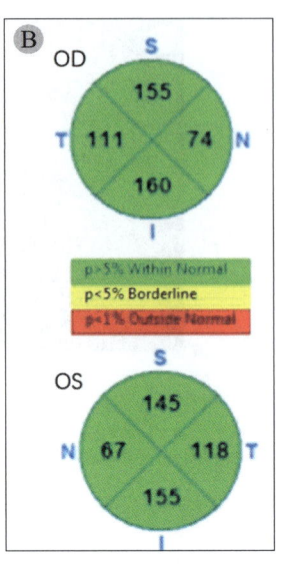

图 87-3 OCT 检查

【诊断】

双眼乙胺丁醇相关视神经病变。

【治疗经过】

入院后完善相关检查，结合患者病史、临床特征及影像学检查结果，明确诊断为"双眼乙胺丁醇相关视神经病变"。请呼吸内科会诊后，建议患者停用盐酸乙胺丁醇片，同时给予甲泼尼龙琥珀酸钠 1000 mg 静脉滴注，每天 1 次，3 天大剂量激素冲击及营养神经、改善循环，并予以保胃、补钾、补钙治疗。

【随访】

1 个月后复查，右眼最佳矫正视力 0.2，左眼最佳矫正视力 0.3。

病例分析

乙胺丁醇（ethambutol，EMB）是 1962 年研制出的一种抗结核分枝杆菌药物，目前作为一线抗结核药物在临床中广泛应用，其产生的眼毒性是结核治疗中的严重并发症。近年来，随着 EMB 的临床应用，EMB 引起的以视神经炎为主的眼部损害不断产生，发病率在 1%～2%。EMB 引起的眼毒性通常出现在用药 2 个月后，出现乙胺丁醇相关视神经病变（ethambutol optic neuropathy，EON）的患者通常会出现亚急性的临床表现，双侧无痛性典型的对称中枢性视力丧失，患者可能主诉眼前阴影、视力模糊、阅读困难、难以辨别颜色或眼睛屈光度数变化频繁。

乙胺丁醇引起视神经病变的机制至今尚未完全阐明，目前主要集中在以下2个方面：①线粒体功能受损：国外有报道称 EON 可能是由 EMB 导致线粒体功能受损所致。Heng 等认为 EON 是由于 EMB 通过兴奋性毒素方式使视网膜神经节细胞对谷氨酸盐敏感度增高。另外，EMB 干扰线粒体功能，可与三磷酸腺苷（adenosine triphosphate，ATP）酶活性降低和线粒体能量平衡遭到破坏有关。EMB 是一种较强的金属螯合剂，可与含铜的细胞色素 C 氧化酶及含铁的烟酰胺腺嘌呤二核苷酸（nicotinamide adenine dinucleotide，NADH）Q 氧化还原酶相互作用，破坏了线粒体呼吸链的正常循环，导致线粒体中的细胞色素无法转运足够的电子用于生成 ATP，从而影响神经轴突从胞体向远侧运输线粒体，最终导致能量耗竭并引起轴突水肿，触发神经细胞凋亡。②锌缺乏：EMB 可造成眼内锌缺乏而导致视神经和视网膜组织及其生理功能损害，出现中毒性视神经视网膜损害的临床表现。眼是人体含锌量较多的器官之一，每克眼组织视神经含锌量达 100 mg，每克视网膜和脉络膜达 400～500 mg。锌是机体许多酶的成分，在眼色素膜、视网膜及视神经中含有多种酶，有些含锌酶（如碳酸酐酶、乳酸脱氢酶及视网膜脱氢酶）对于色素膜及视网膜是很重要的物质。锌离子是脉络膜和视网膜中酶代谢的重要辅基成分，锌离子的螯合被认为是金属离子螯合机制中最重要的机制。当服用抗结核药物时，可使作为许多酶的辅基——铜和锌离子耗竭，导致新陈代谢紊乱，从而导致药物性视神经炎。这可能与体内二价金属离子锌被 EMB 螯合过多而从粪便排出有关。此外，锌参与维生素 A 的合成和运输及视色素的合成，影响暗适应；锌与视锥细胞的视紫蓝质有关，可影响色觉；锌还参与眼内蛋白质的生物合成、组织再生和修复，影响视神经的轴浆运输和神经功能的传导过程，锌缺乏时会造成上述视神经毒性表现，重者可发展为视神经萎缩。

EON 多为双侧对称性、无痛性、进行性视觉功能损害。最早出现的症状为视力下降，同时也是最主要的就诊原因，但因为个体感受性不同，出现症状到就诊的间隔时间长短不同，个别患者在合并眼痛、复视、视野或色觉异常时就诊，此时已发现视力较前有所下降。色觉异常，累及中轴时主要为红、绿色盲，绿色视觉多于红色视觉的丧失。在周围性视神经损害中，视力、色觉有时可正常，而检查视野时，可发现旁中心暗点、生理性盲点至注视点的大盲点、象限视野缺损、周边视野缺损。行眼底检查时，视盘早期可无异常发现，或视盘有充血、边界模糊等改变。

Behbehani RS 等发现接受乙胺丁醇治疗的患者有多焦视网膜电图异常表现，振幅较正常对照组显著降低，多焦视网膜电图对于乙胺丁醇的眼部毒性表现可能具有诊断和监测作用。Yiannikas 等的研究结果表明当先兆前期视觉诱发电位潜时延长、波幅下降，说明神经纤维已受损。OCT 显示颞侧视网膜神经纤维层改变。Zoumalan CI 使用 OCT 对乙胺丁醇诱导性视神经病变患者的视神经轴突变性进行检查，结果显示神经纤维层有相当程度的丧失，特别是来源于颞侧象限的神经纤维。其将乙胺丁醇诱导性视神经病病史分为短期、中期和长期视力损害 3 个组，发现颞侧象限神经纤维层厚度分别丧失 58%、68% 和 90%，因此 OCT 可作为对视神经病进行定量分析的一项有价值的检查工具。

EON 一般可分为以下 3 种类型。①轴性视神经炎型：中央纤维受损害，中心视力下降，中心暗点和绿色觉消失。②轴旁视神经炎型：视神经周围纤维受损害，中心视力好，色觉正常，唯有周边视野缺损。③视网膜炎型：黄斑部视网膜下出血及色素紊乱，中心视力下降。也有人不但中心视力严重障碍、视盘淡白、绿色盲、中心暗点，而且周边视野缩小 15°～20°，既有轴型又有轴旁型体征，提示视神经中央及周围纤维都受损，这种归纳为混合型，且混合型患者视功能损害最重。分型诊断对判断视功能损害程度和预后有意义。

EON 可分为先兆前期、先兆期、急性期、晚期。先兆前期视觉诱发电位潜时延长、波幅下降，虽然神经纤维已受损，但无明显临床症状；当出现眼部灼热感、干燥感、畏光等先兆症状时为先兆期；紧接着视力下降、色觉及视野损害为急性期；若不及时停药治疗视功能严重损害为晚期。

EON 的诊断标准：①视觉症状出现在 EMB 服用后；②满足以下多于 1 项主要标准且多于 2 项次要标准。主要标准：色觉异常且无其他原因导致色觉异常；Humphrey 视野检查存在中心或旁中心暗点。次要标准：排除中心暗点及旁中心暗点外的其他视野缺损，视盘色淡；排除眼前节及视网膜病变导致的视力下降，包括角膜疾病、白内障、糖尿病视网膜病变等；排除其他视神经病变导致的视力下降，包括青光眼、遗传性视神经病变、视神经炎、压迫性视神经病变等。

EON 具有可逆性，大部分患者视力会在停药数月后恢复，但仍有少量患者在停药 6 个月到 3 年后仍有持续的视力损害。因此，EMB 相关视力损害一旦出现需立即停药，停药后患者需要进行长期评估。目前 EON 没有有效的治疗方法，一级预防是 EON（最好的治疗方法）。应当告知患者服用 EMB 药物的眼毒性，如果发现任何视力障碍立即求医。乙胺丁醇治疗开始之前或开始时的基线检查应包括视力、中心视野检查、色觉检查和扩瞳眼底检查，高风险患者应每月进行筛查。Katherine 等提出了安全使用乙胺丁醇的管理指南：①保持接近 15 mg/kg 的剂量；②一旦药敏测试为不敏感，立刻停用乙胺丁醇；③如果肾小球滤过率较低，则以每周 3 次 15 mg/kg 的剂量代替每天服用；

④告知患者一旦有视力的改变需要立即就医；⑤至少每月检查1次患者的体重，以确保其剂量合适；⑥如果患者有乙胺丁醇视神经病变的任何危险因素，或者必须服用乙胺丁醇超过8周，应每月检查其视力，特别是色觉。

黄厚斌教授点评

EON的发病率虽然较低，但由于其对视力的危害性大，仍需要重视。EON的发生有剂量依赖性，与服药时长也有明显关系，大剂量、长疗程都会使其发病风险提高，年龄和肾功能也是EON发生的危险因素。对于接受EMB治疗的结核患者，在用药前有必要进行视力、色觉、视野及眼底等的常规检查，有条件的可早期行FVEP、视网膜电图监测，以达到早期预防中毒性视神经损害的目的。结核病科医生应该严格按体重来计算EMB的用药剂量，合理安排用药疗程，尤其对用药剂量、时间超常规的治疗者，更要定期检查。同时对接受乙胺丁醇治疗者应进行宣教，用药期间嘱患者经常自行测试视力、色觉、视野，做到早发现，应及时就诊。在眼科医生和结核科医生会诊下，停药检查和治疗，从而减少EMB所致中毒性视神经病变的发生。

【参考文献】

[1] GARG P，GARG R，PRASAD R，et al. A prospective study of ocular toxicity in patients receiving ethambutol as a part of directly observed treatment strategy therapy. Lung India：official organ of Indian Chest Society，2015，32：16-19.

[2] KOUL P A. Ocular toxicity with ethambutol therapy：timely recaution. Lung India：official organ of Indian Chest Society，2015，32（1）：1-3.

[3] LEE E J，KIM S J，CHOUNG H K，et al. Incidence and clinical features of ethambutol-induced optic neuropathy in Korea. J Neuroophthalmol，2008，28（4）：269-277.

[4] EZER N，BENEDETTI A，DARVISH-ZARGAR M，et al. Incidence of ethambutol-related visual impairment during treatment of active tuberculosis. Int J Tuberc Lung Dis，2013，17（4）：447-455.

[5] KOZAK S F，INDERLIED C B，HSU H Y，et al. The role of copper on ethambutol's antimicrobial action and implications for ethambutol-induced optic neuropathy 11grant support for this research：NIH（R01EY 11396-01A1 and AI-25140）. Diagnostic Microbiology and Infectious Disease，1998，30（2）：83-87.

[6] HENG J E，VORWERK C K，LESSELL E，et al. Ethambutol is toxic to retinal ganglion cells via an excitotoxic pathway. Invest Ophthalmol Vis Sci，1999，40（1）：190-196.

[7] CHAN R Y, KWOK A K. Ocular toxicity of ethambutol. Hong Kong Med J, 2006, 12(1): 56-60.

[8] CHUNG H, YOON Y H, HWANG J J, et al. Ethambutol-induced toxicity is mediated by zinc and lysosomal membrane permeabilization in cultured retinal cells. Toxicology and Applied Pharmacology, 2009, 235(2): 163-170.

[9] BEHBEHANI R S, AFFEL E L, SERGOTT R C, et al. Multifocal ERG in ethambutol associated visual loss. Br J Ophthalmol, 2005, 89(8): 976-982.

[10] YIANNIKAS C, WALSH J C, MCLEOD J G. Visual evoked potentials in the detection of subclinical optic toxic effects secondary to ethambutol. Arch Neurol, 1983, 40(10): 645-648.

[11] ZOUMALAN C I, AGARWAL M, SADUN A A. Optical coherence tomography can measure axonal loss in patients with ethambutol-induced optic neuropathy. Graefes Arch Clin Exp Ophthalmol, 2005, 243(5): 410-416.

[12] LEIBOLD J E. The ocular toxicity of ethambutol and its relation to dose. Ann N Y Acad Sci, 1966, 135(2): 904-909.

[13] SIVAKUMARAN P, HARRISON A C, MARSCHNER J, et al. Ocular toxicity from ethambutol: a review of four cases and recommended precautions. N Z Med J, 1998, 111(1077): 428-430.

[14] TALBERT ESTLIN K A, SADUN A A. Risk factors for ethambutol optic toxicity. Int Ophthalmol, 2010, 30(1): 63-72.

（朱志鸿　整理）

第七章 眼眶病

病例 088　复发性泪腺混合瘤

病历摘要

【基本信息】

患者，男性，47岁，主因左眼眶肿物切除术后10年，复发3年入院。

现病史：10年前主因左眼眶外上方肿物于当地医院行皮肤入路左眼眶外上方肿物切除术，术后病理显示左眼眶泪腺混合瘤，术后未予以特殊治疗。3年前发现左眼眶外上方肿物，并逐渐增大，无头痛、眶周痛、眼球痛、眼胀、视力下降、复视。

既往史：患者白癜风病史15年，无糖尿病、高血压病史，无其他眼部疾病史。

个人史、家族史：无特殊。

【眼科检查】

双眼裸眼视力1.0。眼压：右眼11 mmHg，左眼12 mmHg。左眼眉下可见一长约

2 cm 手术瘢痕，眶外上方触及多个质韧肿物，最大肿物约 15 mm × 30 mm × 20 mm，边界清，表面光滑，压痛（−），不活动。左眼球较对侧眼下移位 2 mm，向各方向活动不受限，眼球无内陷、震颤。眼前节及后节未见异常。眼球突出度：右眼 15 mm，左眼 18 mm，眶距 117 mm。患者入院时外观照见图 88-1。

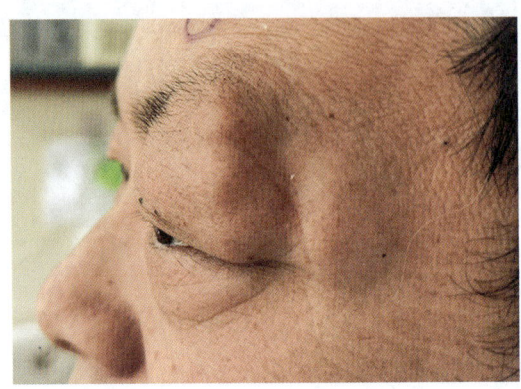

图 88-1　入院时外观照

【辅助检查】

眼眶 MRI 提示左侧眼眶占位术后，以左侧泪腺窝为中心及前外侧软组织内异常信号和强化，多倾向复发（图 88-2）。眼眶 CT 提示左侧眼眶外侧壁骨质破坏，可见软组织密度影，CT 值约 51 HU，左侧眼球略受压，与左侧外直肌分界不清，肿物内见点状钙化灶（图 88-3）。眼部 B 超提示左眼颞上方球壁后探及不规则中低回声团，边界欠清（图 88-4）。胸部 CT 提示左肺上叶下舌段磨玻璃结节，考虑良性。实验室检查：血常规、凝血功能、普通生化和感染指标（HIV、乙肝、丙肝、梅毒血清学）检测结果均未见明显异常。

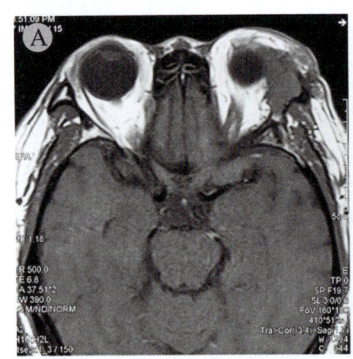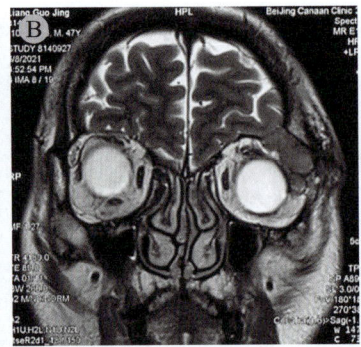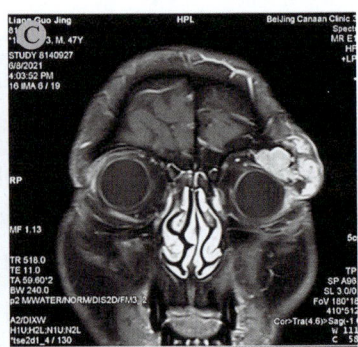

左眼眶外上象限泪腺区见不规则肿块，边界欠清，呈结节状，邻近眼球受压，局部与外直肌分界不清。A. 眼眶 T1WI 序列肿物呈等信号；B. 眼眶 T2WI 序列肿物呈稍高信号；C. 眼眶 T1WI 增强序列肿物明显强化。

图 88-2　眼眶 MRI

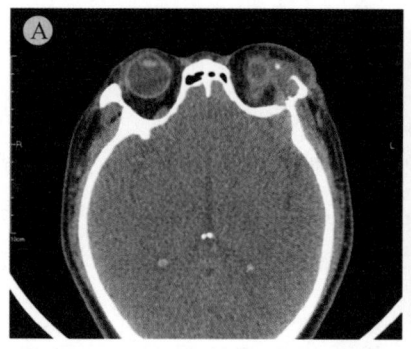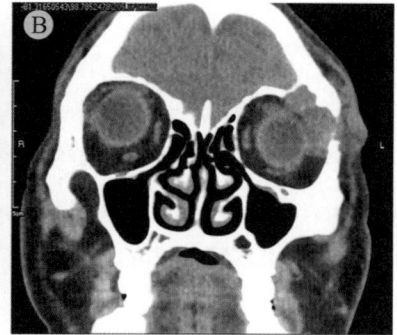

A. 水平位；B. 冠状位。

图 88-3　眼眶 CT

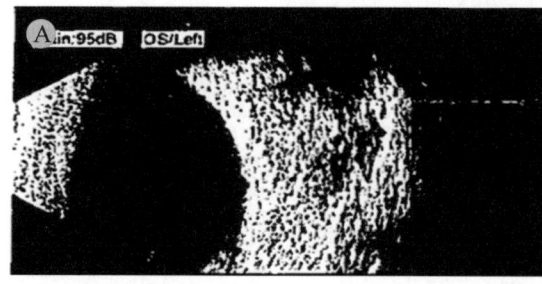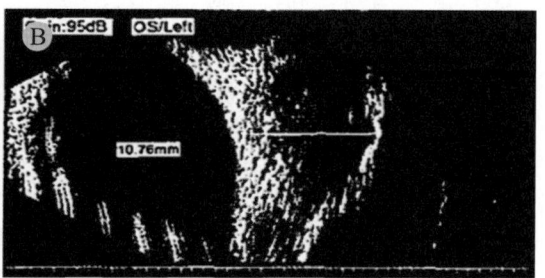

图 88-4　眼部 B 超

【治疗经过】

患者入院后完善术前检查，于全身麻醉下行左眼前路开眶、眼睑及眶内占位切除术，术中见上睑及颞侧皮下灰白色肿物，与眶上壁及外壁附着生长，质韧，无包膜，边界不清，与周围组织粘连紧密，切开眶内组织时有灰褐色内容物溢出，眶壁骨质破坏。术中完全切除病变组织，磨钻磨除受累骨质。术后病理结果回报：左眼眶恶性肿瘤，可见多形性腺瘤形态，大部分区域肌上皮增生活跃，可见脂肪、骨骼肌及骨浸润，部分区域腺上皮增生显著，恶变成分主要为肌上皮癌，部分区域考虑伴有低级别导管内癌成分。免疫组化结果：AR（部分区域+），P53（野生型），HER-2（+），Ki-67（+2%），P63（肌上皮+），Calponin（肌上皮+），CK7（部分+），S-100（肌上皮+）。

【诊断】

左眼眶泪腺混合瘤恶变。

病例分析

泪腺混合瘤又称泪腺多形性腺瘤（lacrimal gland pleomorphic adenoma，LGPA），

是最常见的良性上皮性肿瘤，占泪腺原发性上皮性肿瘤的 50% 以上。患者多为 20～50 岁，也可分布于各个年龄组，多以无痛性眼球突出、移位、复视、视力障碍为主要临床表现，病程通常持续超过 12 个月，无明显炎症反应。LGPA 患者在完全手术切除后一般拥有良好的视力预后和长期的生存期；若不完全切除，则极易复发，部分转化为恶性混合瘤（carcinoma ex pleomorphic adenoma，ca-ex-PA）的患者预后极差。有研究表明 *PLAG1* 和 *HMGA2* 的基因重排在 PA 和 ca-ex-PA 中较为常见，但潜在机制的确还需进一步研究。

在 LGPA 的影像学检查中，CT 和 MRI 显示出泪腺区类圆形或椭圆形、边界清楚的眶肿物。CT 检查的最大优点在于对骨质改变显示清晰，在 CT 图像上，所有的 LGPA 边界清晰，局部泪腺窝扩大，可有骨凹形成，不伴有骨质破坏，而复发性肿瘤除有上述表现外，常在眶周皮下形成数个清晰的圆形或团块影，泪腺窝骨质呈虫蚀样改变，骨破坏较为明显；而恶性肿瘤表现为眶外上方不规则或梭形占位，病变沿眶外壁向眶尖生长，更容易表现出边缘不规则、结节化和浸润邻近眶脂肪，这是鉴别泪腺区良恶性肿瘤的重要标志。在 MRI 图像上，相对于肌肉而言，肿瘤在 T1WI 序列上通常呈等信号、在 T2WI 序列上呈中高信号，增强后肿瘤明显增强，不仅能显示病变范围，还可显示肿瘤有无坏死腔，对复发性良性肿瘤或恶性肿瘤是否向颅内、鼻窦、颞窝等部位蔓延优于 CT，但对骨质变化的显示不如 CT，两者可相结合。

泪腺多形性腺瘤的手术关键在于是否一次性整体切除肿瘤，即包括肿瘤、周围骨膜及相邻部分正常泪腺。不能将肿瘤分块切除或弄碎，同时术前禁忌活体检查，以降其低复发或恶性转化的风险。泪腺多形性腺瘤由于质地脆，故无法用组织钳夹持，术中只能夹持肿瘤表面的骨膜缘。即使手术中肉眼所见肿瘤切除干净，组织病理学检查有时还会发现肿瘤的假包膜残留，或肿瘤芽已侵及或突破包膜，这可能是临床认为肿瘤完整切除但仍然复发的原因之一。Holstein 等对 30 例经过开眶肿瘤切除术的原发性 LGPA 患者进行了中位数时间为 15.5 年的随访，其中有 7 例出现局部复发，且复发与是否切除边缘肿瘤细胞存在显著相关性，此外 30 例患者中有 2 例发展为多形性腺癌癌前病变。该研究提示了 LGPA 的高复发性及恶性转变风险。ca-ex-PA 的癌变成分可能表现出多种形态，如黏液表皮样癌、腺样囊性癌、腺导管癌等。

王兆艳教授点评

泪腺多形性腺瘤是最常见的泪腺良性肿瘤，主要发生在成年人，临床表现为单眼渐进性眼球突出、眼球向鼻下方移位，眶外上方可扪及肿物，CT和MRI显示泪腺区类圆形或椭圆形、边界清楚的眶肿物。泪腺多形性腺瘤的手术关键是完整切除肿物，禁忌术前活组织检查，术中忌夹持肿瘤，可夹持肿瘤表面的骨膜缘，避免包膜破裂，预防复发。复发的泪腺多形性腺瘤呈不规则或多结节样，往往侵及眶内正常组织结构，转化为ca-ex-PA的风险很大。若患者在较短的病程中出现疼痛和较重的炎症反应，CT或MRI显示肿物形状不规则、边界不清楚、眶骨不均匀破坏、肿物向鼻窦或颅内扩展等表现时应考虑恶变，手术应扩大切除范围。

【参考文献】

[1] YOUNG S M, KIM Y D, SHIN H J, et al. Lacrimal gland pleomorphic adenoma and malignant epithelial tumours: clinical and imaging differences. Br J Ophthalmol, 2019, 103 (2): 264-268.

[2] HARRISON W, PITTMAN P, CUMMINGS T. Pleomorphic adenoma of the lacrimal gland: a review with updates on malignant transformation and molecular genetics. Saudi J Ophthalmol, 2018, 32 (1): 13-16.

[3] TOM A, BELL D, FORD J R, et al. Malignant mixed tumor (carcinoma ex pleomorphic adenoma) of the lacrimal gland. Ophthalmic Plast Reconstr Surg, 2020, 36 (5): 497-502.

[4] ANDREASEN S, VON HOLSTEIN S L, HOMØE P, et al. Recurrent rearrangements of the PLAG1 and HMGA2 genes in lacrimal gland pleomorphic adenoma and carcinoma ex pleomorphic adenoma. Acta Ophthalmol, 2018, 96 (7): e768-e771.

[5] PRABHAKARAN V C, CANNON P S, MCNAB A, et al. Lesions mimicking lacrimal gland pleomorphic adenoma. Br J Ophthalmol, 2010, 94 (11): 1509-1512.

[6] VON HOLSTEIN S L, FEHR A, PERSSON M, et al. Lacrimal gland pleomorphic adenoma and carcinoma ex pleomorphic adenoma: genomic profiles, gene fusions, and clinical characteristics. Ophthalmology, 2014, 121 (5): 1125-1133.

（王作为　郭晓会　整理）

病例 089　眼眶内肌间血管瘤

病历摘要

【基本信息】

患者，男性，22岁，主因右眼红肿1年，症状加重1个月入院。

现病史：患者1年前无明显诱因出现右眼红肿，于当地医院诊断为"右眼巩膜炎"，给予局部氟米龙滴眼液治疗，症状无改善。1个月前患者右眼红肿进一步加重，结膜充血、水肿、脱出睑裂，无视力下降、视物重影，无眼痛、眼胀，无眼球转动痛，无情绪亢奋、多汗、发热等伴随症状，于当地医院行眼眶CT、MRI检查提示右眼眶内占位，诊断为"右眼眶内炎性假瘤（肌炎型）"，给予甲泼尼龙80 mg冲击治疗，每天1次，连续治疗30天，患者眼部症状无好转，出现饮水增加及腹泻、稀便等应激性溃疡表现。

既往史：体健，无高血压、糖尿病病史。

个人史：无疫区旅居史，无吸烟、饮酒等嗜好。

【眼科检查】

双眼裸眼视力1.0，右眼睑水肿（+），眼位正，眼球不能外展，余方向可到位。眼球突出度（图89-1）：右眼18 mm，左眼15 mm，眶距100 mm。结膜充血、水肿，下方球结膜及穹隆结膜水肿（+++），结膜充血、水肿、脱出睑裂，不能自主还纳，角膜透明，眶压（+），余眼部检查未见明显异常，左眼检查未见明显异常。

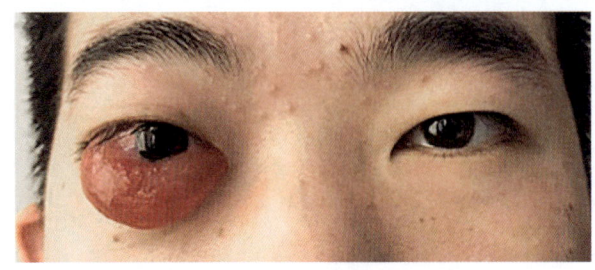

图89-1　入院时外观照

【辅助检查】

眼眶CT提示右眼眶外侧外直肌呈梭形膨大，肌腹为著，密度中等偏低，边界尚清，周围骨质无破坏（图89-2）。眼眶MRI提示右眼眶外侧占位，与外直肌关系密切，稍长T1信号，长T2信号内见点条状短T2信号（图89-3）。

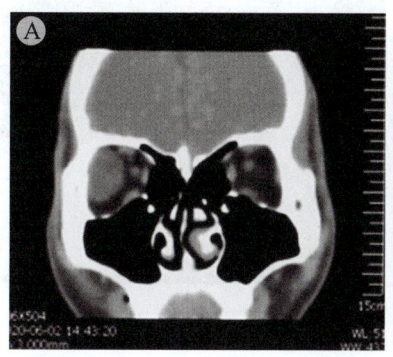
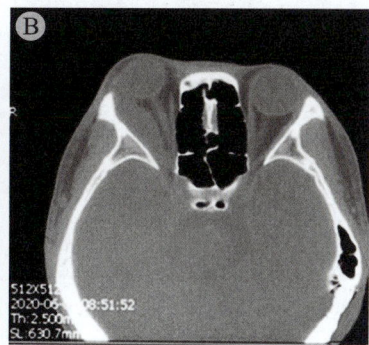

图89-2　眼眶CT

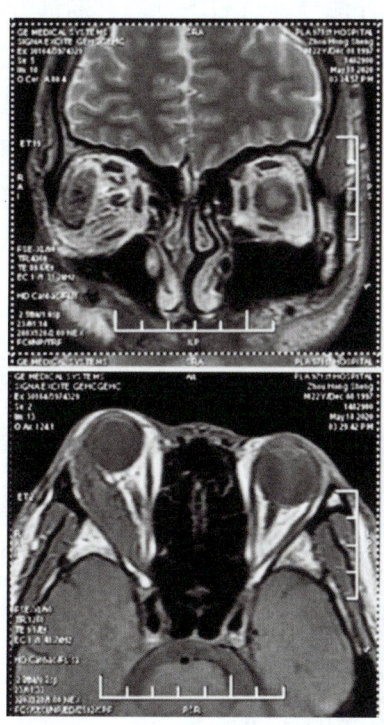
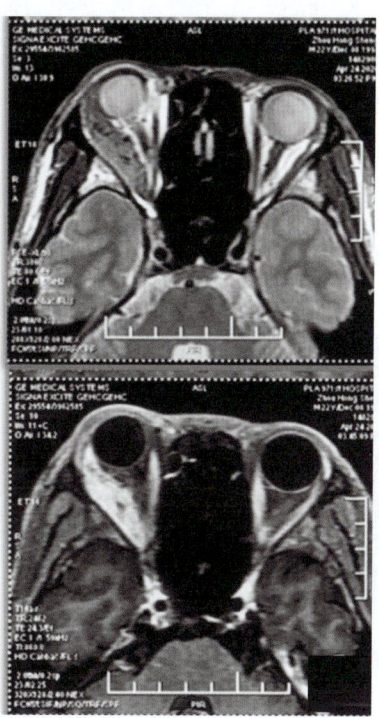

图89-3　眼眶MRI

CDFI显示右眼球颞侧低回声占位（图89-4A），血供丰富，呈"快进快出"型，内有粗大动脉供血（图89-4B）。

【诊断】

右眼外直肌占位（入院诊断），右眼眶肌间血管瘤（出院诊断）。

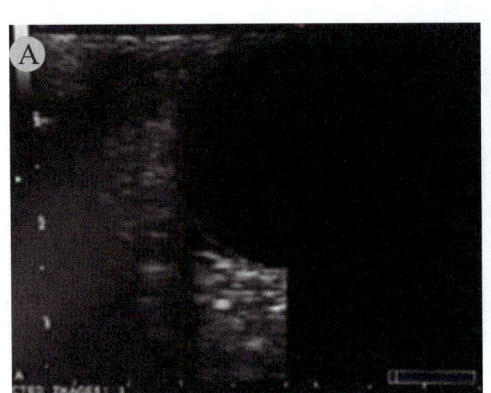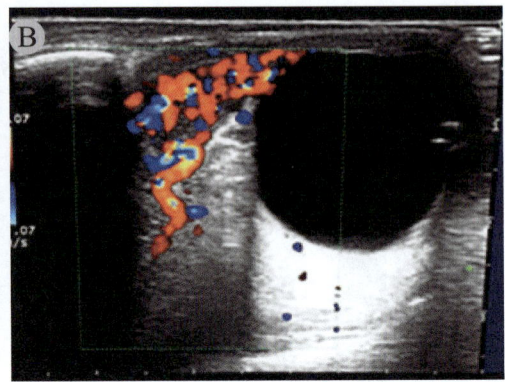

图 89-4　CDFI

【治疗经过】

完善术前检查后，在全身麻醉下经右眼外侧开眶行右眼眶内肿瘤部分切除活检术，术中见外直肌膨大，肌肉组织水肿呈灰白色，质地脆、嫩，沿外直肌中央纵向剖开肌腹，见灰红色、鱼肉样、切面光滑肿瘤组织（图 89-5A），弥漫分布于外直肌内，无明显边界，沿肌肉纹理，纵向切取部分肿瘤组织，送病理检查，肿瘤切面多条粗大、迂曲的血管，出血汹涌。术后病理结果显示肌间血管瘤（图 89-5B）。免疫标记：CD31（血管＋）、CD34（血管＋）、Ki-67（＋3%）、SMA（散＋）、FVIII（＋）。建议临床密切随诊。

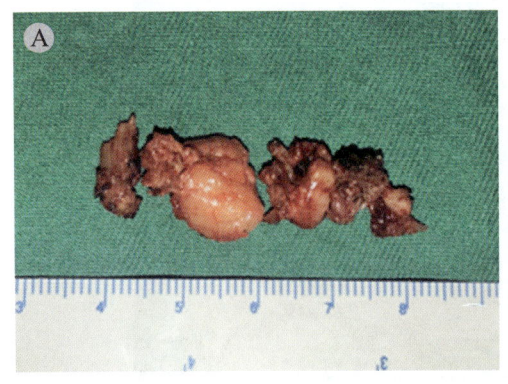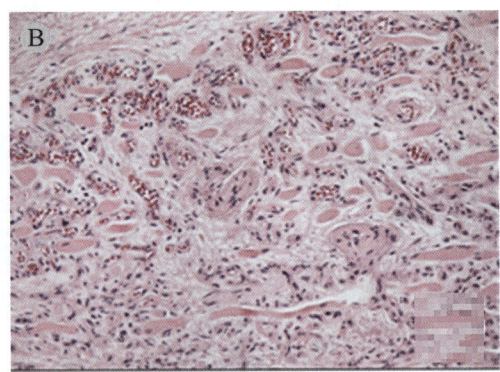

图 89-5　术中肿瘤组织及病理检查

术后给予局部放疗 20 次，共 40 Gy。放疗后检查：右眼视力 1.0，眼位正，眼球外展、内转较前明显好转，结膜水肿减轻（图 89-6）。

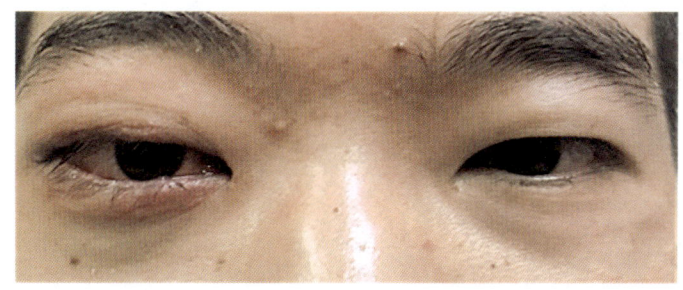

图 89-6　放疗后外观照

病例分析

　　肌间血管瘤（intermuscular hemangioma，IMH）是一类发生于横纹肌内，呈弥漫生长的血管性肿瘤，临床发病率较低，约占全部血管性肿瘤的 1%，肿瘤在肌肉组织内呈弥漫浸润性生长，形成无痛性肿块，瘤体无自发消退趋势。最常发生于四肢，其次为颜面部和躯干，发生在眼外肌中的 IMH 极为罕见。Allen 和 Enzinger 将 IMH 的组织学特征细分为毛细血管型（50%）、海绵型（29%）和混合型（21%）。

　　IMH 确切的病因尚不明确，有的学者认为，它是一种良性错构瘤，多在患者 20 岁或 30 岁时开始加速生长。肿瘤侵犯肌肉、皮肤组织，多为海绵状或蔓状，血管内皮细胞增生。其生长主要是局部肿胀和局部蔓延的方式，目前未见远处转移的报道。本病极少发生在眼外肌，本病例是我们临床中发现的第 3 例，国外报道过 1 例，其临床症状与本病例相似。由于组织供血良好，血管瘤组织快速增长，病变部位较健侧增粗、增大，瘤体生长到一定程度可引起临床症状，文献报道的 IMH 主要症状多为无痛性逐渐增长的病变，逐渐进行性眼球突出、眼睑肿胀和复视。

　　IMH 的早期诊断和治疗对患者的预后非常重要。由于肌间血管瘤的位置深且早期缺乏临床特异性症状，临床漏诊和误诊率高，影像学检查有助于诊断此病。MRI 可清晰显示肿物大小、边界、肌肉血管神经软组织受累范围和程度，对手术治疗和评估预后具有重要参考价值，是最佳检查方法之一。彩色多普勒超声是一种无创、可重复的检查，特别是对肢体而言还能很方便地做双侧对比，提高本病诊断的准确率，这是其独有的优势。它不仅能够根据声像图特征及 CDFI 提供的血流信息做出定性诊断，还能够定位，为临床的进一步诊治提供更多更可靠的依据，在临床治疗中起到重要作用，是临床首选的重要影像学检查手段。

手术切除是目前治疗IMH的主要手段，完整切除者预后较好，切除不彻底则极易复发，累及重要功能部位的病变可给予减容手术后辅助放疗或介入治疗，以维护患者功能、提高生活质量，但是其疗效尚不能明确。

杨新吉教授点评

眼外肌（extraocular muscles，EOM）增大的鉴别诊断包括甲状腺眼病、特发性炎症、转移和淋巴瘤等。眼外肌IMH极为罕见，临床诊断主要依靠活检。对于血供异常丰富，激素治疗效果不理想的眼外肌增粗性疾病，鉴别诊断应将本病考虑在内，必要时行活检手术，以明确诊断。虽然IMH的最佳治疗方法是手术完全切除，但缺点在于这样会导致不可逆的眼球运动障碍，对于眼眶内的IMH，提倡采用多种治疗方式，在明确病理结果后采取放射治疗或硬化栓塞等方式可进一步控制病情。

另外，值得注意的是肌间血管瘤为血管肿瘤，与深部血管有广泛交通支，有时出血难以控制，甚至是致死性出血，所以，肌间血管瘤手术切忌轻率地按一般手术进行操作，更不可在门诊做手术，肌间血管瘤都需住院手术。

【参考文献】

[1] WILD A T，RAAB P，KRAUSPE R. Hemangioma of skeletal muscle. Arch Orphop Trauma Surg，2000，120（3-4）.139-143.

[2] MEHTA A，BUTOLA S，NAIK M，et al. Intramuscular cavernous hemangioma of medial rectus muscle in paediatric age group. Case Rep Ophthalmol Med，2017，2017：1-3.

[3] KIM S，SHIN H，RHO B，et al. A case of intramuscular hemangioma presenting with large-angle Hypertropia. Korean J Ophthalmol，2006，20（3）：195.

[4] CHO J H，HAN I，LEE M R，et al. Isolation and characterization of endothelial cells from intramuscular hemangioma. J Orthop Sci，2013，18（1）：137-144.

[5] FERGUSSON I L. Haemangiomata of skeletal muscle. Br J Surg，1972，59（8）：634-637.

[6] CHRISTENSEN S R，BØRGESEN S E，HEEGAARD S，et al. Orbital intramuscular haemangioma. Acta Ophthalmol Scand，2002，80（3）：336-339.

[7] FAYAD L M，HAZIROLAN T，BLUEMKE D，et al.Vascular malformations in the extremities：emphasis on MR imaging features that guide treatment options.Skeletal Radiol，2006，35（3）：127-137.

（马瑞　整理）

病例 090　眼眶寄生虫囊肿

病历摘要

【基本信息】

患者，女性，16 岁，左眼反复肿胀 3 月余。

现病史：患者 3 个月前因感冒，左眼肿胀，静脉滴注抗生素 2 天后好转。1 个月后症状复发，外院行鼻窦炎手术治疗（具体不详），术后给予抗生素、激素治疗，症状仍不缓解。外院查眼眶 CT 及 MRI 发现眼眶占位性病变。患者为进一步诊治，就诊于我院。

既往史：患者 5 岁时因颅内占位在外院行手术治疗，病理诊断为"颅内棘球蚴病"。12 岁时复发，再次手术治疗，并服用抗虫药 2 年余。

个人史：居住于牧区。

【眼科检查】

右眼裸眼视力 1.0，左眼裸眼视力 1.0。外观照：右眼无明显异常；左眼上睑显著肿胀，完全遮盖角膜（图 90-1），上睑下垂，遮盖角膜，触诊上睑皮下似有积液，弹性差，压迫后凹陷长时间不回弹，压痛（+），眼位正，各方向运动基本到位。眼球突出度：右眼 14 mm，左眼 16 mm，眶距 100 mm。结膜充血、水肿，颞侧部分突出睑裂，眼内未见明显异常。双眼眼压 Tn，右眼眶压（−），左眼眶压（++）。

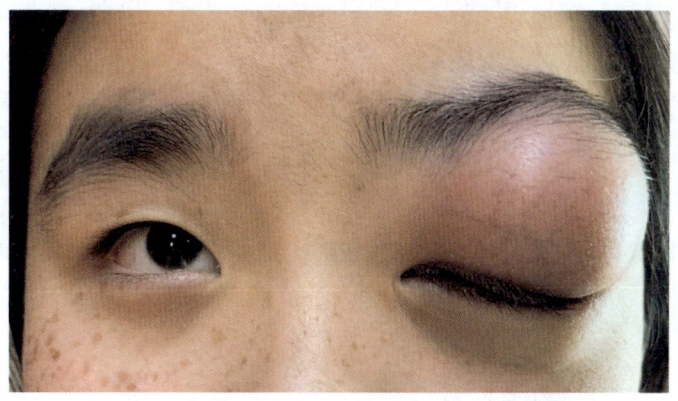

图 90-1　外观照

【辅助检查】

眼眶CT（图90-2）：左眼上睑皮下见等密度占位影，眶外侧壁骨皮质部分缺失，颅内邻近部位（箭头所指）可见病灶，边界密度高；三维重建可见左侧眶外壁缺损的骨质边缘整齐。眼眶MRI（图90-3）：左眼上睑皮下为囊性病变，边界清晰，囊壁强化明显，囊内容物信号均一，T1稍低信号，T2高信号，不强化；颅内病灶囊内信号不均一；两处病变之间似有沟通（箭头所指）。

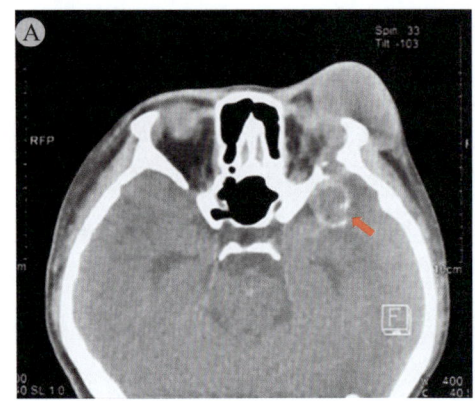
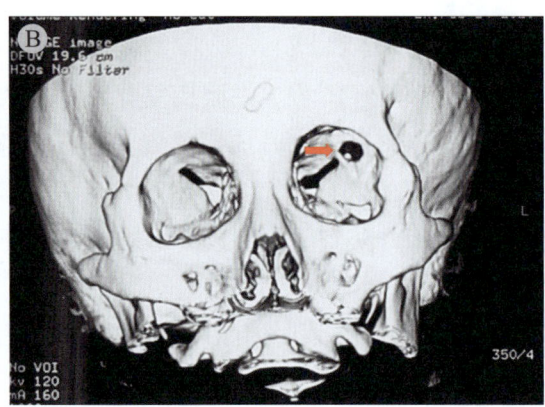

图90-2　眼眶CT

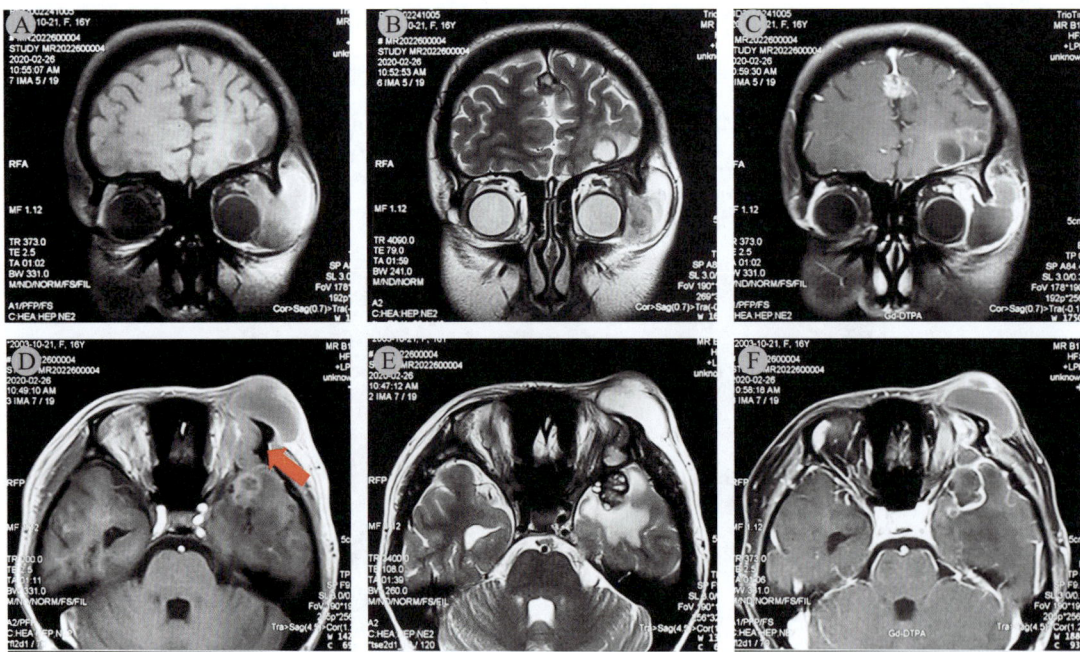

图90-3　眼眶MRI

【诊断】

左眼眶内占位（性质待查）。

【治疗经过】

神经外科会诊后，认为患者颅内病变暂不宜手术，可行全身抗寄生虫药控制病情。患者于2020年3月5日在全身麻醉下行左眶病变探查切除术，术中见病灶呈囊性，用注射器抽吸囊内容物，见黄色黏稠脓性囊液，其中夹杂颗粒囊泡样成分（图90-4）。囊液涂片发现活动的虫体（图90-5A，箭头所指）；病理结果显示囊内容物有棘球蚴囊，囊壁组织中有炎性肉芽组织及嗜酸性细胞浸润（图90-5B）。术后6天，患者左眼裸眼视力1.0，眼睑轻度肿胀，上睑下垂，遮盖瞳孔上缘，皮肤切口对合良好，双眼球突出度一致（图90-6）。

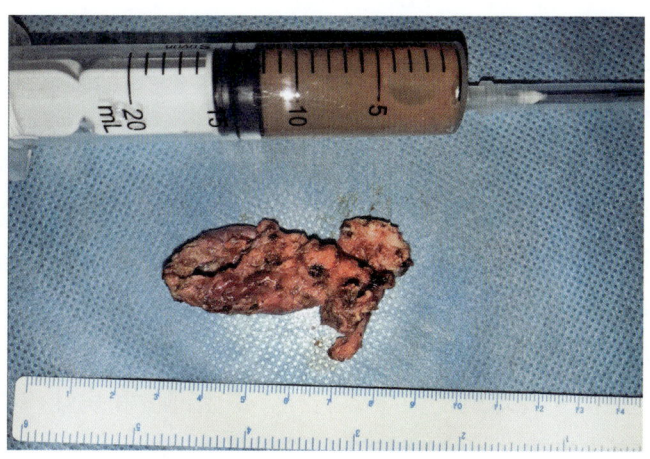

图90-4　手术标本

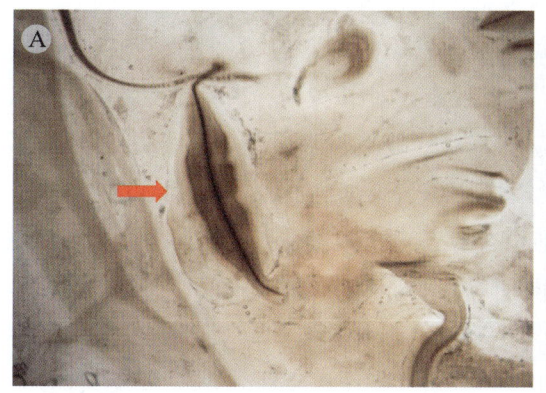
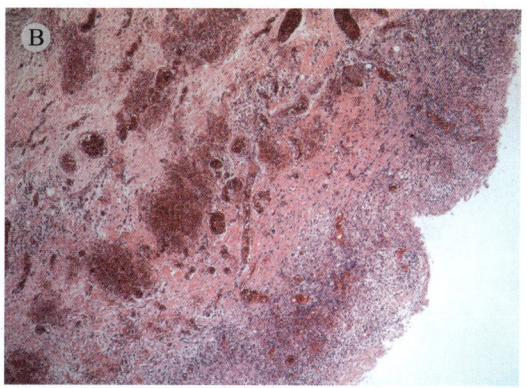

图90-5　涂片及病理

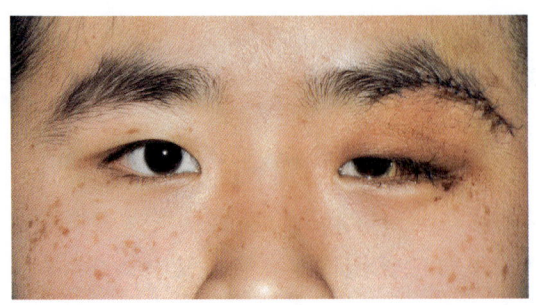

图 90-6 术后外观照

病例分析

棘球蚴病又称包虫病，是人体感染棘球绦虫的幼虫引起的寄生虫病，是一种常见的人畜共患病。该病病原体以细粒棘球绦虫最为多见，其成虫寄生于犬科食肉动物的小肠，虫卵随终末宿主粪便排出体外，污染水源、牧草、土壤等外界环境，被牛、羊等食草动物和人等中间宿主吞食后，在小肠内孵化，钻入肠壁，经血液循环播散至各组织器官。该病主要以狗为传染源，可感染人类、牛、羊等，因此患者多有牧区旅居史。棘球蚴病好发于儿童和青壮年，以肝脏受累多见（约占80%），其次是肺部，极少侵犯眼眶（约占1%）。临床上以囊性病变的占位效应多见，也有囊液渗漏引起的炎症反应。其严重程度取决于棘球蚴的数量、病程、寄生部位和病灶体积的大小，在我国被列为重点防治的寄生虫病。

棘球蚴可寄生于人体内的任何部位，眼内病例罕见，仅有少量个案报道，见于视网膜下。眼眶棘球蚴病进展缓慢，单侧受累多见，临床表现包括局部压迫和刺激、毒性和过敏反应及继发性感染。进行性眼球突出、移位最常见，也可侵犯眼外肌，出现眼球运动障碍；累及眶深部可压迫视神经，造成视盘水肿，视力下降。病灶一般稳定，偶有囊液流出，可引起严重的眶内炎症反应；如囊壁破裂，大量囊液入血可导致过敏性休克，甚至死亡。对于进展缓慢的眶内囊性病变患者，应特别注意询问牧区旅居史。除常规的影像学检查外，实验室检查中，血清学检测棘球蚴特异性IgG最为常用，敏感性高，特异性强；此外，包虫皮内试验简便易行，但假阳性率较高，常用于筛查。防治该病，首要是预防：加强卫生宣教，养成良好的个人卫生和饮食卫生习惯；在生产、生活中加强个人防护；定期为家犬、牧犬驱虫；严格、合理处理病畜及其内脏，严禁喂犬。手术摘除是常规治疗手段，术中应注意避免囊壁破裂。对于病灶小或不能耐受手术者，可口服阿苯达唑驱虫。

杨新吉教授点评

棘球蚴病是感染棘球蚴的人畜共患病，是我国常见的寄生虫病之一。此类患者有明确的牧区旅居史，因吞食被棘球蚴污染的食物或水而感染，棘球蚴通过肠壁入血，可播散至全身各处，主要引起肝脏病变，但眼眶受累者少见，仅占棘球蚴病的1%～2%。临床表现与其他囊性病变相似，以压迫症状最为常见。但囊液渗漏可引起过敏或毒性反应，并造成虫体播散。眼眶棘球蚴病进展缓慢，平均每年增大1.5 cm，早期不易察觉。患者常因眼球突出而就医，结合影像学检查，不难发现眶内的囊性病灶，但应注意与其他囊性病变鉴别，如皮样囊肿、脓肿、畸胎瘤、黏液囊肿等。对于来自牧区的患者需特别注意流行病学的调查；血清学检测棘球蚴特异性IgG有助于诊断，但存在假阴性可能；病原学检查发现虫体是诊断金标准。该病的常规治疗是手术切除，特别需要注意的是避免囊液流出，引起虫体眶内播散。本例患者既往有明确的包虫病史，影像学结果提示眶内病灶邻近颅内病灶，两者有沟通。因此，考虑眶内病灶源于颅内病灶侵犯。为避免虫体进一步播散，术中我们先抽出囊液减容，完整取出眶内病灶后，再以高渗盐水浸泡术野组织15分钟。术后常规口服驱虫药，并定期复查。不可忽视对患者的健康宣教，使其养成良好的卫生习惯，在畜牧业生产中做好防护，有助于降低复发率。除特殊部位外，该病通常预后较好。

【参考文献】

[1] 宋国祥. 眼眶病学. 北京：人民卫生出版社，2010.

[2] 詹希美. 人体寄生虫学. 北京：人民卫生出版社，2010.

[3] GUO C，ZHU R，QIU J，et al. Subretinal echinococcosis：a case report. BMC Ophthalmol，2017，17（1）：185.

[4] MUFTUOGLU G，CICIK E，OZDAMAR A，et al. Vitreoretinal surgery for a subretinal hydatid cyst. Am J Ophthalmol，2001，132（3）：435-437.

[5] BAGHERI A，FALLAHI M R，YAZDANI S，et al. Two different presentations of orbital echinococcosis：a report of two cases and review of the literature. Orbit，2010，29（1）：51-56.

（胡至察　整理）

病例 091　眼眶脂肪肉瘤

病历摘要

【基本信息】

患者，女性，56岁，右眶肿瘤切除术后6年第3次复发。

现病史：患者2013年无明显诱因出现右眼上睑肿，逐渐上睑不能抬起。2014年首次手术切除右眶肿瘤，病理提示右眼眶脂肪组织内梭形细胞增生伴胶原化，考虑为"不典型脂肪瘤"。2016年出现右眼进行性眼球突出，上睑肿物复发。2018年行第2次手术切除，病理提示不典型脂肪瘤，局部恶性变（肉瘤）。2019年患者再次出现右眼球突出，行第3次手术切除，病理提示低度恶性脂肪肉瘤。2020年患者再次出现右眼球突出，复查MRI考虑肿瘤再次复发。

个人史：无特殊。

【眼科检查】

右眼视力有光感，光定位不准。右眼眶上方触之较硬，眉弓下外侧皮肤可见瘢痕，上睑完全下垂，下睑外翻，眼球向外上方移位，眼球向各方向运动均受限。内侧结膜被顶出睑裂，质软，可还纳，表面充血、上皮化，角膜透明，前房中等，KP（-），房闪（-），虹膜色泽正常，瞳孔形圆居中、直径约3 mm、对光反射消失，晶状体混浊，眼底未见视网膜脱落。眼压：Tn，眶压（++）。左眼视力1.0，前后节未见明显异常。眼球突出度：右眼21 mm，左眼16 mm，眶距93 mm。

【辅助检查】

眼部MRI（2018年8月，第1次术后）：右眼眶弥漫性占位病变，边界不清，与眼外肌、眶脂肪等无明显边界，T1不均匀高信号为主，混杂有低信号，T2信号不均匀，可见高信号区，病变不均匀强化（图91-1A～图91-1C）。

眼部MRI（2019年10月，第2次术后）：右眼眶下方椭圆形占位病变，边界欠清，T1/T2中信号，病变可强化（图91-1D～图91-1F）。

眼部MRI（2020年11月，第3次术后）：右眼眶内下方不规则占位病变，边界欠清，T1/T2表现为周边高信号，中间低信号，中间低信号区不可强化（图91-1G～图91-1I）。

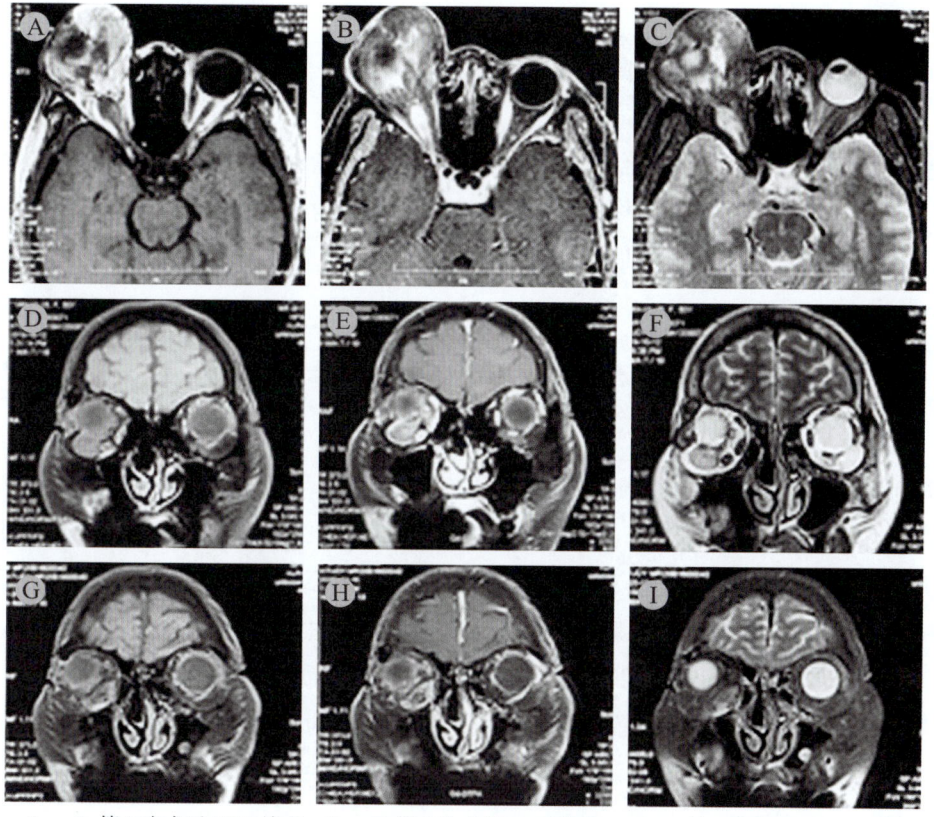

A～C. 第 1 次术后 MRI 检查；D～F. 第 2 次术后 MRI 检查；G～I. 第 3 次术后 MRI 检查。

图 91-1　3 次手术后的 MRI 检查

眼部 CT（2018 年 8 月，第 1 次术后）：右眼眶弥漫性占位病变，密度不均匀，呈中密度混杂，有低密度区，无骨破坏，眶深部可见钙化点（图 91-2）。

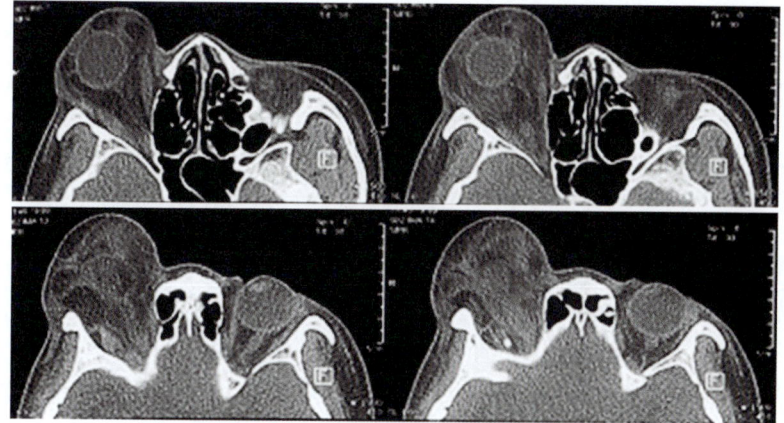

图 91-2　第 1 次术后眼部 CT

【诊断】

右眼眶复发性肿瘤；右眼盲。

【治疗经过】

患者已行3次手术，病理结果分别为不典型脂肪瘤；不典型脂肪瘤和局部恶性变（肉瘤）；低度恶性脂肪肉瘤。第3次术后1年，肿瘤再次复发。由于患者右眼已无视功能，为防止再次复发，行右眼眶内容物剜除术。随访1年，未见肿瘤复发、转移。

病例分析

本例患者多次复发，病理诊断均为眼眶脂肪肉瘤。脂肪肉瘤是由不成熟的脂肪细胞组成的恶性肿瘤，好发于腹部、大腿等部位，眼眶原发的脂肪肉瘤较罕见。原发眼眶脂肪肉瘤无特征性临床表现和影像学特征，确诊有赖于病理检查。根据世界卫生组织对软组织肿瘤的分类，将脂肪肉瘤分为高分化型、去分化型、黏液型、多形型和黏液样多形型，其中高分化型脂肪肉瘤过去称为不典型脂肪瘤。

虽然眼眶内充满了脂肪，但原发性眼眶脂肪肉瘤的发病率很低，文献报道的大多是个案，对于该疾病的认识尚不全面。眼眶脂肪肉瘤并不是由脂肪瘤恶变而来，但具体的发病原因还不清楚。

眼眶脂肪肉瘤好发于中年老人，无明显性别差异。由于眼眶脂肪肉瘤可发生于眼眶的各个部位，因此没有特征性的临床表现，根据占位效应的不同而有多种表现。但大部分眼眶脂肪肉瘤都有眼球突出的表现，这也是多数患者就诊时的主诉。值得一提的是，只有不到30%的脂肪肉瘤患者会出现视力下降，这可能和脂肪肉瘤质地较软、对视神经压迫较小有关。眼眶脂肪肉瘤的影像学检查也没有特征性表现，但高分化型脂肪肉瘤影像学检查中病灶可出现典型的脂肪信号：MRI检查中T1/T2均为高信号，不强化；CT检查表现为低密度。脂肪信号的出现可提示脂肪肉瘤的可能，但即使没有脂肪信号，也不能排除脂肪肉瘤的可能。因此，脂肪肉瘤的术前诊断是较困难的。

杨新吉教授点评

脂肪肉瘤无特征性临床表现和影像学检查，术前诊断确实是十分困难的。本例患者由于有多次手术的病史，且每次病理诊断都提示脂肪肉瘤，因此术前诊断是比较明确的。

手术是治疗眼眶脂肪肉瘤的主要方法，但由于肿瘤无明显边界，难以完整切除肿瘤，故复发率较高。本例患者6年内做了3次手术，均在术后1年左右的时间复发。一项6例眼眶脂肪肉瘤的回顾性研究发现，即使做了眼眶内容物剜除术，仍然有1/3的患者复发了。

目前认为，脂肪肉瘤对于放疗、化疗都不敏感。但最近的个案报道采用手术部分切除联合质子放疗的方法治疗眼眶脂肪肉瘤，随访2年，未见复发。但由于病例数太小，难以肯定质子放疗对于脂肪肉瘤的作用。对于无法完整切除脂肪肉瘤又想保眼球的患者而言，质子放疗可以作为一个选择。

综上所述，眼眶脂肪肉瘤术前诊断困难，确诊有赖于病理检查。手术完整切除是关键，行眶内容物剜除术时也应尽量完整切除眶内组织，但复发率较高，需重视术前谈话和术后随访。脂肪肉瘤术后放疗效果不确切，可酌情使用。

【参考文献】

[1] KANG J Y, KIM H J, WOJNO T H, et al. Atypical lipomatous tumor/well-differentiated liposarcoma of the orbit：three cases and review of the literature. Ophthalmic Plastic & Reconstructive Surgery，2021，37（3S）.

[2] MADGE S N, TUMULURI K, STRIANESE D, et al. Primary orbital liposarcoma. Ophthalmology，2010，117（3），606-614.

[3] PECK T, GERVASIO K A, ZHANG P J L, et al. Atypical lipomatous tumor/well-differentiated liposarcoma with myxoid stroma in a hereditary retinoblastoma survivor. Ocular Oncology and Pathology，2020，6（2），79-86.

[4] VITOLO V, BARCELLINI A, FOSSATI P, et al. Carbon ion radiotherapy in the management of unusual liposarcomas：a case report. In vivo（Athens，Greece），2019，33（2），529-533.

（吴畏　整理）

病例 092　眼眶转移癌

病历摘要

【基本信息】

患者，男性，19岁，主因左眼球突出伴异物感2个月入院。

现病史：患者2个月前无明显诱因出现左眼肿胀、眼球突出伴流泪不适，余无特殊不适，遂至当地医院就诊，CT、MRI检查发现左眼眶内占位，建议来我院进一步治疗。

既往史：无特殊。

个人史：无特殊。

【眼科检查】

右眼：裸眼视力0.3，矫正视力1.0；眼位正，各方向运动可；瞳孔形圆居中，直径3 mm，对光反射存在；眼底检查未见明显异常；眶压（－）。左眼：视力无光感；下睑退缩，眼球突出明显；眼位正，各方向运动可；结膜轻度充血，角膜透明，前房中等深度，KP（－），房闪（－），虹膜色泽正常，无萎缩和前后粘连，瞳孔形圆居中，直径3 mm，对光反射消失；眼底检查未见明显异常；眼压35.8 mmHg，眶压（++）。眼球突出度：右眼19 mm，左眼29 mm，眶距119 mm。患者外观照相见图92-1。

【辅助检查】

眼眶CT（图92-2）：左侧额骨、颞骨、额窦壁、眶外壁、蝶骨、蝶窦壁、床突骨质破坏，呈膨胀性改变，局部呈团块状混杂密度影，可见分隔样结构，密度不均，CT值约31.3 HU。左眼突出，左眼球、视神经、外直肌、上直肌受压移位，视神经迂曲。左眼眶下裂增宽，眶上裂显示不清，病变累及眶尖、海绵窦区及额颞部、左额窦及蝶窦，左侧视神经管区域密度增高。鼻旁窦内见软组织密度影。MRI（平扫＋增强）检查（图92-3）：左眶外壁、蝶骨、左侧额骨、颞骨、额窦壁、蝶窦壁区域见不规则团块状等短T1等长T2信号，其内信号不均，可见多发小条形长T1短T2信号，并见多发液平面，DWI部分稍高信号，增强扫描病变强化不均，边界较清，呈膨胀性改变，病变累及眶尖、海绵窦区及额颞部、左额窦及蝶窦，左侧视神经管区域信号不均。左侧额窦、双侧筛窦、上颌窦内见等长T1、长T2信号。左眼突出，左眼球、视神经、外直肌、上直肌受压移位，视神经迂曲。病理报告：印戒细胞癌。

第七章 眼眶病

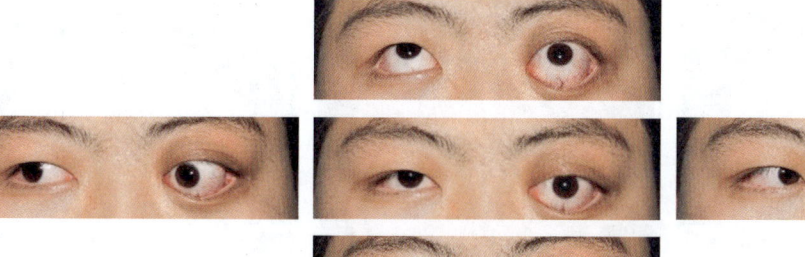

图 92-1 外观照相

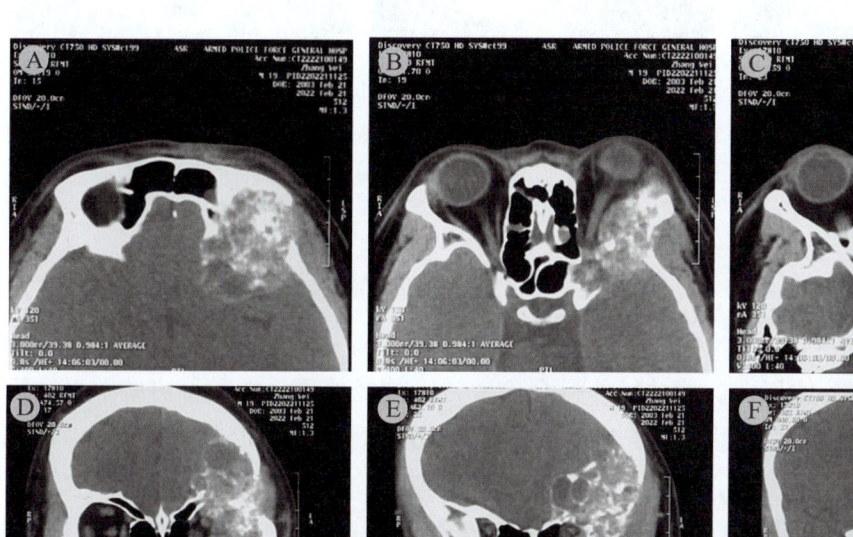

图 92-2 眼眶 CT

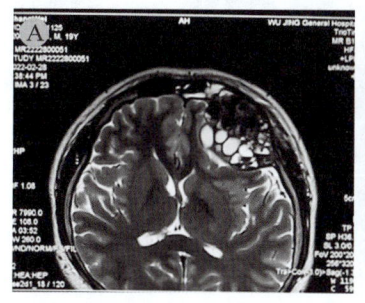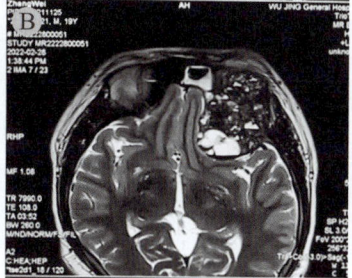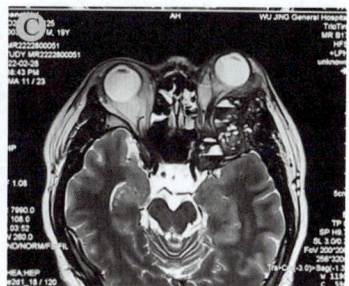

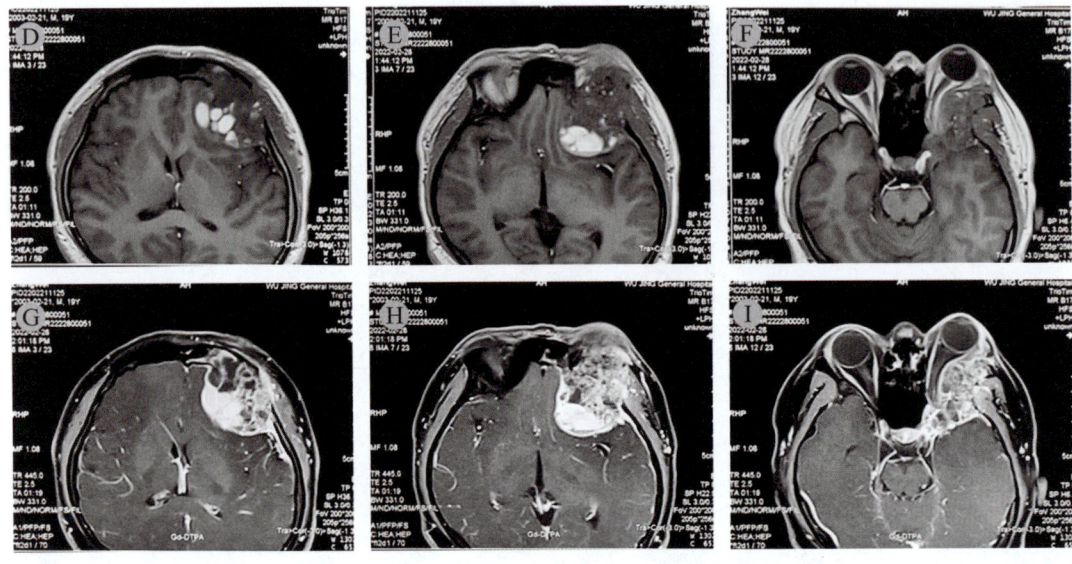

图 92-3　眼部 MRI（平扫 + 增强）

【诊断】

左眶颅沟通肿瘤。

【治疗经过】

因患者颅内部分体积大，请神经外科会诊后转入神经外科，由我科协助手术。完善术前检查未见明显手术禁忌证，于 2022 年 3 月 8 日在全身麻醉下行左眶颅沟通肿瘤切除术。术中见肿瘤为囊实性，质软，浸润眶骨骼及骨膜，未侵及泪腺及脑膜。病理标本见图 92-4。术后病理报告为印戒细胞癌，嘱患者外院病理会诊，并完善全身 PEC-CT 检查。随访后考虑消化道肿瘤可能性大，患者已前往专科门诊进一步诊治。

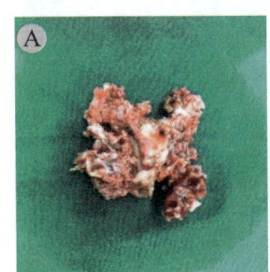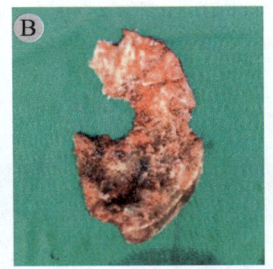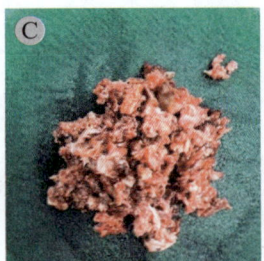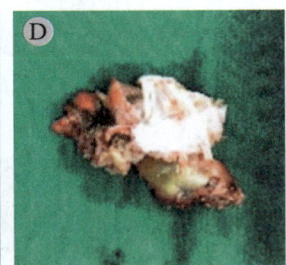

图 92-4　病理标本

病例分析

印戒细胞癌（signet-ring cell carcinoma，SRCC）是一种特殊的黏液分泌性腺癌，最常见于胃、食管、结肠，或见于乳腺、膀胱、前列腺和胰腺。其主要特点是胞质中含有大量的黏液，使细胞核被推挤到细胞质一侧呈"印戒"样而得名。

印戒细胞癌是一种低分化、恶性程度较高的肿瘤。其发生与编码腺上皮细胞黏附蛋白 E-钙黏附素的 *CDH1* 基因突变相关，因此肿瘤细胞黏附能力差，导致其容易出现转移。近年来其发病率呈上升态势，1970—2000 年，其发病率增加了近 10 倍。

在既往的研究中发现，转移肿瘤占眼眶肿瘤的 7%，最常见的组织来源是乳腺癌，其次是黑色素瘤和前列腺癌。许多眼眶转移癌较难以鉴别以至于不能辨别原发肿瘤，据估计，癌症患者眼眶转移的发生率为 2%～4.7%，约 30% 的眼眶转移肿瘤发现早于原发肿瘤。眼眶区域内缺少淋巴管道，因此远处来源的转移性肿瘤只能通过血液循环由原发灶扩散到眼眶。眼眶转移癌多为单侧发病，双侧的发病率基本一致，由少部分患者双侧同时发现转移瘤。眶内的转移瘤可累及眼外肌等眶内组织，少数累及前、中颅窝，侵及眶周骨质的肿瘤可表现为溶骨性或成骨性。

眼眶转移癌的主要症状包括眼球突出、复视、疼痛和视力下降，其中以眼球突出和运动障碍最为常见，而且两者出现的严重程度不成比例，部分肿瘤对眼眶骨质破坏导致脑组织、血管的搏动传导至眼球，或者由于肿瘤血供丰富、血液流速较快而出现眼球搏动性突出。临床中将眼眶转移瘤分为 5 种类型：①肿块型，主要表现为眶内肿块，发生于眼眶前部者可于眼部触诊时扪及，发生于眼眶后部者可引起眼球突出；②浸润型，弥漫性或局灶性浸润眶内组织，多引起眼球运动障碍、眼球固定及复视，部分患者可出现眼球凹陷；③功能型，累及视神经、动眼神经、滑车神经、三叉神经及展神经等颅神经，其特点是眶内肿块或浸润程度较轻，但是视觉及眼球运动、感觉症状较为明显；④炎症型，炎症样起病，疼痛（眼球运动时加重）、结膜水肿、充血和眼睑肿胀等；⑤静止型，无眼眶病变的症状、体征，影像学检查或眼眶手术中发现。

结合本例患者病理诊断，考虑其可能存在全身其他部位，肿瘤病史尚未发现。眼眶转移癌的预后取决于原发病灶情况，条件允许的情况下尽量争取手术切除肿瘤，这有利于明确病理、寻找原发灶并指导后续放化疗治疗方案。而且相对于单纯或组织检查，手术切除肿瘤能够有效缓解患者症状、改善生活质量，并在一定程度上提高存活率。

杨新吉教授点评

眼眶转移瘤在临床中多来源于乳腺癌、黑色素瘤与前列腺癌，而印戒细胞癌在乳腺癌、消化道上皮癌、前列腺癌中最为常见，因此原发病灶来源不能明确。与眼眶良性肿瘤不同，眼眶转移瘤临床上经常表现为突然出现快速进展的症状。我们在临床工作中发现大多数转移瘤发生在单侧，可局限性生长或弥漫性地渗透到眶内外软组织，导致眼球移位，并伴有眼球突出、复视和眼球运动障碍。位于眶尖部的肿瘤直接压迫视神经，还会导致随机扩增和视力下降，严重影响患者的功能状态。肿瘤细胞渗入眼外肌和球后间质组织，导致结缔组织增生、纤维化牵拉眼球后退，反而出现眼球内陷。同时我们注意到，一些原发癌倾向于渗透到特定的眼眶组织，如乳腺癌由于局部激素模式而局限于眼眶脂肪垫内，以及黑色素瘤侵犯和扩大眼外肌，MRI对这些软组织病变较为敏感。而前列腺癌和肝癌通常侵入眼眶骨结构，引起成骨或破骨反应，CT能更好地识别。本病例中，肿瘤的溶骨和成骨作用非常明显。虽然首发症状表现为眼球突出，但是大部分肿瘤瘤体在破坏眶颅间骨质后进入颅内，术后对护理要求较高。因此根据实际情况，与神经外科进行充分沟通后采取联合手术，术后护理由神经外科护理单元完成。本例患者进行病理检查后，明确为印戒细胞癌，但是通过病理检查仍难以确认肿瘤原发灶，因此建议其完善PET-CT检查。根据随访结果，肿瘤来自消化道可能性较大，该患者已就诊于专科医院行进一步治疗。

【参考文献】

[1] GUILFORD P, HOPKINS J, HARRAWAY J, et al. E-cadherin germline mutations in familial gastric cancer. Nature, 1998, 392（6674）: 402-405.

[2] HENSON D E, DITTUS C, YOUNES M, et al. Differential trends in the intestinal and diffuse types of gastric carcinoma in the United States, 1973-2000: increase in the signet ring cell type. Arch Pathol Lab Med, 2004, 128（7）: 765-770.

[3] PALMISCIANO P, FERINI G, OGASAWARA C, et al. Orbital metastases: a systematic review of clinical characteristics, management strategies, and treatment outcomes. Cancers（Basel）, 2021, 14（1）: 94.

[4] 宋国祥. 眼眶病学. 北京：人民卫生出版社，2010.

（张国禄　李月月　整理）

病例 093　泪腺血管周上皮样细胞瘤

病历摘要

【基本信息】

患者，女性，33岁，主因左眼上睑肿胀缓慢加重伴睁眼困难4年余就诊。

现病史：患者左眼上睑肿胀加重伴左眼球运动受限，无明显眼红、眼痛、视力下降及视物变形等。1个月前就诊于当地医院行眼眶CT检查，结果提示左眼泪腺肿物可能。为进一步治疗就诊于我院。

既往史：无特殊。

个人史：无特殊。

【眼科检查】

双眼裸眼视力1.0。右眼眼睑无肿胀，上睑无下垂，眼位正，各方向运动到位。左眼上眼睑肿胀，上睑下垂，遮盖上方瞳孔缘（图93-1）。上睑外侧、眶缘内下方可触及质韧肿物，边界清楚，活动度良好，无明显压痛，眼位正，眼球上转受限，余各方向运动到位。双眼结膜无充血，角膜透明，前房深度正常，房水清，双眼瞳孔直径3 mm、对光反射灵敏。晶状体透明，玻璃体透明，眼底检查未见明显异常。

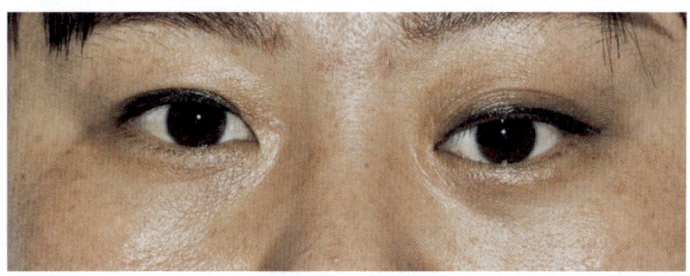

图 93-1　外观照

【辅助检查】

眼眶CT：左侧泪腺可见不规则软组织密度影，其内密度不均匀，大小约2 cm×1.67 cm，CT值约为63.2 HU，右侧眼眶未见明显异常。眼眶增强MRI：左眼眶泪腺区可见团块状等稍长T1信号，等、稍长/短T2信号，信号稍欠均匀，病灶增强扫描可见明显强化，强化欠均匀，大小约2.08 cm×1.8 cm，左眼球轻度受压向内下移位，右侧泪腺形态、信号未见明显异常，双眼眶眼肌、视神经走形未见明显异常。患者眼部影像学检查见图93-2。

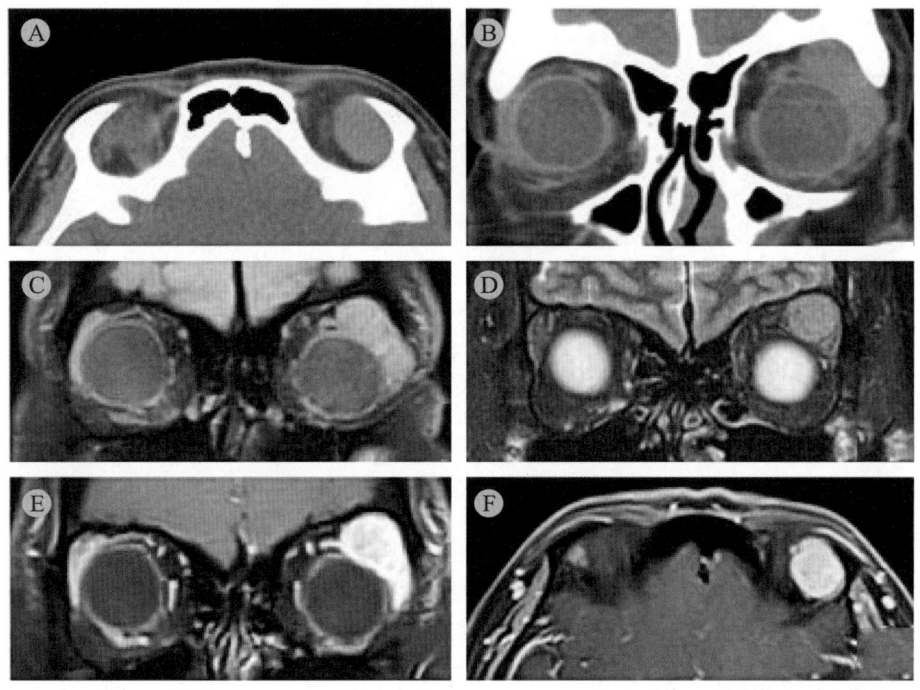

A、B.眼眶CT（水平位+冠状位）显示左眼泪腺区中等密度；C～F.眼眶MRI检查显示左侧泪腺区、左眶泪腺区可见团块状等稍长T1信号（C），等、稍长/短T2信号（D），信号稍欠均匀，病灶增强扫描可见明显强化，强化欠均匀（E、F）。

图93-2 眼部影像学检查

【诊断】

左眼泪腺肿瘤。

【治疗经过】

患者在完善相关术前检查后，在全身麻醉下行左眼外上开眶泪腺肿物切除术，手术切口位于眉弓下方，术中见眼眶外上方类圆形肿瘤组织，灰白色，边界清楚，包膜完整，肿瘤前极至外上方结膜穹隆部，肿瘤后极部可见少量大致正常泪腺组织，泪腺小叶体积增大。将泪腺组织与肿瘤分离后一并切除送病理检查，肿瘤大小约为3.5 cm×3 cm×2 cm，变性泪腺大小约为1.5 cm×0.8 cm×0.5 cm。

术后病理回报：肿瘤组织为边界清楚的实性巢状结构，间质血管周边大片放射状及蜘蛛网状的透明瘤细胞，瘤细胞大小较一致，胞质丰富、透亮或嗜酸性，核分裂象罕见。手术标本及病理学检查结果见图93-3。免疫组化：CD10小灶（+），Ki-67

（+3%），P63（−），S-100（−），Actin 灶（+），NSE（−），CD99（−），Bcl-2 小灶（+），HMB45 部分（+），SMA 灶（+），TFE3（+），Desmin（−），CD117（+），DOG1（−），Melen A（−），考虑血管周上皮样细胞瘤（perivascular epithelioid cell tumor，PEComa）的可能性大，建议病理会诊，患者于中国医学科学院肿瘤医院会诊后确诊为泪腺PEComa。变性泪腺组织病理检查无明显异常。

患者术后恢复良好，双眼外观大致对称，左眼上睑下垂及眼球运动受限均消失。

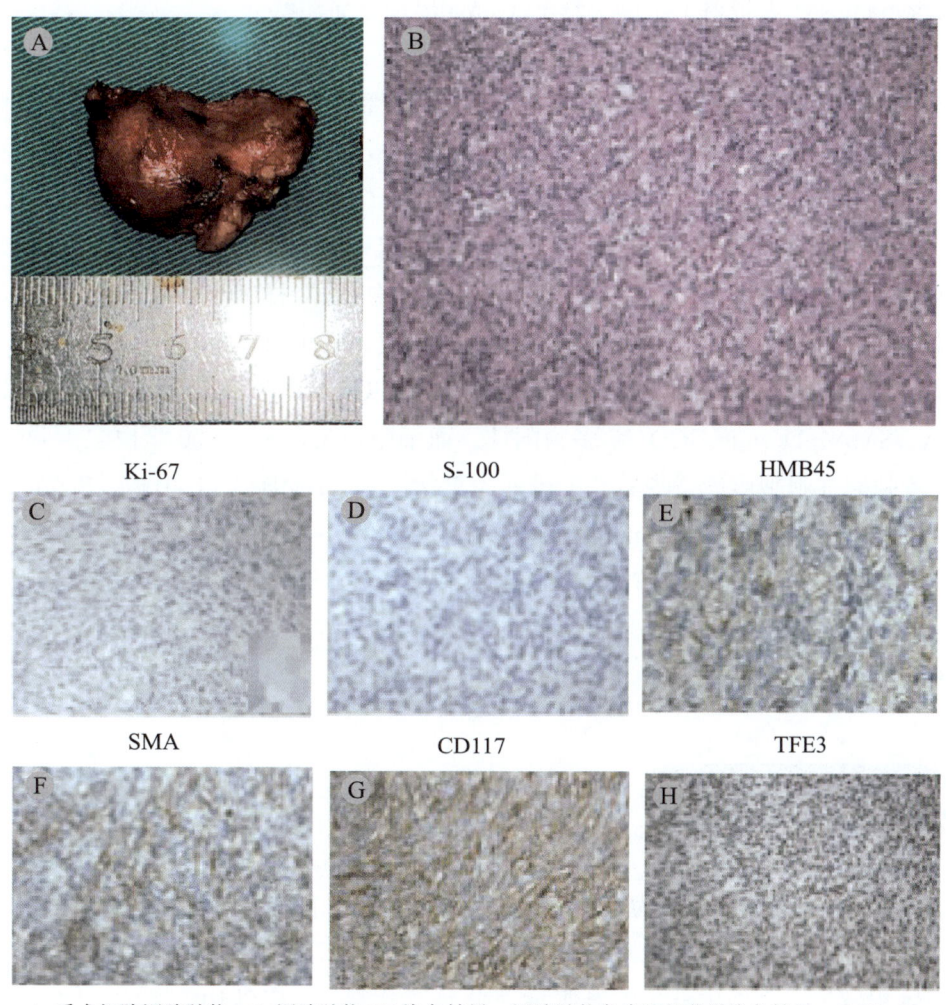

A. 手术切除泪腺肿物；B. 泪腺肿物 HE 染色结果；泪腺肿物免疫组织化学染色结果：C. Ki-67；D. S-100；E. HMB45；F. SMA；G. CD117；H. TFE3。

图 93-3　手术标本及病理学检查（HE×100）

【随访】

术后 3 个月及 6 个月复查：患者外观对称，肿瘤无复发。

病例分析

PEComa 是一种间叶源性肿瘤，血管周上皮样细胞具有独特的组织学及免疫组化特征，肿瘤常见于子宫、肝脏及肾脏等部位。眼眶 PEComa 多表现为生长缓慢的无痛性包块，随着肿物体积的增大，在眶内会引起占位效应，导致眼球运动受限和复视等症状。Paliogiannis 等人报道了 1 例眼眶 PEComa 出现疼痛症状。

PEComa 在 CT 中通常表现为边界清楚的占位，在增强 MRI 检查中病灶边界清楚，增强不均匀，提示为血供丰富的良性肿瘤。在部分 MRI 检查中可在肿瘤内部见到"液-液平面"，部分脂肪含量丰富的 PEComa 表现出不均质的 MRI 结果。

PEComa 具有较为典型的病理学特征，主要表现为上皮样细胞，常可见梭形细胞存在。上皮样细胞趋于圆形或椭圆形，但梭形细胞呈细长状。这些细胞具有透明至嗜酸性的细胞质，富含糖原，一些作者将其描述为"虫蛀"样细胞质。肿瘤细胞以不同的模式排列，通常观察到巢状、束状和片状生长模式的组合。细胞核呈水泡状，核仁不明显。部分肿瘤可见核分裂象，高度提示恶性 PEComa。免疫组化检查中，HMB45、MelanA、SMA、Desmin、CD117 多为阳性，而细胞角蛋白和 S-100 蛋白多为阴性。本病例患者肿瘤细胞胞质透亮嗜酸性，排列为巢状结构，HMB45、CD117、SMA 均呈阳性，S-100 为阴性，符合 PEComa 的病理诊断特征。

大多数的 PEComa 存在 *TSC1/TSC2* 基因失活突变，部分可归因于 *TFE3* 基因重排，其他罕见基因重排如 *RAD51B*、*RRAGB/OPHN1*、*HTR4-ST3GAL1*、*RASSF1-PDZRN3* 也可见。

杨新吉教授点评

泪腺肿瘤中较为常见的为多形性腺瘤及腺样囊性癌，由于泪腺的特殊位置，发生于泪腺的肿瘤若较为表浅，可采用重睑切口或眉弓下皮肤切口进行切除治疗，若位置较深体积较大，则考虑外上方开眶后充分暴露肿瘤，并完整切除肿瘤，防止种植和复发。

本例患者泪腺肿瘤病史缓慢，影像学检查后首先考虑多形性腺瘤可能性大，考虑肿瘤体积大、位置深，予以外上方开眶肿瘤完整切除术式，术后病理确诊为 PEComa。原发于眼眶的 PEComa 较为罕见，目前国内外仅有少量个案报道，而泪腺及涎腺（包括腮腺、颌下腺及舌下腺）的 PEComa 目前尚无相关文献报道。本例患者全身检查未见明显异常，肿瘤为良性，考虑为泪腺原发的 PEComa，该肿瘤存在恶变可能性，术后需密切随访观察。

【参考文献】

[1] BENNETT J A, OLIVA E. Perivascular epithelioid cell tumors（PEComa）of the gynecologic tract. Genes Chromosomes Cancer，2021，60（3）：168-179.

[2] PALIOGIANNIS P，PALMIERI G，TANDA F，et al. Perivascular epithelioid cell tumors（PEComas）of the orbit. J Pathol Transl Med，2017，51（1）：7-8.

[3] ARMAH H B，PARWANI A V. Perivascular epithelioid cell tumor. Arch Pathol Lab Med，2009，133（4）：648-654.

[4] NAIR A G，GORE S S，GANVIR A Y，et al. Giant perivascular epithelioid cell tumor of the orbit：a clinicopathological analysis and review of the literature. Ocul Oncol Pathol，2018，4（5）：272-279.

[5] AGARAM N P，SUNG Y S，ZHANG L，et al. Dichotomy of genetic abnormalities in PEComas with therapeutic implications. Am J Surg Pathol，2015，39（6）：813-825.

（徐文芹　整理）

病例 094　眼眶结核

病历摘要

【基本信息】

患者，男性，24岁，主因左眼肿胀、上睑下垂1年余入院。

现病史：患者2021年2月无明显诱因出现左眼肿胀、上睑下垂，予以静脉及局部抗生素治疗后好转，无视力减退及视物重影，无发热、无头痛、无眼痛。

既往史：近10余年间断体温升高，约38℃，口服退热药物效果不理想，静脉滴注抗生素治疗效果可。

个人史：无疫区旅居史，吸烟4年，约10支/天，偶尔饮酒。

【眼科检查】

右眼裸眼视力0.2，矫正视力0.5；左眼裸眼视力0.1，矫正视力0.5。眼球突出度：右眼13 mm，左眼16 mm，眶距102 mm。左眼眼睑轻度水肿。双眼眼前节未见明显异常，双眼瞳孔圆、直径3.0 mm、对光反射灵敏；玻璃体未见明显混浊。眼底检查未见异常。双眼眼压正常。

胸部DR（图94-1）未见明显异常。胸部CT（图94-2）提示左肺下叶不规则结节影，约9.8 mm×8.2 mm，边缘毛糙，可见胸膜凹陷征，不排除结核。眼眶CT（图94-3）提示左眶外侧梭形占位病变，与外直肌关系不清，外侧蝶骨大翼中部部分骨质破坏，范围约1.5 cm。眼球颞侧被挤压扁平。肿瘤中等密度。化验结果：血常规、生化、凝血功能、性病、肝炎、自身免疫抗体、甲状腺激素7项、病毒全项等均未见明显异常。眼眶MRI（平扫+增强，图94-4）：左眶外侧不规则占位病变，挤压外直肌内侧移位，眼球颞侧扁平，肿瘤T1中信号，T2高信号，增强后明显增强，其内见2片低信号不增强区域。

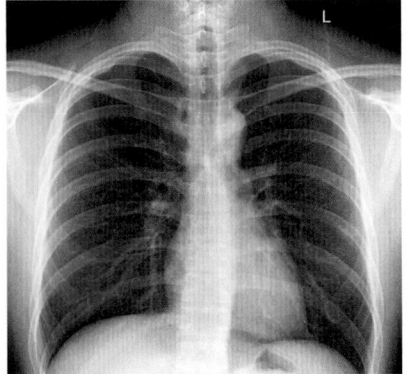

图94-1　胸部DR

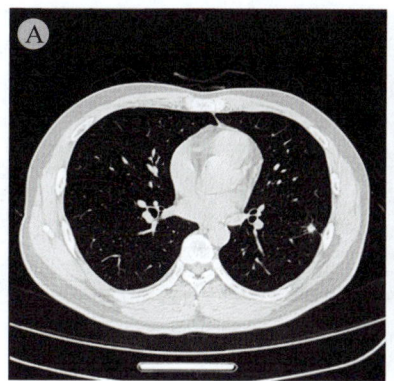
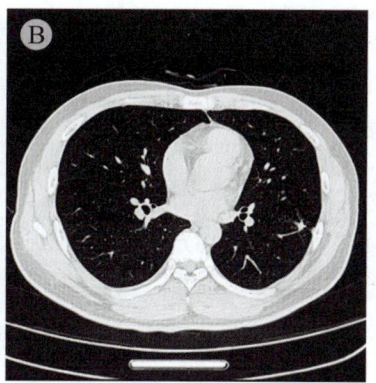

图 94-2　胸部 CT

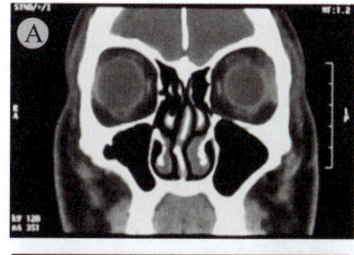
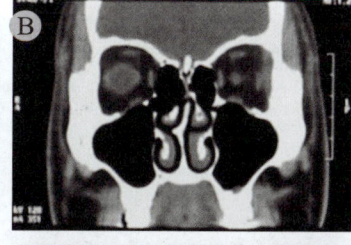
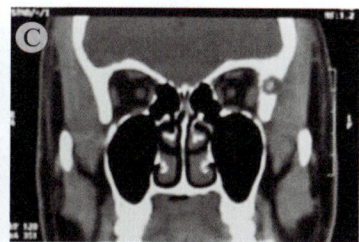
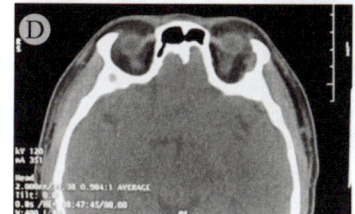
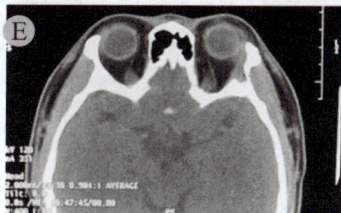
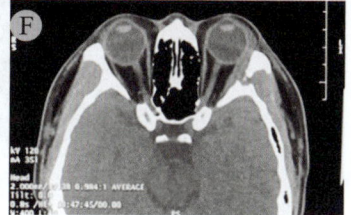

图 94-3　眼眶 CT

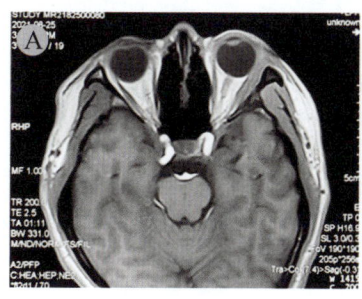
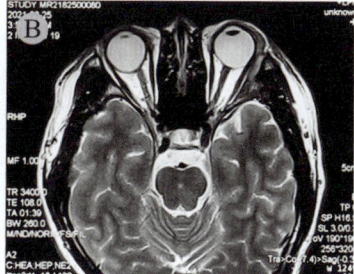
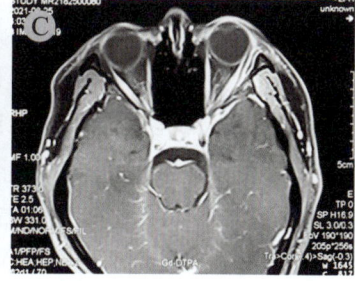

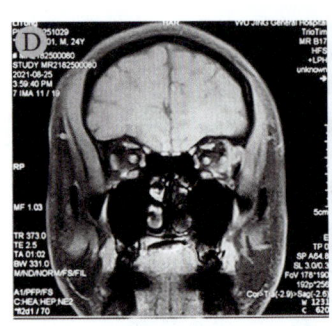
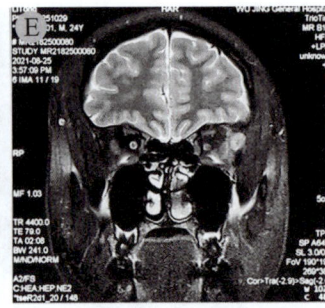
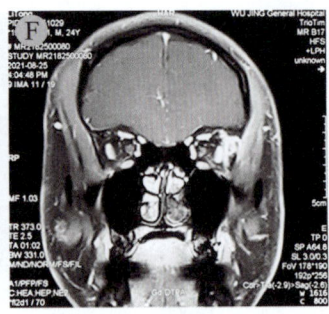

图94-4 眼眶MRI（平扫+增强）

病理报告：左眼眶、骨膜肉芽肿性病变伴干酪样坏死，首先考虑结核。建议临床进一步检查。标本照片见图94-5。

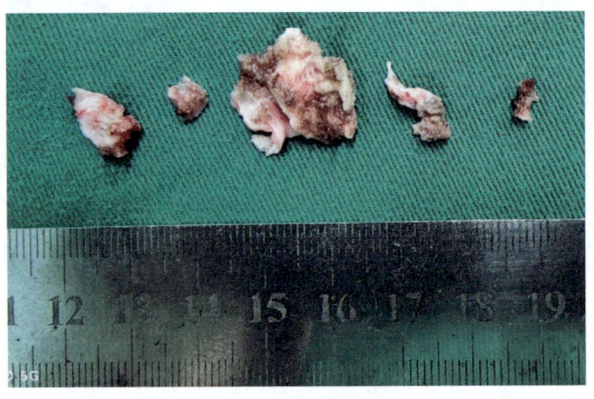

94-5 标本照片

【诊断】

眼眶结核；肺结核。

【治疗经过】

手术切除占位，病理结果回报为肉芽肿性病变伴干酪样坏死。完善结核相关检查，结核分枝杆菌抗体（−）、结核分枝杆菌γ干扰素释放试验（+）、痰涂片抗酸染色杆菌（−）。明确诊断后对病房进行彻底消毒；立即上报感染控制科，填写传染病报告卡；安排患者出院，督促其至结核病定点医院继续治疗。

病例分析

眼眶结核是一种少见的肺外结核表现，其发病率与所在国家结核发病率相关。其临床表现具有多样性，常见受累眶缘包括额骨、上颌骨和颧骨，除眼眶骨结核外，也可累及眼眶外缘的骨膜，或合并慢性鼻窦炎（如鼻窦愈合不良），可导致瘢痕收缩形成局部畸形。威胁视力的眼眶结核主要由累及眶上壁或蝶骨大翼的眼眶结核所致的视神经受压或眼睑瘢痕外翻所致的暴露性角膜炎引起。其他症状包括眼睑肿胀、眼周不适、眼球突出和眼球移位，这些症状不具有特异性。眼眶结核的诊断往往依赖于病理、抗酸染色或结核分枝杆菌培养，其典型的病理学特征是肉芽肿伴多核巨细胞和典型的干酪样坏死，在部分情况下，与其他原因所致的炎性肉芽肿病变难以鉴别。所以结核分枝杆菌培养为诊断的金标准，眼眶活检标本中结核分枝杆菌含量较低，培养阳性率较低，但是对诊断和后续药敏试验对药物的治疗具有非常重要的意义。结核分枝杆菌DNA 对 PCR 扩增和检测能有效提高结核诊断率，并有助于检测对利福平的耐药性。皮肤结核菌素试验和干扰素γ可作为支持性证据，但其无法区分潜伏性和活动性结核，不能作为活动性结核病的诊断方案。

眼眶结核的治疗以多种抗结核药物联合治疗为主，其标准方案通常包括利福平、异烟肼和乙胺丁醇，当疾病引起视力改变、骨质破坏或颅内病变时可联合手术治疗。眼眶结核的病变范围内结核分枝杆菌含量较低，可视为不具有传染性，但超过53%的患者存在肺部病变，因此，在确诊后需要筛查肺结核，并进行完整的抗结核治疗。

李月月教授点评

眼眶结核是一种少见的肺外结核病变，临床发病率较低。近些年，随着我国结核发病率的增加，眼眶结核的发病率也有抬头的趋势。在临床中，根据其表现形式的不同，将其分为5种：骨膜炎、眼眶软组织结核瘤、冷脓肿、结核性泪腺炎、鼻窦结核侵入眼眶。部分患者有明确的结核病病史，或不明原因的反复低热，本例患者在确诊后追溯病史时发现近10余年间断低热，口服药物效果不理想，予以静脉滴注抗生素可缓解，这是结核病的典型表现，但是在病史问询中往往被患者忽略，在术后进行针对性的病史追溯时才能发现。眼眶结核往往病程进展较慢，炎性表现不明显，临床表现因受累组织不同而表现多样。眼睑受累可导致皮肤肿胀，长期迁延不愈引起瘢痕增生，造成眼睑退缩、内翻、外翻，严重者可造成暴露性角膜炎甚至角膜穿孔，严重影响视力；泪腺受累可导致泪腺炎症反应，导致泪腺及上睑外侧皮肤肿胀，造成上睑S形改变；眶内软组织受累或眶骨、骨膜炎症及冷脓肿形成可引起眼球无痛性、进展性的眼球突出；眼外肌受累时可导致眼球运动受限甚至眼球固定，出现复视。严重的眼眶结核可形成结核性骨髓炎，形成死骨，甚至形成窦道，并伴有死骨及冷脓肿排出。继发性眼眶结核在完善术前检查过程中可发现肺部原发性病灶，本例患者肺部病变体积较小，术前常规胸部X线片检查未见明显异常，术后行肺部CT检查时发现典型的肺结核表现。眼眶CT检查表现为眶内软组织肿块，骨质破坏，少数可见死骨。由此可见，眼眶结核典型症状和影像学检查结果较少，与眶内占位性病变鉴别困难，往往通过活检或术后病理才能明确诊断，其主要的病理学特点为干酪样坏死及炎性肉芽肿。镜下观察，病变中心为大量的干酪样坏死，周围由上皮样细胞及朗格汉斯细胞包绕，基质中可见散在的淋巴细胞和上皮样细胞。眼眶结核含有的结核分枝杆菌较少，通常认为其没有传染性。但是原发灶具有传染的风险，需就诊于专科医院，接受标准的抗结核治疗。结核的治疗主要依赖于内科药物治疗，常用的抗结核药物包括异烟肼、利福平和乙胺丁醇。如病变组织较局限或死骨、冷脓肿或窦道形成，可考虑手术切除结核瘤，取出死骨，引流脓肿，清除窦道。

【参考文献】

[1] MADGE S N, PRABHAKARAN V C, SHOME D, et al. Orbital tuberculosis: a review of the literature. Orbit, 2008, 27（4）: 267-277.

[2] BABU K, MUKHOPADHYAY M, Bhat S S, et al. Orbital and adnexal tuberculosis: a case series from a South Indian population. J Ophthalmic Inflamm Infect, 2014, 4: 12.

[3] DIYORA B, GIRI S A, BHENDE B, et al. Orbital tuberculosis with intracranial extension. J Neurosci Rural Pract, 2018, 9（4）: 636-638.

[4] VERMA A K, SINGH A, KISHORE K, et al. Orbital tuberculosis with involvement of the eyelid: an unusual presentation. Natl Med J India, 2018, 31（5）: 279-280.

[5] KAUR A, KANT S, BHASKER S K. Periorbital tuberculosis. Orbit, 2007, 26（1）: 39-42.

[6] SALAM T, UDDIN J M, COLLIN J R, et al. Periocular tuberculous disease: experience from a UK eye hospital. Br J Ophthalmol, 2015, 99（5）: 582-585.

[7] TANAWADE R G, THAMPY R S, WILSON S, et al. Tuberculous orbital apex syndrome with severe irreversible visual loss. Orbit, 2015, 34（3）: 172-174.

[8] LEE J Y. Diagnosis and treatment of extrapulmonary tuberculosis. Tuberc Respir Dis（Seoul）, 2015, 78（2）: 47-55.

（张国禄　整理）

病例 095　眼眶瘘管

病历摘要

【基本信息】

患者，男性，42 岁，主因左眼上睑外侧皮肤流脓 1 年余就诊。

现病史：患者于 2020 年 4 月发现左眼上睑间断肿胀，每月 1 次，未予以重视。2021 年 4 月肿胀持续不消退，8 月左眼上睑外侧近眉弓处皮肤隆起，约绿豆大小，逐渐变大后破溃流脓，脓液流出后隆起消失，2～3 天后再次肿胀、破溃流脓，反复多次，经久不愈。现患者为求进一步治疗就诊于我院。

既往史：患者于 2010 年于我院开颅行左眶颅沟通肿瘤切除术，病理显示海绵状血管瘤。否认外伤史。

【眼科检查】

右眼裸眼视力 0.8，矫正视力 –2.25 DS/–1.25 DC×80° →1.0；左眼裸眼视力 0.8，矫正视力 –2.0 DS/–1.0 DC×100° →1.0。右眼未见明显异常，左眼上睑外侧红肿，皮下黄白色脓包，大小约 1.2 cm×0.8 cm，表面破溃流脓，上睑外侧挛缩，眼睑闭合不全（图 95-1）。余未见异常。眼压：Tn，眶压（–）。

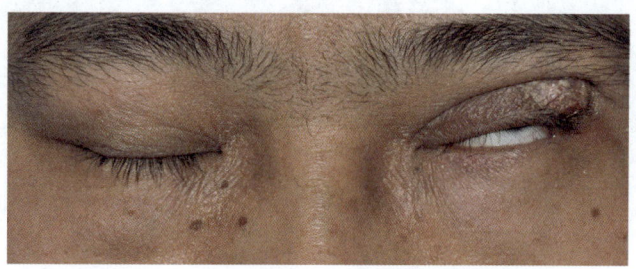

图 95-1　外观照

【辅助检查】

眼眶 CT（图 95-2）：左侧额骨、颅骨部分缺损（箭头），呈术后改变，额骨颞侧骨质不规则破坏（圆圈），左侧额窦内等密度占位影，贴附骨壁，窦口开放。眼眶 CT＋三维重建（图 95-3）：额骨瓣外下方颅骨锁塌陷。眼眶 MRI（图 95-4）：左侧额窦空间较右侧小，内有不规则肿物（箭头），T1、T2 中高信号，不均匀强化，与 CT 相同，提示额窦黏膜增厚伴有炎症，在左侧额窦的颞侧可见瘘管形成（圆圈），左侧前额有片状的增强信号（绿色箭头），考虑邻近脑膜的炎症反应。

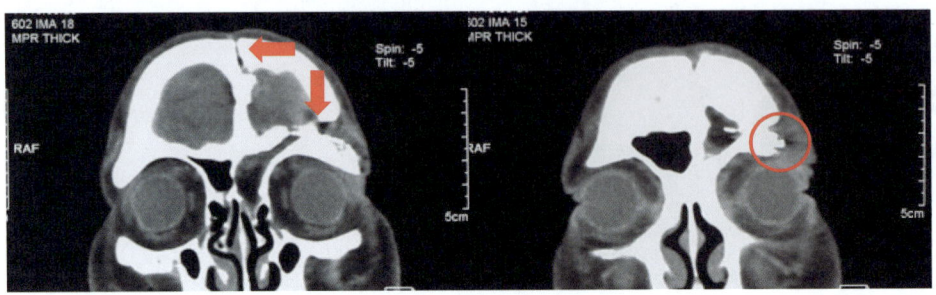

图 95-2　眼眶 CT

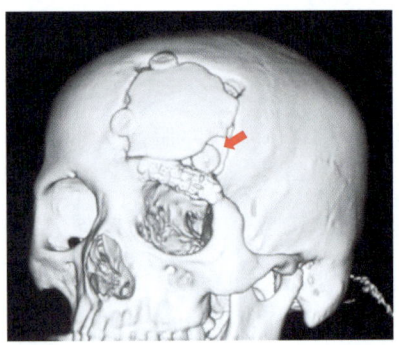

图 95-3　眼眶 CT+ 三维重建

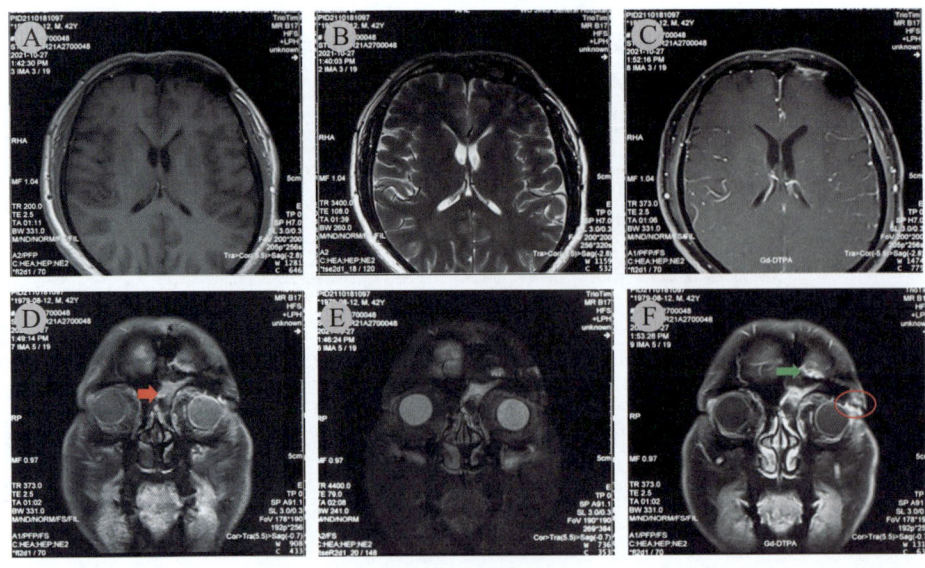

图 95-4　眼眶 MRI

【诊断】

左眼眶皮肤瘘管；左眼上睑畸形；左额窦、筛窦炎症；左眶尖血管瘤开颅术后。

【治疗经过】

患者完善术前检查及化验，于 2021 年 11 月 25 日在全身麻醉下行左眼眶清创术＋眶内、眶周探查术＋皮肤瘘管切除术＋部分钛网、钛板取出术。术中见皮肤瘘管直通额窦，探查术区见钛钉、钛板及大量褐红色坏死的肉芽组织，其中夹杂黄色质软物质，疑似骨蜡，额骨骨质破坏，钛网表面污秽，剪除部分严重污染钛网，额窦内有囊肿形成（图 95-5，图 95-6）。病理结果（图 95-7）：左眶致密纤维结缔组织显慢性炎症，其内可见出血、炎性肉芽组织形成、泡沫样组织细胞反应及异物肉芽肿反应。

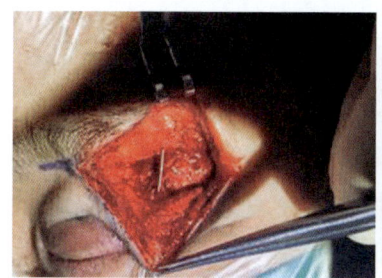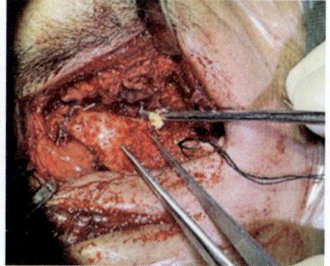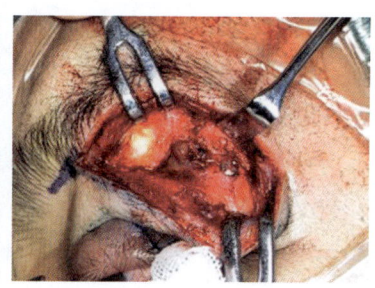

图 95-5　术中探查

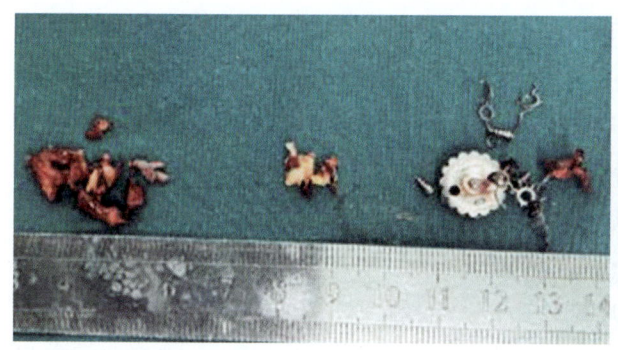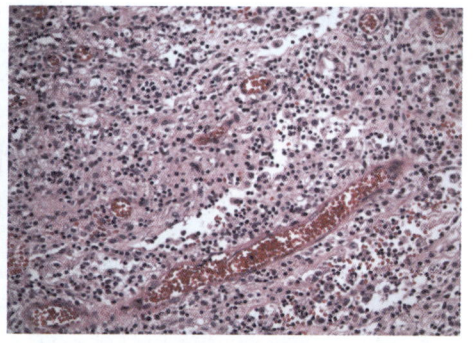

褐红色的坏死肉芽组织、黄色的骨蜡、颅骨锁及部分钛钉、钛板。

图 95-6　手术标本

图 95-7　病理结果（HE 染色，×200）

患者术后 5 天复查眼眶 CT（图 95-8）：鼻窦黏膜无水肿、肥厚，额窦未见占位影，引流管通畅在位。术后 2 周患者瘘口及切口愈合良好（图 95-9），左眼上睑外眦畸形，眼睑闭合不全（约 3 mm），待稳定后行眼睑手术。

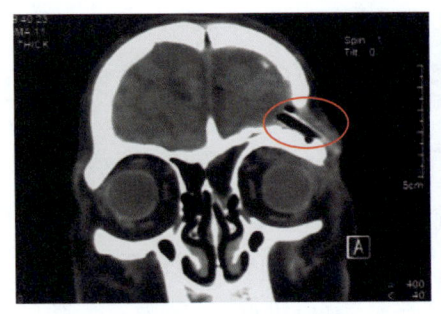

图 95-8　复查眼眶 CT

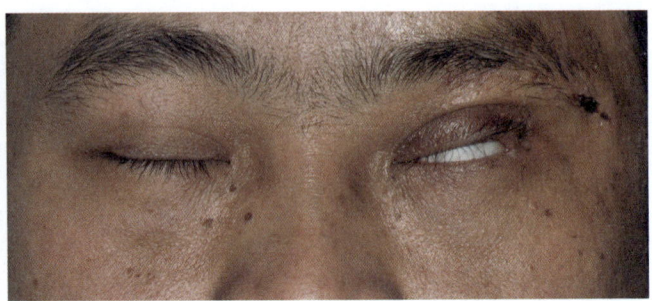

图 95-9　术后外观照

病例分析

瘘管是由脓肿引起的连接于体外与有腔器官之间或 2 个有腔器官之间的病理性排脓管道。眼眶瘘管源于眼眶感染性病灶异常排脓通道的形成，常有异物、脓肿、骨髓炎、皮样囊肿及鼻窦炎症等伴随疾病。眼眶瘘管发病率低，主要源于植物或医源性异物、脓肿、眶骨髓炎、皮样囊肿、手术残留上皮组织。早期症状易与疖、痈混淆，患者常挤出脓液或自服抗生素后症状可暂时好转，但流脓或停用抗生素后症状复发。该病治疗不当将反复发作，形成眶周皮肤瘢痕，严重影响外观和功能，明确并去除病因才能根治。因此，临床上应重视该病，明确病因是首要。

在眼眶瘘管的各种成因中，以植物性异物最多见。有研究报道，眼眶植物性异物的瘘管发生率将近 60%，此类患者外伤史明确，瘘管位置与受伤部位相关，且瘘管长、感染灶位置深，异物常位于瘘管底部。其次是医源性异物（如骨蜡、Medpor、硅胶等），这类异物形成瘘管往往与外伤相关，加之术中操作改变了原有的解剖结构，进一步增大了感染风险，如鼻窦窦口堵塞、眼眶与鼻窦直接沟通，医源性异物为鼻窦内细菌逆行感染提供了良好的定植、聚集的载体，由于缺乏通畅引流，极易形成脓肿及瘘管，此类瘘管的部位与植入物位置相关。部分皮样囊肿、额窦黏液脓肿患者没有及时诊治，或因外伤等原因导致囊肿破裂，囊液外溢引起周围组织的感染，形成瘘管。皮样囊肿瘘管好发于眶外上缘，而额窦黏液脓肿瘘管多见于上睑皮肤。其他少见的病因还包括眶骨髓炎，好发于老人、儿童等体质弱的群体，常见于眶上壁。因难以发现病因，此类患者病程迁延，反复发作，除造成眼睑畸形外，还造成眶骨破坏。

瘘管的治疗难在彻底根除感染灶，应详细询问病史，特别要关注瘘管周围的外伤及手术史；结合影像学检查，明确瘘管及感染灶范围，术前初步定位；术中应充分探查瘘管及其感染灶，以图根治；对于皮样囊肿引起的瘘管，注意处理骨缝处的囊皮，避免复发；眶骨髓炎诱发的瘘管，应取样行药敏试验，便于后期选择敏感抗生素用于抗全身感染。瘘管引起的眼睑畸形不做一期矫正，必须待瘘管治愈后，二期行整形修复。

杨新吉教授点评

眼眶瘘管是眶区及周边组织感染性疾病的继发性病变，虽发病少见，但该病早期易与疖、痈混淆，病因不易明确，造成病程迁延，反复发作，引起眼睑畸形等并发症，严重影响患者的生活质量。此外，部分瘘管源于医源性异物的感染，与不恰当的手术操作相关。因此，临床中需重视此类疾病的预防与诊治。

此类患者的治疗关键在于明确病因，根除感染灶，结合国内外文献，病因中以异物、皮样囊肿、骨髓炎多见。本例患者发病与既往手术相关，开颅手术中使用大量骨蜡，部分骨蜡突入额窦内，影响肉芽组织的机化包裹，成为细菌定植的载体；骨蜡还诱发慢性肉芽肿性炎症，并抑制成骨，降低了机体的抗感染能力。此外，术中还使用了钉板等异物植入，加上额窦本身的解剖结构改变，多种易感因素叠加，最终形成瘘管。针对本例患者的病情，在明确病因后，彻底清除感染灶（包括骨蜡、坏死的肉芽组织、部分钛网及额窦黏膜）是手术治疗的关键。眼睑畸形不能一期矫正，必须待瘘管已明确根治后，二期行眼睑手术矫正。

【参考文献】

[1] 林婷婷，何彦津，朱利民，等. 眼眶瘘管形成的病因及诊疗分析. 中华医学杂志，2009，89（25）：1774-1778.

[2] LOVIN B D, CLINGER J D. Bone wax-induced recurrent frontal sinusitis after skull base surgery. Eur Ann Otorhinolaryngol Head Neck Dis，2021，138（2）：120-121.

[3] KIM J I, CHEON T U, KIM T K, et al. Sino-cutaneous fistula after using medpor implant in orbital blowout fracture. J Craniofac Surg，2020，31（6）：1766-1767.

[4] 邢亚洲，张佳栋，孙勇. 经额底开颅术中额窦开放后局部感染并窦道形成的治疗. 中华神经外科杂志，2016，32（6）：612-613.

（胡至察　整理）

病例 096 激素抵抗型甲状腺相关眼病

病历摘要

【基本信息】

患者，女性，54岁，因双眼出现视物重影及甲状腺功能减退就诊。

现病史：2020年7月，患者发现患了甲状腺功能亢进症，于当地医院先后行2次 ^{131}I 治疗后，甲状腺功能亢进症好转。2021年6月，患者出现双眼突出、流泪，伴左眼红肿，再次就诊于当地医院，诊断为"甲状腺相关眼病、甲状腺功能亢进症"，口服激素（泼尼松片3片，每天2次）和抗甲状腺治疗（甲巯咪唑，每天1片）后，左眼红肿稍好转，余未见明显改善。2021年9月，患者出现视物重影及甲状腺功能减退。2021年10月，患者就诊于我院。

个人史：无吸烟史。

家族史：无特殊。

【眼科检查】

右眼矫正视力1.0，眼睑肿胀，不红，上睑迟落（-），上眼睑退缩（-），眼睑闭合可。眼位正，外转基本到位，内转、上转受限，下转不能。眼球转动疼（+）。结膜水肿，不充血，泪阜水肿，角膜透明，眼后节未见明显异常。眼压：Tn，眶压（++）。

左眼矫正视力1.0，眼睑肿胀，不红，上睑迟落（-），上眼睑退缩（-），眼睑闭合可。眼位正，外转基本到位，内转、上转受限，下转不能。眼球转动疼（+）。结膜充血、水肿，泪阜水肿，角膜透明，眼后节未见明显异常。眼压：Tn，眶压（++）。

眼球突出度：右眼19 mm，左眼20 mm，眶距107 mm。

【辅助检查】

入院时甲状腺激素检测显示T3/T4未见明显异常，TR-Ab（抗TSH抗体）25.20 IU/L↑。

入院时眼部CT检查显示双眼球突出，双眼多条眼外肌增粗（图96-1）。

【诊断】

双眼甲状腺相关眼病（双眼活动期、中重度）；甲状腺功能亢进症稳定状态。

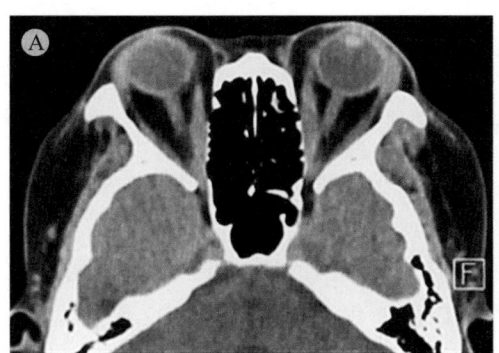
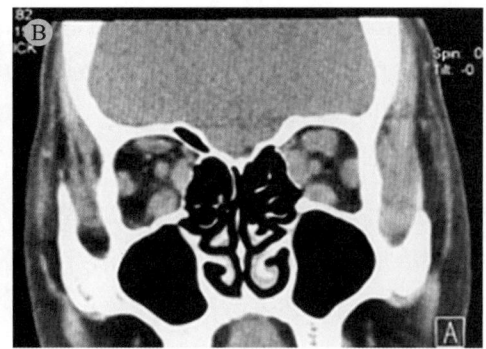

图 96-1　眼部 CT

【治疗经过】

根据治疗指南，制定了第 1 次治疗方案：甲泼尼龙琥珀酸钠（500 mg，静脉滴注，每周 1 次）联合吗替麦考酚酯分散片（0.5 g，口服，每天 2 次）。激素冲击治疗的前 2 次，患者双眼红肿略有好转，但第 3 次治疗后病情加重，左眼 CAS 评分由 4 分增加到 6 分并合并左眼视力下降。考虑左眼甲状腺相关眼病进展为威胁视力型。

根据治疗指南，制定了第 2 次治疗方案：甲泼尼龙琥珀酸钠（500 mg，静脉滴注，每周 3 次）联合吗替麦考酚酯分散片（0.5 g，口服，每天 2 次）。治疗 2 周后，炎症未得到有效控制，左眼 CAS 评分仍为 6 分，左眼矫正视力由 1.0 下降到 0.5，VEP 显示左眼视神经功能受损。

根据治疗指南，为挽救视力，制定了第 3 次治疗方案：左眼眶内外壁最大化减压术，术后 3 天甲泼尼龙琥珀酸钠（500 mg，静脉滴注，每天 1 次）联合吗替麦考酚酯分散片（0.5 g，口服，每天 2 次）治疗。术后左眼视力由 0.5 提高到 0.8（图 96-2）。

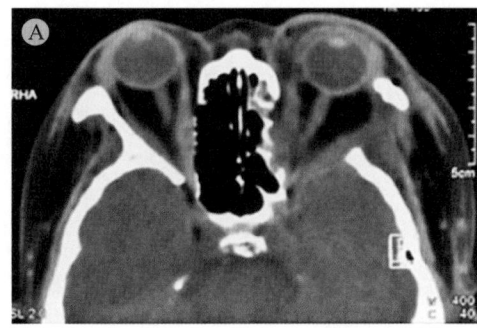
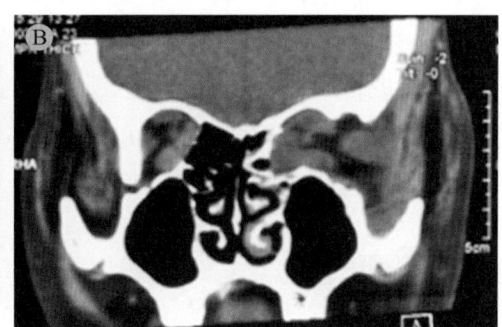

图 96-2　左眶减压术后眼部 CT

术后 10 天，患者左眼明显红肿，睁眼困难，左眼 CAS 评分 7 分，院外经甲泼尼龙琥珀酸钠（250 mg，静脉滴注，每天 1 次）联合吗替麦考酚酯分散片（0.5 g，口服，每天2次）治疗5天后，未见明显好转。

根据治疗指南，当一线治疗无效时，可选择二线治疗方法，故制定了第4次治疗方案：利妥昔单抗注射液（500 mg，静脉滴注，每天1次）。但该方案也无法有效控制炎症，且出现双眼视力下降：左眼视力由1.0降至0.6，右眼视力由1.0降至0.5，考虑右眼甲状腺相关眼病进展为威胁视力型。

根据治疗指南，制定了第5次治疗方案：甲泼尼龙琥珀酸钠（1000 mg，静脉滴注，每周1次）联合吗替麦考酚酯分散片（0.5 g，口服，每天2次）治疗2次后，患者双眼视力均无改善，且右眼炎症进一步加重。

根据治疗指南，为挽救视力，制定了第6次治疗方案：右眼眶内外壁最大化减压术，术后甲泼尼龙琥珀酸钠序贯减量联合吗替麦考酚酯分散片（0.5 g，口服，每天2次）治疗。术后右眼视力由0.5提高到0.8（图96-3）。

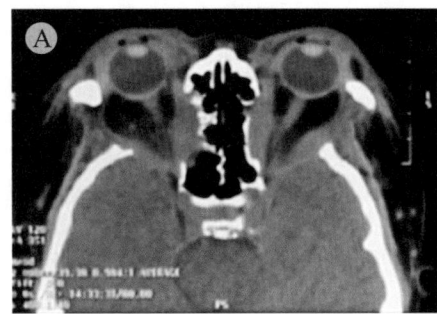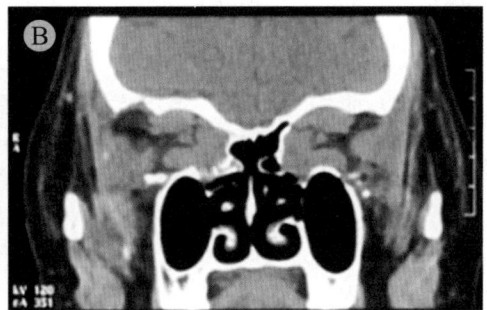

图96-3　右眶减压术后眼部CT

患者术后10天出院，院外口服甲泼尼龙片和吗替麦考酚酯分散片维持治疗，双眼视力可，右眼矫正视力1.0，左眼矫正视力0.8，但双眼持续红肿，故再次入院。根据治疗指南，为减轻双眼红肿，制定了第7次治疗方案：放疗（2 Gy/次×10次）联合吗替麦考酚酯分散片（0.5 g，口服，每天2次）治疗双眼后2～3天，患者双眼红肿加重，视力明显下降，右眼降至0.5，左眼降至0.25。放疗后10天，患者双眼红肿明显好转，双眼视力均提高至0.8。

病例分析

甲状腺相关眼病是最常见的眼眶病，确切的发病机制尚不清楚，目前认为甲状腺相关眼病是一种自身免疫性疾病。甲状腺相关眼病可伴有或不伴有甲状腺功能的异常，典型的临床表现包括眼睑退缩、眼睑迟落和眼球突出等。2021年7月，欧洲Graves眼病协作组（European Group on Graves' Orbitopathy，EUGOGO）发布了甲状腺相关眼病的最新治疗指南，为该疾病的治疗提供了重要依据。

甲状腺相关眼病诊断较容易，但治疗比较棘手。EUGOGO治疗指南的推出，为该疾病的治疗提供了重要依据。甲状腺相关眼病分为非活动期和活动期，非活动期以手术改善症状为主，活动期以抗炎为主。一线的抗炎方案以激素为主，二线的抗炎方案包括了放疗、免疫抑制剂、新型生物制剂等。抗炎方案的选择还要参考甲状腺相关眼病的严重程度，对于威胁视力型甲状腺相关眼病，在抗炎方案无效时，需紧急行眼眶减压术。通过这个病例我们发现，活动期、威胁视力型甲状腺相关眼病患者行眼眶减压术后，确实可以保住患者视力，但术后一段时间炎症会进一步加重，需密切关注病情变化。

杨新吉教授点评

这是一例病情进展迅速又对激素治疗不敏感的双眼甲状腺相关眼病患者，我们根据最新指南制定的标准治疗方案未能有效控制病情进展。在病情进行性发展的过程中，需正确选择手术时机，另外，眼眶减压的范围也十分重要。当眶压高、组织水肿、多条眼外肌明显增粗时，需尽可能扩大眶腔容积，减轻压力。为减轻视神经压力，眶尖部的骨性减压尤为重要。在充分的骨性减压基础上，再适当切除眶内脂肪，对于缓解眼球突出、减轻眶内压力也有一定的作用。本例患者就是通过充分的内外壁骨性减压联合眶内脂肪切除，才有效保住了患者的视力，防止压迫性视神经病变的加重。

生物制剂为甲状腺相关眼病的治疗带来了希望，利妥昔单抗是最早用于治疗甲状腺相关眼病的生物靶向药物，除此之外，还有替妥木单抗、托珠单抗、阿达木单抗等，对甲状腺相关眼病也具有一定疗效。但只有替妥木单抗是专门针对甲状腺相关眼病研发的靶向药物，这是一种重组人胰岛素样生长因子1受体的人源化抗体，最新临床试验表明该药物对于活动期和非活动期的甲状腺相关眼病均疗效显著，临床应用前景较好。由于替妥木单抗还没有进入中国市场，本例患者选择了利妥昔单抗，没有有效抑制炎症。最后该患者通过放疗控制住了炎症。放疗作为二线抗炎方案，已用于活动期甲状腺相关眼病的治疗。但放疗后的一段时间内会出现短暂的炎症加重，诱发压迫性视神经病变。因此，本例患者选择在眼眶减压术后进行放疗。

综上所述，激素抵抗型甲状腺相关眼病的治疗没有固定方案，需针对患者的病情特点，选择不同的治疗方案，并根据治疗反应及时调整，才能实现精准治疗。

【参考文献】

[1] BARTALENA L, KAHALY G J, BALDESCHI L, et al. The 2021 European Group on Graves' Orbitopathy (EUGOGO) clinical practice guidelines for the medical management of Graves' orbitopathy. European journal of endocrinology, 2021, 185 (4): G43-G67.

（吴畏　整理）

病例 097　眼眶植物性异物

病历摘要

【基本信息】

患者，男性，41岁，主因左眶外伤后10年、左眼上睑反复红肿2个月入院。

现病史：患者10年前被木质异物扎入左眶，伤后左眼无光感，在北京某医院手术治疗，取出伤口的木质异物，术后恢复良好，视力未恢复。此后无任何异常表现。2个月前无明显诱因出现左眼上睑红、肿、痛，于当地医院就诊，口服消炎药（头孢类和其他药物）后症状消失。半个月前再次出现左眼上睑红、肿、痛，口服消炎药效果差。发病后无发热表现。

既往史、个人史：无特殊。

【眼科检查】

右眼视力0.8，眼附属器和眼球前后节未见异常。右眼眼压：Tn。眶压（-）。

左眼视力无光感。上睑下垂，上睑提肌肌力7mm，上睑红肿，触及肿物，较硬，皮温稍高，无明显触痛。眼球外斜约30°，上转受限，其他方向未见受限。球结膜轻度充血，角膜透明，前房中等深度，KP（-），房闪（-），虹膜色泽正常。瞳孔形圆居中，直径约4mm，直接对光反射消失、间接对光反射存在。晶状体、玻璃体未见混浊。视盘色白，视网膜血管A/V为1/2，黄斑区未见异常。左眼眼压：Tn，眶压（++）。

眼球突出度：右眼13mm，左眼20mm，眶距113mm。患者外观照见图97-1。

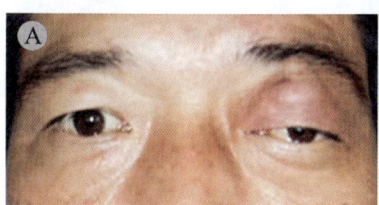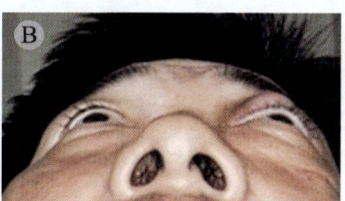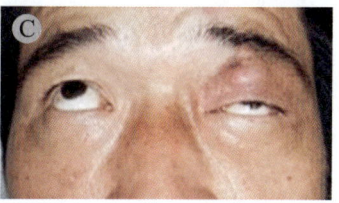

A.左眼上睑红肿、上睑下垂，左眼球向外下方移位；B.左眼球突出；C.左眼上睑下垂，左眼上转受限。

图97-1　外观照

【辅助检查】

我院门诊眼眶CT（图97-2）提示左眼球突出，左眶内多发软组织密度影，眶颅交界处 2 个并列高密度短条状影，延伸至颅内；眼外肌增粗，脂肪间隙模糊，不除外感染性病变。

我院门诊眼眶 MRI（图 97-3）提示左眼球向前突出，左侧眼球周围、左眶肌锥内至左侧海绵窦区见团片状、条片状等 T1 信号，感染性病变并脓肿形成可能性大，范围涉及左眼眶内、左侧海绵窦区。

入院体温 36.5 ℃。体重 70 kg。白细胞计数 6.73×10^9/L，中性粒细胞计数 4.34×10^9/L，中性粒细胞比例 64.4%，均处于正常范围。

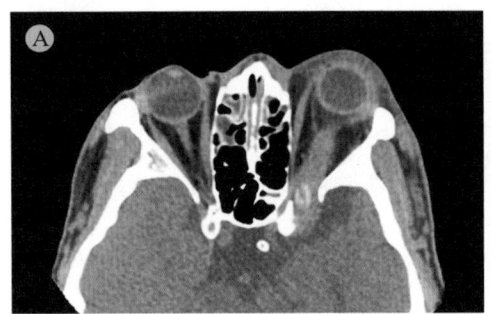
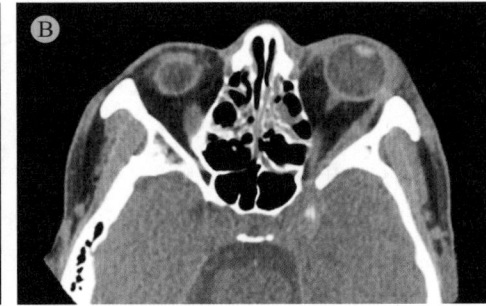

图 97-2 眼眶 CT

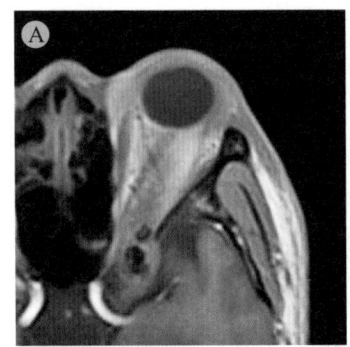
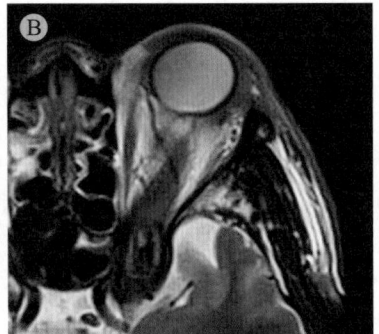
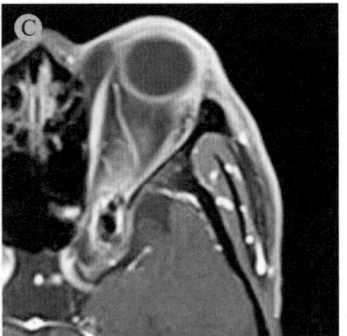

左眶颅交界处异常信号影。A. T1WI 水平位；B. T2WI 水平位；C. T1WI 增强、抑脂图像、水平位。

图 97-3 眼眶 MRI

【诊断】

左侧眶颅沟通异物？

【治疗经过】

入院后静脉应用抗菌药物和糖皮质激素；经过术前准备，在全身麻醉下行显微镜下幕上深部异物取出术、眶内异物取出术、眶内脓肿切除术。术中取扩大左侧翼点入路，在眶上裂下方、颅眶交界区见病灶，有异常增厚的包膜，切开包膜后黄白色脓液流出，取标本进行细菌培养和真菌培养。包膜内包裹黑色木质异物，已朽烂，边界欠清楚，与周边组织紧密粘连。植物性异物，碎片状，整体大小 4 cm×1 cm 见图 97-4。脓液细菌培养显示无细菌生长，真菌培养阴性。

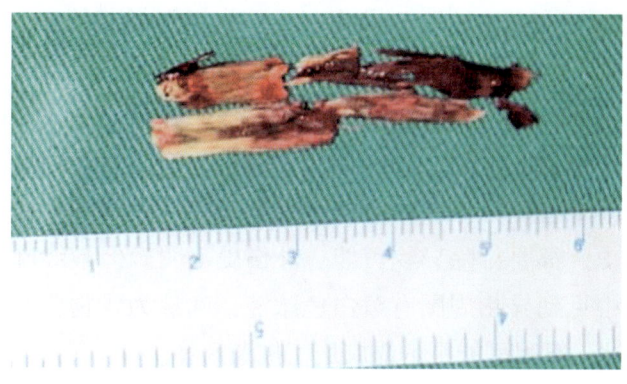

图 97-4　标本物

结合病史、临床表现、影像学检查、术中所见，最终诊断为左眶颅沟通异物（木质异物合并脓肿）；左眼盲；左眼上睑下垂；左眼视神经萎缩；左眼外斜视。术后上睑红肿大部分消退，正常出院。

【随访】

患者术后 10 天左眼视力无光感、上睑下垂、眼球上转受限的情况在术后无改善，见图 97-5。

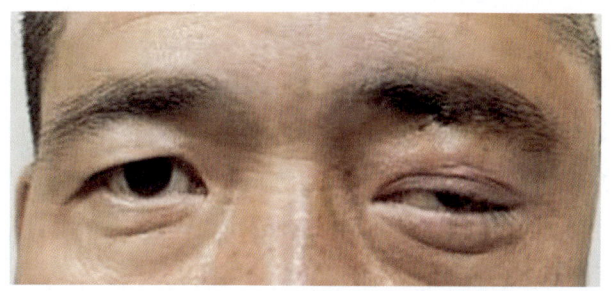

图 97-5　术后 10 天眼眶区外观

病例分析

眶内异物指外界物体进入或滞留在眼眶内。眶沟通颅异物是眶内异物的特殊类型，一般指经眶入颅、最终存留于眶颅交界处的异物。异物根据其性质分为金属异物（磁性、非磁性）和非金属异物（玻璃、塑料、植物等）。部分患者早期可无明显临床症状，易导致漏诊和误诊。

经眶入颅的异物很罕见，仅占所有脑部外伤的0.4%，植物性异物则更罕见。由于眶的形状近似椎体，异物可经眶上裂和视神经管入颅。若异物经眶上裂入颅，可致第Ⅲ、第Ⅳ、第Ⅴ、第Ⅵ颅神经损伤，也可能引起外伤性颈动脉海绵窦瘘。

植物性异物感染率较高，常有误诊或漏诊。感染率高的原因是植物性异物表面有大量病原微生物。若植物性异物在眶内存留时间长，反复发生的感染和皮肤瘘管似乎不可避免。从另外一个角度分析，如果遇到眼睑反复红肿、眶周皮肤瘘管的患者，无论是否有明确外伤史，都要排除异物可能。外伤史不明确但最终确诊异物的病例并不少见。本例患者术中见到异物周围有黄白色脓液，确诊为异物合并感染。脓液细菌培养和真菌培养为阴性，原因可能是术前应用了抗菌药物。

眼眶植物性异物的误诊和漏诊相对较多，可能有2个原因：①是病史往往不完整或有误导性，伤口可能很小或已经愈合，难以发现，在Shelsta HN等的报道中，经结膜入眶者接近1/2，伤口隐蔽；②植物性异物在伤后早期的影像学检查中有时不容易检出。

除了外伤史和详细查体，影像学检查结果是眶内异物重要的诊断依据。CT被认为是大多数眶内异物诊断的金标准。CT的优点在于快速、经济，能够安全检出金属异物，并且有利于检查是否同时存在眶壁骨折、骨膜下或眶内脓肿或血肿。CT的另外一个用处是在异物性质不明时排除金属异物（包括磁性金属异物），增加MRI检查的安全性。因为金属在CT上显示为特征性高密度影和伪影，并且伪影在软组织窗比骨窗表现得更明显，所以金属异物诊断相对容易，也很少误诊和漏诊。植物性异物的CT表现与金属异物不同。植物性异物伤后早期（急性期，创伤5天内）为低密度条状影，容易被误认为是气体；亚急性期（创伤5~30天）因组织液浸入和炎性反应，异物为低密度条形影，周围是中密度炎性反应组织影；慢性期（创伤1个月后）异物呈高密度影，周围是较低密度炎性反应组织影。

如前所述，植物性异物是大量病原微生物的载体，容易出现感染，如眶脓肿、脑膜炎，所以有学者建议应当在外伤后12小时内取出异物以减少感染概率。本例患者外伤史10年，2个月前出现眼睑红肿、痛表现，植物性异物存留10年之久，且近期才有感染表现，实属罕见。

杨新吉教授点评

眼眶植物性异物少见，其中眶颅沟通性植物性异物更少见。由于眶颅沟通异物位置邻近颈内动脉和海绵窦，异物的取出、并发症的预防和治疗是复杂的，手术风险大，要求术者有高超的技术，且需要眼眶专业医生和神经外科医生的合作。

对于不明原因的眶周皮肤红肿、皮肤瘘管或结膜瘘管的患者，无论是否存在确切的外伤史，都应怀疑异物存留，并应行影像学检查（CT或MRI）以排除异物。伤后早期CT异物表现与空气或渗出相似，容易漏诊或误诊。必要时进行手术探查。

【参考文献】

[1] 中华医学会眼科学分会眼整形眼眶病组. 中国眼眶异物诊断和治疗专家共识（2021年）. 中华眼科杂志，2021，57（10）：743-748.

[2] SHELSTA H N, BILYK J R, RUBIN P A, et al. Wooden intraorbital foreign body injuries: clinical characteristics and outcomes of 23 patients. Ophthalmic Plast Reconstr Surg, 2010, 26: 238-244.

[3] NASR A M, HAIK B G, FLEMING J C, et al. Penetrating orbital injury with organic foreign bodies. Ophthalmology, 1999, 106: 523-532.

[4] POTAPOV A A, EROPKIN S V, KORNIENKO V N, et al. Late diagnosis and removal of a large wooden foreign body in the cranio-orbital region. J Craniofac Surg, 1996, 7: 311-314.

（胡健　整理）

病例 098 恶性横纹肌样瘤

病历摘要

【基本信息】

患儿,男性,3岁,主因右眼外伤后7周、右眼球突出18天入院。

现病史:7周前患儿右眼曾被其他儿童手指戳伤,伤后下睑青紫,伤2天后因眼红到家附近医院就诊,诊断为结膜下出血,考虑与外伤有关,予以妥布霉素滴眼液治疗,解释结膜下出血可以自然吸收。此后眼红减轻,伤后21天眼红加重,18天前出现右眼球突出,先后于3家医院就诊,分别建议观察、手术、推荐来我院手术。患儿来我院就诊后门诊以"右眶占位伴出血?"收入院。

既往史和个人史:患儿足月顺产,出生时体重4050 g。父母体健,1兄体健,家族中无传染病及遗传病史。

【眼科检查】

右眼裸眼视力0.2,矫正视力+2.00 DS不提高。眉毛无脱落,泪囊区按压无脓性分泌物反流。眼睑肿胀,无上睑下垂。眼睑闭合不全3 mm,以鼻侧明显。眼球突出,向颞侧移位,眼球各方向运动受限。鼻侧和下方球结膜水肿、充血。角膜透明,房水未见混浊,虹膜色泽正常。瞳孔形圆,直径4 mm,直接、间接对光反射消失,晶状体、玻璃体未见明显混浊。直接检眼镜检查:患儿配合欠佳,视盘色淡红,边缘清,黄斑区视网膜未见异常,所见范围视网膜未见异常。右眼眼压:Tn。眶压(++)。患儿治疗前眼眶区外观见图98-1。

左眼:裸眼视力0.5,矫正视力+2.00 DS→0.6。眼附属器和眼球前后节未见异常。左眼眼压:Tn。眶压(-)。

眼球突出度:右眼19 mm,左眼10 mm,眶距93 mm。

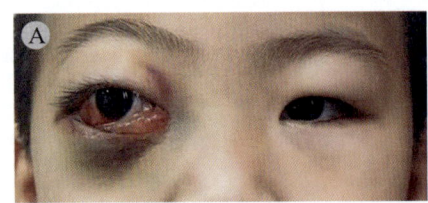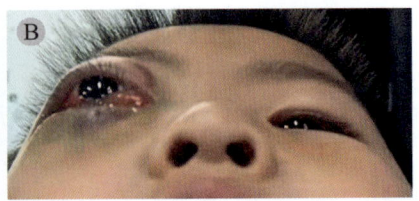

患儿右眼球突出,结膜下出血、水肿。

图98-1 治疗前眼眶区外观

【辅助检查】

外院眼眶 CT（图 98-2）显示右眼球后肌锥内稍高密度团块，结合病史，考虑血肿可能。大小约 26 mm × 23 mm × 19 mm，CT 值约 43 HU。

外院眼眶 MRI（图 98-3）显示右眼球后肌锥内占位性病变合并眼球外突，结合病史，考虑血肿，肿瘤待排除，大小约 25 mm × 22 mm × 22 mm。

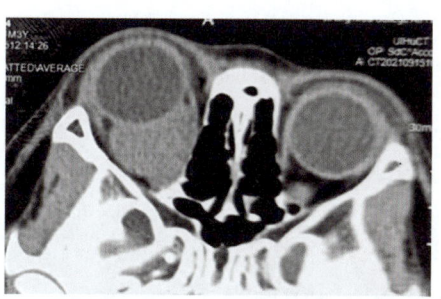

图 98-2　外院眼眶 CT

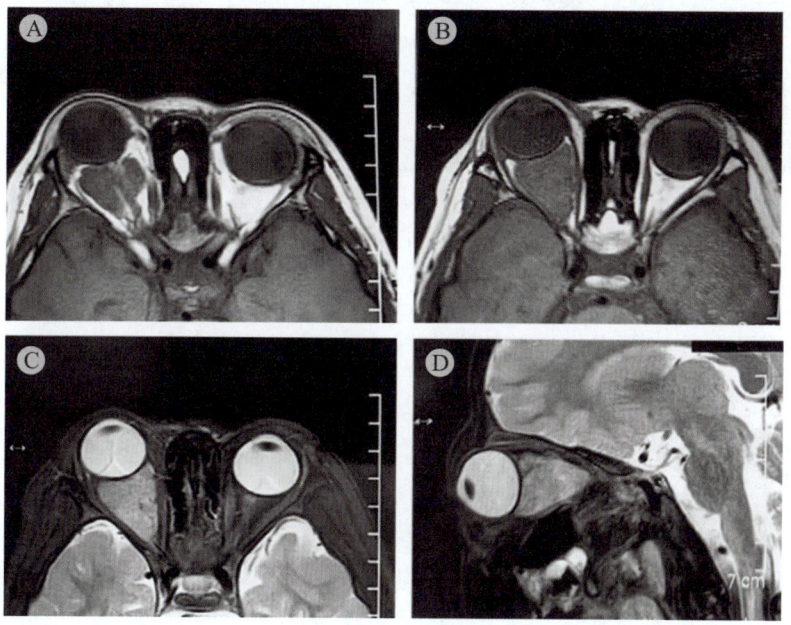

图 98-3　外院眼眶 MRI

【诊断】

入院诊断：右眶占位伴出血（血管畸形？）；出院诊断：右眼眶横纹肌肉瘤。

【治疗经过】

完善术前检查，2021 年 10 月 3 日在全身麻醉下行右眶探查、肿物切除术（原计划右眼眶内血肿清除＋畸形血管栓塞＋部分切除术）。术中见病灶是肿瘤，不是血管畸形，肿物极脆、极软，医用胶将病灶固化后切除（图98-4）。术后诊断：右眼眶肿瘤。最终经北京某医院病理科会诊，确定为右眼眶肾外恶性横纹肌样瘤。病理诊断：右眼眶肾外恶性横纹肌样瘤。我院免疫组化结果：CD99（-）、SYN（+）、Ki-67（55%+）、CD68（-）、CD163（-）、MPO（-）、CD1a（-）、CD56（-）、CD79a（-）、CD34（-）、S100（-）、CK（-）、Vimentin（局灶+）、HMB45（-）、CD3（-）。会诊医院免疫组化结果：INI-1（-）、Brg1（+）、CD30（局灶+）、ALK（-）、EMA（少量+）、Desmin（+）、CAM5.2（-）、SMA（散在+）、Myogenin（-）、PHOX2B（-）、SALL4（-）、WT1（-）、NKX2.2（-）。

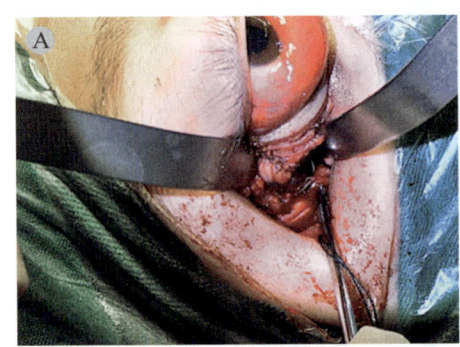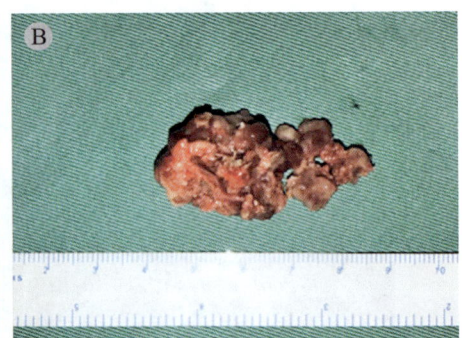

A. 术中所见；B. 病变被医用胶栓塞、固化后切除。

图98-4　术中、术后所见肿物

【随访】

患儿目前已在外院完成化疗，效果良好。

病例分析

恶性横纹肌样瘤（malignant rhabdoid tumor，MRT）是罕见的、高度恶性的实体肿瘤。多见于儿童，中位发病年龄是11月龄，极少在出生时被诊断。儿童MRT总体预后差，5年生存率仅20%～40%。

MRT可能起源于胚胎干细胞或生殖细胞，可原发于身体任何部位。根据原发部位可将其分为肾恶性横纹肌样瘤、中枢神经系统非典型畸胎样/横纹肌样瘤、肾外非中枢神经系统横纹肌样瘤，部分病例（胚系变异）存在多部位MRT。

横纹肌样瘤最早由Beckwith和Palmer描述为典型肾Wilms瘤的侵袭性横纹肌肉

瘤样变异，后来由 Haas 等在 1981 年在临床病理上将其确定为一个单独的疾病。肾外 MRT 罕见，占儿童所有软组织恶性肿瘤＜1%，北美洲每年诊断为肾外 MRT 的患者仅 15 例，发生于眼眶的 MRT 更罕见。迄今临床学者发现 MDT 广泛存在于不同年龄和性别的人体多种组织器官中，包括中枢神经系统、眼眶、鼻咽部、舌、胸腺、胸壁、纵隔、心脏、肝、腹膜后、胃肠道、肾上腺、前列腺、膀胱、子宫、骨盆、脊柱旁、软组织、外阴、皮肤、四肢、脚跟等，多位于中线结构。

MRT 在基因上是同质的，但在表观遗传学上是不同的恶性肿瘤。MRT 普遍存在特征性的 *SMARCB1* 抑癌基因（位于染色体 22q.11.23）失活性变异和 INI1 蛋白表达缺乏，很少一部分患者（2%～3%）SMARCA4（位于染色体 19p13.2）失活。SMARCB1 编码 SWI/SNF ATP 依赖性染色质重塑复合物的催化亚单位。

MRT 的临床表现取决于病灶部位。李月月等在 2011 年《中华眼科杂志》报道了儿童眶、颅沟通恶性横纹肌样瘤 1 例，患儿是 9 岁女童，临床表现包括眶周组织肿、眼球突出、球结膜充血、水肿等，本例患儿也有类似表现。

MRT 病理诊断要点包括：①瘤细胞弥漫实性浸润，细胞呈圆形或多边形，胞界清楚，胞质丰富、嗜酸性，但不见横纹；②多数瘤细胞胞质内有红染、均匀的球形包涵体，大者将胞核挤向一侧呈新月形；③泡状核，单个中央位大核仁，核分裂象多见；④免疫组织化学表现为波形蛋白和（或）CK 或其他上皮标志物阳性；⑤排除其他类似横纹肌样瘤的肿瘤（如恶性黑色素瘤、其他肉瘤或癌）；⑥超微结构特征为肿瘤细胞核旁可见长 10 nm 的微丝呈漩涡状和束状排列，不见肌微丝、Z 带及外板。

MRT 的确诊以临床表现、组织病理和免疫组织化学染色检查为基础，同时应尽可能完善相关分子遗传学检查。需要指出的是，细胞核 INI1 表达缺失为诊断儿童 MRT 的敏感指标，但 INI1 缺失也常见于儿童未分化肉瘤、滑膜肉瘤等，因而 INI1 缺失并非诊断儿童 MRT 的特异性指标。

组织学上与 MRT 形态类似的肿瘤很多，它们具有横纹肌样细胞的光镜形态，如细胞体积较大、核大、偏位、核仁明显、细胞质内含丰富的嗜酸性包涵体，具体鉴别包括胚胎性横纹肌肉瘤、转移性恶性黑色素瘤、横纹肌样脑膜瘤、圆形细胞恶性间皮瘤、上皮样肉瘤、滑膜肉瘤、骨外软骨肉瘤等疾病。此外，患儿起病急，眶周软组织肿、球结膜水肿、眼球突出的临床表现容易与眶内血管畸形、眶蜂窝织炎混淆，还需要与病情发展快的儿童眶内恶性肿瘤如横纹肌肉瘤鉴别。因此需要多模式影像学检查提供鉴别线索，病理组织学检查可确诊。

由于儿童 MRT 发病率及长期生存率均低，故缺乏大样本随机对照前瞻性临床试验，因此儿童 MRT 缺乏标准化的统一治疗方案。目前儿童 MRT 的治疗方案主要根据肿瘤的发生部位进行选择，治疗方式包括手术、放疗、化疗，发生在浅表的 MRT 经彻底切除后可以长期存活。此外，分子遗传学检测有助于指导靶向药物的选择。目前儿童 MRT 靶向治疗研究的相关靶点主要集中在表观遗传调控、各信号通路转导及细胞周期进程的过程中，目前组蛋白甲基化抑制剂及 Aurora-A 抑制剂治疗儿童 MRT 已进入临床试验阶段。

杨新吉教授点评

恶性横纹肌样瘤临床罕见，发生于眼眶的更罕见，仅见个案报道，容易漏诊和误诊。部分患儿起病急，临床表现容易与眶内血管畸形出血、眶蜂窝织炎混淆，也需要与病情发展快的儿童眶内恶性肿瘤如横纹肌肉瘤鉴别。对于恶性肿瘤，首先关注的是其对生命的影响。对于临床起病急、发展迅速的眶内占位，在临床病史和影像学检查、化验结果难以提供确诊线索时，应尽早进行手术活检。本例患儿及时进行了手术，病理组织学检查明确了横纹肌样瘤的诊断。经过化疗，患儿病情得到了良好控制，需要进一步随访。

综上所述，眼眶横纹肌样瘤罕见，但眼科医生/眼眶科医生应当对该病有一定了解。首诊于眼科的患者，若怀疑眶内占位时，宜及时予以影像学检查。必要时尽早行手术活检以明确诊断，挽救生命。

【参考文献】

[1] CHUN H E，LIM E L，HERAVI-MOUSSAVI A，et al. Genome-wide profiles of extra-cranial malignant rhabdoid tumors reveal heterogeneity and dysregulated developmental pathways. Cancer cell，2016，29：394-406.

[2] VAN DEN HEUVEL-EIBRINK M M，VAN TINTEREN H，REHORST H，et al. Malignant rhabdoid tumours of the kidney（MRTKs），registered on recent SIOP protocols from 1993 to 2005：a report of the SIOP renal tumour study group. Pediatric blood & cancer，2011，56：733-737.

[3] FISCHER-VALUCK B W，CHEN I，SRIVASTAVA A J，et al. Assessment of the treatment approach and survival outcomes in a modern cohort of patients with atypical teratoid rhabdoid tumors using the National Cancer Database. Cancer，2017，123：682-687.

[4] DEISCH J，RAISANEN J，RAKHEJA D. Immunohistochemical expression of embryonic stem cell markers in malignant rhabdoid tumors. Pediatr Dev Pathol，2011，14：353-359.

[5] DOBBS M D，CORREA H，SCHWARTZ H S，et al. Extrarenal rhabdoid tumor mimicking a sacral peripheral nerve sheath tumor. Skeletal radiology，2011，40：1363-1368.

[6] DEVNANI B, BISWAS A, BAKHSHI S, et al. Extrarenal extracranial rhabdoid tumor of the pelvis in a young adult-management of a challenging case. Indian J Med Paediatr Oncol, 2017, 38: 383-386.

[7] FARBER B A, SHUKLA N, LIM I I, et al. Prognostic factors and survival in non-central nervous system rhabdoid tumors. Journal of pediatric surgery, 2017, 52: 373-376.

[8] 李月月, 黑砚, 舒清明, 等. 儿童眶、颅沟通恶性横纹肌样瘤一例. 中华眼科杂志, 2011, 47: 849-851.

（胡健　整理）

病例 099　眼睑基底细胞癌眼眶扩散

病历摘要

【基本信息】

患者，男性，49岁，左下眼睑基底细胞癌（basal cell carcinoma，BBC）术后4年，肿瘤复发1年入院。

现病史：患者1997年无诱因发现左下眼睑黄豆大小肿物，表面破溃，光动力治疗无效。2013年外院行肿物切除术，术后病理回报：基底细胞癌。术后左颞侧持续肿胀，未予以处理。2016年左颧弓皮肤肿胀区域破溃，破溃处持续流出水样液体，2016年9月6日于我科在全身麻醉下行左下睑颧部颞部复发肿瘤扩大切除术＋左眶上滑车上动脉带蒂皮瓣移植术＋左大腿内侧取皮植皮术。术后病理提示（左下睑/颞部）基底细胞癌。2016年11月28日行肋软骨移植左下眼睑成形术。2018年复查左上眼睑闭合不全，角膜溃疡，于2019年6月行左眼睑裂缝合术。2019年左眼眶皮肤隆起、红肿且逐渐增大呈结节状。

既往史：患者从事教育工作20余年，既往无高血压、糖尿病病史。

个人史：无疫区旅居史，无吸烟、饮酒等嗜好。

【眼科检查】

左眼：视力有光感。眼球结构窥不见，眼睑正常结构消失，上下睑融合，原睑裂处新生多结节肿物，从下眼睑内侧至上眼睑外眦，结节呈现灰粉色，质硬。眉毛下移位，眉上方质硬肿物。左眼眶区可见覆盖带蒂皮瓣，约8 cm×8.5 cm大小，左侧额部可见植皮区瘢痕，大小约10 cm×8 cm。患者术前外观照见图99-1。

右眼：裸眼视力0.8。

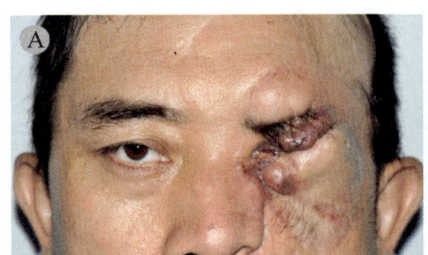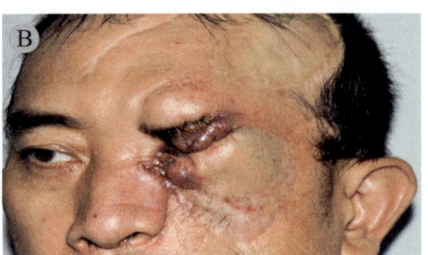

A. 正位；B. 斜45°位。

图 99-1　术前外观照

【辅助检查】

眼眶CT：左侧眼球周围见不规则软组织密度影，眼球受压位移，球后脂肪层模糊，瘤体侵袭上颌骨眶面、隅角、颧骨体、颧骨上缘骨质（图99-2）。眼眶增强MRI：左眶术后，左眶上下睑及眶上、外、下方见团状不规则长T1稍长T2信号影，信号欠均匀，边界不清，左侧眼球受压变形，病灶与外直肌分界不清，左眶视神经走形扭曲，左眶眼睑及周围病灶见明显不均匀强化（图99-3）。

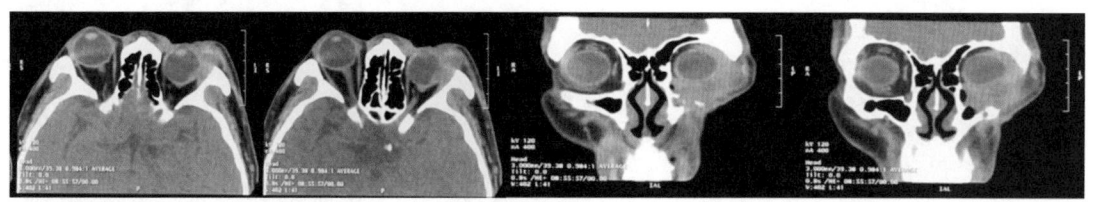

图99-2　术前眼眶CT：左眶区瘤体侵袭左眶腔软组织、上颌骨、眶内壁、眶下壁骨质

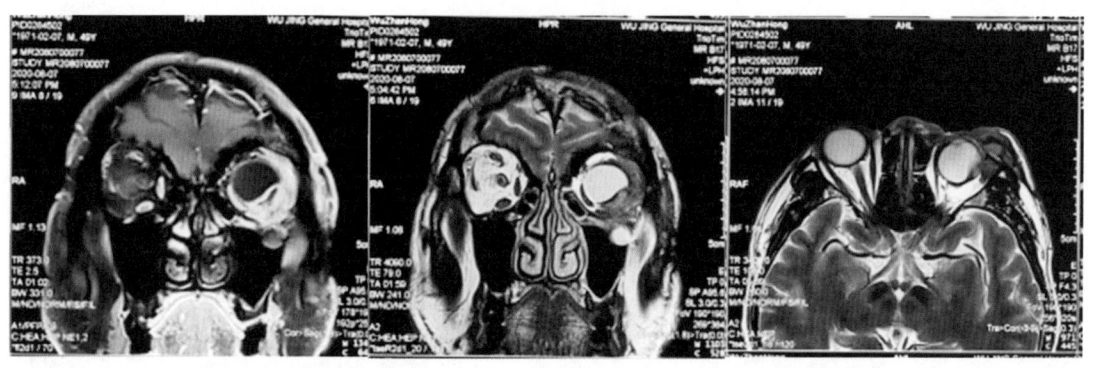

图99-3　术前眼眶增强MRI：左眶内眼外肌、左眼球内呈高信号

【诊断】

左眶基底细胞癌复发；左眶基底细胞癌切除术后；左眼盲。

【治疗经过】

术前超声探查同侧眶上滑车上及颞浅动脉无血流，对侧眶上滑车上血流通畅，标记两根动脉走行位置。完善术前相关检查后，在全身麻醉下行左眶内容剜除术+对侧眶上、滑车上动脉穿支皮瓣转移术+下腹部取皮植皮术（图99-4A、图99-4B）。术中可见瘤体侵犯左眶眼睑、眼球、眶内眼外肌，以及眶内壁、外壁及下壁。沿左眶瘤体外缘约1cm同时切除左上下眼睑皮肤、皮下组织睑板及睑结膜、眼球、眼外肌眶内软组织、眼外肌眶骨骨膜等，可见眶内壁、眶下壁及眶外壁虫噬样骨质，应用骨动力系统磨削侵袭骨质。术中冰冻组织病理回报：皮肤组织边缘未见肿瘤细胞。术后3天复查眼眶 CT 可见转移皮瓣与眶腔贴合紧密（图 99-4C）。患者术后 10 天拆加压包堆，可见皮瓣成活，全厚皮片移植成活。

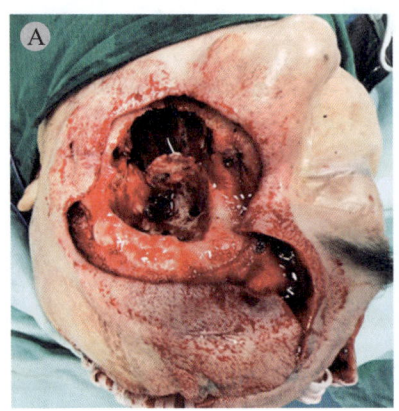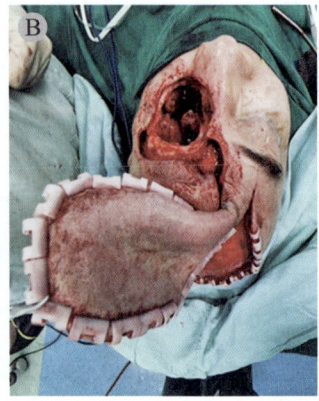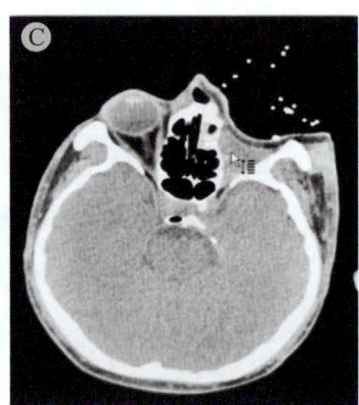

图 99-4　术中操作及术后 3 天复查 CT

【随访】

术后 2 个月开始放疗。术后 19 个月眼眶增强 MRI：左侧眼眶呈术后改变，左侧眼球缺如，术区见片状长 T1 长 T2 信号影，范围约 20 mm×15 mm，增强未见明显强化，术区少许包裹性积液（图 99-5A，图 99-5B）。术后 19 个月颈部增强 MRI：双侧颈部见多发小淋巴结，较大者位于左侧ⅡB 区，短径约 8 mm（图 99-5C）。

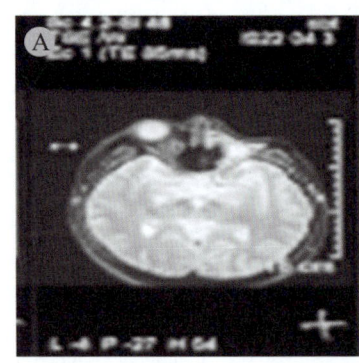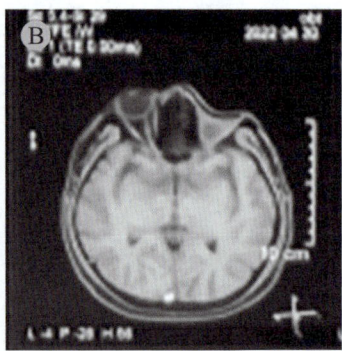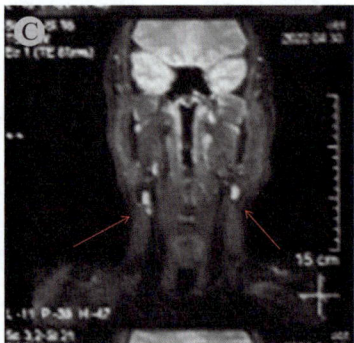

图 99-5　术后 19 个月复查眼眶增强 MRI 及颈部增强 MRI

术后 19 个月外观照（图 99-6）：左眼眶皮瓣受区、颅顶部植皮区皮肤光滑、颜色红润、血运正常，未见毛发生长。

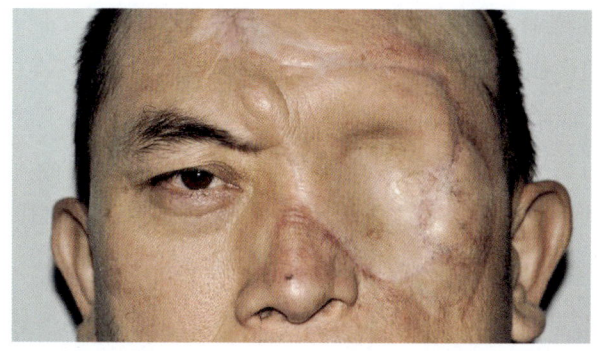

图 99-6　术后 19 个月外观照

病例分析

1. 眼睑基底细胞癌眼眶扩散

手术未能将基底细胞癌完全切除，肿瘤多次复发更容易累及眼眶，特别是下睑的肿瘤未切除完全，瘤细胞跨越下方较薄弱的眶隔，软组织和眶骨被肿瘤侵蚀，产生蚀疮性空腔和可怕的临床外观，侵犯眼内、发生转移和死亡均较罕见。死亡的主要原因是肿瘤侵犯眼眶，继而进入颅内，远处转移至肺部、肝部、脾脏、肾上腺、骨和淋巴结。

2. 眶周穿支皮瓣的应用

眶内容剜除术术后可导致眼睑闭合不全、暴露性角膜炎，甚至大面积组织缺损，其中眶周组织缺损因其部位特殊、眼睑为功能运动区域等特点，修复术后极易影响眼睑的外形和功能，是眼科和整形外科医生面临的一大难题。目前对于眶周组织缺损的重建方法主要是全厚皮片、局部随意皮瓣、带血管蒂穿支皮瓣和游离皮瓣等移植方式。全厚皮片因其自身无血供且组织菲薄，术后会出现不同程度的皮肤挛缩、色素沉着等，造成应用受限；而眼睑周围组织皮瓣与眼睑相比，无论在色泽、质地还是厚度等方面都是更为接近的材料。其中局部皮瓣作为修复面部缺损的首选，可通过旋转、推进等简单易行的方式覆盖创面，但其中局部随意皮瓣由于皮瓣位置、局部血供及皮纹走向等因素在转移修复中使用较局限。游离皮瓣虽然血运确切但对显微技术要求较高，手术时间相对较长，且皮肤质地、颜色差异较大，在面部缺损的修复中应用较局限。自1989年Koshima提出穿支皮瓣的概念，其因诸多优势很快被广泛应用于四肢、躯干、面部软组织缺损的修复。面部穿支皮瓣的优势在于不损伤动脉主干、对供区损伤小，皮瓣于周围邻近组织色泽质地差异小，皮瓣穿支可根据组织需要量调整且转移灵活，血管蒂可使其自由旋转180°，避免了类似局部皮瓣的应用限制。近年来更多学者扩展了面部穿支皮瓣的应用区域，修复了包括口周、鼻部、眶部在内的组织缺损，均取得良好效果。临床上常用于修复眶内容剜除术后大面积眶周组织缺损的岛状穿支皮瓣，包括颞浅动脉顺行岛状皮瓣、颞浅动脉耳后岛状皮瓣、眶上动脉轴型岛状皮瓣、滑车上动脉额部岛状皮瓣等远位组织瓣，其滋养动脉主要有颞浅动脉和眶上、滑车上动脉。

3. 岛状穿支筋膜瓣修复眶周组织缺损的意义

穿支筋膜瓣虽与带有皮肤组织的穿支皮瓣相比，手术难度较大，相对血运不稳定，但对于有经验的整形外科修复重建医生而言，其有3点优势：①保留了颅顶部皮肤组织，可以减少由于颅顶部皮肤质地坚硬、不容易贴敷眶腔带来的皮下积液等术后并发症；②更适于开展二期义眼台植入术等眼眶再造手术，方便患者尽早回归社会；③患者免于颅顶部穿支皮瓣转移术后毛发持续生长的困扰。

4. 并发症的预防

由于颞浅动脉及眶上、滑车上动脉与同名静脉常不紧密伴行，因此，除在皮下（包括在皮瓣及蒂部内）明确见有静脉，制备筋膜蒂皮瓣时为保证充分静脉回流，需在动脉血管两侧保持足够宽度的筋膜。此外，制作皮下隧道亦应足够宽松，防止血管蒂受压。取自颅顶部的皮瓣质地坚硬厚重，不易贴敷眶腔，在皮瓣受区我们采用持续密闭负压吸引装置联合加压打包固定，使得皮下积液的发生大大降低，引流管拔除时间可延长至1周，皮瓣成活良好，足够的组织厚度，更利于后期放化疗的早期介入，防止肿瘤复发，且部分放疗后颅顶部皮瓣毛囊坏死，无须激光脱毛。

总之，以知名动脉为蒂的岛状穿支皮瓣及筋膜瓣均具有改善皮瓣"猫耳"外观、更易贴敷眶腔等优点，为二期眼眶再造提供基础，是修复眶内容剜除术后眶周组织缺损的理想皮瓣。不足之处是筋膜瓣易出现血运障碍，手术操作相对困难。修复眶周大面积组织缺损且重建动态眼睑获得更为满意的眼部形态及眼睑眼外肌等亚单位的重建是一大难题，值得我们进一步研究。

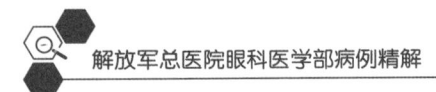

杨新吉教授点评

作为我国最常见的眼睑恶性肿瘤，紫外线照射与BBC发病原因密切相关，避免长时间太阳照射不仅可以降低眼睑BBC的发病率，还可以降低头颈部眼外皮肤癌的发病率。BBC好发于60岁以上的老年人，多见于下眼睑和内眦，病变大部分为结节状，临床上应注意与其他眼睑疾病鉴别。术后 BBC 复发的风险为 5%～15%，降低复发率是治疗 BBC 最重要的原则。根据复发因素，BBC 被分为高风险和低风险。高风险特点包括皮损直径≥6 mm、边缘模糊，病理检查发现符合侵袭性类型任意 1 种（浸润型、形态型、基底鳞状细胞型、硬化型或微结节型），有复发病史，免疫缺陷状态，接受过放疗，癌巢累及神经周区域。在分子层面上，一个重要的预后因素是 Ki-67，Ki-67 是一种核蛋白，与细胞增殖有关。由于 Ki-67 检测方法简单，专家建议可将其用于评估恶性肿瘤的增殖活性。由于眼睑位置特殊，肿瘤易侵袭眼眶且过程隐匿，临床常不易发觉，一旦发生，需要进行眶内容剜除术等创伤极大的根治手术，对患者的生理和心理造成严重的影响。眼科医生应时刻警惕侵袭眼眶的可能，结合医学影像学检查进行早期诊断，并对缺损较大的病例实施个性化的手术设计。

【参考文献】

[1] 慕森，李仔儒，杜小朋. 全厚皮片移植在面部皮肤缺损修复中的应用. 临床皮肤科杂志，2014，4（43）：255-256.

[2] 周为军，纪郁郁，李朝阳，等. 局部皮瓣修复 Tessier 颅面裂皮肤软组织缺损. 2017，6（33）：453-455.

[3] 李建成，宋培军，杨东坤，等. 游离小腿后外侧穿支皮瓣在口腔颌面部组织缺损修复重建中的应用. 中华显微外科杂志，2017，3（40）：248-251.

[4] DAST S, VAUEHER R, ROTARI V, et al. Thin flaps in the management of hand and upper limb defects. Ann Chir Plast Esthet, 2017, 62（1）：69-78.

[5] 尤加省，刘海涛，李宏烨，等. 改良一期原位修薄游离股前外侧穿支皮瓣修复手部创面. 中华手外科杂志，2016，32（1）：75-76.

[6] 李军，朱跃良，徐永清，等. 一期修薄游离穿支皮瓣修复足踝部软组织缺损. 中华显微外科杂志，2012，35（6）：504-506.

[7] JIA Y C, CHEN H H, KANG Q L, et al. Combined anterolateral thigh and anteromedial thigh flap for extensive extremity reconstruction: vascular anatomy and clinical application. J Reconstr Microsurg, 2015, 31（9）：674-680.

[8] 王欣，潘佳栋，胡皓良，等. 分叶型穿支皮瓣在四肢皮肤软组织缺损修复中的临床应用. 中华显微外科杂志，2013，36（4）：327-330.

[9] 吴攀峰，唐举玉，李康华，等. 旋髂深动脉嵌合穿支皮瓣修复四肢骨和软组织缺损. 中华显微外科杂志，2014，37（6）：524-527.

[10] RUIZ-MOYA A, LAGARES-BORREGO A, INFANTE-COSS I O P. Propeller faeial artery perforator flap as fimt reconstructive option for hasolabial and perinasal complex defects. J Plast

Reconstr Aesthet Surg, 2015, 68（4）: 457-463.

[11] KMBARDO G A, TAMBURINO S, TRACIA L, el a1. Lateral nasal artery perforator flaps anatomic study and clinical applications. Arch Hast Surg, 2016, 43（1）: 77-83.

[12] KANNAN R Y. Supraplatysmal submental artery perforator flap: Minimizing risk to the marginal mandibular nerve. Ann Plast Surg, 2014, 72（1）: 131.

[13] IOANNIDIS S, SPYROPOULOU G A, SADIGH P, et al. Pedicled free-style perforator flaps for trunk reconstruction: a reliable method. Plast Reconstr Surg, 2015, 135（2）: 602-609.

[14] MASSARELLI O, GOBBI R, BIGLIO A, et al. Chimeric lateral supramalleolar artery perforator fibula free flap in the reconstruction of composite head and neck defects. Plast Reconstr Surg, 2014, 133（1）: 130-136.

[15] WU J C, HUANG J J, CHENG M H. Comparison of posteromedial thigh profonda artery perforator flap and anterolateral thigh perforator flap for head and neck reconstruction. Hast Reconstr Surg, 2015, 136（4）: 48-49.

[16] 范浩, 杨超, 邢新. 应用逆行耳后动脉穿支皮瓣修复耳背部皮肤软组织缺损的临床观察. 中国美容整形外科杂志, 2015,（26）12: 727-730.

[17] COLOǦLU H, KOCER U, KANKAYA Y, et al. Lower eyelid orbicularis oculi musculocutaneous flap for reconstruction of nasal tip and supratip defects. Plast Reconstr Surg, 2006, 117（1）: 239-246.

[18] LIANG C Y, ZHAO H W, WANG L J, et al. Reconstruction of penetrated nasal defects with nasolabial skin flap pedicled on the infraorbital vessels. J Craniofac Surg, 2010, 21（1）: 68-70.

[19] KOVACEVIC P, HRGOVIC I, KOVACEVIC T, et al. Singe stage turn in perforator infraorbital flap for nasal ala reconstruction. Med Arch, 2013, 67（6）: 450-453.

[20] HANSEN S L, FOSTER R D, DOSANJH A S, et a1.Superficial temporal artery and vein as recipient vessels for farial and sealp microsurgical reconstnlction.Plast Reconstr Surg, 2007, 120（7）: 1879-1884.

[21] NINKOVIC M, HUHLI E, ANDERL H.Facial reconstruction using a retroauricular-temporal free flap. Plast Reconstr surg, 1998, 102（4）: 1147-1150.

[22] RUBINO C, FARACE F, PUDDU A, et a1. Total upper and lower eyelid replacement following thermal burn using an ALT flap-a case report. Plast Reconstr Aesthet Surg, 2008, 61（5）: 578-58l.

[23] LOPOZ R, DEKEISTER C, SLEIMAN Z, et al. The temporal fasciocutaneous island flap for oncologic oral and facial reconstruction. J Oral Maxillofac Surg, 2003, 61（10）: 1150-1155.

[24] OZDEMIR R, SUNGNR N, SENSOZ O, et al. Reconstruction of facial defects with superficial temporal artery island flaps: a donor site with various alternatives. Plaat Reconstr Surg, 2002, 109（5）: 1528-1535.

（徐潇　整理）

病例 100　眼眶皮样囊肿

病历摘要

【基本信息】

患者，男性，36 岁，主因左眼球突出 18 年入院。

现病史：18 年前患者自觉左眼球逐渐突出，不伴眼红、眼痛、复视、视力下降等不适，遂就诊于我院。

既往史：2 型糖尿病、高血压 1 月余，血糖及血压控制较好。

个人史、家族史：无特殊。

【眼科检查】

双眼裸眼视力 1.0，眼眶双侧对称，眶缘无缺损、无压痛。眼部外观（图 100-1）：左眼下睑缘向内卷曲，双眼球运动自如，左眼球较右眼球突出（右眼 21 mm，左眼 26 mm，眶距 117 mm），左眼眶压（+），双眼眼前节及眼底未见异常。眼压：右眼 20 mmHg，左眼 18 mmHg。

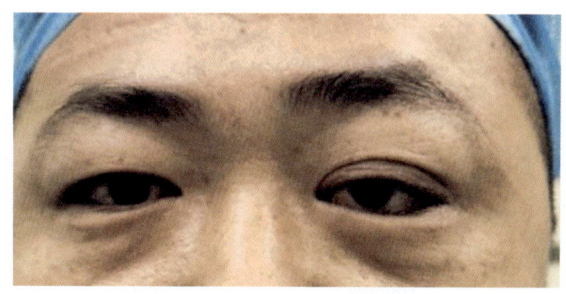

图 100-1　眼部外观

【辅助检查】

眼眶 CT 提示左眼眶肌锥外见类圆形脂肪密度影，经眶外壁一隧道与眶外沟通，大小约 23 mm×28 mm，界线清，邻近组织受压，余未见明显异常（图 100-2）。眼眶 MRI（平扫+增强）提示左眼眶外上方可见类圆形一长 T2 信号影，部分与眶外沟通，呈哑铃状，边界清楚，周围组织受压，增强扫描压脂 T1WI 显示病灶壁环状强化（图 100-3）。

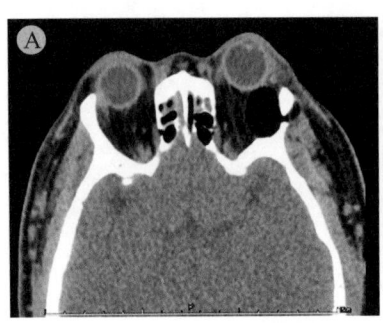
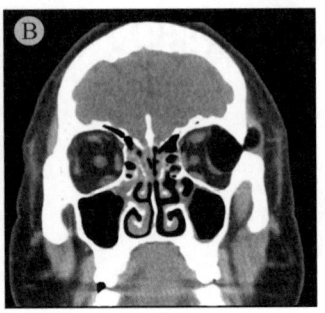

A. 水平位；B. 冠状位。

图 100-2　眼眶 CT

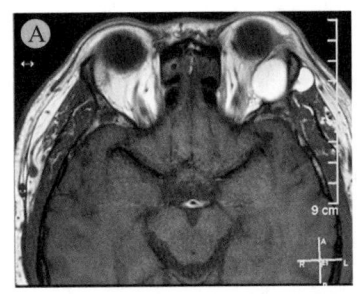
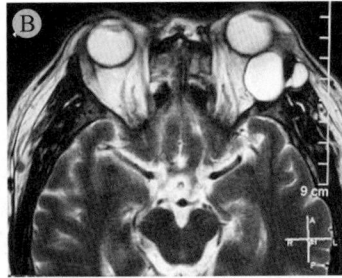
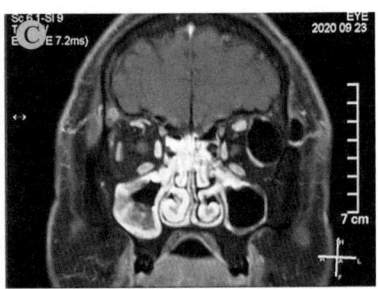

A. 水平位 T1WI 像；B. 水平位 T2WI 像；C. 冠状位增强扫描压脂 T1WI 像。

图 100-3　眼眶 MRI（平扫 + 增强）

【诊断】

左眼眶皮样囊肿。

【治疗经过】

完善术前检查后于全身麻醉下行左眼外侧开眶、眶内肿物切除术。术中见左眶内外沟通性囊性肿物，不能完整取出，于肿物表面切开囊壁，见肿物内大量黄色油性液体，吸引器吸出肿物内容物，切除肿物囊壁。术后病理组织学检查确诊为皮样囊肿。术后患者未出现视力下降、眼球运动障碍等并发症。

【随访】

术后随访 2 年未见复发。

病例分析

皮样囊肿是一种先天性发育异常疾病，含有中胚层和外胚层两层结构，是胚胎期一小块皮肤组织在颅骨形成过程中与硬脑膜粘连未完全分离，被嵌入骨缝中而逐渐发展成为一个囊性肿物，并非真正的肿瘤。头颈部的皮样囊肿约 10% 发生在眶内。眼眶皮样囊肿的好发部位位于眼眶外上方，邻近眶骨的第二外科间隙或骨膜与眶壁之间，与皮肤无粘连，多与骨粘连。根据皮样囊肿与眼眶的位置关系，可将其分为外生型（浅部皮样囊肿）和内生型（深部皮样囊肿）。前者位于眶缘或眶外，因位置表浅易于在幼年时期发现，3岁前是第1个就诊高峰，扪诊时可触及质韧肿物，活动性差，边界清楚，表面光滑，无压痛，有弹性；后者位于眶深部，一般病程较长，常因囊肿生长导致眼球突出或囊肿破裂引起无菌性炎症而就诊，故30～40岁是皮样囊肿的第2个就诊高峰，可伴眼球移位及眼球运动障碍，少有视力损害。本例患者年龄为36岁，因眼球突出而就诊，囊肿为内生型，位于颧额缝周围，符合皮样囊肿的特征。

  皮样囊肿的影像学表现依赖于它的病理学基础。由于皮样囊肿的脱落物成分不同，H^+含量不同，构成了皮样囊肿在B超、CT及MRI检查的多种表现。B超可显示囊肿内部的声学性质，囊肿内液体和角化物混杂着，表现为多回声、强回声而分布不均；囊内物为均匀一致的液体，则显示为液性暗区。B超虽可显示肿物不同的声学性质，但不能做出定性、定位诊断。而CT扫描可做出定性、定位诊断，能清楚显示病变位置、形状、边界、内部密度、眶内结构、眶骨壁及眶周围结构的改变。宋国祥把皮样囊肿的CT表现归纳为5个方面：①囊肿多位于蝶骨大、小翼骨缝及颧额缝附件；②呈半圆、圆或哑铃形；③囊肿内有负CT值区，且高、低密度内容物混杂，不被造影剂强化；④病变周围有环状高密度影，能被造影剂增强；⑤眶骨凹陷或骨孔形成。其中有负CT值区合并眶骨压迫性改变是皮样囊肿的特征性CT表现。少数的皮样囊肿发生在第二间隙或肌锥内，一般无骨壁改变，在CT和B超上易与海绵状血管瘤、神经鞘瘤相混淆，此时MRI可协助诊断大多数眼眶肿瘤，如海绵状血管瘤、神经鞘瘤在T1WI呈中信号，T2WI呈高信号；而皮样囊肿由于组成成分多样，病变区信号亦为多样性。囊肿壁主要由纤维组织组成，在T1WI和T2WI均呈低信号；囊肿内既有汗液又有皮脂者，T1WI和T2WI均呈高信号，如果其中含有较多囊壁脱落物和毛发，则显示高、中、低信号混杂或呈斑驳状；如果囊肿向颞窝或颅内蔓延，在T2上观察较为清楚。本例患者的CT及MRI表现与皮样囊肿相符。

  大多数皮样囊肿位置表浅，位于眶缘颞上方接近眉弓，可行前路经眉弓切口或上睑皱褶处切口，术中可见囊肿蒂部与骨膜粘连较紧密，钝性分离并剪除增生的骨膜。深部的囊肿时间较长，往往对骨壁造成压迫，易导致骨质增生及骨隧道形成，需要复杂的手术方案，可行经外眦水平切开入路的外侧开眶手术。由于囊肿的扩张、压迫，囊壁易与其基底的骨膜粘连，很难剥离，易导致术中囊壁破裂，可将囊壁连同周围的纤维组织及骨膜一并切除。眶内外沟通的哑铃形囊肿及体积较大的囊肿，由于术中暴露困难，术中易破裂，术者曾尝试术中主动切开囊壁，吸除囊内容物，并在直视下以干棉签涂抹亚甲蓝染料于囊内壁，以减少染料渗漏，然后将囊壁剥离。无论采取何种手术方法，彻底清除囊壁及其内容物是预防复发的关键。

郭晓会教授点评

皮样囊肿属迷芽瘤，起源于早期胚胎发育过程中残留在中胚叶中的表面外胚叶组织，由角化复层鳞状上皮衬里，包含真皮附属器，如毛囊、皮脂腺、汗腺。眶周最常见的位置为颧额缝或额颞缝的外上眉弓及其邻近颞窝处。浅表的皮样囊肿易于在幼儿期发现，可扪及质韧肿物，边界清晰，活动度差。深部的皮样囊肿病程较长，常由于眼球突出而就诊，可伴有眼球移位、眼球运动障碍，一般视力不受累及。皮样囊肿最典型的 CT 表现是负 CT 值区及眶骨压迫性改变。在眼眶肿瘤中除了脂肪瘤之外，只有皮样囊肿有负 CT 值这一特征。MRI 显示囊肿位置、形状同 CT 表现，但骨改变显示不如 CT 显而易见，其脂性成分在 T1WI 及 T2WI 均为高信号，脂肪抑制扫描除去高信号，则可见囊壁及内容物中的非脂肪成分。皮样囊肿手术的关键是彻底清除囊壁及囊内容物，囊壁残留是复发的常见原因。术中可联合亚甲蓝染色囊内壁，连同粘连的骨膜一并切除，磨钻磨除增生的骨质及隧道周围骨质，确保所有骨内的囊壁组织被清除。

【参考文献】

[1] ELDESOUKY M A, ELBAKARY M A. Orbital dermoid cyst: classification and its impact on surgical management. Semin Ophthalmol, 2018, 33: 170-174.

[2] CAVAZZA S, LAFFI G L, LODI L, et al. Orbital dermoid cyst of childhood: clinical pathologic findings, classification and management. Int Ophthalmol, 2011, 31（2）: 93-97.

[3] MEYER D R, LESSNER A M, YEATTS R P, et al. Primary temporal fossa dermoid cysts: characterization and surgical management. Ophthalmology, 1999, 106（2）: 342-349.

[4] 宋国祥，田文芳，张虹. CT 扫描在眼眶内皮样囊肿诊断和治疗中的价值. 中华眼科杂志，1990，26（6）: 343.

[5] RIJHSINGHANI A N, MAJETHIA N K. Intraconal dermoid cyst: a common condition at uncommon location and age. Indian J Pathol Microbiol, 2020, 63（2）: 330-331.

[6] 马睿琦，钱江，甘路. 改良美蓝染色法在眼眶复杂性皮样囊肿摘除术中的应用. 中华眼视光与视觉科学杂志，2019，21（4）: 308-313.

（郭晓会　整理）